Derendorf · Gramatté · Schäfer · Staab

Pharmakokinetik

kompakt

Reihe Kompakt-Lehrbuch

Derendorf · Gramatté · Schäfer · Staab
Pharmakokinetik kompakt
3. Aufl., 2011

Leistner · Breckle
Pharmazeutische Biologie kompakt
7. Aufl., 2008

Wätzig · Mehnert · Bühler
Mathematik und Statistik kompakt
1. Aufl., 2009

Weidenauer · Beyer
Arzneiformenlehre kompakt
1. Aufl., 2008

Derendorf · Gramatté
Schäfer · Staab

Pharmakokinetik kompakt

Grundlagen und Praxisrelevanz

Hartmut Derendorf, Gainesville (USA)
Thomas Gramatté, München
Hans Günter Schäfer, Biberach
Alexander Staab, Biberach

3., völlig neu bearbeitete und erweiterte Auflage

Mit 196 Abbildungen und 29 Tabellen

WVG Wissenschaftliche Verlagsgesellschaft Stuttgart

Anschriften der Autoren

Prof. Dr. Hartmut Derendorf
Distinguished Professor and Chairman
University of Florida
100494, Dept. of Pharmaceutics
1600 SW Archer Road
USA - Gainesville, FL 32610

Dr. Hans Günter Schäfer
Boehringer Ingelheim Pharma GmbH & Cc KG
Birkendorfer Straße 65
D - 88400 Biberach an der Riss

Prof. Dr. med. Thomas Gramatté
Drug Cevelopment Consulting
Schönstraße 73
D - 81543 München

Dr. Alexander Staab
Boehringer Ingelheim Pharma GmbH & Cc KG
Birkendorfer Straße 65
D - 88400 Biberach an der Riss

Hinweise

Die in diesem Buch aufgeführten Angaben wurden sorgfältig geprüft. Dennoch können die Autoren und der Verlag keine Gewähr für deren Richtigkeit übernehmen.

Ein Markenzeichen kann warenzeichenrechtlich geschützt sein, auch wenn ein Hinweis auf etwa bestehende Schutzrechte fehlt.

Bibliografische Information der Deutschen Nationalbibliothek
Die Deutsche Nationalbibliothek verzeichnet diese Publikation in der Deutschen Nationalbibliografie; detaillierte bibliografische Daten sind im Internet unter http://dnb.d-nb.de abrufbar.

Jede Verwertung des Werkes außerhalb der Grenzen des Urheberrechtsgesetzes ist unzulässig und strafbar. Das gilt insbesondere für Übersetzungen, Nachdrucke, Mikroverfilmungen oder vergleichbare Verfahren sowie für die Speicherung in Datenverarbeitungsanlagen.

3., völlig neu bearbeitete und erweiterte Auflage

ISBN 978-3-8047-2450-1

© 2011 Wissenschaftliche Verlagsgesellschaft mbH
Birkenwaldstr. 44, 70191 Stuttgart
www.wissenschaftliche-verlagsgesellschaft.de

Printed in Germany
Typografie und Umschlaggestaltung: deblik, Berlin
Satz: primustype, Robert Hurler GmbH, Notzingen
Druck und Bindung: Kösel, Krugzell
Umschlagabbildung: fotolia / Sebastian Kaulitzki

Vorwort

Als 1987 die erste Auflage dieses Lehrbuchs erschien, gehörte die Pharmakokinetik noch zu den neueren Fachrichtungen der Arzneimittelwissenschaft. Heute ist dieses Fach bei der Entwicklung neuer Arzneimittel und deren Anwendung fest etabliert. Man hat gelernt, dass das beste Arzneimittel nutzlos oder sogar gefährlich sein kann, wenn es in der falschen Dosis eingesetzt wird. Daher besteht heute das Streben nach "personalisierter Medizin", mit dem Ziel, dass jeder Patient die für seine individuelle Krankheitssituation optimale Medikation mit dem für ihn optimierten Dosierungsschema erhält. Somit hat der Patient die beste Aussicht auf eine erfolgreiche Therapie mit möglichst geringen unerwünschten Wirkungen.

Das vorliegende Lehrbuch gibt eine Einführung in diese Thematik. Es ist im Vergleich zu seiner vorherigen Auflage komplett überarbeitet und in die Reihe Kompakt-Lehrbücher integriert. Jedem Kapitel sind Inhaltsvorschauen, kompakte Merksätze, Veranschaulichungen sowie Zusammenfassungen beigefügt. Knd kurze Stichworte am Rand der jeweiligen Absätze erlauben eine rasche Orientierung. Alle Abbildungen und Gleichungen sind neu gesetzt und übersichtlich gegliedert.

Das Buch wendet sich an jeden, der sich mit Arzneimitteldosierung beschäftigt. Es behandelt eine der wichtigsten Schnittstellen zwischen Pharmazie und Medizin, und wir hoffen, dass wir Kollegen und Studenten aus beiden Bereichen eine didaktisch verständliche Einführung anbieten können. Zur Veranschaulichung haben wir zahlreiche Beispiele aus der Arzneimittelentwicklung und praktischen Arzneimittelanwendung aufgeführt.

Dieses Buch wäre nicht entstanden ohne die Hilfe vieler. Dr. Julia Winkler, Dr. Maximilian Lobmeyer, Christiane Müller, Nina Kranz und Almuth Kaune danken wir für ihre engagierte Unterstützung und kritische Durchsicht des Manuskripts bei ausgewählten Themen. Für Anregungen und viele stimulierende Diskussionen danken wir unseren Kollegen und Mitarbeitern. Herrn Dr. Rainer Mohr und der Wissenschaftlichen Verlagsgesellschaft danken wir für die gute Zusammenarbeit.

Gainesville/München/Biberach, im Herbst 2010

Hartmut Derendorf
Thomas Gramatté
Hans Günter Schäfer
Alexander Staab

Inhaltsverzeichnis

Vorwort V

Abkürzungen und Symbole X

1 Grundlagen der Pharmakokinetik 1
1.1 Allgemeine Grundbegriffe 1
1.2 Pharmakokinetik in Kompartiment-Modellen 8
1.3 Statistische Momente in der Pharmakokinetik 80
1.4 Physiologische Modelle in der Pharmakokinetik 85

2 Resorption 92
2.1 Definition und Bedeutung der Arzneistoffresorption .. 92
2.2 Applikation 92
2.3 Resorptionsmechanismen 95
2.4 Resorption aus dem Magen-Darm-Kanal 100
2.5 Bukkale und sublinguale Resorption 115
2.6 Nasale Resorption 115
2.7 Pulmonale Resorption 116
2.8 Transdermale Resorption 117

3 Bioverfügbarkeit und Bioäquivalenz 120
3.1 Definition und Bedeutung der Bioverfügbarkeit 120
3.2 Definition und Bedeutung der Bioäquivalenz 123
3.3 Parameter für Ausmaß und Geschwindigkeit 125
3.4 Design, Durchführung und Auswertung von Bioverfügbarkeits- und Bioäquivalenzstudien 133
3.5 Verzicht auf Bioäquivalenzstudien 142
3.6 Beispiel zur Auswertung von Bioäquivalenzstudien ... 147
3.7 Bioverfügbarkeit/Bioäquivalenz von Proteinarzneistoffen ... 153

4 Verteilung 157
4.1 Verteilungsräume 157
4.2 Proteinbindung von Arzneistoffen 158
4.3 Bindung von Arzneistoffen an Erythrozyten 171
4.4 Gewebeverteilung 174
4.5 Verteilungsvolumen 183
4.6 Spezielle Verteilungsvorgänge 184

5 Metabolismus 189
5.1 Bedeutung des Metabolismus 189
5.2 Metabolismus und Arzneistoffwirkung 190

5.3	Biotransformationsreaktionen	192
5.4	Einflüsse auf die Biotransformation	199

6 Ausscheidung — 209

6.1	Renale Ausscheidung	209
6.2	Ausscheidung mit den Fäzes	215
6.3	Ausscheidung über die Lunge	217
6.4	Ausscheidung in den Speichel	217

7 Individuelle Einflussfaktoren auf die Pharmakokinetik — 219

7.1	Einführung	219
7.2	Gewicht und Körpergröße	222
7.3	Alter	228
7.4	Geschlecht	244
7.5	Genetische Einflüsse	247
7.6	Krankheiten	255

8 Drug-Level-Monitoring in der klinischen Praxis — 263

8.1	Aminoglykoside	268
8.2	Vancomycin	274
8.3	Digoxin	276
8.4	Theophyllin	277
8.5	Lidocain	279
8.6	Procainamid	280
8.7	Chinidin	282
8.8	Methotrexat	283
8.9	Ciclosporin	285
8.10	Phenobarbital	285
8.11	Valproinsäure	286
8.12	Carbamazepin	287
8.13	Phenytoin	288

9 Pharmakokinetik und Pharmakodynamik — 292

9.1	Pharmakodynamische Modelle	293
9.2	PK-PD-Modelle	298
9.3	Deskriptive und mechanistische PK-PD-Modelle	309

10 Populationspharmakokinetik — 315

10.1	Einführung	315
10.2	Die Zwei-Stufen-Methode	317
10.3	Nichtlineare Regressionsmethoden unter Berücksichtigung gemischter Effekte	318

10.4	Beispiel einer populationspharmakokinetischen Auswertung	333
10.5	Populationspharmakokinetik im Rahmen der Arzneimittelentwicklung	341
10.6	Populationspharmakokinetik: Wie sieht die Zukunft aus?	344

11 Strategie bei der Untersuchung pharmakokinetischer Eigenschaften von Arzneimitteln ... 348

11.1	Experimentelle Voraussetzungen	348
11.2	Fragen bei der Auswertung pharmakokinetischer Studien	352
11.3	Anwendung von Computerprogrammen bei der Auswertung pharmakokinetischer Studien	355

Lösungen zu den Übungsaufgaben ... 357

Literatur ... 359

Sachregister ... 366

Die Autoren ... 377

Abkürzungen und Symbole

α	Hybridgeschwindigkeitskonstante (Verteilungsphase)
A	Resorbierbare Arzneistoffmenge am Resorptionsort
a	Hybridkonstante (Interzept für die Verteilungsphase)
A_0	Initiale resorbierbare Arzneistoffmenge am Resorptionsort
ACE	Angiotensin converting enzyme
AGE	Alter
AM	Arithmetisches Mittel
ANOVA	Analysis of Variance (Varianzanalyse)
A_t	Resorbierbare Arzneistoffmenge am Resorptionsort zum Zeitpunkt t
AUC	Gesamtfläche unter der Kurve
AUC_{0-t}	Fläche unter der Kurve zwischen 0 und t
$AUC_{0-\tau}$	Fläche unter der Kurve im Steady State
AUC_u	Gesamtfläche unter der Kurve für freie, ungebundene Konzentrationen
AUEC	Fläche unter der Wirkungs-Zeit-Kurve
AUMC	Fläche unter der ersten Moment-Kurve (area under the first moment-curve)
$AUMC_{0-\tau}$	Fläche unter der ersten Moment-Kurve im Steady State
β	Hybridgeschwindigkeitskonstante (Eliminationsphase)
B	Arzneistoffmenge in der Galle
b	Hybridkonstante (Interzept für die Eliminationsphase)
B_∞	Gesamte in die Galle ausgeschiedene Arzneistoffmenge
BCS	Biopharmazeutisches Klassifizierungssystem
BIL	Bilirubinspiegel
BMI	Body Mass Index
B_t	Arzneistoffmenge, die bis zum Zeitpunkt t in die Galle ausgeschieden wird
C	Konzentration
c	Hybridkonstante im Drei-Kompartiment-Modell
C_0	Initialkonzentration
C_a	Austretende Konzentration
C_i	Eintretende Konzentration
CL	Gesamtkörperclearance
$\overline{CL}$	Typische Arzneistoffclearance
CL_B	Biliäre Clearance
CL_{Cr}	Creatinin-Clearance
CL_H	Hepatische Clearance
CL_{int}	Intrinsische Clearance
CL_M	Metabolische Clearance
CL^M	Clearance des Metaboliten
CL_{NR}	Nichtrenale Clearance
CL_R	Renale Clearance
$CL_{R(N)}$	Renale Clearance in nierengesunden Patienten
$CL_{R(P)}$	Renale Clearance in niereninsuffizienten Patienten
COPD	Chronic Obstructive Pulmonary Disease, chronisch obstruktive Lungenerkrankung
cov	Covariablenwert
COX	Cyclooxygenase
Cp	Plasmakonzentration
$Cp_{(u)}$	Ungebundene Konzentration im Plasma
Cp_0	Initiale Plasmakonzentration
$Cp_{av(ss)}$	Durchschnittlicher Plasmaspiegel im Steady State
Cp_{Cr}	Creatinin-Konzentration im Plasma
Cp^M	Plasmakonzentration des Metaboliten

Abkürzungen und Symbole

Cp_{max}	Spitzenspiegel
$Cp_{max(ss)}$	Spitzenspiegel im Steady State
Cp_{max}^*	Gemessener Spitzenspiegel
Cp_{mid}	Plasmakonzentration zum mittleren Zeitpunkt
Cp_{min}	Talspiegel
$Cp_{min(ss)}$	Talspiegel im Steady State
Cp_{min}^*	Gemessener Talspiegel
Cp_{ss}	Plasmakonzentration im Steady State
$Cp_{ss(u)}$	Ungebundene Plasmakonzentration im Steady State
C_{PW}	Arzneistoffkonzentration im Plasmawasser
Cp_x	Letzte gemessene Plasmakonzentration
C_{RBC}	Arzneistoffkonzentration im Erythrozyten
C_T	Gewebekonzentration
$C_{T(u)}$	Ungebundene Gewebekonzentration
C_u	Ungebundene Konzentration
CYP	Cytochrom-P450-Enzym
Δ	Differenz
D	Dosis
$D_{i.v.}$	Intravenöse Dosis
D_L	Startdosis
D_M	Erhaltungsdosis
D_N	Dosis im nierengesunden Patienten
$D_{n.i.v.}$	Nicht intravenöse Dosis
D_P	Dosis im niereninsuffizienten Patienten
DW	Dosierungsgewicht
ε	Extraktionskoeffizient
ε	Restvariabilität
E	Ausgeschiedene Arzneistoffmenge
E_∞	Insgesamt ausgeschiedene Arzneistoffmenge
ECF	Extrazellulärflüssigkeit
EM	Extensive metabolizer
EMEA	European Medicines Agency
F	Systemisch verfügbare Fraktion der Dosis (absolute Bioverfügbarkeit)
f_b	An Protein gebundene Fraktion
FDA	Food and Drug Administration
F_F	Fraktion der Dosis, die in die Gastrointestinalmucosa eindringen kann
F_G	Fraktion der Arzneistoffmenge, die bei der Resorption durch die Mucosazelle in das Portalblut gelangt
F_H	Fraktion der Arzneistoffmenge im Portalblut, die beim First-Pass-Effekt die Leber durchdringt
f_B	Biliär ausgeschiedene Arzneimittelfraktion
f_R	Renal ausgeschiedene Arzneimittelfraktion
F_{rel}	Relative Bioverfügbarkeit
f_{ss}	Fraktion der Steady-State-Konzentration
F_t	Resorbierte Fraktion der Dosis zum Zeitpunkt t
f_t	Resorbierte Fraktion der insgesamt resorbierbaren Dosis zum Zeitpunkt t
f_u	Ungebundene Fraktion
$f_{u(B)}$	Ungebundene Fraktion im Blut
$f_{u(P)}$	Ungebundene Fraktion im Plasma
$f_{u(T)}$	Ungebundene Fraktion in den Geweben
γ	Exponent für feed-back
γ	Terminale Hybridgeschwindigkeitskonstante (Drei-Kompartiment-Modell)
GAM	Generalised additive modelling

GCP	Good clinical practice (Gute klinische Praxis)
GFR	Glomeruläre Filtrationsrate
GLP	Good laboratory practice (Gute Laborpraxis)
GM	Geometrisches Mittel
GVK	Geometrischer Variationskoeffizient
h	Stunde
HPLC	HIgh pressure liquid chromatography
HVD	Halbwertsdauer
i	Index für Individuum
IBW	Ideales Körpergewicht
ICF	Intrazellulärflüssigkeit
IIV	Interindividuelle Variabilität
IVK	Intraindividueller Variationskoeffizient
κ	Intraindividuelle Variabilität
k	Geschwindigkeitskonstante erster Ordnung
k_0	Geschwindigkeitskonstante nullter Ordnung
k_{10}	Ausscheidungsgeschwindigkeitskonstante für das zentrale Kompartiment
k_{12}	Geschwindigkeitskonstante für die Verteilung vom zentralen ins flache periphere Kompartiment
k_{21}	Geschwindigkeitskonstante für die Verteilung vom flachen peripheren ins zentrale Kompartiment
k_{13}	Geschwindigkeitskonstante für die Verteilung vom zentralen ins tiefe periphere Kompartiment
k_{31}	Geschwindigkeitskonstante für die Verteilung vom tiefen peripheren ins zentrale Kompartiment
k_a	Resorptionsgeschwindigkeitskonstante
K_a	Assoziationsgleichgewichtskonstante
k_A	Absorptionskonstante
k_B	Biliäre Eliminationsgeschwindigkeitskonstante
k_e	Eliminationsgeschwindigkeitskonstante
$k_{e(ss)}$	Gesamteliminationskonstante im Steady State
k_e^M	Eliminationsgeschwindigkeitskonstante des Metaboliten
KI	Konfidenzintervall
k_M	Metabolische Eliminationsgeschwindigkeitskonstante
K_M	Michaelis-Konstante, Konzentration bei halbmaximaler Ausscheidungsgeschwindigkeit
k_{prol}	Proliferationsgeschwindigkeitskonstante
k_R	Renale Eliminationsgeschwindigkeitskonstante
k_{TR}	Transitgeschwindigkeitskonstante
λ	Terminale Hybridgeschwindigkeitskonstante
l	-2 Log-Likelihood-Wert
ln	Natürlicher Logarithmus
m	Steigung
M	Metabolitenmenge im Körper
M_∞	Gesamte gebildete Metabolitenmenge
MAT	Mean Absorption Time
MAT_{Sol}	Mean Absorption Time nach Gabe einer Lösung
MAT_{Tab}	Mean Absorption Time nach Gabe einer Tablette
MDMA	Methylendioxymethamphetamin (Ecstasy)
MDT	Mean Dissolution Time
MEC	Minimale effektive Konzentration
MHK	Minimale Hemmkonzentration
MQ	Mittleres Quadrat für den Restfehler

MRT	Mean Residence Time
$MRT_{i.v.}$	Mean Residence Time nach intravenöser Gabe
MRT^M	Mean Residence Time des Metaboliten
$MRT_{n.\,i.v.}$	Mean Residence Time nach nicht intravenöser Gabe
MRT^P	Mean Residence Time der Muttersubstanz
MS	Mass spectrometry
M_t	Metabolitenmenge, die bis zum Zeitpunkt t gebildet wurde
MTC	Minimale toxische Konzentration
MVZ	Mittlere Verweilzeit
n	Zahl der Dosierungen
Ω^2	Interindividuelle Covarianzmatrix
NAPQI	N-Acetyl-p-benzoquinonimin
NG	Neutrophile Granulozyten
NSAID	Nonsteroidal antiinflammatory drug
ω	Interindividuelle Varianz
π	Pi, Intraindividuelle Varianz
P	Parameter
PAH	p-Aminohippursäure
P_E	Erythrozytenverteilungskoeffizient
P-gp	P-Glykoprotein
PM	Poor metabolizer
PTF	Peak-Trough-Fluktuation
PTR	Peak-Trough-Ratio
Q	Blutfluss
q	Index für Zeitintervall
Q_H	Leberblutfluss
Q_R	Renaler Blutfluss
r	Index für reduziertes Modell
r	Molare Fraktion der proteingebunden Arzneistoffmenge
R_0	Resorptionsgeschwindigkeitskonstante nullter Ordnung (Infusionsgeschwindigkeit)
$R_{0(L)}$	Startinfusionsrate
$R_{0(M)}$	Erhaltungsinfusionsrate
RF	Nierenfunktion
RPF	Renaler Plasmafluss
σ	Restvarianz
RSF	Relativer Standardfehler
SA	Körperoberfläche
SAPS	Simplified acute physiology score
SD	Standardabweichung
SeCr	Creatininspiegel im Serum
SEX	Geschlecht
t	Zeit
T	Infusionsdauer
t_0	Lag Time
$t_{1/2}$	Halbwertszeit
TBW	Gesamtkörpergewicht
t_{max}	Zeitpunkt des Spitzenspiegels
$t_{max(ss)}$	Zeitpunkt des Spitzenspiegels im Steady State
t_{mid}	Mittlerer Zeitpunkt
TP	Typischer Parameter
TS	Tubuläre Sekretion
TSF	Third Space Fluids
t_x	Zeitpunkt der letzten gemessenen Plasmakonzentration

U	Arzneistoffmenge im Urin
U_∞	Gesamte in den Urin ausgeschiedene Arzneistoffmenge
U_t	Arzneistoffmenge, die bis zum Zeitpunkt t in den Urin ausgeschieden wird
v	Index für volles Modell
V	Volumen
V_B	Blutvolumen
V_c	Verteilungsvolumen des zentralen Kompartiments
Vd	Verteilungsvolumen
Vd_{area}	Verteilungsvolumen während der Eliminationsphase
Vd_{extrap}	Extrapoliertes Verteilungsvolumen
Vd^M	Verteilungsvolumen des Metaboliten
Vd_{ss}	Verteilungsvolumen im Steady State
Vd_t	Verteilungsvolumen als Funktion der Zeit
Vd_β	Verteilungsvolumen während der Eliminationsphase
V_{max}	Maximale Ausscheidungsgeschwindigkeit
V_p	Peripheres Verteilungsvolumen
V_P	Plasmavolumen
V_T	Gewebswasservolumen
WGT	Gewicht
X	Arzneistoffmenge im Körper
X_0	Initiale Arzneistoffmenge im Körper
τ	Dosierungsintervall
X_c	Arzneistoffmenge im zentralen Kompartiment
X_{c0}	Initiale Arzneistoffmenge im zentralen Kompartiment
X_{ct}	Arzneistoffmenge im zentralen Kompartiment zum Zeitpunkt t
X_p	Arzneistoffmenge im peripheren Kompartiment
X_{pd}	Arzneistoffmenge im tiefen peripheren Kompartiment
X_{ps}	Arzneistoffmenge im flachen peripheren Kompartiment
X_{pss}	Gesamtmenge Arzneistoff im Körper während der Eliminationsphase
X_{pt}	Arzneistoffmenge im peripheren Kompartiment zum Zeitpunkt t
X_{ss}	Arzneistoffmenge im Körper im Steady State
X_t	Arzneistoffmenge im Körper zum Zeitpunkt t
ZFM	Zielfunktionsminimum

Grundlagen der Pharmakokinetik

1

Ziel der Pharmakokinetik ist es, den zeitlichen Verlauf von Arzneistoffkonzentrationen im Organismus zu beschreiben und daraus Dosierungsvorschläge zu entwickeln. Hierzu sind in den letzten Jahren verschiedene methodische Ansätze entwickelt worden, die heute nebeneinander in Forschung und Praxis verwendet werden. Die drei wichtigsten Ansätze werden in diesem Kapitel vorgestellt:

- Pharmakokinetik in Kompartiment-Modellen,
- Pharmakokinetik in statistischen Modellen,
- Pharmakokinetik in physiologischen Modellen.

Zuvor sollen aber einige Grundbegriffe definiert werden, die Voraussetzung zum Verständnis dieses Kapitels sind.

Inhaltsvorschau

Allgemeine Grundbegriffe 1.1

Kinetik nullter und erster Ordnung 1.1.1

Während der Resorption, Verteilung und Elimination eines Arzneistoffes im Organismus ändert sich dessen Konzentration in den Körperflüssigkeiten als Funktion der Zeit nach Arzneistoffapplikation. Die Geschwindigkeit dieser Konzentrationsänderung kann mathematisch als Differentialquotient *(dC/dt)* ausgedrückt werden. Eine Konzentrationsabnahme wird durch ein negatives Vorzeichen, eine Zunahme durch ein positives Vorzeichen ausgedrückt.

Ist diese Änderungsgeschwindigkeit konstant (Gl. 1.1) und unabhängig von der jeweils vorliegenden Konzentration, spricht man von Kinetik nullter Ordnung.

Kinetik nullter Ordnung

$$-\frac{dC}{dt} = k_0 \qquad \text{Gl. 1.1}$$

k_0 wird als Geschwindigkeitskonstante nullter Ordnung bezeichnet und hat die Einheit Konzentration/Zeit. Wird ein Arzneistoff mit einer Kinetik nullter Ordnung eliminiert, so bedeutet dies, dass pro Zeiteinheit eine konstant bleibende Arzneistoffmenge ausgeschieden wird (siehe O Abb. 1.1). Die jeweilige Konzentration C zu jedem Zeitpunkt t kann mit Gl. 1.2 berechnet werden, die sich durch Integration von Gl. 1.1 ergibt.

$$C = C_0 - k_0 \cdot t \qquad \text{Gl. 1.2}$$

In dieser Gleichung steht C_0 für die Anfangskonzentration zum Zeitpunkt $t = 0$. Eine graphische Darstellung der Kinetik nullter Ordnung ergibt eine Gerade mit der Steigung $-k_0$ (siehe O Abb. 1.1).

In den meisten Fällen ist allerdings die Änderungsgeschwindigkeit der Arzneistoffkonzentration nicht konstant, sondern direkt proportional zur jeweils vorliegenden Konzentration (Gl. 1.3).

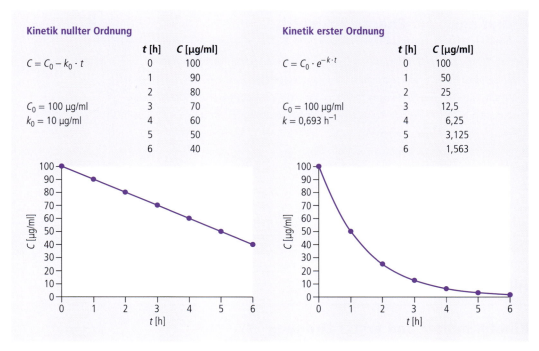

○ **Abb. 1.1** Beispiele für Kinetik nullter und erster Ordnung

$$-\frac{dC}{dt} = k \cdot C \qquad \text{Gl. 1.3}$$

Kinetik erster Ordnung In diesem Fall spricht man von Kinetik erster Ordnung. Die Konstante k wird als Geschwindigkeitskonstante erster Ordnung bezeichnet und hat die Einheit Zeit^{-1}. Wird ein Arzneistoff mit einer Kinetik erster Ordnung eliminiert, so bedeutet dies, dass pro Zeiteinheit eine konstante Fraktion der jeweiligen Arzneistoffmenge ausgeschieden wird. So wird in dem Beispiel in ○ Abb. 1.1 pro Stunde genau die Hälfte der vorliegenden Arzneistoffmenge ausgeschieden. Die jeweilige Konzentration C zu jedem Zeitpunkt t kann mit Hilfe von Gl. 1.4 berechnet werden, die sich durch Integration von Gl. 1.3 ergibt.

$$C = C_0 \cdot e^{-k \cdot t} \qquad \text{Gl. 1.4}$$

Eine graphische Darstellung dieser Kinetik erster Ordnung ergibt eine Exponentialkurve (○ Abb. 1.1). Gl. 1.4 kann durch Logarithmieren in die Form einer Geradengleichung überführt werden. Unter Verwendung des natürlichen Logarithmus (ln) ergibt sich Gl. 1.5.

$$\ln C = \ln C_0 - k \cdot t \qquad \text{Gl. 1.5}$$

Unter Verwendung des dekadischen Logarithmus (log) ergibt sich Gl. 1.6.

1.1.1 Kinetik nullter und erster Ordnung

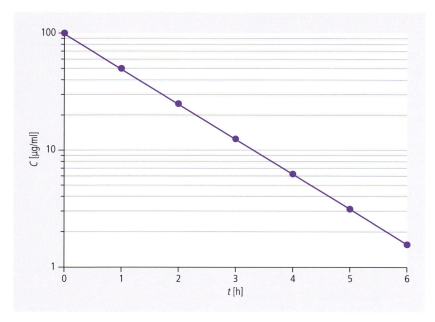

Abb. 1.2 Halblogarithmische Darstellung einer Kinetik erster Ordnung

$$\log C = \log C_0 - \frac{k}{2{,}303} \cdot t \quad \text{Gl. 1.6}$$

Abb. 1.2 zeigt die halblogarithmische Darstellung des Beispiels für Kinetik erster Ordnung aus Abb. 1.1. Die Steigung beträgt $-k/2{,}303$, der Achsenabschnitt auf der Ordinate (Interzept) entspricht C_0.

Integration von Gl. 1.4 ermöglicht weiterhin die Berechnung der Fläche unter der Kurve (area under the curve, AUC) bis zum Zeitpunkt t (Gl. 1.7).

$$AUC_{0-t} = \frac{C_0}{k} \cdot \left(1 - e^{-kt}\right) \quad \text{Gl. 1.7}$$

Extrapoliert man Gl. 1.7 bis zum Ende der Kurve, so resultiert die Gesamtfläche AUC (Gl. 1.8).

$$AUC = \frac{C_0}{k} \quad \text{Gl. 1.8}$$

> **Merke**
> Bei einer Kinetik nullter Ordnung bleibt die Änderungsgeschwindigkeit konstant. Bei einer Kinetik erster Ordnung ist die Änderungsgeschwindigkeit proportional zur vorliegenden Konzentration.

1.1.2 Lineare und nichtlineare Pharmakokinetik

Die Verteilung und Elimination vieler Arzneistoffe (Disposition) erfolgt mit einer Kinetik erster Ordnung. Ist dies der Fall, spricht man von linearer Pharmakokinetik. Erfolgt die Disposition nicht mit einer Kinetik erster Ordnung, spricht man von nichtlinearer Pharmakokinetik. Der Hauptgrund für das Vorliegen nichtlinearer Pharmakokinetik ist die Sättigung von Eliminations- und Bindungsmechanismen im Körper.

1.1.3 Clearance

> **Definition**
>
> Unter Clearance *(CL)* versteht man ein Maß für die Ausscheidungsgeschwindigkeit eines Arzneistoffs. Die Clearance entspricht dem Volumen der untersuchten Körperflüssigkeit, das pro Zeiteinheit von dem Arzneistoff geklärt wird.

Clearance: Maß für die Ausscheidungsgeschwindigkeit

Sie hat daher die Einheit Volumen/Zeit und kann berechnet werden als Quotient von Ausscheidungsgeschwindigkeit (ausgeschiedene Arzneistoffmenge pro Zeit, *dE/dt*) und Arzneistoffkonzentration in der untersuchten Körperflüssigkeit (meist Plasma, Serum oder Blut, Gl. 1.9).

$$CL = \frac{\frac{dE}{dt}}{C} \qquad \text{Gl. 1.9}$$

Die Clearance eignet sich vor allem bei linearer Kinetik als Maß für die Ausscheidungsgeschwindigkeit. In diesem Fall ist die pro Zeit ausgeschiedene Menge *(dE/dt)* direkt proportional zur vorliegenden Arzneistoffmenge im Körper *(X)* und somit konzentrationsabhängig (Gl. 1.10)

$$\frac{dE}{dt} = k \cdot X \qquad \text{Gl. 1.10}$$

Die Clearance ist dagegen im Fall linearer Kinetik konzentrationsunabhängig konstant. Mit anderen Worten, beim Vorliegen einer hohen Arzneistoffkonzentration wird zwar pro Zeiteinheit mehr Arzneistoff eliminiert, das im gleichen Zeitraum geklärte Volumen bleibt aber unverändert konstant. In diesem Fall ist die Clearance eine Konstante.

Es ist möglich, für jedes Eliminationsorgan eine entsprechende Organclearance zu berechnen, z. B. eine renale Clearance *(CL_R)* für die Nierenausscheidung oder eine hepatische Clearance *(CL_H)* für die Ausscheidung über die Leber. Die Summe aller dieser Organclearances wird als Gesamtkörperclearance *(CL)* bezeichnet.

Gesamtkörperclearance

> **Merke**
>
> Die Clearance ist eng mit der Durchblutungsgeschwindigkeit des jeweiligen Ausscheidungsorgans verknüpft (siehe Abb. 1.3).

1.1.4 Verteilungsvolumen

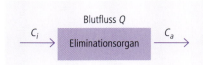

Abb. 1.3 Physiologisches Clearance-Modell. Der Arzneistoff tritt mit einer Konzentration C_i in das eliminierende Organ ein und verlässt es mit einer Konzentration C_a. Die Durchblutungsgeschwindigkeit (Blutfluss) ist Q.

Es leuchtet ein, dass die maximale Clearance in einem Ausscheidungsorgan die jeweilige Durchblutungsrate ist, wenn das Blut vollständig von dem jeweiligen Arzneistoff geklärt wird *(CL=Q)*. Unvollständige Elimination kann mit Hilfe des Extraktionskoeffizienten ε quantifiziert werden, der der eliminierten Arzneistofffraktion entspricht (Gl. 1.11).

$$CL = Q \cdot \varepsilon \qquad \text{Gl. 1.11}$$

ε berechnet sich aus den Konzentrationen, mit denen der Arzneistoff in das Eliminationsorgan eintritt *(C_i)* und mit der er es wieder verlässt *(C_a)*.

$$\varepsilon = \frac{C_i - C_a}{C_i} \qquad \text{Gl. 1.12}$$

Berechnung des Extraktionskoeffizienten ε

ε ist also ein Wert zwischen 0 und 1, wobei $\varepsilon = 0$ bedeutet, dass der Arzneistoff gar nicht eliminiert wird, während $\varepsilon = 1$ einer vollständigen Elimination beim Durchgang durch das Ausscheidungsorgan entspricht. $\varepsilon = 0{,}5$ bedeutet demzufolge eine 50 %ige Verringerung der Arzneistoffkonzentration bei Durchgang durch das Ausscheidungsorgan.

Es kann von daher geschlossen werden, dass die maximale hepatische Clearance dem Leberblutfluss (etwa 1500 ml/min) und die maximale renale Clearance dem renalen Plasmafluss (etwa 650 ml/min) entspricht.

Verteilungsvolumen

Definition
Unter dem Verteilungsvolumen (*Vd*, volume of distribution) versteht man einen Proportionalitätsfaktor, der die gemessene Arzneistoffkonzentration *C* mit der Gesamtarzneistoffmenge *X* im Organismus in Beziehung setzt und daher die Einheit eines Volumens hat (Gl. 1.13).

$$Vd = \frac{X}{C} \qquad \text{Gl. 1.13}$$

Die Bedeutung des Verteilungsvolumens ist in **Abb. 1.4** schematisch an einem Analogbeispiel dargestellt. Wird, wie auf der linken Seite gezeigt, eine Arzneistoffmenge *X* in einer Lösungsmittelmenge *V* homogen gelöst, ergibt sich eine Konzentration $C_1 = X/V$. Ist dagegen die Lösungsverteilung nicht homogen, z. B. durch die Anwesenheit eines Schwammes am Boden des Gefäßes, der den Arzneistoff bindet, so ist nun bei gleicher eingesetzter Arzneistoffmenge *X* die Konzentration in der dem Schwamm überstehenden Lösung *(C_2)* geringer. Trotzdem kann diese

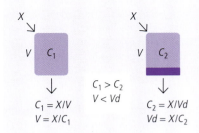

Abb. 1.4 Schematische Darstellung des Konzepts des fiktiven Verteilungsvolumens. Links: Eine bestimmte Menge X einer Substanz wird in einem Volumen V gelöst, die resultierende homogene Lösung hat eine Konzentration C_1. Sind X und C_1 bekannt, lässt sich daraus V berechnen. V ist in diesem Falle das wahre Volumen der Lösung. Rechts: Die gleiche Menge X wird in das gleiche Volumen V eingegeben. Am Boden des Gefäßes befindet sich ein Schwamm, der die Substanz stark bindet, so dass sich nun der größte Anteil von X im Schwamm aufhält. Die überstehende Lösung hat die Konzentration C_2. Aus X und C_2 lässt sich jetzt analog ein Proportionalitätsfaktor mit der Einheit eines Volumens berechnen (Vd), den man als „fiktives" Verteilungsvolumen bezeichnet. Vd ist nicht das wahre Volumen des Lösungsmittels und entspricht der Volumenmenge, die man von einer Lösung mit der Konzentration C_2 benötigen würde, um die Menge X zu beinhalten.

Fiktives Verteilungsvolumen

Konzentration C_2 mathematisch mit der eingesetzten Arzneistoffmenge X in Bezug gesetzt werden $(C_2 = X/Vd)$, mit dem Unterschied, dass nun Vd nicht mehr dem wahren Lösungsmittelvolumen entspricht, sondern vom Ausmaß der Arzneistoffbindung an den Schwamm abhängt. Je mehr Substanz gebunden ist, desto geringer ist C_2 und desto größer ist Vd. Vd wird auch als ein „fiktives" Verteilungsvolumen (apparent volume of distribution) bezeichnet, da es dem Volumen entspricht, dass bei einer homogenen Lösung entsprechender Konzentration nötig wäre, um die insgesamt vorhandenen Arzneistoffmenge zu enthalten.

Im Körper entsprechen die Gewebe dem Schwamm aus unserem Beispiel. Dort kann Arzneistoff im extravaskulären Raum gebunden werden. Dies führt zu einer Verringerung der Arzneistoffkonzentration im Blut bzw. Plasma und zu einer Zunahme des Verteilungsvolumens.

> **Merke**
> Je niedriger die Konzentration im Blut ist, desto mehr Arzneistoff ist in den Geweben und desto höher ist das Verteilungsvolumen.

Das Verteilungsvolumen ist also ein pharmakokinetischer Parameter, der die Verteilung im Körper quantifiziert.

Die Höhe des Verteilungsvolumens richtet sich auch danach, welche Körperflüssigkeit analysiert wurde. Wird z. B. die Arzneistoffkonzentration im Blut, Plasma oder die freie, nicht an Plasmaprotein gebundene Konzentration gemessen, ändert sich die gemessene Konzentration und somit der Proportionalitätsfaktor Vd in Gl. 1.13. Dies gilt auch, wenn statt Plasma Speichel, Interstitial- oder Cerebrospinalflüssigkeit untersucht wird. Die durch Messung unterschiedlicher Körperflüssigkeiten ermittelten Verteilungsvolumina können somit nicht direkt miteinander verglichen werden. Wenn nichts anderes angegeben ist, soll das Verteilungsvolumen und auch die Clearance in diesem Buch immer auf die Referenzflüssigkeit Blutplasma bezogen werden.

Halbwertszeit

1.1.5

Definition
Unter Halbwertszeit versteht man die Zeitspanne, in der eine Konzentration auf die Hälfte ihres ursprünglichen Wertes abgefallen ist.

Für eine Kinetik erster Ordnung ist die Halbwertszeit konstant und umgekehrt proportional zur Geschwindigkeitskonstante k (Gl. 1.14).

Kinetik erster Ordnung: Die Halbwertszeit ist konstant.

$$t_{1/2} = \frac{\ln 2}{k} = \frac{0{,}693}{k} \qquad \text{Gl. 1.14}$$

Gl. 1.14 kann leicht aus Gl. 1.5 abgeleitet werden, in dem zum Zeitpunkt $t=t_{1/2}$ die Konzentration $C=C_0/2$ gesetzt wird (Gl. 1.15).

$$\ln \frac{C_0}{2} = \ln C_0 - k \cdot t_{1/2}$$

$$\ln C_0 - \ln 2 = \ln C_0 - k \cdot t_{1/2} \qquad \text{Gl. 1.15}$$

$$t_{1/2} = \frac{\ln 2}{k}$$

Praxisbeispiel
Im Beispiel in ○ Abb. 1.1 beträgt die Halbwertszeit bei Kinetik erster Ordnung eine Stunde. Es dauert eine Stunde für den Konzentrationsabfall von 100 auf 50 µg/ml und die gleiche Zeit wird für den Abfall von 50 auf 25 µg/ml benötigt.

Bei Kinetik nullter Ordnung ist die Halbwertszeit dagegen keine Konstante, sondern richtet sich nach der jeweiligen Ausgangskonzentration C_0 (Gl. 1.16).

Kinetik nullter Ordnung: Die Halbwertszeit richtet sich nach der Ausgangskonzentration.

$$t_{1/2} = \frac{C_0}{2 \cdot k_0} \qquad \text{Gl. 1.16}$$

So dauert in unserem Beispiel der Konzentrationsabfall von 100 auf 50 µg/ml fünf Stunden, während der von 80 auf 40 µg/ml vier Stunden benötigt.

Die Halbwertszeit ist heute klinisch der am häufigsten verwendete pharmakokinetische Parameter. Der Grund hierfür liegt in seiner Anschaulichkeit und leichten Quantifizierbarkeit. Gerade deshalb ist es wichtig zu sehen, dass die Halbwertszeit ein sekundärer pharmakokinetischer Parameter ist, der von den primären Parametern Clearance und Verteilungsvolumen abhängt. Bei linearer Pharmakokinetik ist auch die Eliminationskonstante k ein sekundärer Proportionalitätsfaktor, der die Primärgrößen Clearance und Verteilungsvolumen miteinander in Bezug setzt. Substitution von Gl. 1.10 und Gl. 1.13 in Gl. 1.9 ergibt Gl. 1.17.

$$\frac{dE}{dt} = CL \cdot C = k \cdot Vd \cdot C \qquad \text{Gl. 1.17}$$

Hieraus ergeben sich direkt Gl. 1.18 und Gl. 1.19.

$$CL = k \cdot Vd \hspace{5cm} \text{Gl. 1.18}$$

$$t_{½} = \frac{0{,}693}{k} = \frac{0{,}693 \cdot Vd}{CL} \hspace{3cm} \text{Gl. 1.19}$$

Clearance und Verteilungsvolumen sind also voneinander unabhängige Parameter, die sich separat voneinander ändern können. Ändert sich dagegen die Halbwertszeit, so ist dies entweder auf eine Veränderung der Clearance oder des Verteilungsvolumens zurückzuführen. Die Halbwertszeit kann sich also nicht unabhängig verändern, sondern nur als Folge einer Veränderung der Primärparameter Clearance und/oder Verteilungsvolumen.

1.2 Pharmakokinetik in Kompartiment-Modellen

Kompartimente müssen nicht auf physiologischen Grundlagen basieren.

Um den zeitlichen Verlauf der Arzneimittelkonzentration im Organismus zu beschreiben, hat es sich als hilfreich erwiesen, den Körper als ein System von kinetischen Kompartimenten anzusehen, selbst wenn diese Kompartimente nicht unbedingt eine physiologische Grundlage besitzen. Erfolgt der Arzneistofftransport zwischen den einzelnen Kompartimenten nach einer Kinetik erster Ordnung, spricht man von linearer Pharmakokinetik.

1.2.1 Lineare Pharmakokinetik im Ein-Kompartiment-Modell mit Einmaldosierung

> **Definition**
> Das einfachste pharmakokinetische Modell ist das Ein-Kompartiment-Modell. Der Organismus wird hierbei als ein System angesehen, in dem sich nach der Arzneimittelgabe alle Körperflüssigkeiten im Fließgleichgewicht befinden.

Die Verteilung des Arzneistoffs erfolgt in einer vernachlässigbar kurzen Zeitspanne. Obwohl der Organismus als ein einziges pharmakokinetisches Kompartiment angesehen wird, bedeutet dies aber nicht, dass der Arzneistoff in den einzelnen Körperflüssigkeiten und Organen in der gleichen Konzentration vorliegt. Der Blutspiegel und die einzelnen Gewebespiegel können je nach den Verteilungseigenschaften des Arzneistoffs sehr unterschiedlich sein. Verändert sich aber die Konzentration, z. B. im Blut, so ändern sich gleichzeitig auch die Arzneistoffkonzentrationen in allen anderen Körperflüssigkeiten in gleichem Maße. Fällt der Plasmaspiegel auf die Hälfte des ursprünglichen Wertes ab, so halbiert sich in der gleichen Zeit auch der Gewebespiegel.

Pharmakokinetik nach Einmaldosierung ohne Resorption und ausschließlicher Ausscheidung in den Urin

Der einfachste denkbare Fall eines pharmakokinetischen Kompartiment-Modells ist der, bei dem der Arzneistoff intravenös als Bolusgabe in den Organismus

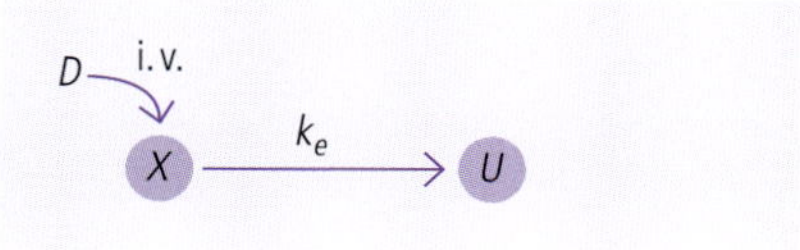

1.2.1 Lineare Pharmakokinetik im Ein-Kompartiment-Modell

Abb. 1.5 Ein-Kompartiment-Modell mit ausschließlicher Ausscheidung in den Urin

injiziert wird. Eine Bolusinjektion ist eine rasche Injektion der gesamten Dosis. Im Ein-Kompartiment-Modell wird davon ausgegangen, dass der Arzneistoff im Körper so rasch verteilt wird, dass dieser Vorgang zeitlich zu vernachlässigen ist. Die Substanz wird dann mit einer Kinetik erster Ordnung in den Urin ausgeschieden. Die Eliminationskonstante für diesen Vorgang ist k_e. Bezeichnet man die gegebene Arzneistoffdosis als D, die Arzneistoffmenge im Organismus als X und die im Urin als U, ergibt sich das Modell in **Abb. 1.5**.

Für dieses einfache Modell können nun Differentialgleichungen aufgestellt werden, die die Veränderungsgeschwindigkeit für X und U beschreiben (Gl. 1.20).

$$\frac{dX}{dt} = -k_e \cdot X$$

$$\frac{dU}{dt} = k_e \cdot X$$

Gl. 1.20

Weiterhin gilt aus stöchiometrischen Gründen Gl. 1.21 für die Arzneistoffmengen X_t und U_t, die sich zum Zeitpunkt t noch im Organismus bzw. im Urin befinden.

$$D = X_0 = X_t + U_t = U_\infty$$

Gl. 1.21

Durch Integration von Gl. 1.20 kann nun eine Gleichung erhalten werden, die die Arzneistoffmenge im Organismus als Funktion der Zeit beschreibt (Gl. 1.22).

$$X_t = X_0 \cdot e^{-k_e t}$$

Gl. 1.22

In pharmakokinetischen Studien wird in der Praxis normalerweise nicht die Arzneistoffmenge im Organismus, sondern die Arzneistoffkonzentration ermittelt. In der Regel wird hierbei Blutplasma oder Blutserum als Referenzflüssigkeit verwendet, da es relativ leicht zugänglich ist und Blut das zentrale Verteilungssystem darstellt. Die Konzentration im Plasma (Cp) ist mit der Arzneistoffmenge X im Körper durch das Verteilungsvolumen Vd verbunden (Gl. 1.12 und Gl. 1.23).

$$Cp = \frac{X}{Vd}$$

Gl. 1.23

Das Verteilungsvolumen ist also ein Proportionalitätsfaktor zwischen gemessener Arzneistoffkonzentration und Arzneistoffmenge im Organismus. Generell sollte man sehr vorsichtig sein, dem Verteilungsvolumen eine physiologische Bedeutung zuzuordnen. Das kleinstmögliche Verteilungsvolumen ist zwar das reale Volumen des Plasmas (etwa 3 l), nach oben hin gibt es aber keine feste Grenze.

> Das Verteilungsvolumen kann das Volumen der Körperflüssigkeiten überschreiten.

Merke

Es können Verteilungsvolumen von mehreren hundert Litern berechnet werden, wenn der Arzneistoff intensiv an Gewebestrukturen gebunden wird und somit die Plasmakonzentration sehr gering ist.

Plasmaspiegel

Mit Hilfe des Verteilungsvolumens ist es nun möglich, die Arzneistoffkonzentration im Plasma als Funktion der Zeit auszudrücken (Gl. 1.24).

$$Cp = Cp_0 \cdot e^{-k_e t} \quad \text{Gl. 1.24}$$

Diese Gleichung, in der Cp_0 die Arzneistoffkonzentration im Plasma unmittelbar nach der Injektion darstellt, entspricht Gl. 1.4 und kann somit halblogarithmisch als Gerade dargestellt werden.

Praxisbeispiel

○ Abb. 1.6 zeigt ein Beispiel für den Betablocker Sotalol.

Berechnung der Eliminationskonstanten k_e

Die Eliminationskonstante k_e kann entweder nach linearer Regression von der Steigung ($-k_e/2{,}3$) oder aus zwei geeigneten Messwerten Cp_1 und Cp_2 zu den Zeitpunkten t_1 und t_2 aus dieser halblogarithmischen Geraden berechnet werden (Gl. 1.25).

$$k_e = \frac{\ln\left(\frac{Cp_1}{Cp_2}\right)}{t_2 - t_1} = \frac{\ln Cp_1 - \ln Cp_2}{t_2 - t_1} \quad \text{Gl. 1.25}$$

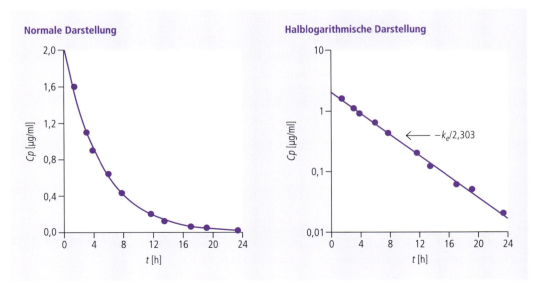

○ **Abb. 1.6** Plasmaspiegel eines Hundes nach intravenöser Gabe von 4 mg/kg Sotalol. Nach Schnelle und Garrett

1.2.1 Lineare Pharmakokinetik im Ein-Kompartiment-Modell

Die Eliminationsgeschwindigkeitskonstante k_e kann analog zu Gl. 1.14 auch als Halbwertszeit ausgedrückt werden (Gl. 1.26).

$$t_{½} = \frac{\ln 2}{k} = \frac{0{,}693}{k_e} \qquad \text{Gl. 1.26}$$

Im Ein-Kompartiment-Modell sind die durch Analyse der Plasmaspiegel ermittelten Halbwertszeiten auch für jede andere Körperflüssigkeit oder -struktur zutreffend.

Das Verteilungsvolumen Vd kann aus dem Interzept Cp_0 und der Dosis D bestimmt werden (Gl. 1.27).

$$Cp_0 = \frac{X_0}{Vd} = \frac{D}{Vd}$$

$$Vd = \frac{D}{Cp_0} \qquad \text{Gl. 1.27}$$

> **Merke**
> Nach intravenöser Bolusinjektion ist in Realität die Verteilung normalerweise nicht vernachlässigbar, so dass für diese Fälle Zwei- oder Mehr-Kompartiment-Modelle angebrachter sind.

Sind k_e und Vd bekannt, kann weiterhin die Gesamtkörperclearance *(CL)* berechnet werden (Gl. 1.18 und Gl. 1.28).

Ermittlung der Gesamtkörperclearance aus Verteilungsvolumen und Eliminationskonstanten

$$CL = k_e \cdot Vd \qquad \text{Gl. 1.28}$$

Clearance und Verteilungsvolumen sind bei linearer Pharmakokinetik konstant und konzentrationsunabhängig. Somit kann nun für jede Dosis D zu jedem Zeitpunkt t der Plasmaspiegel berechnet werden (Gl. 1.29).

$$Cp = \frac{D}{Vd} \cdot e^{-k_e t} \qquad \text{Gl. 1.29}$$

Der Plasmaspiegel ist also zu jedem Zeitpunkt direkt proportional zur gegebenen Dosis, eine Verdopplung der Dosis führt zu doppelt so hohen Plasmaspiegeln. Diesen Zusammenhang bezeichnet man als Dosislinearität.

Dosislinearität

Urinausscheidung

Da in diesem Fall die Urinausscheidung der einzige Eliminationsweg ist, gilt, dass zu jedem Zeitpunkt t die Arzneistoffmenge im Urin gleich der Differenz zwischen Dosis D und der noch im Körper befindlichen Arzneistoffmenge X_t ist. Aus Gl. 1.21 kann daher eine Beziehung für die in den Urin ausgeschiedene Arzneistoffmenge abgeleitet werden (Gl. 1.30).

$$U_t = U_\infty \cdot \left(1 - e^{-k_e t}\right) \qquad \text{Gl. 1.30}$$

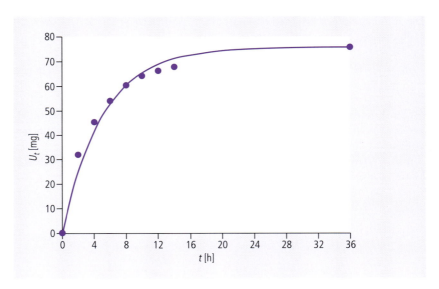

○ **Abb. 1.7** Kumulative Urinausscheidung von Sotalol (s. ▫ Tab. 1.1)

○ Abb. 1.7 zeigt ein Beispiel für den Verlauf einer solchen kumulativen Urinausscheidungskurve als Funktion der Zeit.

> **Merke**
> Es ist möglich, die Eliminationsgeschwindigkeitskonstante k_e durch ausschließliche Auswertung von Urinausscheidungsdaten zu ermitteln.

Dazu gibt es zwei Wege. Durch Umformen von Gl. 1.30 ergibt sich Gl. 1.31.

$$\log(U_\infty - U_t) = \log U_\infty - \frac{k_e}{2{,}303} \cdot t \qquad \text{Gl. 1.31}$$

Bestimmung von k_e mittels Sigma-Minus-Methode

Trägt man die noch aus dem Organismus auszuscheidende Arzneistoffmenge $(U_\infty - U_t)$ in halblogarithmischem Maßstab gegen die Zeit auf, erhält man eine Gerade mit der Steigung $-k_e/2{,}303$ und dem Interzept $\log U_\infty$ (○ Abb. 1.8).

Eine solche Darstellungsweise wird allgemein als „Sigma-Minus-Plot" bezeichnet. Für die Anwendung der Methode ist es nötig, die Gesamtmenge Arzneistoff, die in den Urin ausgeschieden wird, exakt zu kennen. In der Praxis muss daher der gesamte Urin so lange gesammelt und analysiert werden, bis kein Arzneistoff mehr in den Proben nachweisbar ist.

Ermittlung von k_e mittels Kenntnis der Urinausscheidungsgeschwindigkeit

Eine andere Methode verwertet die Kenntnis der Urinausscheidungsgeschwindigkeit. Substitution von Gl. 1.22 in Gl. 1.20 ergibt Gl. 1.32.

$$\frac{dU}{dt} = k_e \cdot X_0 \cdot e^{-k_e t} \qquad \text{Gl. 1.32}$$

1.2.1 Lineare Pharmakokinetik im Ein-Kompartiment-Modell

Tab 1.1 Tabellarische Vorbereitung zur Auswertung der Urindaten für Sotalol (Abb. 1.7–1.12). Nach Schnelle und Garrett

t [h]	V [ml]	C_{urin} [mg/ml]	ΔU [mg]	U_t [mg]	$\Delta U/\Delta t$ [mg/ml]	$C_{p(mid)}$ [µg/ml]	AUC_{0-t} [µg/ml·h]	$U_\infty - U_t$ [mg]
0	–	–	–	–	–	–	–	75,8
2	20	1,6	32,0	32,0	16,0	1,65	3,35	43,8
4	5	2,7	13,5	45,5	6,8	1,11	5,60	30,3
6	10	0,87	8,7	54,2	4,4	0,75	7,10	21,6
8	30	0,21	6,3	60,5	3,2	0,51	8,12	15,3
10	19	0,20	3,8	64,3	1,9	0,34	8,79	11,5
12	10	0,20	2,0	66,3	1,0	0,23	9,25	9,5
14	40	0,04	1,6	67,9	0,8	0,16	9,56	7,9
36	330	0,024	7,9	75,8	0,4	0,015	10,17	–

V ist das Volumen der zum Zeitpunkt t gesammelten Urinmenge. C_{urin} ist die Sotalolkonzentration im Urin. Alle anderen Symbole sind im Text erklärt.

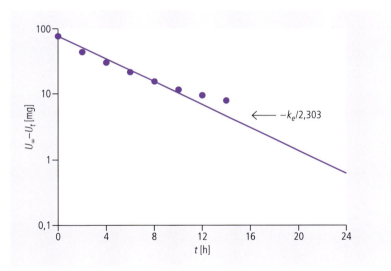

Abb. 1.8 Sigma-Minus-Plot zur Auswertung der Urindaten in Tab. 1.1

Durch Logarithmieren wird eine Geradengleichung erhalten. Die Urinausscheidungsgeschwindigkeit dU/dt kann abgeschätzt werden, indem Urin in bestimmten Zeitintervallen Δt gesammelt wird und die in diesen Proben enthaltene Arzneistoffmenge ΔU bestimmt wird. Für t muss dann der mittlere Zeitpunkt t_{mid} des Sammelintervalls eingesetzt werden (Gl. 1.33).

$$\log \frac{\Delta U}{\Delta t} = \log k_e \cdot D - \frac{k_e}{2,303} \cdot t_{mid} \qquad \text{Gl. 1.33}$$

1.2 Pharmakokinetik in Kompartiment-Modellen

● ● **Praxisbeispiel**
☐ Tab. 1.1 gibt ein Beispiel für Urinausscheidungsdaten von Sotalol und deren Aufarbeitung. Das Ergebnis ist in ○ Abb. 1.9 graphisch dargestellt.

Bei Verwendung dieser Methode ist es nicht nötig, den gesamten Urin zur Bestimmung von U_∞ zu sammeln. Auf der anderen Seite zeigt diese Methode in der Regel größere Variabilität als die Sigma-Minus-Methode. Die Urinausscheidungsrate kann weiterhin durch die renale Clearance quantitativ beschrieben werden. Die renale Clearance ist das Verhältnis von Urinausscheidungsgeschwindigkeit und Plasmaspiegel (Gl. 1.34).

Renale Clearance

$$CL_R = \frac{\frac{dU}{dt}}{Cp} \qquad \text{Gl. 1.34}$$

Substitution von Gl. 1.20 und Gl. 1.23 in Gl. 1.34 ergibt Gl. 1.35.

$$CL_R = k_e \cdot Vd \qquad \text{Gl. 1.35}$$

● ● **Merke**
Die renale Clearance ist das Produkt aus renaler Eliminationsgeschwindigkeitskonstante und Verteilungsvolumen.

Die Urinausscheidungsgeschwindigkeit dU/dt entspricht näherungsweise der im letzten Beispiel verwendeten fraktionellen Ausscheidungsgeschwindigkeit $\Delta U/\Delta t$. Verwendet man diesen Differenzenquotienten in Gl. 1.34 und wählt als entsprechenden Plasmaspiegel den zum mittleren Zeitpunkt des Urinsammelintervalls

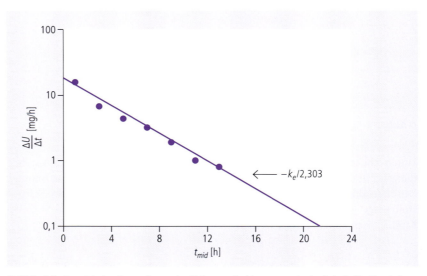

○ **Abb. 1.9** Graphische Darstellung der Urinausscheidungsgeschwindigkeit für Sotalol (s. ☐ Tab. 1.1).

1.2.1 Lineare Pharmakokinetik im Ein-Kompartiment-Modell

(Cp_{mid}), so ergibt sich Gl. 1.36.

$$\frac{\Delta U}{\Delta t} = CL_R \cdot Cp_{mid} \qquad \text{Gl. 1.36}$$

Die renale Clearance kann also als Steigung eines Plots der Urinausscheidungsgeschwindigkeit gegen den Plasmaspiegel (○ Abb. 1.10) ermittelt werden. Alternativ kann die renale Clearance auch nach Integration aus Gl. 1.37 bestimmt werden.

$$U_t = CL_R \cdot AUC_{0-t} \qquad \text{Gl. 1.37}$$

Die renale Clearance ist die Steigung eines Plots der kumulativen Arzneistoffmenge im Urin (U_t) gegen die Fläche unter der Plasmaspiegelkurve bis zum Zeitpunkt t (AUC_{0-t}). Diese Fläche kann bestimmt werden:

- mit der Trapezregel,
  Die Bestimmung der Fläche unter der Kurve erfolgt hierbei durch Aufaddition von Trapezsegmenten (○ Abb. 1.11). Jedes dieser Segmente entspricht der Fläche $(Cp_1+Cp_2)/2 \cdot (t_2-t_1)$. Die Fläche jenseits des letzten gemessenen Plasmaspiegels Cp_x kann abgeschätzt werden als Cp_x/k_e. Dieser terminale Flächenabschnitt muss den anderen Trapezen zuaddiert werden, um die Gesamtfläche unter der Kurve zu ermitteln (AUC).
- mechanisch durch Ausschneiden und Wiegen unter Kenntnis des Gewichts einer bekannten Papierfläche,
- mit einem Planimeter,
- durch Berechnung (Integration, Gl. 1.7 und Gl. 1.8).

Ein Beispiel eines integrierten Clearance-Plots $(U_t$ gegen $AUC_{0-t})$ ist in ○ Abb. 1.12 gezeigt. Die Steigung der Geraden entspricht der renalen Clearance.

Möglichkeiten zur Berechnung der Fläche unter der Kurve

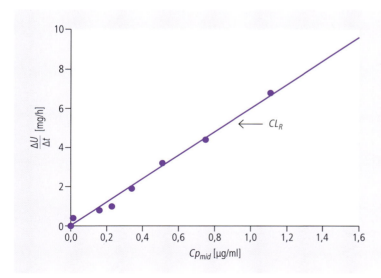

○ **Abb. 1.10** Renaler Clearance-Plot ($\Delta U/\Delta t$ gegen Cp_{mid}) für Sotalol (s. □ Tab. 1.1). Die renale Clearance entspricht der Steigung und beträgt etwa 100 ml/min.

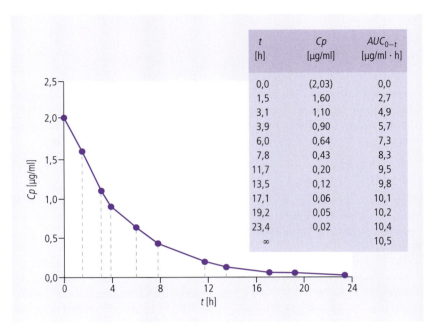

○ **Abb. 1.11** Die Berechnung der Fläche unter der Kurve *(AUC)* kann durch Addition schmaler Trapezsegmente erfolgen (Trapezregel).

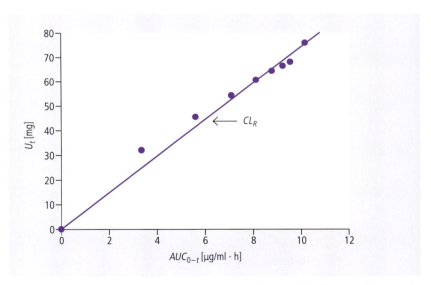

○ **Abb. 1.12** Renaler Clearance-Plot (U_t gegen AUC_{0-t}) für Sotalol (s. ☐ Tab. 1.1). Die renale Clearance entspricht der Steigung und beträgt etwa 100 ml/min.

1.2.1 Lineare Pharmakokinetik im Ein-Kompartiment-Modell

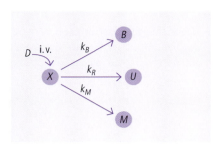

Abb. 1.13 Ein-Kompartiment-Modell mit intravenöser Arzneistoffgabe (Dosis D) und paralleler Ausscheidung in Urin (U), Galle (B) und als Metabolit (M)

Pharmakokinetik nach Arzneistoffgabe ohne Resorption mit parallelen Eliminationswegen

Im letzten Abschnitt gingen wir von der Annahme aus, dass als ausschließlicher Ausscheidungsweg nur die renale Elimination zur Verfügung steht. Wir können dieses Modell nun erweitern und zusätzlich noch weitere Eliminationswege betrachten. Nehmen wir z. B. an, der Arzneistoff wird parallel in den Urin (U) und die Galle (B) ausgeschieden und zusätzlich noch zu einem Metaboliten (M) biotransformiert. Alle drei Eliminationswege seien kinetisch Vorgänge erster Ordnung, die entsprechenden Eliminationsgeschwindigkeitskonstanten sind k_R, k_B und k_M. Somit ergibt sich folgendes Modell in ○ Abb. 1.13.

Zusätzliche Eliminationswege

Die Gesamteliminationsgeschwindigkeitskonstante k_e entspricht der Summe der Mikrokonstanten k_R, k_B und k_M.

$$k_e = k_R + k_B + k_M \qquad \text{Gl. 1.38}$$

k_e ist die Summe der Mikrokonstanten

Für dieses Modell können nun die entsprechenden Differentialgleichungen aufgestellt werden.

$$\frac{dX}{dt} = -k_e \cdot X$$
$$\frac{dU}{dt} = k_R \cdot X$$
$$\frac{dB}{dt} = k_B \cdot X \qquad \text{Gl. 1.39}$$
$$\frac{dM}{dt} = k_M \cdot X$$

Weiterhin gilt aus stöchiometrischen Gründen für die Arzneistoffmengen X_t, U_t, B_t und M_t, die sich zum Zeitpunkt t im Organismus bzw. in den jeweiligen Eliminationskompartimenten befinden:

$$D = X_0 = X_t + U_t + B_t + M_t = U_\infty + B_\infty + M_\infty \qquad \text{Gl. 1.40}$$

Plasmaspiegel

Für die Auswertung des Plasmaspiegels hat sich nichts geändert, er kann auch bei Vorliegen paralleler Eliminationswege halblogarithmisch als Gerade dargestellt werden (Gl. 1.41). k_e und Vd können aus der Steigung sowie aus Interzept und Dosis bestimmt werden.

$$Cp = \frac{D}{Vd} \cdot e^{-k_e t} \qquad \text{Gl. 1.41}$$

Urinausscheidung

Durch Integration kann eine Gleichung erhalten werden, die die Arzneistoffmenge im Urin als Funktion der Zeit beschreibt:

$$U_t = \frac{k_R}{k_e} \cdot D \cdot \left(1 - e^{-k_e t}\right) \qquad \text{Gl. 1.42}$$

Nach beendeter Elimination ($t=\infty$) ergibt sich

$$U_\infty = \frac{k_R}{k_e} \cdot D \qquad \text{Gl. 1.43}$$

Die Fraktion des Arzneistoffs, die in den Urin ausgeschieden wird, entspricht also der Fraktion von k_R an k_e.

$$\frac{U_\infty}{D} = \frac{k_R}{k_e} \qquad \text{Gl. 1.44}$$

Sigma-Minus-Methode

Wir können also auch in diesem Modell einen Sigma-Minus-Plot erstellen (○ Abb. 1.8).

$$\log(U_\infty - U_t) = \log U_\infty - \frac{k_e}{2{,}303} \cdot t \qquad \text{Gl. 1.45}$$

Es ist wichtig zu sehen, dass die Steigung dieses Plots in diesem Fall der Gesamteliminationsgeschwindigkeitskonstanten k_e entspricht und nicht der renalen Eliminationskonstanten k_R. Diese kann aber leicht aus dem Interzept und der Dosis mit Hilfe von Gl. 1.44 bestimmt werden.

$$k_R = k_e \cdot \frac{U_\infty}{D} \qquad \text{Gl. 1.46}$$

Auch die im letzten Kapitel besprochene Methode der Urinausscheidungsgeschwindigkeitsbestimmung kann zur pharmakokinetischen Analyse herangezogen werden (Gl. 1.47).

Bestimmung der Urinausscheidungsgeschwindigkeit

$$\log \frac{\Delta U}{\Delta t} = \log k_e \cdot D - \frac{k_e}{2{,}303} \cdot t_{mid} \qquad \text{Gl. 1.47}$$

1.2.1 Lineare Pharmakokinetik im Ein-Kompartiment-Modell

Es kann also analog zu ○ Abb. 1.9 ein Urinausscheidungsplot erstellt werden, aus dem wiederum von der Steigung die Gesamteliminationskonstante k_e und aus Interzept und Dosis die Mikrokonstante k_R bestimmt werden können.

Die renale Clearance entspricht in unserem Modell dem Produkt aus renaler Eliminationsgeschwindigkeitskonstante k_R und Verteilungsvolumen Vd.

$$CL_R = \frac{\frac{dU}{dt}}{Cp} = k_R \cdot Vd \qquad \text{Gl. 1.48}$$

Die beiden Methoden zur Bestimmung der renalen Clearance sind:
- Bestimmung der Steigung eines Plots der Urinausscheidungsgeschwindigkeit $\Delta U/\Delta t$ gegen den Plasmaspiegel zum mittleren Zeitpunkt des Sammelintervalls (Gl. 1.36, ○ Abb. 1.10).
- Bestimmung der Steigung eines Plots der kumulativ ausgeschiedenen Arzneistoffmenge im Urin (U_t) gegen die Fläche unter der Plasmaspiegelkurve bis zu diesem Zeitpunkt y (Gl. 1.37, ○ Abb. 1.12).

Ermittlung der renalen Clearance

Diese beiden Verfahren haben sich also durch die Erweiterung unseres Modells nicht geändert.

Biliäre Ausscheidung

Die Arzneistoffmenge, die in die Galle eliminiert wird, kann analog zu Gl. 1.42 durch Lösen der entsprechenden Differentialgleichung als Funktion der Zeit ausgedrückt werden.

$$B_t = \frac{k_B}{k_e} \cdot D \cdot \left(1 - e^{-k_e t}\right) \qquad \text{Gl. 1.49}$$

Die Fraktion des Arzneistoffs, der über die Galle ausgeschieden wird, entspricht der Fraktion von k_B an k_e.

$$\frac{B_\infty}{D} = \frac{k_B}{k_e} \qquad \text{Gl. 1.50}$$

Obwohl im Regelfall die Galle sehr viel schwieriger zugänglich ist als der Urin, können im Prinzip die gleichen Auswertungsverfahren wie zur Urinauswertung herangezogen werden. Auch hier kann ein Sigma-Minus-Plot erstellt werden (Gl. 1.51). In ○ Abb. 1.14 ist ein Beispiel gezeigt, bei dem die Galle durch Katheterisierung der Gallenwege gewonnen wurde.

Auswertungsverfahren bei biliärer Ausscheidung

$$\log(B_\infty - B_t) = \log B_\infty - \frac{k_e}{2{,}303} \cdot t \qquad \text{Gl. 1.51}$$

Voraussetzung für die Anwendung dieser Methode ist, dass die gesamte Galle bis zur Beendigung des Eliminationsvorganges gesammelt werden muss. Auch hier entspricht die Steigung der Mikrokonstanten.

$$\log \frac{\Delta B}{\Delta t} = \log k_B \cdot D - \frac{k_e}{2{,}303} \cdot t_{mid} \qquad \text{Gl. 1.52}$$

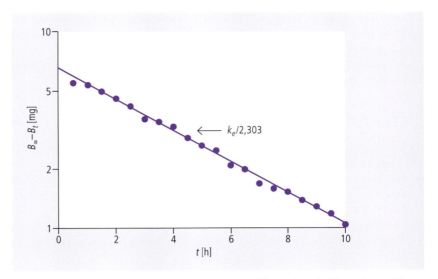

○ **Abb. 1.14** Sigma-Minus-Plot zur Auswertung von biliären Ausscheidungsdaten. Die Gallenspiegel wurden nach intravenöser Gabe von Methadon an einen Hund nach Katheterisierung der Gallenwege gewonnen. Nach Garrett et al.

Schließlich kann noch die biliäre Clearance bestimmt werden.

Ermittlung der biliären Clearance

$$CL_B = \frac{\frac{dB}{dt}}{Cp} = k_B \cdot Vd \qquad \text{Gl. 1.53}$$

Bei Kenntnis der Arzneistoffmengen, die in die Galle ausgeschieden werden, können wie in ○ Abb. 1.10 und ○ Abb. 1.12 Clearance-Plots erstellt werden. In der Praxis kommt diesen Auswertungsmethoden geringere Bedeutung zu, da Galle normalerweise schwer zugänglich ist und weiterhin die Situation bei enterohepatischer Rezirkulation zusätzlich kompliziert sein kann.

Metabolismus

Günstiger als bei der Betrachtung der biliären Ausscheidung ist die Situation beim Metabolismus, da häufig die auftretenden Metaboliten analytisch erfassbar sind. Zunächst gilt für die Gesamtmenge des gebildeten Metabolits analog zu Gl. 1.42:

$$M_t = \frac{k_M}{k_e} \cdot D \cdot \left(1 - e^{-k_e t}\right) \qquad \text{Gl. 1.54}$$

Die Fraktion der Arzneistoffdosis, die metabolisiert wird, entspricht

$$\frac{M_\infty}{D} = \frac{k_M}{k_e} \qquad \text{Gl. 1.55}$$

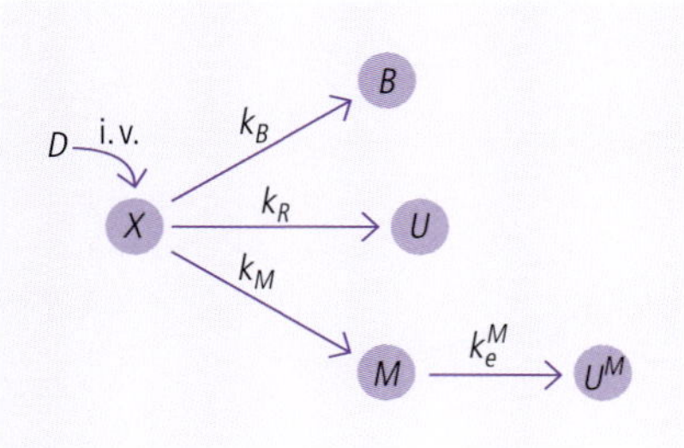

1.2.1 Lineare Pharmakokinetik im Ein-Kompartiment-Modell

Abb. 1.15 Ein-Kompartiment-Modell mit intravenöser Arzneistoffgabe (Dosis D) und paralleler Ausscheidung in Urin (U), Galle (B) und als Metabolit (M), der weiter in den Urin ausgeschieden wird (U^M).

Die metabolische Clearance CL_M ergibt sich analog zu Gl. 1.48 als Produkt der metabolischen Mikrokonstanten k_M und dem Verteilungsvolumen Vd.

$$CL_M = \frac{\frac{dM}{dt}}{Cp} = k_M \cdot Vd \qquad \text{Gl. 1.56 Metabolische Clearance } CL_M$$

Nimmt man nun an, dass der gebildete Metabolit nach einer Kinetik erster Ordnung ausgeschieden wird, kann unser Modell aus ○ Abb. 1.13 erweitert werden (○ Abb. 1.15):

Die Differentialgleichung zur Beschreibung der Metabolitenmenge im Organismus lautet:

$$\frac{dM}{dt} = k_M \cdot X - k_e^M \cdot M \qquad \text{Gl. 1.57}$$

Durch Integration kann eine Gleichung erhalten werden, die die Metabolitenkonzentration als Funktion der Zeit beschreibt (○ Abb. 1.16).

$$Cp^M = \frac{k_M \cdot D}{Vd^M \cdot (k_e - k_e^M)} \cdot \left(e^{-k_e^M t} - e^{-k_e t}\right) \qquad \text{Gl. 1.58}$$

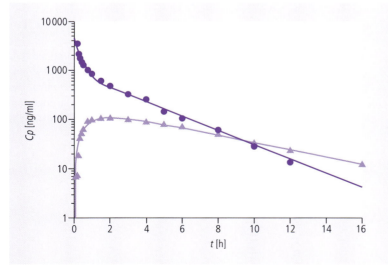

○ **Abb. 1.16** Plasmaspiegel für Eniporide (●) und seinen Metaboliten Des–4-pyrrolo-eniporide (▲) nach intravenöser Gabe von 100 mg Eniporide. Nach Kovar et al.

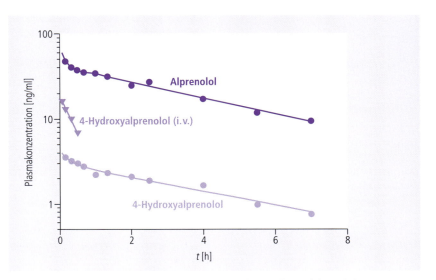

Abb. 1.17 Formationslimitierte Metabolitenkinetik von Alprenolol. Nach intravenöser Gabe von Alprenolol ($t_{½}$ = 3 h) hat auch der Metabolit 4-Hydroxyalprenolol eine Halbwertszeit von 3 h. Wird der Metabolit direkt intravenös verabreicht, beträgt seine Halbwertszeit nur 20 Minuten. Nach Ablad et al.

Formationslimitierte Metabolitenkinetik

Für den Fall, dass der Metabolit eine höhere Eliminationsgeschwindigkeitskonstante hat als die Muttersubstanz ($k_e^M > k_e$), ergibt sich aus Gl. 1.58, dass in der terminalen Plasmaspiegelphase Arzneistoff und Metabolit mit der gleichen Halbwertszeit ausgeschieden werden. Dies wird als formationslimitierte Metabolitenkinetik bezeichnet (Abb. 1.17). Es ist unmöglich, dass der Metabolit eine kürzere terminale Halbwertszeit als die Muttersubstanz hat.

Ermittlung des Metabolitenverteilungsvolumens

Die Bestimmung des Verteilungsvolumens des Metaboliten stellt in der Praxis ein Problem dar. Ein Weg zur Bestimmung ist, den Metaboliten unabhängig von dem untersuchten Arzneistoff in bekannter Dosis zu applizieren und so das Verteilungsvolumen zu bestimmen. Eine andere Möglichkeit ist die folgende: Der Metabolit wird nach Gabe des Arzneistoffes in Plasma und Urin verfolgt. Die renale Clearance des Metaboliten kann mit den oben besprochenen Methoden (Gl. 1.36, Gl. 1.37) ermittelt werden. Stellt die renale Elimination den einzigen Eliminationsweg für den Metaboliten dar, dann entspricht die renale Clearance des Metaboliten seiner Gesamtclearance CL^M. Aus Clearance und der Eliminationsgeschwindigkeitskonstante k_e^M kann dann das Verteilungsvolumen des Metaboliten bestimmt werden:

$$Vd^M = \frac{CL^M}{k_e^M} \qquad \text{Gl. 1.59}$$

1.2.1 Lineare Pharmakokinetik im Ein-Kompartiment-Modell

Gesamtkörperclearance

> **Definition**
> Die Gesamtkörperclearance *(CL)* ist die Summe der einzelnen Clearances.

$$CL = CL_{ren} + CL_{bil} + CL_{met} \qquad \text{Gl. 1.60}$$

Biliäre und metabolische Clearance werden manchmal auch als hepatische Clearance zusammengefasst, wenn der Metabolismus ausschließlich in der Leber abläuft. Die Gesamtkörperclearance ist das Produkt der Gesamteliminationskonstanten k_e und dem Verteilungsvolumen Vd.

$$CL = k_e \cdot Vd \qquad \text{Gl. 1.61}$$

Die nach Abschluss aller Eliminationsvorgänge in den einzelnen Eliminationskompartimenten vorliegenden Arzneistoffmengen entsprechen in ihren Mengenverhältnissen den Verhältnissen der Mikrokonstanten bzw. der Clearances:

$$D : U_\infty : B_\infty : M_\infty = k_e : k_R : k_B : k_M = CL : CL_R : CL_B : CL_M \qquad \text{Gl. 1.62}$$

Nach intravenöser Gabe kann die Gesamtkörperclearance aus der Dosis und der Gesamtfläche unter der Kurve bestimmt werden. Diese kann nach Gl. 1.8 berechnet werden:

$$AUC = \frac{Cp_0}{k_e} = \frac{D}{Vd \cdot k_e} = \frac{D}{CL} \qquad \text{Gl. 1.63}$$

Die Gesamtkörperclearance entspricht daher dem Quotienten aus der Dosis und der Gesamtfläche unter der Plasmaspiegelkurve.

$$CL = \frac{D}{AUC} \qquad \text{Gl. 1.64}$$

Bestimmung der Gesamtkörperclearance

Pharmakokinetik nach Arzneistoffgabe mit Resorption erster Ordnung

Bisher haben wir nur den Fall betrachtet, in dem der Arzneistoff intravenös verabreicht wurde, wir also keinen Resorptionsschritt berücksichtigen mussten. Der Resorptionsvorgang kann häufig durch eine Kinetik erster Ordnung hinreichend genau beschrieben werden. Wir können daher für diesen Fall unser Modell wie in ○ Abb. 1.18 erweitern:

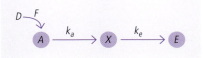

○ **Abb. 1.18** Ein-Kompartiment-Modell mit Arzneistoffresorption erster Ordnung

A stellt hierbei die Arzneistoffmenge dar, die am Resorptionsort zur Resorption zur Verfügung steht, während E die Gesamtmenge des ausgeschiedenen Arzneistoffs darstellt, unabhängig von seinem Eliminationsweg.

Für dieses Modell können nun die entsprechenden Differentialgleichungen aufgestellt werden:

$$\frac{dX}{dt} = k_a \cdot A - k_e \cdot X \qquad \text{Gl. 1.65}$$

Weiterhin gilt aus stöchiometrischen Gründen für die Arzneistoffmengen A_t, X_t und E_t, die zum Zeitpunkt t noch nicht resorbiert sind, sich im Organismus befinden oder bereits ausgeschieden sind:

$$F \cdot D = A_0 = A_t + X_t + E_t = E_\infty \qquad \text{Gl. 1.66}$$

F ist hierbei die Fraktion der gegebenen Dosis, die resorbiert wird.

Arzneistoffmenge am Resorptionsort

Gl. 1.67 beschreibt die Arzneistoffmenge, die noch unresorbiert ist und zur Resorption zur Verfügung steht, als Funktion der Zeit.

$$A_t = A_0 \cdot e^{-k_a t} \qquad \text{Gl. 1.67}$$

Da die Arzneistoffmenge am Resorptionsort analytisch nur selten zugänglich ist, kommt dieser Darstellungsweise eher ein theoretischer Charakter zu.

Plasmaspiegel

Durch Integration von Gl. 1.65 kann eine Gleichung erhalten werden, die die Plasmakonzentration als Funktion der Zeit beschreibt:

$$Cp = \frac{k_a \cdot F \cdot D}{Vd \cdot (k_a - k_e)} \cdot \left(e^{-k_e t} - e^{-k_a t}\right) \qquad \text{Gl. 1.68}$$

Bateman-Funktion

Die graphische Darstellung dieser Gleichung (Bateman-Funktion) zeigt ○ Abb. 1.19.

Für die meisten Arzneistoffe, die mit einer Kinetik erster Ordnung resorbiert werden, ist die Resorptionsgeschwindigkeitskonstante k_a größer als die Eliminationsgeschwindigkeitskonstante k_e. Aus diesem Grund nähert sich der Ausdruck $e^{-k_a t}$ schneller 0 als $e^{-k_e t}$. Für die terminale Phase der Plasmaspiegelkurve gilt daher:

$$Cp' = \frac{k_a \cdot F \cdot D}{Vd \cdot (k_a - k_e)} \cdot e^{-k_e t} \qquad \text{Gl. 1.69}$$

Ein semilogarithmischer Plot der Bateman-Funktion erlaubt daher die graphische Bestimmung von k_e aus der Steigung des terminalen Kurvenabschnittes (○ Abb. 1.20).

1.2.1 Lineare Pharmakokinetik im Ein-Kompartiment-Modell

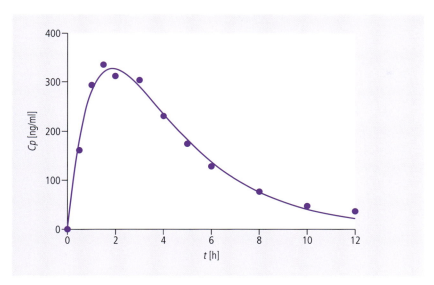

Abb. 1.19 Plasmaspiegel von Ranitidin (lineare Darstellung) nach oraler Gabe von 150 mg Ranitidin. Nach Mullersman et al.

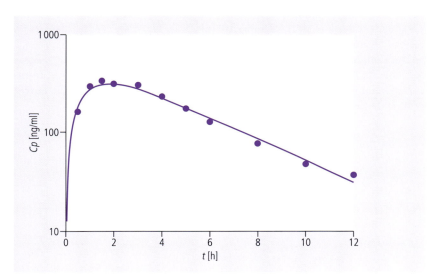

Abb. 1.20 Plasmaspiegel von Ranitidin (halblogarithmische Darstellung) nach oraler Gabe von 150 mg Ranitidin. Nach Mullersman et al.

Die Resorptionsgeschwindigkeitskonstante k_a kann nun nach Subtraktion der Plasmaspiegelkurve Cp von Cp' (Feathering-Methode, Residualmethode) ermittelt werden.

<small>Feathering-Methode zur Bestimmung von k_a</small>

$$Cp' - Cp = \frac{k_a \cdot F \cdot D}{Vd \cdot (k_a - k_e)} \cdot e^{-k_a t} \qquad \text{Gl. 1.70}$$

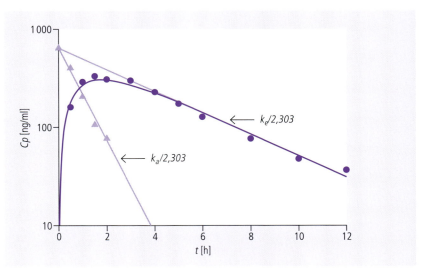

○ **Abb. 1.21** Graphische Bestimmung der Eliminationsgeschwindigkeitskonstanten k_e und der Resorptionsgeschwindigkeitskonstanten k_a für die Plasmaspiegelkurve von Ranitidin in ○ Abb. 1.20

Wird die Differenz *(Cp'-Cp)* semilogarithmisch als Funktion der Zeit dargestellt, ergibt sich eine Gerade mit der Steigung $-k_a/2{,}303$ (○ Abb. 1.21).

Die Feathering-Methode kann nur angewendet werden, wenn k_a mindestens drei- bis fünfmal so groß ist wie k_e. Ist dies nicht der Fall, muss die Kurvenanpassung mit Hilfe einer nichtlinearen Regression und eines Computers durchgeführt werden.

Definition
Tritt der Fall ein, dass k_e größer ist als k_a, wie dies bei extrem langsamer Resorption und relativ schneller Elimination vorkommen kann, spricht man von einem Flip-flop-Fall.

Praxisbeispiel
Intramuskuläre Gabe von Procain-Penicillin (○ Abb. 1.22).

Flip-flop-Kinetik: k_e ist größer als k_a.

Die Steigung der terminalen Phase repräsentiert in diesem Fall die Resorptionsgeschwindigkeitskonstante, während die „gefeatherte" Gerade die Elimination darstellt. Die Entscheidung darüber, ob ein Flip-flop-Fall vorliegt, kann in der Regel nur nach Gabe einer zweiten Arzneiform mit unterschiedlichen Resorptionseigenschaften oder nach i. v. Applikation des gleichen Arzneistoffes getroffen werden. In manchen Fällen kann, unter der Annahme vollständiger Resorption, auch aus dem Wert, der aus dem Interzept der verlängerten terminalen linearen Phase für das Verteilungsvolumen *Vd* berechnet werden kann, entschieden werden, ob ein Flip-flop-Fall wahrscheinlich ist. Er ist z. B. unwahrscheinlich, wenn sich ein Verteilungsvolumen von weniger als 3 Litern errechnet.

1.2.1 Lineare Pharmakokinetik im Ein-Kompartiment-Modell

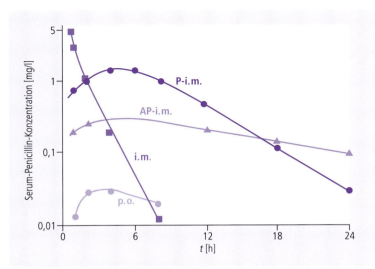

○ **Abb. 1.22** Beispiel eines Flip-flop-Falls: Penicillin G (3 mg/kg) wurde in wässriger Lösung intramuskulär (i. m.) und oral (p. o.) an die gleiche Person appliziert. Weiterhin wurde dieser Person eine ölige Injektion von Procain-Penicillin (P-i. m.) allein und mit Aluminiummonostearat (AP-i. m.) intramuskulär gegeben. Die Steigung der terminalen Phase repräsentiert in diesem Fall die Resorptionsgeschwindigkeitskonstante. Nach Rowland und Tozer

Merke

In manchen Fällen muss zur Beschreibung des Plasmaspiegels eine Resorptionsverzögerungszeit t_0 (lag time) berücksichtigt werden, die die gesamte Plasmaspiegelkurve zeitlich verschiebt (Gl. 1.71).

Resorptionsverzögerungszeit t_0 (lag time)

Diese Verzögerung kommt dadurch zustande, dass der Arzneistoff zuerst an den Ort seiner Resorption gelangen muss, z. B. nach oraler Gabe erst den Magen passieren und sich dann in den Gastrointestinalflüssigkeiten auflösen muss, um dann im oberen Dünndarm resorbiert zu werden.

Praxisbeispiel

○ Abb. 1.23 zeigt die Plasmaspiegel eines oralen Budesonidpräparats zur Behandlung des Morbus Crohn als ein Beispiel für eine gewünschte Resorptionsverzögerung.

$$Cp = \frac{k_a \cdot F \cdot D}{Vd \cdot (k_a - k_e)} \cdot \left(e^{-k_e(t-t_0)} - e^{-k_a(t-t_0)} \right) \qquad \text{Gl. 1.71}$$

Zwei charakteristische Kenngrößen zur Beschreibung des Plasmaspiegels nach einer Resorption erster Ordnung sind Ausmaß und Zeitpunkt des Plasmaspiegelmaximums Cp_{max} und t_{max}. t_{max} kann rechnerisch durch Differenzierung der Bateman-Funktion ermittelt werden, wobei die erste Ableitung $dCp/dt = 0$ gesetzt wird.

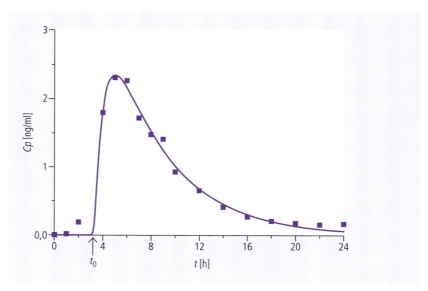

○ **Abb. 1.23** Beispiel einer Lag-Time: Nach Gabe von Budesonid (9 mg) in einer Kapsel mit pH-abhängiger Wirkstofffreisetzung im Darm erscheint die Substanz erst nach einer Verzögerungszeit von etwa drei Stunden im Plasma. Nach Möllmann et al.

Berechnung von t_{max} durch Differenzierung der Bateman-Funktion

$$t_{max} = \frac{\ln\left(\frac{k_a}{k_e}\right)}{(k_a - k_e)}$$ Gl. 1.72

t_{max} ist unabhängig von der Höhe der Dosis und vom Verteilungsvolumen. Durch Substitution kann nun auch Cp_{max} berechnet werden.

$$Cp_{max} = \frac{F \cdot D}{Vd} \cdot e^{-k_e t_{max}}$$ Gl. 1.73

Gl. 1.73 zeigt, dass bei halblogarithmischer Darstellung die Plasmaspiegelmaxima für verschiedene k_a bei konstantem F, D, Vd und k_e auf einer Geraden liegen (○ Abb. 1.24). Der Extremfall dieser Darstellungsweise ist die intravenöse Injektion, bei der $Cp_{max} = Cp_0$ ist. Gl. 1.73 entspricht in der Tat der Plasmaspiegelkurve, die man erhalten würde, wenn die gleiche resorbierte Dosis intravenös verabreicht wäre.
Die Fläche unter der Plasmaspiegel-Zeit-Kurve kann durch Integration ermittelt werden:

$$AUC = \int_0^\infty Cp \cdot t = \frac{F \cdot D}{Vd \cdot k_e} = \frac{F \cdot D}{CL}$$ Gl. 1.74

Ermittlung des resorbierten Arzneistoffanteils mittels der *AUC*

Diese Fläche ist identisch mit der Fläche, die nach intravenöser Gabe der gleichen resorbierten Arzneistoffmenge *(F·D)* erhalten werden würde.

1.2.1 Lineare Pharmakokinetik im Ein-Kompartiment-Modell

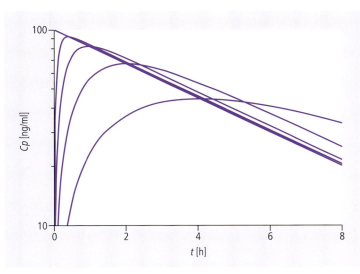

Abb. 1.24 Nach Resorption erster Ordnung liegen die Plasmaspiegelmaxima für verschiedene k_a bei konstantem F, D, Vd und k_e auf einer Geraden

> **Merke**
> Das Ausmaß der Fläche unter der Kurve kann also dazu herangezogen werden, den resorbierten Arzneistoffanteil zu bestimmen.

Für den Fall, dass $k_a = k_e$ ist, ergibt sich

Sonderfall: $k_a = k_e$

$$Cp = \frac{k_e \cdot F \cdot D \cdot t}{Vd} \cdot e^{-k_e t} \qquad \text{Gl. 1.75}$$

Die Bateman-Gleichung kann nicht mehr angewendet werden (Abb. 1.25). Durch Differenzieren ergibt sich für Zeitpunkt und Ausmaß des Plasmaspiegelmaximums:

$$t_{max} = \frac{1}{k_e}$$
$$Cp_{max} = \frac{0{,}37 \cdot F \cdot D}{Vd} \qquad \text{Gl. 1.76}$$

Urinausscheidung

Die Urinausscheidungsgeschwindigkeit kann als Produkt von renaler Eliminationskonstante k_R und Arzneistoffmenge im Organismus ausgedrückt werden:

$$U_t = \frac{k_R \cdot k_a \cdot F \cdot D}{k_e} \cdot \left(\frac{1}{k_a} + \frac{e^{-k_e t}}{(k_e - k_a)} - \frac{k_e \cdot e^{-k_a t}}{k_a \cdot (k_e - k_a)} \right) \qquad \text{Gl. 1.77}$$

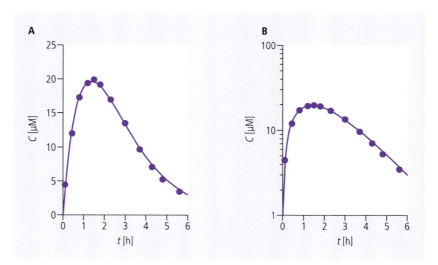

○ **Abb. 1.25** Konzentrationsverlauf für den Fall, dass Resorptions- und Eliminationsgeschwindigkeitskonstante gleich groß sind. Das Beispiel zeigt Werte für Monohydroxymelphalan, das mit der gleichen Geschwindigkeitskonstante aus Melphalan gebildet wird, mit der es zu Dihydroxymelphalan weiterhydrolysiert. A: normale Darstellung, B: halblogarithmische Darstellung.

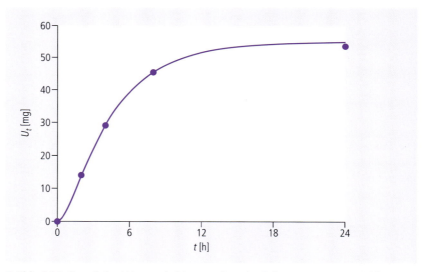

○ **Abb. 1.26** Kumulative Urinausscheidung nach oraler Gabe von 150 mg Ranitidin

○ Abb. 1.26 zeigt die graphische Darstellung der kumulativen Arzneistoffmenge im Urin als Funktion der Zeit.

Nach beendeter Arzneistoffausscheidung ($t=\infty$) vereinfacht sich Gl. 1.77 zu Gl. 1.78.

1.2.1 Lineare Pharmakokinetik im Ein-Kompartiment-Modell

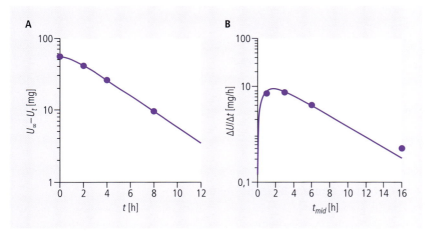

Abb. 1.27 Auswertung der Urindaten aus **Abb. 1.26** zur Ermittlung der Eliminationsgeschwindigkeitskonstanten von Ranitidin. A: normale Darstellung, B: halblogarithmische Darstellung.

Abb. 1.28 Ein-Kompartiment-Modell mit Resorption nullter Ordnung

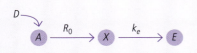

$$U_\infty = \frac{k_R}{k_e} \cdot F \cdot D \qquad \text{Gl. 1.78}$$

> **Merke**
> Sigma-Minus-Plot (**Abb. 1.8**) und Urinausscheidungsplot (**Abb. 1.9**) sind auch nach Resorption anwendbar, die terminale Phase dieser Plots stellt eine Gerade dar (**Abb. 1.27**).

Ist k_a größer als k_e, erlaubt die Steigung dieser Geraden die Bestimmung der Gesamteliminationskonstante k_e (nicht k_R). Im umgekehrten Fall (Flip-flop-Situation, $k_e > k_a$) entspricht die Steigung der Resorptionsgeschwindigkeitskonstanten k_a. Theoretisch kann von den Plots in **Abb. 1.27** mit Hilfe der Feathering-Methode auch die jeweils andere Konstante bestimmt werden. In der Praxis ist dies aber nur möglich, wenn eine genügend große Zahl Urinproben während der Resorptionsphase gesammelt werden kann. Dies ist in der Regel nur bei sehr langsamer Resorption möglich.

Pharmakokinetik nach Arzneistoffgabe mit Resorption nullter Ordnung

Eine Resorption nullter Ordnung liegt vor, wenn dem Organismus pro Zeiteinheit eine konstant bleibende Arzneistoffmenge zugeführt wird. Der häufigste Fall einer solchen Resorptionskinetik ist die intravenöse Dauertropfinfusion. Unser Modell

Resorption nullter Ordnung bei intravenöser Dauertropfinfusion

unterscheidet sich vom vorherigen (O Abb. 1.18) nur durch die neue Resorptionsgeschwindigkeitskonstante (O Abb. 1.28).

R_0 ist die Arzneistoffmenge, die pro Zeiteinheit in den Organismus gelangt. Wiederum können die entsprechenden Differentialgleichungen aufgestellt werden.

$$\frac{dA}{dt} = -R_0$$
$$\frac{dX}{dt} = R_0 - k_e \cdot X$$
$$\frac{dE}{dt} = k_e \cdot X$$

Gl. 1.79

Arzneistoffmenge am Resorptionsort

Durch Integration von Gl. 1.79 kann eine Gleichung erhalten werden, die die zum Zeitpunkt t noch zur Resorption zur Verfügung stehende Arzneistoffmenge ausdrückt.

$$A_t = F \cdot D - R_0 \cdot t$$

Gl. 1.80

Plasmaspiegel

Gl. 1.81 beschreibt die Plasmakonzentration als Funktion der Zeit.

$$Cp = \frac{R_0}{CL} \cdot \left(1 - e^{-k_e t}\right)$$

Gl. 1.81

Steady-State-Bereich bei einer Infusion

Während der Infusionsdauer steigt die Plasmakonzentration also ständig an und erreicht nach einiger Zeit ein Plateau (Steady-State-Level, O Abb. 1.29).

Dieser Steady-State-Level kann durch Einsetzen von $t=\infty$ in Gl. 1.81 berechnet werden:

$$Cp_{ss} = \frac{R_0}{CL}$$

Gl. 1.82

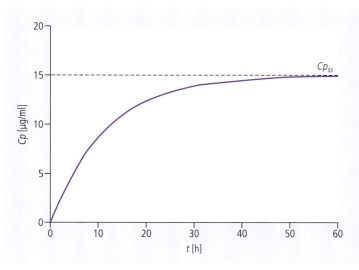

O **Abb. 1.29** Theophyllin-Plasmaspiegel während einer Dauertropfinfusion (45 mg/h). Die Gesamtkörperclearance beträgt 3 l/h, es wird ein Steady-State-Plasmaspiegel von 15 µg/ml erzielt.

1.2.1 Lineare Pharmakokinetik im Ein-Kompartiment-Modell

Aus erreichter Steady-State-Konzentration und bekannter Infusionsrate R_0 können umgekehrt die Gesamtkörperclearance und das Verteilungsvolumen berechnet werden:

$$CL = \frac{R_0}{Cp_{ss}}$$
$$Vd = \frac{R_0}{Cp_{ss} \cdot k_e}$$

Gl. 1.83

Bestimmung der Clearance und des Verteilungsvolumens aus Cp_{ss} und Infusionsrate R_0

> **Merke**
> Der während einer Infusion erreichte Plasmaspiegel hängt sowohl von der Infusionsdauer als auch von der Eliminationsgeschwindigkeit des jeweiligen Arzneistoffes ab.

Wird für die Dauer einer Eliminationshalbwertszeit infundiert ($t = 0{,}693/k_e$) ergibt sich nach Gl. 1.84:

$$Cp = \frac{R_0}{CL} \cdot \left(1 - e^{-0{,}693}\right) = 0{,}5 \cdot \frac{R_0}{CL}$$

Gl. 1.84

Der erreichte Plasmaspiegel entspricht der Hälfte der Steady-State-Konzentration. Nach Infusion über zwei Halbwertszeiten sind 75 %, nach drei Halbwertszeiten 87,5 % der Plateaukonzentration erreicht usw. Allgemein kann die Zeit bis zum Erreichen einer Fraktion f_{ss} der Steady-State-Konzentration wie folgt berechnet werden:

$$t = \frac{\ln(1 - f_{ss})}{-k_e}$$

Gl. 1.85

Wird die Infusion gestoppt, bevor der Steady-State-Level erreicht wird (O Abb. 1.30), kann während der Infusion der Plasmaspiegel mit Hilfe von Gl. 1.81 beschrieben werden.

Der Plasmaspiegel am Ende der Infusion ist gleichzeitig das Plasmaspiegelmaximum Cp_{max}.

$$Cp_{max} = \frac{R_0}{CL} \cdot \left(1 - e^{-k_e T}\right)$$

Gl. 1.86

Nach Beendigung der Infusion gilt

$$Cp = Cp_{max} \cdot e^{-k_e(t-T)}$$

Gl. 1.87

wobei T die Gesamtdauer der Infusion darstellt. Es ist auch möglich, den gesamten Plasmaspiegelverlauf mit einer einzigen Gleichung zu beschreiben. In dieser ist T während der Infusion identisch mit t. Nach Infusionsende wird T aber zur Konstante, während t zeitabhängig weiter zunimmt.

$$Cp = \frac{R_0}{CL} \cdot \left(e^{k_e \cdot T} - 1\right) \cdot e^{-k_e \cdot t}$$

Gl. 1.88

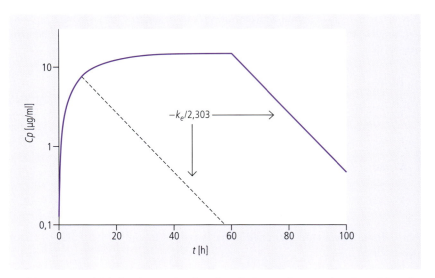

○ **Abb. 1.30** Vergleich der Plasmaspiegel zweier Infusionen, die vor und nach Erreichen des Steady-State-Zustands gestoppt wurden.

Die Gesamtkörperclearance kann wie bisher durch Division der Dosis durch die Gesamtfläche unter der Plasmaspiegelkurve ermittelt werden. Diese kann durch Integration oder mit Hilfe der Trapezregel bestimmt werden.

$$AUC = \frac{R_0 \cdot T}{CL} = \frac{F \cdot D}{CL} \qquad \text{Gl. 1.89}$$

Für die Gesamtkörperclearance gilt

$$CL = \frac{R_0 \cdot T}{AUC} = \frac{F \cdot D}{AUC} \qquad \text{Gl. 1.90}$$

Loading Dose: Steady-State-Level kann schnell erreicht werden.

Bis zum Erreichen des Steady-State-Levels kann es je nach Halbwertszeit des jeweiligen Arzneistoffs sehr lange dauern. Um den für die Therapie erwünschten Plasmaspiegel unverzüglich zu erreichen, kann daher zu Beginn der Therapie eine Startdosis (loading dose) verabreicht werden, mit deren Hilfe die Steady-State-Konzentration unmittelbar erreicht wird (○ Abb. 1.31).

Die optimale Startdosis (loading dose, D_L) ist berechenbar als Quotient von Infusionsrate und Eliminationsgeschwindigkeitskonstante.

$$D_L = Cp_{ss} \cdot Vd = \frac{R_0}{k_e} \qquad \text{Gl. 1.91}$$

Der Startdosis folgt dann unmittelbar der Beginn der Dauerinfusion.

Es ist möglich, aus zwei Messpunkten während der Infusion (○ Abb. 1.32) die Gesamtkörperclearance abzuschätzen, die entsprechende Gleichung (Gl. 1.92) wird als Chiou-Gleichung bezeichnet.

Chiou-Gleichung: Abschätzung der Gesamtkörperclearance während einer Infusion

$$CL = \frac{2 \cdot R_0}{(Cp_1 + Cp_2)} + \frac{2 \cdot Vd \cdot (Cp_1 - Cp_2)}{(Cp_1 + Cp_2) \cdot (t_2 - t_1)} \qquad \text{Gl. 1.92}$$

1.2.1 Lineare Pharmakokinetik im Ein-Kompartiment-Modell

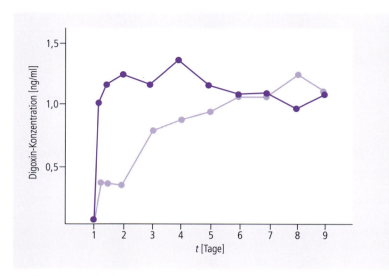

Abb. 1.31 Vergleich der Digoxin-Plasmaspiegel nach Gabe einer täglichen Dosis von 0,5 mg mit Gabe einer Startdosis von 2 mg (●) und ohne Gabe einer Startdosis (●). Nach Marcus

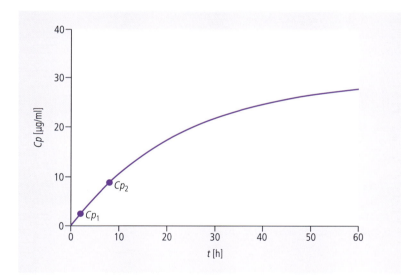

Abb. 1.32 Einsatz der Chiou-Gleichung bei einer Theophyllininfusion. Nach 2 und 8 Stunden werden zwei Plasmaspiegel (Cp_1 und Cp_2) gemessen, die die Berechnung der individuellen Clearance und des zu erwartenden Steady-State-Plasmaspiegels erlauben. Falls dieser im toxischen Bereich (> 20 µg/ml) liegt, muss die Dosis unverzüglich verändert werden.

Bei der Anwendung der Chiou-Gleichung ist es unerheblich, ob zuvor eine Startdosis appliziert wurde oder nicht. Allerdings muss sichergestellt sein, dass die Resorption einer zuvor applizierten Dosis abgeschlossen sein muss, bevor die Infusion angelegt wird.

> **Merke**
> Die Chiou-Gleichung erlaubt aus Messdaten im aufsteigenden Ast der Plasmaspiegelkurve abzuschätzen, welcher Steady-State-Spiegel erreicht werden wird.

Falls dieser im toxischen Bereich liegt, kann eine Dosisanpassung durchgeführt werden, bevor die toxischen Konzentrationen erreicht werden.

1.2.2 Lineare Pharmakokinetik im Ein-Kompartiment-Modell mit Mehrfachdosierung

Kumulation nach Mehrfachdosierung

Die weitaus größte Zahl der heute gebräuchlichen Arzneimittel wird zur Arzneitherapie eines Patienten nicht nur einmal, sondern nach einem bestimmten Dosierungsschema mehrmals und wiederholt angewendet. Dabei erfolgt die erneute Arzneistoffgabe in der Regel zu einem Zeitpunkt, zu dem noch Arzneistoff von der vorherigen Dosierung im Organismus verweilt. Auf Grund dieser Kumulation werden höhere Arzneistoffspiegel erzielt, als sie bei einer Einmaldosierung für die gleiche Dosierung erwartet werden.

In den in diesem Kapitel besprochenen Fällen wird nach wie vor angenommen, dass sich der Organismus kinetisch wie ein Ein-Kompartiment-System verhält, in dem alle Verteilungsvorgänge vernachlässigbar schnell sind. Es sei noch einmal wiederholt, dass hier nur lineare Pharmakokinetik mit Elimination erster Ordnung und ohne Beeinflussung durch Enzyminduktion oder Enzymsättigung betrachtet wird.

Pharmakokinetik nach Mehrfachdosierung ohne Resorption

Wird ein Arzneistoff in einer bestimmten Dosis D intravenös verabreicht, folgt sein Plasmaspiegel Gl. 1.24:

$$Cp = Cp_0 \cdot e^{-k_e t} \qquad \text{Gl. 1.24}$$

Wird die Injektion mit einem Dosierungsintervall τ mehrmals (n ist die Zahl der Dosierungen) wiederholt, wird ein Plasmaspiegel erzielt, der in ○ Abb. 1.33 dargestellt ist (Gl. 1.93). In dieser Gleichung ist t immer die Zeit nach der letzten Injektion und kann daher nie τ überschreiten.

$$Cp_n = \frac{Cp_0 \cdot \left(1 - e^{-n \cdot k_e \cdot \tau}\right)}{\left(1 - e^{-k_e \cdot \tau}\right)} \cdot e^{-k_e \cdot t} \qquad \text{Gl. 1.93}$$

Die Arzneistoffkonzentration im Plasma fluktuiert zwischen einem Maximum (Peak) und einem Minimum (Trough). Nach n Injektionen gilt dann für $Cp_{max(n)}$ und $Cp_{min(n)}$:

$$Cp_{max(n)} = \frac{Cp_0 \cdot \left(1 - e^{-n \cdot k_e \cdot \tau}\right)}{\left(1 - e^{-k_e \cdot \tau}\right)} \qquad \text{Gl. 1.94}$$

1.2.2 Lineare Pharmakokinetik im Ein-Kompartiment-Modell

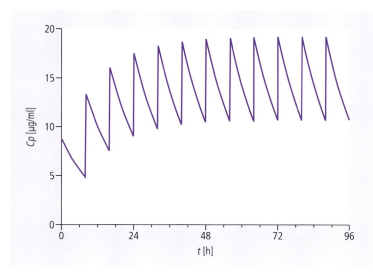

Abb. 1.33 Plasmaspiegel nach intravenöser Bolusgabe von 350 mg Theophyllin alle 8 Stunden

$$Cp_{min(n)} = \frac{Cp_0 \cdot \left(1 - e^{-n \cdot k_e \cdot \tau}\right)}{\left(1 - e^{-k_e \cdot \tau}\right)} \cdot e^{-k_e \cdot \tau} \qquad \text{Gl. 1.95}$$

> **Merke**
> Nachdem die Injektion mehrmals wiederholt wurde, wird schließlich ein Gleichgewichtszustand (steady state) erreicht, in dem der Plasmaspiegel zwischen einem konstanten Maximum ($Cp_{max(ss)}$) und einem konstantem Minimum ($Cp_{min(ss)}$) fluktuiert.

 Der Steady-State-Bereich bei Mehrfachdosierung fluktuiert zwischen Minimum und Maximum.

Das Maximum wird unmittelbar nach der jeweils letzten Arzneistoffapplikation erreicht, das Minimum unmittelbar vor der nächsten Gabe. $Cp_{max(ss)}$ und $Cp_{min(ss)}$ können aus Gl. 1.94 und Gl. 1.95 abgeleitet werden, indem $n=\infty$ gesetzt wird:

$$Cp_{max(ss)} = \frac{Cp_0}{\left(1 - e^{-k_e \cdot \tau}\right)} \qquad \text{Gl. 1.96}$$

$$Cp_{min(ss)} = \frac{Cp_0}{\left(1 - e^{-k_e \cdot \tau}\right)} \cdot e^{-k_e \cdot \tau} \qquad \text{Gl. 1.97}$$

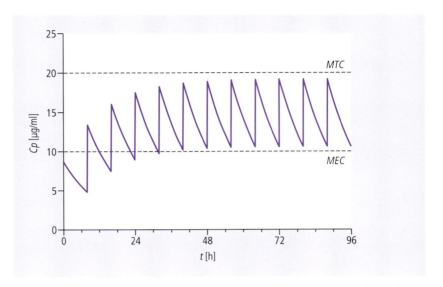

Abb. 1.34 Nach intravenöser Mehrfachgabe (Beispiel 3 × 350 mg Theophyllin/Tag) fluktuiert der Plasmaspiegel im Steady State zwischen einem Maximum $Cp_{ss(max)}$ und einem Minimum $Cp_{ss(min)}$. $Cp_{ss(min)}$ sollte oberhalb der minimalen effektiven Konzentration (MEC) liegen. $Cp_{ss(max)}$ sollte die minimale toxische Konzentration (MTC) nicht überschreiten.

In der Praxis müssen Dosis und Dosierungsintervall so aufeinander abgestimmt sein, dass $Cp_{min(ss)}$ noch oberhalb der minimalen effektiven Plasmakonzentration liegt, $Cp_{max(ss)}$ aber die minimale toxische Konzentration nicht erreicht (O Abb. 1.34).

Peak-Trough-Fluktuation *(PTF)*

Generell gilt es, den Steady-State-Zustand nach Mehrfachdosierung von dem nach Dauerinfusion zu unterscheiden. Während im letzteren Fall in der Tat ein konstant bleibender Plasmaspiegel erreicht wird, beschreibt der Steady-State-Zustand nach Mehrfachdosierung ein dauerndes Auf und Ab im Plasmaspiegel. Das Ausmaß dieser Fluktuation wird oft in Prozent ausgedrückt und als Peak-Trough-Fluktuation *(PTF)* bezeichnet.

$$PTF = \frac{Cp_{max(ss)} - Cp_{min(ss)}}{Cp_{av(ss)}} \cdot 100 \qquad \text{Gl. 1.98}$$

$Cp_{av(ss)}$ ist hierbei die durchschnittliche Plasmakonzentration im Steady State (Gl. 1.105). In manchen Publikationen wird *PTF* statt auf $Cp_{av(ss)}$ auch auf $Cp_{min(ss)}$ oder $Cp_{max(ss)}$ bezogen, wodurch sich deutlich andere Werte ergeben können. Es ist hierbei also auf die genaue Definition zu achten. Zusätzlich wird manchmal der so genannte prozentuale Swing berechnet (Gl. 1.99).

$$\%Swing = \frac{Cp_{max(ss)} - Cp_{min(ss)}}{Cp_{min(ss)}} \cdot 100 \qquad \text{Gl. 1.99}$$

1.2.2 Lineare Pharmakokinetik im Ein-Kompartiment-Modell

Eine andere Ausdrucksweise für die Fluktuation ist der Quotient aus Maximal- und Minimalkonzentration (Peak-Trough-Ratio, *PTR*).

Peak-Trough-Ratio (PTR)

$$PTR = \frac{Cp_{max(ss)}}{Cp_{min(ss)}} \qquad \text{Gl. 1.100}$$

> **Merke**
> Das Ausmaß der Fluktuation hängt nur von der Eliminationskonstante k_e bzw. der Halbwertszeit $t_{1/2}$ und dem Dosierungsintervall τ ab, nicht aber von der Dosis.

Entspricht das Dosierungsintervall der Halbwertszeit $t_{1/2}$, fällt der Plasmaspiegel während des Dosierungsintervalls genau auf die Hälfte des Maximums ab.

Sind für einen Arzneistoff mit bekannter Eliminationsgeschwindigkeit die gewünschten Plasmaspiegelmaxima und -minima festgelegt, kann das optimale Dosierungsintervall berechnet werden:

Bestimmung des Dosierungsintervalls τ

$$\tau = \frac{\ln\left(\frac{Cp_{max(ss)}}{Cp_{min(ss)}}\right)}{k_e} \qquad \text{Gl. 1.101}$$

Zur Veranschaulichung ein Beispiel: Die minimale toxische Konzentration sei viermal so hoch wie die minimal nötige effektive Konzentration.

$$\tau = \frac{\ln 4}{k_e} = \frac{2 \cdot \ln 2}{k_e} = 2 \cdot t_{1/2} \qquad \text{Gl. 1.102}$$

Gl. 1.102 zeigt, dass das optimale Dosierungsintervall dem Doppelten der Halbwertszeit $t_{1/2}$ entspricht. Wird ein längeres Dosierungsintervall gewählt, wird als Folge notwendigerweise eine der Grenzkonzentrationen überschritten.

Mit Hilfe von Gl. 1.101 ist es also möglich, das für einen Arzneistoff nötige Dosierungsintervall festzulegen. Hierbei sollten Applikationszeiten gewählt werden, die für den Patienten problemlos einzuhalten sind. Zur Sicherheit wird man sich mit den Dosierungsintervallen immer nach unten hin orientieren, d. h. für ein berechnetes maximales Intervall von 11 Stunden könnte die Dosierungsempfehlung dreimal täglich ($\tau = 8$ Stunden) lauten. Steht das Dosierungsintervall fest, muss jetzt noch die Dosis berechnet werden. Gl. 1.103 und Gl. 1.104 geben Gleichungen für die maximale und minimale Einzeldosis.

$$D_{max} = Cp_{max(ss)} \cdot Vd \cdot \left(1 - e^{-k_e \cdot \tau}\right) \qquad \text{Gl. 1.103}$$

Maximale Einzeldosis

$$D_{min} = Cp_{min(ss)} \cdot Vd \cdot \frac{\left(1 - e^{-k_e \cdot \tau}\right)}{e^{-k_e \cdot \tau}} \qquad \text{Gl. 1.104}$$

Minimale Einzeldosis

Einfacher ist die Dosisfindung mit Hilfe des durchschnittlichen Plasmaspiegels, der analog Gl. 1.82 als Quotient von Input (R_0 oder D/τ) und Clearance ausgedrückt werden kann.

$$Cp_{av(ss)} = \frac{AUC}{\tau} = \frac{D}{CL \cdot \tau} \qquad \text{Gl. 1.105}$$

Dosisbestimmung mittels durchschnittlichem Plasmaspiegel

Dieser durchschnittliche Plasmaspiegel ist praktikabel und leicht zu berechnen, und daher sehr beliebt. Vor seinem unkritischen Gebrauch sei aber gewarnt, da dieser Wert nichts über die vorhandene Fluktuation und das mögliche Unter- oder Überschreiten pharmakologisch relevanter Arzneistoffkonzentrationen aussagt (○ Abb. 1.35). Verdoppelt man z. B. Dosis und Dosierungsintervall, berechnet sich der gleiche durchschnittliche Plasmaspiegel, während die Fluktuation dagegen zunimmt (Gl. 1.93).

Auch sei betont, dass $Cp_{av(ss)}$ nicht das arithmetische Mittel von Maximum und Minimum ist. Der durchschnittliche Plasmaspiegel ist aber sehr hilfreich, um nach Festlegung des Dosierungsintervalls (Gl. 1.102) die nötige Dosis zu berechnen.

$$D = Cp_{av(ss)} \cdot CL \cdot \tau \qquad \text{Gl. 1.106}$$

Schließlich kann aus dem durchschnittlichen Plasmaspiegel noch abgeschätzt werden, wie viel Arzneistoff sich im Steady-State-Zustand im Organismus des Patienten befindet:

$$Cp_{av(ss)} = \frac{X_{ss}}{Vd} = \frac{D}{k_e \cdot Vd \cdot \tau}$$
$$\frac{X_{ss}}{D} = \frac{1}{k_e \cdot \tau} = 1{,}44 \cdot \frac{t_{½}}{\tau} \qquad \text{Gl. 1.107}$$

Merke
Das Ausmaß der Kumulation des Arzneistoffs im Körper ist also direkt proportional zur Halbwertszeit und umgekehrt proportional zum Dosierungsintervall.

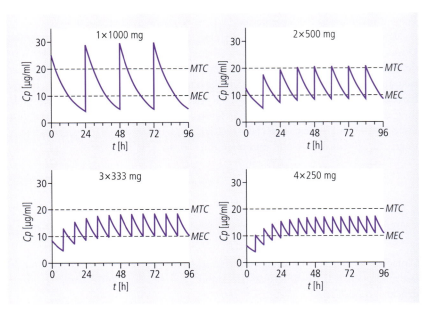

○ **Abb. 1.35** Einfluss von Dosis und Dosierungsintervall auf den Plasmaspiegel von Theophyllin nach intravenöser Mehrfachgabe

1.2.2 Lineare Pharmakokinetik im Ein-Kompartiment-Modell

Ein interessanter Aspekt ergibt sich, wenn man die Fläche unter der Plasmaspiegelkurve im Steady-State-Zustand betrachtet (Gl. 1.105). Durch Integration kann gezeigt werden, dass die Fläche innerhalb eines Dosierungsintervalls identisch ist mit der Fläche nach Einmaldosierung des Arzneistoffs (○ Abb. 1.36).

$$AUC = \frac{D}{k_e \cdot Vd} \qquad \text{Gl. 1.108}$$

Diese Beziehung kann zur Berechnung der Gesamtkörperclearance herangezogen werden.

$$CL = \frac{D}{AUC} = \frac{D}{Cp_{av(ss)} \cdot \tau} \qquad \text{Gl. 1.109}$$

> **Merke**
> Das Verhältnis der Gesamtfläche unter der Kurve und der Teilfläche für eine Einmaldosierung bis zum Zeitpunkt $t=\tau$ wird häufig als Maß für die Kumulation genommen und als Kumulationsquotient R bezeichnet (Gl. 1.110).

$$R = \frac{AUC}{AUC_{0-\tau}} = \frac{AUC_{0-\tau(ss)}}{AUC_{0-\tau(sd)}} \qquad \text{Gl. 1.110 Kumulationsquotient } R$$

Wie bei der Dauertropfinfusion ist es auch bei Mehrfachdosierung häufig sinnvoll, die Therapie mit einer höheren Startdosis einzuleiten, um möglichst schnell den Steady-State-Zustand zu erreichen. Die optimale Startdosis (loading dose, D_L)

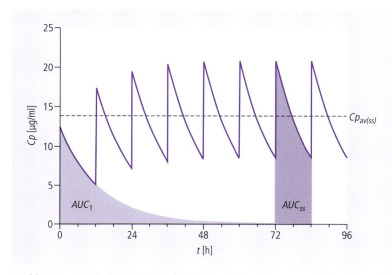

○ **Abb. 1.36** Die Fläche unter der Plasmaspiegelkurve im Steady State während eines Dosierungsintervalls (AUC_{ss}) ist gleich der Fläche nach Einmaldosierung des Arzneistoffs (AUC_1). Beispiel: Theophyllin, 2 × 500 mg täglich i.v.

kann aus der Erhaltungsdosis (maintenance dose, D_M) berechnet werden, wobei die Startdosis unverzüglich den maximalen Plasmaspiegel des Steady-State-Zustands erzeugen soll:

$$Cp_{max(ss)} = \frac{D_L}{Vd} = \frac{D_M}{Vd \cdot (1-e^{-k_e \cdot \tau})} \qquad \text{Gl. 1.111}$$

Durch Umformen ergibt sich

Berechnung der Startdosis aus der Erhaltungsdosis

$$D_L = \frac{D_M}{(1-e^{-k_e \cdot \tau})} \qquad \text{Gl. 1.112}$$

In unserem Beispiel ($\tau = 2 \cdot t_{1/2}$) beträgt die optimale Startdosis vier Drittel der Erhaltungsdosis (Gl. 1.113):

$$D_L = \frac{D_M}{(1-e^{-k_e \cdot 2 \cdot t_{1/2}})} = \frac{D_M}{(1-e^{-\ln 4})} = \frac{4}{3} \cdot D_M \qquad \text{Gl. 1.113}$$

Pharmakokinetik nach Mehrfachdosierung mit Resorption erster Ordnung

Die meisten aller mehrfach dosierten Arzneistoffe werden oral eingesetzt. Wie bei der intravenösen Mehrfachdosierung kann ein Gleichungssystem zur Beschreibung des Plasmaspiegels nach oraler Mehrfachdosierung oder anderer Mehrfachdosierung mit Resorption erster Ordnung abgeleitet werden. Der Plasmaspiegel nach Einmaldosierung ist von Gl. 1.68 her bekannt (Bateman-Funktion):

$$Cp = \frac{k_a \cdot F \cdot D}{Vd \cdot (k_a - k_e)} \cdot \left(e^{-k_e t} - e^{-k_a t}\right) \qquad \text{Gl. 1.68}$$

Bei der Mehrfachdosierung wird nun diese Gleichung analog zu Gl. 1.93 mit Kumulationsfaktoren erweitert:

$$Cp = \frac{k_a \cdot F \cdot D}{Vd \cdot (k_a - k_e)} \cdot \left(\frac{(1-e^{-n \cdot k_e \cdot \tau})}{(1-e^{-k_e \cdot \tau})} e^{-k_e \cdot t} - \frac{(1-e^{-n \cdot k_a \cdot \tau})}{(1-e^{-k_a \cdot \tau})} e^{-k_a \cdot t}\right) \qquad \text{Gl. 1.114}$$

Merke

Der Steady-State-Level wird auch nach oraler Gabe erreicht.

Auch nach oraler Gabe wird bald ein Steady-State-Zustand mit Fluktuationen zwischen einem Maximum $Cp_{max(ss)}$ und einem Minimum $Cp_{min(ss)}$ erreicht.

Der Plasmaspiegel im Steady-State-Zustand berechnet sich durch Gleichsetzen von $n = \infty$ in Gl. 1.114:

$$Cp_{ss} = \frac{k_a \cdot F \cdot D}{Vd \cdot (k_a - k_e)} \cdot \left(\frac{e^{-k_e \cdot t}}{(1-e^{-k_e \cdot \tau})} - \frac{e^{-k_a \cdot t}}{(1-e^{-k_a \cdot \tau})}\right) \qquad \text{Gl. 1.115}$$

1.2.2 Lineare Pharmakokinetik im Ein-Kompartiment-Modell

Das Maximum wird zum Zeitpunkt $t_{max(ss)}$ nach der letzten Arzneistoffgabe erreicht. Dieser Zeitpunkt kann berechnet werden, indem $dCp_{ss}/dt = 0$ gesetzt wird:

$$t_{max(ss)} = \frac{\ln\left(\frac{k_a \cdot (1 - e^{-k_e \cdot \tau})}{k_e \cdot (1 - e^{-k_a \cdot \tau})}\right)}{(k_a - k_e)} \qquad \text{Gl. 1.116}$$

$t_{max(ss)}$ hängt also von k_a, k_e und dem Dosierungsintervall, nicht aber von der Dosis ab. Das Plasmaspiegelmaximum $Cp_{max(ss)}$ wird bei Mehrfachdosierung schon zu einem früheren Zeitpunkt erreicht als bei Einmaldosierung. Dieser maximale Plasmaspiegel im Steady-State-Zustand kann durch Einsetzen von $t_{max(ss)}$ für t in Gl. 1.116 berechnet werden.

Die Festlegung von Dosierungsintervall und Erhaltungsdosis erfolgt bei Resorption erster Ordnung ähnlich wie für die i. v. Gabe beschrieben. Bei gleicher Dosis wird z. B. nach oraler Gabe grundsätzlich eine geringere Fluktuation auftreten als nach i. v. Gabe, so dass die mit Gl. 1.102 berechneten Dosierungsintervalle sicherstellen, dass die maximal zulässige Fluktuation nicht überschritten wird. Die zu applizierende Dosis berechnet sich dann nach Gl. 1.106, wobei bei unvollständiger Resorption noch für den nicht resorbierten Anteil kompensiert werden muss. Auch bei oraler Mehrfachgabe ist eine Startdosis zu Beginn der Therapie sinnvoll. Sie sollte so gewählt werden, dass der Plasmaspiegel am Ende des ersten Dosierungsintervalls identisch mit dem Steady-State-Minimum am Ende des Dosierungsintervalls ist. Die optimale Startdosis hängt dann von Resorptionsgeschwindigkeit, Eliminationsgeschwindigkeit, Dosierungsintervall und natürlich der Erhaltungsdosis ab:

$$D_L = \frac{D_M}{\left(1 - e^{-k_e \cdot \tau}\right) \cdot \left(1 - e^{-k_a \cdot \tau}\right)} \qquad \text{Gl. 1.117}$$

Berechnung der Loading Dose

Analog zu Gl. 1.108 gilt, dass die Fläche unter der Plasmaspiegel-Zeit-Kurve während eines Dosierungsintervalls identisch mit der Fläche nach Einmaldosierung ist (○ Abb. 1.37).

Auch hier kann daher ein durchschnittlicher Plasmaspiegel Cp_{ss} berechnet werden, der wiederum nichts über die Fluktuation aussagt:

$$Cp_{av(ss)} = \frac{AUC_\tau}{\tau} = \frac{F \cdot D}{CL \cdot \tau} \qquad \text{Gl. 1.118}$$

Diese Beziehung kann zur Bestimmung der Bioverfügbarkeit (s. Kap. 3) ausgenutzt werden.

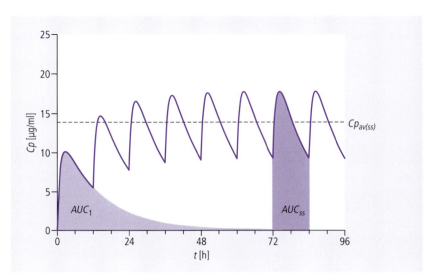

○ Abb. 1.37 Plasmaspiegelverlauf nach oraler Gabe von 2 × 500 mg Theophyllin am Tag. Die Fläche unter der Kurve im Steady State während eines Dosierungsintervalls (AUC_{ss}) ist gleich der Fläche nach Einmaldosierung des Arzneistoffs (AUC_1).

Pharmakokinetik nach Mehrfachdosierung mit Resorption nullter Ordnung

Manche Arzneistoffe werden mittels wiederholter intravenöser Dauertropfinfusion appliziert, um die hohen Peakkonzentrationen nach i. v. Bolusgabe zu vermeiden. Wie bei der i. v. Bolus-Mehrfachdosierung kann auch für diesen Fall ein Gleichungssystem zur Beschreibung der Plasmaspiegel nach Mehrfachdosierung mit Resorption nullter Ordnung abgeleitet werden.

Der Plasmaspiegel während der ersten Infusion ist von Gl. 1.88 her bekannt. Bei der Mehrfachdosierung entspricht der Plasmaspiegel im Steady State während der Infusionsdauer der Summe von noch vorhandenem Arzneistoff, der von vorherigen Infusionen stammt, und dem neu hinzugefügten Arzneistoff:

$$Cp_n = Cp_{min(n-1)} \cdot e^{-k_e \cdot t} + \frac{R_0}{CL} \cdot \left(1 - e^{-k_e \cdot t}\right)$$

$$Cp_{min(n-1)} = \frac{R_0}{CL} \cdot \left(1 - e^{-k_e \cdot T}\right) \cdot \frac{\left(1 - e^{-(n-1) \cdot k_e \cdot \tau}\right)}{\left(1 - e^{-k_e \cdot \tau}\right)} \cdot e^{-k_e \cdot (\tau - T)}$$

Gl. 1.119

In dieser Gleichung stellt t die Zeit dar, die seit Beginn der letzten Infusion verstrichen ist. T steht für die Dauer der Infusion, und τ für das Dosierungsintervall, d. h. den Abstand zwischen dem Beginn zweier Infusionen.

Praxisbeispiel

Eine halbstündige Infusion sei alle vier Stunden gegeben, der Plasmaspiegel nach 10 Stunden sei gesucht. In diesem Fall ist T (Infusionsdauer) 0,5 Stunden, n (Zahl der Dosierungen) 3, τ (Dosierungsintervall) 4 Stunden und t (Zeit nach dem Infusionsbeginn) 2 Stunden.

Wie nach mehrmaliger i. v. Bolusgabe wird auch nach mehrmaliger i. v. Dauertropfinfusion nach einiger Zeit ein Steady-State-Zustand erreicht. Die Plasmakonzentration während der Infusionsdauer im Steady State lässt sich mit Gl. 1.120 berechnen, in der T die Gesamtinfusionsdauer als Konstante darstellt.

$$Cp_{ss} = \frac{R_0}{CL} \cdot \left(\frac{\left(e^{k_e \cdot T} - 1\right)}{\left(1 - e^{-k_e \cdot \tau}\right)} \cdot e^{-k_e \cdot (t+\tau)} + 1 - e^{-k \cdot t} \right) \qquad \text{Gl. 1.120}$$

Nach Ende der Infusion lässt sich dann die Konzentration mit Gl. 1.121 berechnen:

$$Cp_{ss} = \frac{R_0}{CL} \cdot \frac{\left(e^{k_e \cdot T} - 1\right)}{\left(1 - e^{-k_e \cdot \tau}\right)} \cdot e^{-k_e \cdot t} \qquad \text{Gl. 1.121}$$

Die entsprechenden Gleichungen zur Berechnung von $Cp_{max(ss)}$ und $Cp_{min(ss)}$ können leicht aus Gl. 1.119 durch Einsetzen von ∞ für n abgeleitet werden.

$$Cp_{max(ss)} = \frac{R_0}{CL} \cdot \frac{\left(1 - e^{-k_e \cdot T}\right)}{\left(1 - e^{-k_e \cdot \tau}\right)} = \frac{D}{CL \cdot T} \cdot \frac{\left(1 - e^{-k_e \cdot T}\right)}{\left(1 - e^{-k_e \cdot \tau}\right)} \qquad \text{Gl. 1.122}$$

$$Cp_{min(ss)} = Cp_{max(ss)} \cdot e^{-k_e \cdot (\tau - T)}$$

Die durchschnittliche Plasmakonzentration mit all ihren Limitationen beschreibt Gl. 1.123:

$$Cp_{av(ss)} = \frac{R_0 \cdot T}{CL \cdot \tau} \qquad \text{Gl. 1.123}$$

Zu Beginn der Therapie kann eine Startinfusion als Loading Dose gegeben werden ($R_{0(L)}$). Nimmt man an, dass die Infusionsdauer T für Start- und Erhaltungsdosis identisch sein sollen, berechnet sich die ideale Startdosis nach Gl. 1.124:

$$R_{0(L)} = \frac{R_{0(M)}}{\left(1 - e^{-k_e \cdot \tau}\right)} \qquad \text{Gl. 1.124}$$

Infusionsgeschwindigkeit für die Loading Dose

In dieser Gleichung bedeutet $R_{0(L)}$ die Infusionsgeschwindigkeit für die Startdosis und $R_{0(M)}$ die Infusionsgeschwindigkeit für die Erhaltungsdosis.

Lineare Pharmakokinetik im Zwei-Kompartiment-Modell

1.2.3

In allen bisher diskutierten Fällen haben wir angenommen, dass der Arzneistoff nach seiner Resorption sehr schnell im Organismus verteilt wird. Den Verteilungsvorgang hatten wir daher nicht in unseren Berechnungen berücksichtigt. In Wirklichkeit ist aber diese Annahme häufig unzulässig, da es durchaus sehr lange dauern kann, bis alle Körperflüssigkeiten und Bindungsstellen im Organismus miteinander im Konzentrationsgleichgewicht stehen. Diese Tatsache gilt vor allem für den Fall der intravenösen Bolusinjektion, bei der die gesamte Arzneistoffmenge in einer Gabe in die systemische Zirkulation befördert wird. Man beobachtet hier

Verteilungsphase und Eliminationsphase

zunächst eine Verteilungsphase, in der der Plasmaspiegel relativ schnell absinkt. Ist das Konzentrationsgleichgewicht schließlich erreicht, nimmt der Plasmaspiegel langsamer ab, und wir sprechen von der Eliminationsphase.

> **Merke**
> Beide Begriffe – Verteilungsphase und Eliminationsphase – sind nicht sehr glücklich gewählt, da auch während der Verteilungsphase Elimination und während der Eliminationsphase Verteilung stattfindet.

Wir müssen also in diesen Fällen unser Ein-Kompartiment-Modell erweitern, um zu mathematischen Ausdrücken zu gelangen, die uns ermöglichen, Plasmaspiegel zu berechnen und vorherzusagen. Nur dann gelingt es, für den Patienten optimale Dosierungsvorschläge zu entwickeln. Während im Ein-Kompartiment-Modell die Konzentrations-Zeit-Kurven in allen Körperflüssigkeiten zu allen Zeiten parallel verlaufen, ist dies in Mehrkompartiment-Modellen anders. Während nach intravenöser Injektion die Arzneistoffkonzentration im Plasma von der ersten Minute an absinkt, steigt sie zur gleichen Zeit im Gewebe während des Verteilungsvorganges an. Erst nachdem ein gewisser Gleichgewichtszustand erreicht ist, vermindern sich die Arzneistoffkonzentrationen schließlich mit gleicher Geschwindigkeit.

Nach wie vor berücksichtigen wir in unseren Überlegungen nur lineare Pharmakokinetik, d. h. alle Arzneistofftransfers erfolgen nach einer Kinetik erster Ordnung.

Der einfachste Fall eines Mehrkompartiment-Modells ist das Zwei-Kompartiment-Modell (○ Abb. 1.38).

Wir teilen hierbei den Organismus in zwei kinetisch unterschiedliche Kompartimente ein:

Zentrales und peripheres Kompartiment

- Das zentrale Kompartiment steht in unmittelbarem Gleichgewicht mit dem Plasma. Der Verteilungsvorgang innerhalb dieses Kompartiments kann zeitlich vernachlässigt werden.
- Das periphere Kompartiment benötigt einige Zeit, bis es nach Arzneistoffapplikation mit dem zentralen Kompartiment im Gleichgewicht steht.

> **Merke**
> Die Aufteilung in Kompartimente beruht auf kinetischen Unterschieden, wobei die Kompartimente keineswegs echte physiologische Korrelate haben müssen.

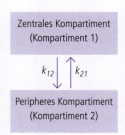

○ **Abb. 1.38** Zwei-Kompartiment-Modell

1.2.3 Lineare Pharmakokinetik im Zwei-Kompartiment-Modell

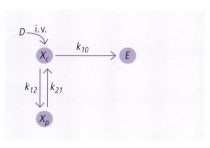

Abb. 1.39 Zwei-Kompartiment-Modell mit intravenöser Arzneimittelgabe

Trotzdem hat sich dieser Ansatz als sehr hilfreich erwiesen, um schließlich Gleichungen zu erhalten, die die wahren Verhältnisse adäquat beschreiben.

In ○ Abb. 1.39 sind die Arzneistoffmengen im zentralen und peripheren Kompartiment als X_c und X_p bezeichnet. Da wir von linearer Pharmakokinetik ausgehen, kann der Arzneistofftransfer zwischen den beiden Kompartimenten mit Geschwindigkeitskonstanten erster Ordnung beschrieben werden. Die gängigste Nomenklatur dieser sog. Mikrokonstanten benutzt Zahlen als Indices und bezeichnet die Geschwindigkeitskonstante, die den Transport vom zentralen Kompartiment (Kompartiment 1) ins periphere Kompartiment (Kompartiment 2) beschreibt, als k_{12}. Die Geschwindigkeitskonstante, die die Rückverteilung vom peripheren ins zentrale Kompartiment beschreibt, heißt analog k_{21}. Es wird angenommen, dass die Arzneistoffelimination nur vom zentralen Kompartiment aus erfolgen kann. Die Elimination erfolgt ebenfalls nach einer Kinetik erster Ordnung, die durch eine Eliminationsgeschwindigkeitskonstante k_{10} quantitativ beschrieben werden kann. Dieses k_{10} stellt eine Gesamteliminationskonstante dar, die sich als Summe der einzelnen Eliminationsgeschwindigkeitskonstanten (k_R, k_M, k_B, etc.) ergibt. Die Summe der bereits eliminierten Arzneistoffmengen wird als E bezeichnet.

Mikrokonstante: Geschwindigkeitskonstante des Arzneistofftransfers zwischen verschiedenen Kompartimenten

Wir sehen, dass dieses Zwei-Kompartiment-Modell etwas komplexer als die bisherigen Modelle ist, und wollen im Folgenden die Veränderungen des Plasmaspiegels für Fälle unterschiedlicher Arzneistoffapplikation besprechen.

Pharmakokinetik nach Einmaldosierung ohne Resorption

Der einfachste Fall eines Zwei-Kompartiment-Modells liegt vor, wenn der Arzneistoff mittels i.v. Bolusinjektion direkt ins zentrale Kompartiment injiziert wird. ○ Abb. 1.39 zeigt ein solches Modell mit den entsprechenden Geschwindigkeitskonstanten.

Die Veränderungen der Arzneistoffmengen in den einzelnen Kompartimenten können nun mit Hilfe von Differentialgleichungen beschrieben werden:

$$-\frac{dX_c}{dt} = k_{12} \cdot X_c + k_{10} \cdot X_c - k_{21} \cdot X_p$$
$$\frac{dX_p}{dt} = k_{12} \cdot X_c - k_{21} \cdot X_p \qquad \text{Gl. 1.125}$$
$$\frac{dE}{dt} = k_{10} \cdot X_c$$

Aus stöchiometrischen Gründen gilt weiterhin:

$$D = X_0 = X_{c_0} = X_{c_t} + X_{p_t} + E_t = E_\infty \qquad \text{Gl. 1.126}$$

In dieser Gleichung repräsentiert D die Dosis, X_0 die Arzneistoffmenge im Organismus unmittelbar nach der Injektion, X_{c_0} die Arzneistoffmenge im zentralen Kompartiment unmittelbar nach der Injektion und E_∞ die insgesamt ausgeschiedene Arzneistoffmenge.

Arzneistoffkonzentration im Plasma

Integration von Gl. 1.125 ergibt eine Gleichung, die die Arzneistoffkonzentration im Plasma als Funktion der Zeit beschreibt. Diese Gleichung ist sehr komplex, kann aber durch einige Substitutionen in die einfache Form von Gl. 1.127 gebracht werden.

$$Cp = a \cdot e^{-\alpha \cdot t} + b \cdot e^{-\beta \cdot t} \qquad \text{Gl. 1.127}$$

Hierbei stehen α und β für

$$\alpha = 0{,}5 \cdot \left(k_{12} + k_{21} + k_{10} + \sqrt{(k_{12} + k_{21} + k_{10})^2 - 4 \cdot k_{21} \cdot k_{10}} \right)$$
$$\beta = 0{,}5 \cdot \left(k_{12} + k_{21} + k_{10} - \sqrt{(k_{12} + k_{21} + k_{10})^2 - 4 \cdot k_{21} \cdot k_{10}} \right) \qquad \text{Gl. 1.128}$$

Produkt und Summe von α und β entsprechen

$$\alpha \cdot \beta = k_{21} \cdot k_{10}$$
$$\alpha + \beta = k_{12} + k_{21} + k_{10} \qquad \text{Gl. 1.129}$$

a und b in Gl. 1.127 stehen für

$$a = \frac{(\alpha - k_{21}) \cdot D}{(\alpha - \beta) \cdot V_c}$$
$$b = \frac{(k_{21} - \beta) \cdot D}{(\alpha - \beta) \cdot V_c} \qquad \text{Gl. 1.130}$$

In Gl. 1.130 bezeichnet V_c das Verteilungsvolumen des zentralen Kompartiments, das aus Dosis und der initialen Plasmakonzentration Cp_0 berechnet werden kann.

$$V_c = \frac{D}{Cp_0} = \frac{D}{a+b} \qquad \text{Gl. 1.131}$$

> **Merke**
>
> α, β, *a* und *b* sind keine Geschwindigkeitskonstanten erster Ordnung, sondern von diesen abgeleitete Hybridkonstanten.

1.2.3 Lineare Pharmakokinetik im Zwei-Kompartiment-Modell

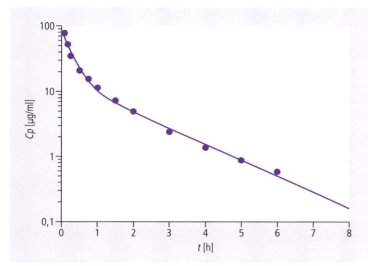

○ **Abb. 1.40** Plasmaspiegel nach intravenöser Gabe von 1 g Cefotaxim

Gl. 1.127 enthält die komplette Information zur Beschreibung einer Plasmaspiegelkurve. Ein Beispiel ist in ○ Abb. 1.40 gezeigt.

Von dieser Abbildung wird der Unterschied zum Ein-Kompartiment-Modell deutlich. Im ersten Teil der Kurve fällt der Plasmaspiegel rasch ab (Verteilungsphase) und geht nach Erreichen eines Gleichgewichts in die lineare Eliminationsphase über. Diese beiden Phasen werden auch als α-Phase und β-Phase bezeichnet.

α-Phase und β-Phase

Sind α, β, a und b bekannt, kann der Plasmaspiegel für jeden beliebigen Zeitpunkt vorhergesagt werden. Ermittelt werden können diese vier Parameter aus experimentellen Daten mit Hilfe der Residualmethode (Feathering, ○ Abb. 1.41).

Nimmt man an, dass in Gl. 1.127 α größer als β ist, so wird mit ansteigender Zeit t der α-Term in Gl. 1.127 schneller gegen Null gehen als der β-Term, so dass nach einiger Zeit (während der Eliminationsphase) der Kurvenverlauf einzig vom β-Term bestimmt wird. Bezeichnet man diesen terminalen Plasmaspiegel als Cp', so ergibt sich

Die Kurve wird während der Eliminationsphase vom β-Term bestimmt

$$Cp' = b \cdot e^{-\beta \cdot t}$$
$$\log Cp' = \log b - \frac{\beta}{2{,}303} \cdot t$$

Gl. 1.132

In halblogarithmischer Darstellung ergibt sich für Cp' eine Gerade, deren Steigung $-\beta/2{,}303$ und deren Interzept b ist. Wie in ○ Abb. 1.41 gezeigt, kann nun die Residualmethode angewendet und für verschiedene Zeitpunkte die Differenz zwischen gemessenem Cp und extrapoliertem Cp' berechnet und deren Logarithmus aufgetragen werden.

$$Cp - Cp' = a \cdot e^{-\alpha \cdot t}$$
$$\log(Cp - Cp') = \log a - \frac{\alpha}{2{,}303} \cdot t$$

Gl. 1.133

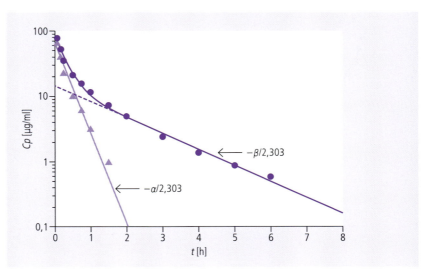

Abb. 1.41 Feathering-Methode zur Bestimmung der pharmakokinetischen Parameter a, b, α und β

Wird diese Differenz *(Cp-Cp')* im gleichen halblogarithmischen Plot aufgetragen (Abb. 1.41), ergibt sich wiederum eine Gerade, deren Steigung $-\alpha/2{,}303$ und deren Interzept *a* ist.

Bestimmung der Hybridkonstanten

Mit Hilfe dieses Verfahrens ist es möglich, rasch die vier unbekannten Hybridkonstanten zu ermitteln. Wenn gewünscht, können auch mit Hilfe der so ermittelten Hybridkonstanten die einzelnen Geschwindigkeitskonstanten erster Ordnung aus Abb. 1.39 (Mikrokonstanten) berechnet werden:

$$k_{21} = \frac{a \cdot \beta + b \cdot \alpha}{a+b}$$

$$k_{10} = \frac{\alpha \cdot \beta}{k_{21}} = \frac{a+b}{\frac{a}{\alpha}+\frac{b}{\beta}}$$

$$k_{12} = \alpha + \beta - k_{21} - k_{10} = \frac{a \cdot b \cdot (\beta-\alpha)^2}{(a+b) \cdot (a \cdot \beta + b \cdot \alpha)}$$

Gl. 1.134

Nach wie vor sind Dosis und Plasmaspiegel direkt proportional.

> **Merke**
> Eine Veränderung der Dosis bewirkt eine gleichsinnige Veränderung von *a* und *b*, während α und β unabhängig von der Dosis sind.

Die initiale Plasmakonzentration unmittelbar nach Ende der Injektion, Cp_0, entspricht der Summe von *a+b*. Integration von Gl. 1.127 erlaubt die Berechnung der Fläche unter der Plasmaspiegelkurve zu jedem Zeitpunkt *t*.

$$AUC_t = \frac{a}{\alpha} \cdot \left(1-e^{-\alpha \cdot t}\right) + \frac{b}{\beta} \cdot \left(1-e^{-\beta \cdot t}\right)$$

$$AUC = \frac{a}{\alpha} + \frac{b}{\beta}$$

Gl. 1.135

Arzneistoffkonzentration im Gewebe

Die Veränderung der Arzneistoffmenge im peripheren Kompartiment kann mit Hilfe einer einfachen Differentialgleichung beschrieben werden (Gl. 1.125). Integration ergibt eine Gleichung, die den zeitlichen Verlauf der Arzneistoffmenge im peripheren Kompartiment als Funktion der Zeit beschreibt:

$$X_p = \frac{D \cdot k_{12}}{(\beta - \alpha)} \cdot \left(e^{-\alpha \cdot t} - e^{-\beta \cdot t}\right)$$

Gl. 1.136 — Zeitlicher Verlauf der Arzneistoffmenge im Gewebe

Befindet sich der Rezeptor, der für die pharmakologische Wirkung des Arzneistoffs verantwortlich ist, im peripheren Kompartiment, dann beschreibt diese Gleichung auch den zeitlichen Verlauf der Arzneimittelwirkung. Da $\alpha > \beta$ ist, stellt der terminale Teil dieser Beziehung in semilogarithmischer Darstellung eine Gerade mit der Steigung $-\beta/2{,}303$ dar, d.h. nach erfolgter Gleichgewichtseinstellung zwischen zentralem und peripherem Kompartiment verlaufen die entsprechenden Konzentrations-Zeit-Kurven parallel (○ Abb. 1.42).

Sein Maximum erreicht der Gewebespiegel, wenn $dX_p/dt = 0$ ist (Gl. 1.137). Zu diesem Zeitpunkt sind die Konzentrationen in zentralem und peripherem Kompartiment identisch. Bei Proteinbindung trifft dies für die Konzentrationen an freiem, nicht gebundenem Arzneistoff in Plasma und Gewebe zu.

$$t_{max} = \frac{\ln\left(\frac{\alpha}{\beta}\right)}{\alpha - \beta}$$

Gl. 1.137

Die ungebundene Konzentration im Gewebe ($C_{T(u)}$), die für die pharmakologische Wirkung von großer Relevanz ist, kann mit Gl. 1.138 abgeschätzt werden.

$$C_{T(u)} = \frac{D \cdot k_{21} \cdot (1 - f_b)}{V_c \cdot (\beta - \alpha)} \cdot \left(e^{-\alpha \cdot t} - e^{-\beta \cdot t}\right)$$

Gl. 1.138 — Abschätzung der Konzentration des ungebundenen Arzneistoffes

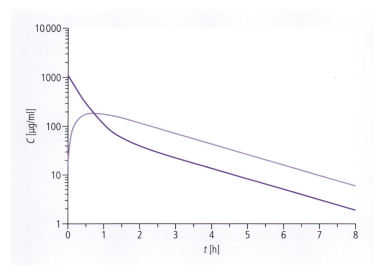

○ **Abb. 1.42** Konzentrationsverläufe im zentralen und peripheren Kompartiment nach intravenöser Gabe von 1 g Cefotaxim

Verteilungsvolumen und Gesamtkörperclearance

Während die Bestimmung des Verteilungsvolumens im Ein-Kompartiment-Modell problemlos ist, ist die Definition dieses Begriffes im Zwei-Kompartiment-Modell komplexer.

> **Merke**
>
> Das Verteilungsvolumen ist ein Proportionalitätsfaktor, der erlaubt, aus einer experimentell ermittelten Arzneistoffkonzentration die Gesamtmenge des Arzneistoffs in dem untersuchten kinetischen Kompartiment zu berechnen.

Zu Grunde liegt hierbei Gl. 1.139:

$$Cp = \frac{X}{Vd} = \frac{X_c}{V_c} = \frac{X_c + X_p}{V_c + V_p} \qquad \text{Gl. 1.139}$$

X_c und X_p sind hierbei die Arzneistoffmengen im zentralen und peripheren Kompartiment, V_c ist das Verteilungsvolumen des zentralen Kompartiments und Vd das Verteilungsvolumen des Gesamtorganismus.

Je nach der vorliegenden Verteilungssituation im Zwei-Kompartiment-Modell ist es nun möglich, unterschiedliche Verteilungsvolumina zu berechnen, die als Verteilungsvolumen des zentralen Kompartiments (V_c), Verteilungsvolumen im Steady State (Vd_{ss}) und Verteilungsvolumen in der Eliminationsphase (Vd_{area}) bezeichnet werden. ○ Abb. 1.43 zeigt schematisch, welche Verteilungssituationen diesen Verteilungsvolumina zugeordnet werden können.

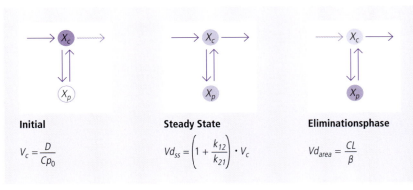

○ **Abb. 1.43** Schematische Darstellung der drei Verteilungsvolumina im Zwei-Kompartiment-Modell. Links: Unmittelbar nach einer intravenösen Bolusinjektion befindet sich der gesamte Arzneistoff im zentralen Kompartiment, woraus sich das zentrale Verteilungsvolumen (V_c) berechnen lässt. Mitte: Im Steady State befinden sich zentrales und peripheres Kompartiment im Gleichgewicht, so dass für diese Situation das Verteilungsvolumen im Steady State (Vd_{ss}) zutrifft. Rechts: Während der Eliminationsphase ist die Arzneistoffkonzentration im zentralen Kompartiment geringer als im peripheren Kompartiment, woraus sich der für die Gewebeelimination nötige Konzentrationsgradient ergibt. Beide Konzentrationen fallen parallel ab (Pseudo-Steady-State). Für diese Situation trifft das Verteilungsvolumen in der Eliminationsphase (Vd_{area}) zu.

1.2.3 Lineare Pharmakokinetik im Zwei-Kompartiment-Modell

Verteilungsvolumen des zentralen Kompartiments (V_c): Unmittelbar nach erfolgter i. v. Bolusinjektion befindet sich die Gesamtmenge des applizierten Arzneistoffs, die Dosis D, im zentralen Kompartiment, da dorthin injiziert wurde. Mit Hilfe der extrapolierten initialen Plasmakonzentration kann daher das Verteilungsvolumen des zentralen Kompartiments ermittelt werden:

Verteilungsvolumen des zentralen Kompartiments (V_c)

$$V_c = \frac{D}{Cp_0} = \frac{D}{a+b} \qquad \text{Gl. 1.140}$$

Für die Gesamtkörperclearance gilt:

$$CL = \frac{\frac{dE}{dt}}{Cp} = \frac{k_{10} \cdot X_c}{Cp} = k_{10} \cdot V_c \qquad \text{Gl. 1.141}$$

Verteilungsvolumen im Steady-State-Zustand (Vd_{ss}): Wird nach Einstellung des Verteilungsgleichgewichts der Steady-State-Zustand erreicht, so bedeutet dies, dass der Arzneistofftransfer von zentralem ins periphere Kompartiment gleich dem in Gegenrichtung ist.

Verteilungsvolumen im Steady-State-Zustand (Vd_{ss})

$$k_{12} \cdot X_c = k_{21} \cdot X_p \qquad \text{Gl. 1.142}$$

Die Gesamtmenge Arzneistoff, die sich im Steady-State-Zustand im Organismus befindet (X_{ss}), ist daher:

$$X_{ss} = X_c + X_p = \left(1 + \frac{k_{12}}{k_{21}}\right) \cdot X_c \qquad \text{Gl. 1.143}$$

Das entsprechende Verteilungsvolumen im Steady-State-Zustand (Vd_{ss}), das diese Arzneistoffmenge zur gemessenen Arzneistoffkonzentration in Beziehung setzt, beschreibt Gl. 1.144:

$$Vd_{ss} = X_c + V_p = \frac{X_{ss}}{Cp_{ss}} = \left(1 + \frac{k_{12}}{k_{21}}\right) \cdot V_c \qquad \text{Gl. 1.144}$$

Es ist auch möglich, Vd_{ss} direkt aus den Hybridkonstanten a, b, α und β zu berechnen:

Bestimmung des Verteilungsvolumens im Steady State mittels Hybridkonstanten

$$Vd_{ss} = \frac{a \cdot \beta^2 + b \cdot \alpha^2}{(a \cdot \beta + b \cdot \alpha)^2} \cdot D \qquad \text{Gl. 1.145}$$

Der einfachste Weg der Bestimmung des Verteilungsvolumens im Steady State ist die Berechnung des Produktes aus Clearance und Mean Residence Time nach intravenöser Injektion (s. Kap. 1.3.5).

$$Vd_{ss} = CL \cdot MRT_{i.v.} = \frac{D \cdot AUMC}{AUC^2} \qquad \text{Gl. 1.146}$$

Für die Gesamtkörperclearance ergibt sich im Steady-State-Zustand:

$$CL = \frac{\frac{dE}{dt}}{Cp} = \frac{k_e \cdot X_{ss}}{Cp} = k_{e(ss)} \cdot Vd_{ss} \qquad \text{Gl. 1.147}$$

Die Gesamteliminationskonstante $k_{e(ss)}$ im Steady-State-Zustand entspricht hierbei

$$k_{e(ss)} = \frac{k_{10} \cdot V_c}{Vd_{ss}} = \frac{k_{10} \cdot k_{21}}{k_{21} + k_{12}} \qquad \text{Gl. 1.148}$$

Verteilungsvolumen in der Eliminationsphase (Vd_{area})

Verteilungsvolumen in der Eliminationsphase (Vd_{area}): Der wahre Steady-State-Zustand ist dadurch charakterisiert, dass sich der Arzneistofftransport zwischen peripherem und zentralem Kompartiment kompensiert. Dieser Zustand liegt vor, wenn ein konstanter Plasmaspiegel über ein längeres Plateau beibehalten wird. Bei der intravenösen Bolusinjektion kann diese Beschreibung aber nicht zutreffen, da es ja sonst zu keiner Veränderung der Arzneistoffkonzentrationen im Organismus kommen würde. In Wirklichkeit ist die Situation aber eher so, dass der Arzneistoff aus dem zentralen Kompartiment eliminiert wird, dadurch die Konzentration im zentralen Kompartiment absinkt und der entstandene Konzentrationsgradient zwischen zentralem und peripherem Kompartiment der antreibende Motor für eine Rückverteilung aus dem peripheren ins zentrale Kompartiment darstellt. Die Konzentration im zentralen Kompartiment bleibt also immer etwas niedriger als im wahren Gleichgewichtszustand. Diese Situation bezeichnet man als Pseudo-Steady-State-Zustand.

Pseudo-Steady-State-Zustand

> **Merke**
> Im Pseudo-Steady-State-Zustand verhält sich der Organismus wie ein Ein-Kompartiment-Modell. Der Plasmaspiegel fällt linear ab und dieser Abfall kann mit der Hybridkonstanten β beschrieben werden.

Nach Erreichen des Pseudo-Steady-State-Zustands gilt:

$$\frac{dE}{dt} = \beta \cdot X_{pss} \qquad \text{Gl. 1.149}$$

Für die Gesamtkörperclearance gilt daher

$$CL = \frac{\frac{dE}{dt}}{Cp} = \frac{\beta \cdot X_{pss}}{Cp} = \beta \cdot Vd_{area} \qquad \text{Gl. 1.150}$$

Das entsprechende Verteilungsvolumen in der Eliminationsphase bzw. im Pseudo-Steady-State-Zustand kann als Quotient aus Clearance und β berechnet werden. Es wird daher auch als Vd_β bezeichnet.

$$Vd_{pss} = Vd_{area} = Vd_\beta = \frac{CL}{\beta} \qquad \text{Gl. 1.151}$$

1.2.3 Lineare Pharmakokinetik im Zwei-Kompartiment-Modell

Da die Gesamtkörperclearance wiederum als Quotient von Dosis und Gesamtfläche unter der Plasmaspiegel-Zeit-Kurve ermittelt werden kann, wird dieses Verteilungsvolumen auch häufig Vd_{area} genannt.

Zusammenfassend kann daher die Gesamtkörperclearance im Zwei-Kompartiment-Modell durch vier verschiedene mathematische Ausdrücke beschrieben werden:

Gesamtkörperclearance im Zwei-Kompartiment-Modell

$$CL = k_{10} \cdot V_c = k_{e(ss)} \cdot Vd_{ss} = \beta \cdot Vd_{area} = \frac{D}{AUC} \qquad \text{Gl. 1.152}$$

Extrapoliertes Verteilungsvolumen *(Vd_{extrap}):* Manchmal findet man in der pharmakokinetischen Literatur auch die Angabe eines extrapolierten Verteilungsvolumens (Vd_{extrap}). Hierbei wird die Verteilungsphase ignoriert und die Plasmaspiegelkurve wie die eines Ein-Kompartiment-Modells behandelt. Vd_{extrap} berechnet sich dann als Quotient aus Dosis und extrapoliertem Achsenabschnitt *b*:

$$Vd_{extrap} = \frac{D}{b} \qquad \text{Gl. 1.153}$$

Extrapoliertes Verteilungsvolumen

Dieses Verteilungsvolumen stellt grundsätzlich eine Überschätzung des wahren Verteilungsvolumens dar und ist umso falscher, je ausgeprägter die Verteilungsphase ist. Die vier bisher abgehandelten Verteilungsvolumen stehen immer im folgenden Verhältnis zueinander:

$$Vd_{extrap} > Vd_{area} > Vd_{ss} > V_c \qquad \text{Gl. 1.154}$$

Verteilungsvolumen als Funktion der Zeit *(Vd_t):* Die sauberste Weise, sich mit dem Verteilungsvolumen im Zwei-Kompartiment-Modell auseinanderzusetzen, ist die Rückbesinnung auf die ursprüngliche Definition des Begriffs Verteilungsvolumen als Proportionalitätsfaktor. Für jeden Zeitpunkt *t* gilt daher

$$Cp_t = \frac{X_t}{Vd_t} \qquad \text{Gl. 1.155}$$

wobei X_t die Gesamtmenge Arzneistoff im Gesamtorganismus darstellt. Diese wiederum entspricht der Differenz aus gegebener Dosis und bereits ausgeschiedenem Arzneistoff:

$$X_t = D - E_t \qquad \text{Gl. 1.156}$$

Der zum Zeitpunkt *t* ausgeschiedene Arzneistoff E_t kann aus der Fläche unter der Kurve und Gesamtkörperclearance berechnet werden (analog zu Gl. 1.37). Kombination von Gl. 1.155 und Gl. 1.156 erlaubt daher die Berechnung eines universell anwendbaren Verteilungsvolumen Vd_t, das nun nicht mehr konstant ist, sondern eine Funktion der Zeit darstellt.

$$Vd_t = \frac{D \cdot (AUC - AUC_t)}{Cp_t \cdot AUC} \qquad \text{Gl. 1.157}$$

Universell anwendbare Methode zur Bestimmung des Verteilungsvolumens als Funktion der Zeit

○ Abb. 1.44 stellt das Verhalten dieses Verteilungsvolumens graphisch dar. Zum Zeitpunkt *t* = 0 gilt $Vd_t = V_c$, aller Arzneistoff ist im zentralen Kompartiment.

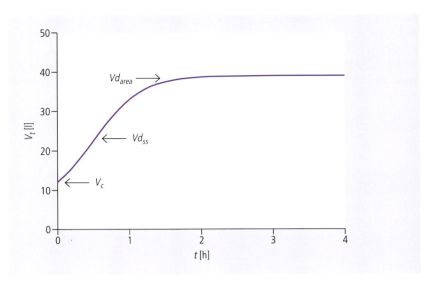

○ **Abb. 1.44** Verteilungsvolumen von Cefotaxim als Funktion der Zeit

Während der Verteilungsphase nimmt das Verteilungsvolumen zu und erreicht schließlich im Pseudo-Steady-State-Zustand den Wert Vd_{area}.

Urinausscheidung

Wie im Ein-Kompartiment-Modell, so kann auch im Zwei-Kompartiment-Modell die Untersuchung der Arzneistoffkonzentration im Urin zur pharmakokinetischen Charakterisierung herangezogen werden. In ○ Abb. 1.39 wurden die verschiedenen Eliminationsgeschwindigkeitskonstanten, die die Arzneistoffausscheidung aus dem zentralen Kompartiment beschreiben, als k_{10} zusammengefasst:

$$k_{10} = k_R + k_M + k_B \qquad \text{Gl. 1.158}$$

Betrachtet man nun isoliert die Urinausscheidung, so gilt für die Arzneistoffmenge im Urin als Funktion der Zeit:

$$U_t = k_R \cdot D \cdot \left(\frac{k_{21}}{\alpha \cdot \beta} + \frac{(k_{21} - \alpha)}{\alpha \cdot (\alpha - \beta)} \cdot e^{-\alpha \cdot t} + \frac{(k_{21} - \beta)}{\beta \cdot (\beta - \alpha)} \cdot e^{-\beta \cdot t} \right) \qquad \text{Gl. 1.159}$$

Urinausscheidungsgeschwindigkeitsmethode und Sigma-Minus-Methode können ähnlich wie im Ein-Kompartiment-Modell eingesetzt werden.

> **Merke**
> Alle vorher vorgestellten Methoden zur Ermittlung der renalen Clearance (s. Kap. 1.2.1) sind weiterhin gültig, anwendbar und unabhängig von der Zahl der pharmakokinetischen Kompartimente.

Für die renale Clearance gilt:

$$CL_R = \frac{\frac{dU}{dt}}{Cp} = k_R \cdot V_c \qquad \text{Gl. 1.160}$$

Metabolitenkonzentration im Plasma

Wird ein Metabolit gebildet, der ebenfalls kinetisch einem Zwei-Kompartiment-Modell folgt, kann für diesen das Modell in O Abb. 1.45 aufgestellt werden.

Integration erlaubt die Berechnung der Metabolitenkonzentration im Plasma als Funktion der Zeit:

$$Cp^M = a \cdot e^{-\alpha \cdot t} + b \cdot e^{-\beta \cdot t} + a^M \cdot e^{-\alpha^M \cdot t} + b^M \cdot e^{-\beta^M \cdot t} \qquad \text{Gl. 1.161}$$

Gl. 1.162 zeigt, dass zur exakten Beschreibung des Metabolitenlevels ein vierexponentieller Ausdruck nötig ist. In Realität ist es nahezu unmöglich, eine solche Feinauflösung im Kurvenzug zu entdecken. Man wird in der Regel mit drei Exponentialtermen hinreichend genaue Konzentrationsvorhersagen machen können. Die Steigung des terminalen Plasmaspiegels des Metaboliten kann entweder von den kinetischen Eigenschaften des Metaboliten selbst (Steigung -β^M/2,303) oder der Ursprungssubstanz (Steigung -β/2,303) abhängen, je nachdem, welche dieser beiden Konstanten die kleinere ist (Flip-flop-Situation, s. Kap. 1.2.1).

Pharmakokinetik nach Einmaldosierung mit Resorption erster Ordnung

Erweitern wir nun unser Zwei-Kompartiment-Modell, indem wir den Fall einer Resorption erster Ordnung in unsere Überlegungen einschließen. O Abb. 1.46 zeigt die schematische Darstellung dieses Modells.

Integration der entsprechenden Differentialgleichungen ergibt eine komplexe Gleichung, die ähnlich wie nach intravenöser Administration durch Anwendung von Hybridkonstanten in eine einfache Form gebracht werden kann.

Zwei-Kompartiment-Modell mit Resorption erster Ordnung

$$Cp = a \cdot e^{-\alpha \cdot t} + b \cdot e^{-\beta \cdot t} - c \cdot e^{-k_a \cdot t} \qquad \text{Gl. 1.162}$$

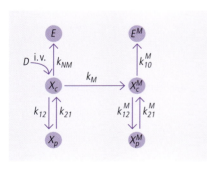

O **Abb. 1.45** Zwei-Kompartiment-Modell, in dem ein Metabolit gebildet wird, der ebenfalls einem Zwei-Kompartiment-Modell folgt. X_c und X_p sind die Arzneistoffmengen in zentralem und peripherem Kompartiment, X_c^M und X_p^M sind Metabolitenmengen in zentralem und peripherem Kompartiment, E die Arzneistoffmenge, die nicht durch Metabolismus eliminiert wird, und E^M die Menge des ausgeschiedenen Metaboliten. D ist die applizierte Dosis.

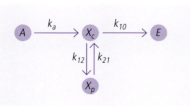

O **Abb. 1.46** Zwei-Kompartiment-Modell mit Resorption erster Ordnung

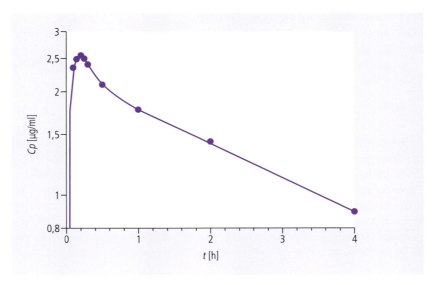

○ **Abb. 1.47** Plasmaspiegel von Methylprednisolon nach intravenöser Gabe von 250 mg Methylprednisolon als Hemisuccinat. Nach Möllmann et al.

○ Abb. 1.47 zeigt ein typisches Beispiel für einen entsprechenden Kurvenverlauf. Der zeitliche Verlauf des Plasmaspiegels wird also durch die sechs Parameter a, b, c, α, β und k_a vollständig beschrieben. Diese können aus der experimentell ermittelten Plasmaspiegelkurve mit der Residualmethode bestimmt werden. Die Definition der Hybridkonstanten α und β entspricht denen nach intravenöser Gabe (Gl. 1.129). Die Definition von a und b dagegen ist anders als nach i.v. Bolusgabe.

$$a = \frac{k_a \cdot F \cdot D \cdot (k_{21} - \alpha)}{V_c \cdot (\beta - \alpha) \cdot (k_a - \alpha)} = \frac{k_a \cdot F}{(k_a - \alpha)} \cdot a_{i.v.}$$

$$b = \frac{k_a \cdot F \cdot D \cdot (k_{21} - \beta)}{V_c \cdot (\alpha - \beta) \cdot (k_a - \beta)} = \frac{k_a \cdot F}{(k_a - \beta)} \cdot b_{i.v.}$$

$$c = a + b$$

Gl. 1.163

Für die Berechnung der Mikrokonstanten k_{10} aus den Hybridkonstanten gilt

$$k_{21} = \frac{a \cdot \beta \cdot k_a + b \cdot \alpha \cdot k_a - c \cdot \alpha \cdot \beta}{c \cdot k_a - a \cdot \alpha + b \cdot \beta}$$

$$k_{12} = \frac{\alpha \cdot \beta}{k_{21}}$$

$$k_{10} = \alpha + \beta - k_{12} - k_{21}$$

Gl. 1.164

Das Verteilungsvolumen des zentralen Kompartiments (V_c) lässt sich mit Gl. 1.165 berechnen:

$$V_c = \frac{F \cdot D \cdot k_a}{a \cdot (k_a - \alpha) + b \cdot (k_a - \beta)}$$

Gl. 1.165

1.2.3 Lineare Pharmakokinetik im Zwei-Kompartiment-Modell

Häufig muss die Ermittlung der pharmakokinetischen Parameter mittels nichtlinearer Regression und eines Computers durchgeführt werden. In vielen Fällen ist die Verteilungsphase auch gar nicht aus dem Kurvenverlauf her ersichtlich. In diesem Fall kann der Plasmaspiegel hinreichend genau mit den bereits diskutierten Gleichungen im Ein-Kompartiment-Modell beschrieben werden. Es kann gezeigt werden, dass dies immer dann der Fall ist, wenn k_{21} deutlich größer als k_a oder k_{10} ist. Weiterhin sei auch darauf hingewiesen, dass auch im Zwei-Kompartiment-Modell ein Flip-flop-Fall auftreten kann. Dieser ist komplexer als beim Ein-Kompartiment-Modell. Es sind je nach Größenverhältnis von α, β und k_a theoretisch drei unterschiedliche Fälle denkbar, die zu identischen Kurvenverläufen führen: $k_a > \alpha > \beta$, $\alpha > k_a > \beta$ und $\alpha > \beta > k_a$. Einer dieser drei Fälle resultiert mathematisch in negativen Werten bei der Berechnung der Geschwindigkeitskonstanten mit Gl. 1.164 und ist daher nicht möglich. Die anderen beiden Lösungen sind äquivalent und ergeben identische Kurvenverläufe mit unterschiedlichen Kombinationen der Mikrokonstanten. Dies ist bei der Interpretation der Kurvenverläufe zu beachten. So bedeutet ein früher t_{max}-Wert nicht zwingend eine rasche Resorption, sondern kann ebenso durch rasche Verteilung bei langsamer Resorption auftreten. In diesen Fällen kann nur die intravenöse Gabe des Arzneistoffs eine eindeutige Zuordnung der entsprechenden pharmakokinetischen Parameter ermöglichen.

Flip-flop-Kinetik auch beim Zwei-Kompartiment-Modell

> **Merke**
> Auch im Zwei-Kompartiment-Modell kann ein Flip-flop-Fall auftreten, der jedoch komplexer ist als im Ein-Kompartiment-Modell.

Pharmakokinetik nach Einmaldosierung mit Resorption nullter Ordnung

Der Fall, dass ein Arzneistoff mit einer Resorption nullter Ordnung resorbiert wird, liegt z. B. bei einer Dauertropfinfusion vor. Ist es möglich, die Disposition des Arzneistoffs mit einem Zwei-Kompartiment-Modell zu beschreiben, kann für diesen Fall das Schema in O Abb. 1.48 aufgestellt werden.

Resorption nullter Ordnung bei Dauertropfinfusion

Integration der entsprechenden Differentialgleichungen ergibt eine Gleichung, die erlaubt, den Plasmaspiegel während und nach der Infusion zu berechnen. In dieser Gleichung (Gl. 1.166) bedeutet T die Gesamtdauer der Infusion und t die Zeit, die seit Infusionsbeginn vergangen ist. Während der Infusion gilt also $t=T$, nach Ende der Infusion $t>T$. V_c ist das Verteilungsvolumen des zentralen Kompartiments und k_{21}, α und β die bekannten Mikro- bzw. Hybridkonstanten. R_0 schließlich ist die Infusionsrate in der Einheit Arzneistoffmenge pro Zeit.

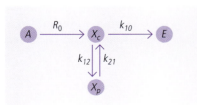

O **Abb. 1.48** Zwei-Kompartiment-Modell mit Resorption nullter Ordnung

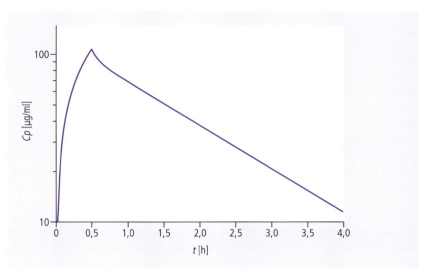

○ **Abb. 1.49** Plasmaspiegel von Piperacillin nach halbstündiger Infusion von 2 g Piperacillin

$$Cp = \frac{R_0}{V_c} \cdot \left(\frac{(1-e^{\alpha \cdot T}) \cdot (k_{21}-\alpha)}{\alpha \cdot (\alpha-\beta)} \cdot e^{-\alpha \cdot t} + \frac{(1-e^{\beta \cdot T}) \cdot (k_{21}-\beta)}{\beta \cdot (\beta-\alpha)} \cdot e^{-\beta \cdot t} \right) \qquad \text{Gl. 1.166}$$

Wird über lange Zeit infundiert ($T=t=\infty$), vereinfacht sich Gl. 1.166 zu

$$Cp = \frac{R_0}{V_c \cdot k_{10}} = \frac{R_0}{CL} \qquad \text{Gl. 1.167}$$

Diese Gleichung galt schon im Ein-Kompartiment-Modell zur Beschreibung des Steady-State-Spiegels und hat sich also nicht verändert.

Nach Beendigung der Infusion fällt der Plasmaspiegel in biexponentieller Form ab (○ Abb. 1.49).
Den Plasmaspiegel nach Ende der Infusion beschreibt Gl. 1.168.

$$Cp = \frac{a}{\alpha \cdot T} \cdot (1-e^{-\alpha \cdot T}) \cdot e^{-\alpha \cdot t} + \frac{b}{\beta \cdot T} \cdot (1-e^{-\beta \cdot T}) \cdot e^{-\beta \cdot t} \qquad \text{Gl. 1.168}$$

t ist hierbei die Zeit, die seit Ende der Infusion vergangen ist. Es ist daher möglich, diesen Teil der Plasmaspiegelkurve zur Ermittlung der pharmakokinetischen Parameter a, b, α, und β heranzuziehen.

Loading Dose im Zwei-Kompartiment-Modell

Die Ermittlung einer geeigneten Startdosis zur Erzeugung des Steady-State-Zustands unmittelbar nach Beginn der Therapie ist im Zwei-Kompartiment-Modell schwieriger als im Ein-Kompartiment-Modell. Die ideale intravenöse Startdosis war dort das Produkt aus $Cp_{ss} \cdot Vd$ (Gl. 1.91). Wird als Startdosis im Zwei-Kompartiment-Modell die Dosis $Cp_{ss} \cdot V_c$ als i. v. Bolus gegeben, wird zwar initial der Steady-State-Level erreicht. Dieser fällt aber rasch ab und es dauert eine Weile, bis schließlich der endgültige Steady-State-Zustand erreicht ist (○ Abb. 1.50).

1.2.3 Lineare Pharmakokinetik im Zwei-Kompartiment-Modell

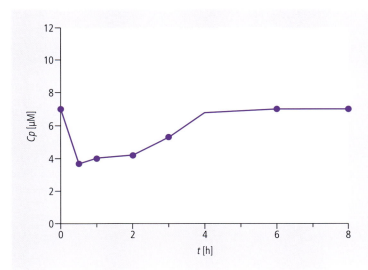

Abb. 1.50 Lidocain-Plasmaspiegel nach Gabe einer Startdosis ($Cp_{ss} \cdot V_c$) und unmittelbar anschließender Dauertropfinfusion von 1 mg/min. Nach Aps et al.

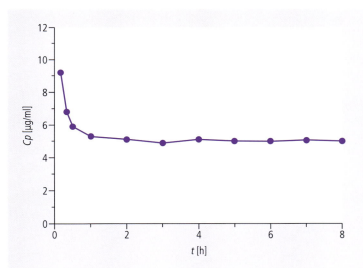

Abb. 1.51 Theophyllin-Konzentration im Plasma nach Gabe einer Startdosis ($Cp_{ss} \cdot Vd_{area}$) und unmittelbar anschließender Dauertropfinfusion. Nach Mitenko et al.

Merke

Eine höhere initiale Startdosis, z. B. $Cp_{ss} \cdot Vd_{ss}$ oder $Cp_{ss} \cdot Vd_{area}$ führt zu Konzentrationen, die über dem erwünschten Steady-State-Spiegel liegen und daher evtl. zu toxischen Nebeneffekten führen können (Abb. 1.51).

Eine ideale Startinfusion, die den Steady-State-Level unmittelbar erreicht und während der Dauerinfusion beibehält, kann mit Gl. 1.169 berechnet werden. Ein solches Infusionsprofil, bei dem sich die Infusionsgeschwindigkeit (R_t) zeitabhängig verändert, kann mit elektronisch programmierbaren Infusionspumpen erzeugt werden.

$$R_t = R_0 \cdot \left(1 + \frac{k_{12}}{k_{10}} \cdot e^{-k_{21} \cdot t}\right) \qquad \text{Gl. 1.169}$$

Ein anderer Weg zur Administration einer Startdosis ist die Gabe einer Startinfusion mit höherer Infusionsrate als die eigentliche Dauerinfusion. Wird diese Startinfusion mit einer Infusionsrate $R_{0_{(L)}}$ über eine Zeit T gegeben und dann von der Dauerinfusionsrate R_0 abgelöst, so gilt:

$$R_{0_{(L)}} = \frac{R_0}{\left(1 - e^{-\beta \cdot T}\right)} \qquad \text{Gl. 1.170}$$

> **Merke**
> Je länger die Startinfusion gegeben wird, desto geringer kann die Infusionsrate gewählt werden.

Aber auch bei der Anwendung von Startinfusionen kommt es zu Über- oder Unterschreitungen der erwünschten Steady-State-Konzentration.

Pharmakokinetik nach Mehrfachdosierung

Bei der Betrachtung der Pharmakokinetik nach Mehrfachdosierung im Zwei-Kompartiment-Modell gelten im Prinzip die gleichen Überlegungen, wie sie bereits im vorstehenden Kapitel (s. Kap. 1.2.2) dargelegt wurden. Auch hier können durch Anwendung eines Repetitionsfaktors die Gleichungen für die Einmaldosierung in die entsprechende Form für Mehrfachdosierung gebracht werden.

Wird eine i. v. Bolusinjektion im Dosierungsabstand wiederholt gegeben, so ergibt sich im Zwei-Kompartiment-Modell ein Plasmaspiegel, der mit Gl. 1.171 berechnet werden kann:

$$Cp = a \cdot e^{-\alpha \cdot t} \cdot \frac{\left(1 - e^{-n \cdot \alpha \cdot \tau}\right)}{\left(1 - e^{-\alpha \cdot \tau}\right)} + b \cdot e^{-\beta \cdot t} \cdot \frac{\left(1 - e^{-n \cdot \beta \cdot \tau}\right)}{\left(1 - e^{-\beta \cdot \tau}\right)} \qquad \text{Gl. 1.171}$$

○ Abb. 1.52 zeigt beispielhaft, dass analog zum Ein-Kompartiment-Modell auch hier bald ein Steady-State-Bereich erreicht wird.

Der Plasmaspiegel im Steady-State-Bereich beträgt

$$Cp = \frac{a \cdot e^{-\alpha \cdot t}}{\left(1 - e^{-\alpha \cdot \tau}\right)} + \frac{b \cdot e^{-\beta \cdot t}}{\left(1 - e^{-\beta \cdot \tau}\right)} \qquad \text{Gl. 1.172}$$

1.2.3 Lineare Pharmakokinetik im Zwei-Kompartiment-Modell

> **Merke**
> Das Dosierungsintervall sollte so gewählt werden, dass das Maximum im Steady-State-Bereich die minimale toxische Konzentration nicht erreicht, das Minimum aber die minimal nötige effektive Konzentration dauernd überschreitet.

Festlegung des Dosierungsintervalls

Diese Maximal- und Minimalkonzentration können mit Gl. 1.173 berechnet werden:

$$Cp_{max(ss)} = \frac{a}{\left(1-e^{-\alpha \cdot \tau}\right)} + \frac{b}{\left(1-e^{-\beta \cdot \tau}\right)}$$

$$Cp_{min(ss)} = \frac{a \cdot e^{-\alpha \cdot \tau}}{\left(1-e^{-\alpha \cdot \tau}\right)} + \frac{b \cdot e^{-\beta \cdot \tau}}{\left(1-e^{-\beta \cdot \tau}\right)}$$

Gl. 1.173

Die optimale Startdosis sollte so gewählt sein, dass das Plasmaspiegelminimum nach der ersten Injektion dem Steady-State-Minimum entspricht:

$$D_L = \frac{D_M}{\left(1-e^{-\beta \cdot \tau}\right)}$$

Gl. 1.174

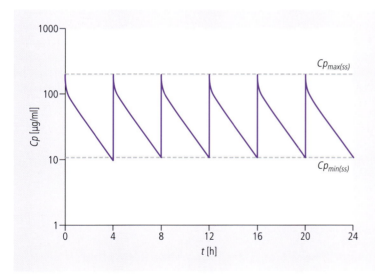

Abb. 1.52 Piperacillin-Plasmaspiegel nach Gabe von 2 g Piperacillin i. v. alle 4 Stunden

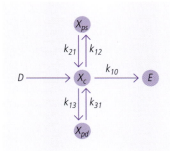

○ **Abb. 1.53** Drei-Kompartiment-Modell

1.2.4 Lineare Pharmakokinetik im Drei-Kompartiment-Modell

Flaches und tiefes peripheres Kompartiment

In der vorausgehenden Beschreibung des Zwei-Kompartiment-Modells haben wir die peripheren Verteilungsräume als kinetisch einheitliches peripheres Kompartiment zusammengefasst. Es kann aber vorkommen, dass die Verteilung in unterschiedliche Gewebestrukturen mit signifikant unterschiedlicher Geschwindigkeit abläuft, so dass mit Hilfe eines Drei-Kompartiment-Modells eine geeignetere Beschreibung der wahren Verhältnisse erfolgen kann. Man teilt in diesem Fall das periphere Kompartiment in zwei Teile ein. Das periphere Kompartiment, das in relativ schnellem Gleichgewicht mit dem zentralen Kompartiment steht, wird als flaches peripheres Kompartiment (shallow peripheral compartment) bezeichnet. Das periphere Kompartiment, bei dem die Gleichgewichtseinstellung mit dem zentralen Kompartiment länger dauert, heißt tiefes peripheres Kompartiment (deep peripheral compartment). ○ Abb. 1.53 zeigt ein Schema dieses Modells mit den entsprechenden Geschwindigkeitskonstanten. Alle Arzneistofftransfers erfolgen nach wie vor nach einer Kinetik erster Ordnung, die Pharmakokinetik ist linear.

Merke

Das periphere Kompartiment wird in ein flaches und ein tiefes Kompartiment eingeteilt.

X_{ps} stellt hierbei die Arzneistoffmenge im flachen peripheren Kompartiment, X_{pd} die Menge im tiefen peripheren Kompartiment dar.

Pharmakokinetik nach Einmaldosierung ohne Resorption

Erfolgt die Arzneistoffgabe mittels einer intravenösen Injektion, ergibt sich analog zu Gl. 1.127 eine dreiexponentielle Gleichung, die die Plasmakonzentration des Arzneistoffs als Funktion der Zeit beschreibt:

$$Cp = a \cdot e^{-\alpha \cdot t} + b \cdot e^{-\beta \cdot t} + c \cdot e^{-\gamma \cdot t} \qquad \text{Gl. 1.175}$$

Die Parameter a, b und c sind eine Funktion von Dosis, Verteilungsvolumen sowie von Hybrid- und Geschwindigkeitskonstanten:

1.2.4 Lineare Pharmakokinetik im Drei-Kompartiment-Modell

$$a = \frac{D \cdot (k_{21} - \alpha) \cdot (k_{31} - \alpha)}{V_c \cdot (\beta - \alpha) \cdot (\gamma - \alpha)}$$

$$b = \frac{D \cdot (k_{21} - \beta) \cdot (k_{31} - \beta)}{V_c \cdot (\alpha - \beta) \cdot (\gamma - \beta)} \quad \text{Gl. 1.176}$$

$$c = \frac{D \cdot (k_{21} - \gamma) \cdot (k_{31} - \gamma)}{V_c \cdot (\alpha - \gamma) \cdot (\beta - \gamma)}$$

○ Abb. 1.54 zeigt ein Beispiel für einen dementsprechenden Plasmaspiegelverlauf. Die Parameter a, b, c, α, β und γ können, analog zu Gl. 1.133, durch sukzessives Feathering bestimmt werden. ○ Abb. 1.55 veranschaulicht dieses Verfahren.

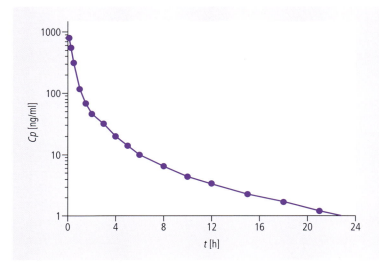

○ **Abb. 1.54** Plasmaspiegel von β-Methyldigoxin nach intravenöser Gabe von 0,633 mg β-Methyldigoxin. Nach Hinderling et al.

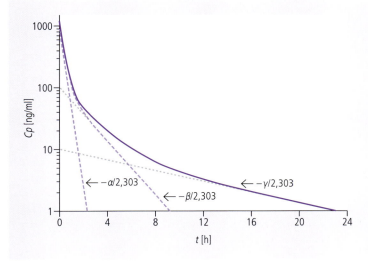

○ **Abb. 1.55** Bestimmung der pharmakokinetischen Parameter für die β-Methyldigoxin-Plasmaspiegelkurve in ○ Abb. 1.54 durch sukzessives Feathering

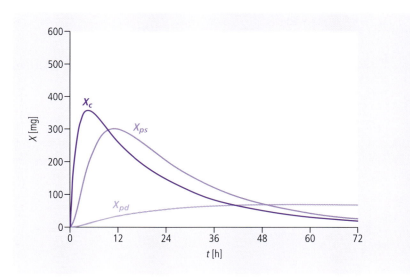

Abb. 1.56 Schematische Darstellung des zeitlichen Verlaufs der Arzneistoffmengen im zentralen (X_c), flachen peripheren (X_{ps}) und tiefen peripheren (X_{pd}) Kompartiment nach Einmaldosierung

Von großer Bedeutung ist im Drei-Kompartiment-Modell die Frage, in welchem kinetischen Kompartiment sich die Biophase und der für die Wirkung verantwortliche Rezeptor befindet. Gl. 1.177 und Gl. 1.178 beschreiben den zeitlichen Verlauf der Arzneistoffmengen in flachem und tiefem peripheren Kompartiment, ○ Abb. 1.56 veranschaulicht diese Situation graphisch:

$$X_{ps} = k_{12} \cdot D \cdot \left(\frac{(k_{31}-\alpha)}{(\beta-\alpha)\cdot(\gamma-\alpha)} \cdot e^{-\alpha \cdot t} + \frac{(k_{31}-\beta)}{(\alpha-\beta)\cdot(\gamma-\beta)} \cdot e^{-\beta \cdot t} + \frac{(k_{31}-\gamma)}{(\alpha-\gamma)\cdot(\beta-\gamma)} \cdot e^{-\gamma \cdot t} \right)$$

Gl. 1.177

$$X_{pd} = k_{13} \cdot D \cdot \left(\frac{(k_{21}-\alpha)}{(\beta-\alpha)\cdot(\gamma-\alpha)} \cdot e^{-\alpha \cdot t} + \frac{(k_{21}-\beta)}{(\alpha-\beta)\cdot(\gamma-\beta)} \cdot e^{-\beta \cdot t} + \frac{(k_{21}-\gamma)}{(\alpha-\gamma)\cdot(\beta-\gamma)} \cdot e^{-\gamma \cdot t} \right)$$

Gl. 1.178

Aus den Gleichungen und ○ Abb. 1.56 geht hervor, dass es eine ganze Weile dauern kann, bis der Arzneistoff seine Maximalkonzentration im tiefen Kompartiment erreicht hat. Auch wird deutlich, dass die Elimination aus dem tiefen Kompartiment zurück in das zentrale Kompartiment im terminalen Bereich der Kurven der gesamtgeschwindigkeitsbestimmende Schritt der Elimination ist.

> **Merke**
> Erst wenn alle drei Kompartimente im Gleichgewicht bzw. Pseudo-Steady-State stehen, verlaufen die Kurven für zentrales, flaches peripheres und tiefes peripheres Kompartiment parallel.

1.2.4 Lineare Pharmakokinetik im Drei-Kompartiment-Modell

Befindet sich der Arzneistoffrezeptor im tiefen Kompartiment, ist eine direkte Korrelation von Plasmaspiegel und therapeutischer Wirkung nicht möglich. Es kann aber bei genauer Kenntnis der Pharmakokinetik des entsprechenden Arzneistoffs aus dem Plasmaspiegelverlauf berechnet werden, welche Gewebespiegel im tiefen Kompartiment vorliegen, und versucht werden, diese mit der Wirkung zu korrelieren.

Die Hybridkonstanten α, β und γ hängen von den Geschwindigkeitskonstanten k_{10}, k_{12}, k_{21}, k_{13} und k_{31} wie folgt ab:

$$\alpha \cdot \beta \cdot \gamma = k_{10} \cdot k_{21} \cdot k_{31}$$
$$\alpha + \beta + \gamma = k_{10} + k_{12} + k_{13} + k_{21} + k_{31} \qquad \text{Gl. 1.179}$$

Es ist also möglich, aus den Hybridkonstanten diese Mikrokonstanten zu berechnen.

Die Berechnung der anderen pharmakokinetischen Parameter erfolgt analog zum Zwei-Kompartiment-Modell. Das Verteilungsvolumen im Steady-State-Zustand ergibt sich aus

$$Vd_{ss} = CL \cdot MRT_{i.v.} = \frac{D \cdot AUMC}{AUC^2} = \left(1 + \frac{k_{12}}{k_{21}} + \frac{k_{13}}{k_{31}}\right) \cdot V_c$$
$$AUMC = \frac{a}{\alpha^2} + \frac{b}{\beta^2} + \frac{c}{\gamma^2} \qquad \text{Gl. 1.180}$$
$$AUC = \frac{a}{\alpha} + \frac{b}{\beta} + \frac{c}{\gamma}$$

Die Gesamtkörperclearance entspricht nach wie vor:

$$CL = \frac{D}{AUC} = k_{10} \cdot V_c \qquad \text{Gl. 1.181}$$

Das Verteilungsvolumen in der Eliminationsphase bzw. im Pseudo-Steady-State-Zustand (Vd_{area}) ergibt sich nun als Quotient aus Gesamtkörperclearance und der terminalen Eliminationskonstanten γ:

$$Vd_{area} = \frac{CL}{\gamma} \qquad \text{Gl. 1.182}$$

Pharmakokinetik nach Einmaldosierung mit Resorption erster Ordnung

Gl. 1.183 beschreibt den Plasmaspiegelverlauf nach Resorption erster Ordnung für ein Arzneimittel, dessen Disposition mit einem Drei-Kompartiment-Modell beschrieben werden muss:

$$Cp = a \cdot e^{-\alpha \cdot t} + b \cdot e^{-\beta \cdot t} + c \cdot e^{-\gamma \cdot t} - d \cdot e^{-k_a \cdot t} \qquad \text{Gl. 1.183}$$

Pharmakokinetik nach Einmaldosierung mit Resorption nullter Ordnung

Gl. 1.185 beschreibt den Plasmaspiegelverlauf nach Resorption nullter Ordnung für ein Arzneimittel, dessen Disposition mit einem Drei-Kompartiment-Modell beschrieben werden muss:

$$Cp = \frac{R_0}{V_c} \cdot \left(\frac{(1-e^{\alpha \cdot T}) \cdot (k_{21}-\alpha) \cdot (k_{31}-\alpha)}{-\alpha \cdot (\beta-\alpha) \cdot (\gamma-\alpha)} \cdot e^{-\alpha \cdot t} \right.$$
$$+ \frac{(1-e^{\beta \cdot T}) \cdot (k_{21}-\beta) \cdot (k_{31}-\beta)}{-\beta \cdot (\alpha-\beta) \cdot (\gamma-\beta)} \cdot e^{-\beta \cdot t}$$
$$\left. + \frac{(1-e^{\gamma \cdot T}) \cdot (k_{21}-\gamma) \cdot (k_{31}-\gamma)}{-\gamma \cdot (\alpha-\gamma) \cdot (\beta-\gamma)} \cdot e^{-\gamma \cdot t} \right)$$

Gl. 1.184

In diesem Fall dauert es relativ lange, bis ein Steady-State-Zustand erreicht wird, da es lange dauert, bis zentrales und tiefes peripheres Kompartiment im Gleichgewicht stehen. Manchmal ist die Bestimmung des Steady-State-Levels nach Dauerinfusion der einzige Weg, um die Existenz eines tiefen Kompartiments nachzuweisen, da häufig nach Einmaldosierung die Plasmakonzentrationen im terminalen Teil der Kurve so gering sind, dass sie analytisch nicht mehr erfassbar sind.

> **Merke**
>
> Trotz sehr niedrigem Plasmaspiegel können erhebliche Arzneistoffmengen im tiefen Kompartiment angereichert sein. Das ist vor allem dann von größter Bedeutung, wenn Wirkung oder Toxizität mit der Konzentration im tiefen Kompartiment korrelieren.

Ist es nicht möglich, nach einer Einmaldosierung die Existenz eines tiefen Kompartiments nachzuweisen, kann ein Vergleich der vorausgesagten Plasmaspiegel nach Dauerinfusion mit dem tatsächlich erzielten Plasmaspiegel Aufschluss über die Korrektheit geben. O Abb. 1.57 veranschaulicht dies an einem Beispiel.

Pharmakokinetik nach Mehrfachdosierung

Nach Mehrfachdosierung gilt in noch viel stärkerem Maße, dass eine langsame Anreicherung von Arzneistoff im tiefen Kompartiment erfolgen kann. O Abb. 1.58 zeigt die Arzneistoffmengen in den verschiedenen Kompartimenten als Funktion der Zeit. Wiederum gilt, dass wenn die Arzneistoffwirksamkeit oder -toxizität von der Arzneistoffmenge im tiefen Kompartiment abhängt, eine Verfolgung des Plasmaspiegels nur von indirekter Signifikanz ist.

1.2.4 Lineare Pharmakokinetik im Drei-Kompartiment-Modell

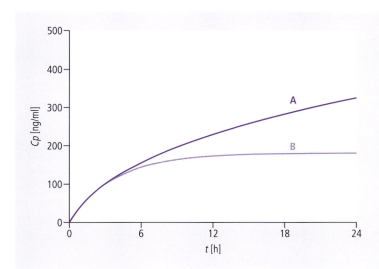

Abb. 1.57 A: Plasmaspiegel nach Dauerinfusion im Drei-Kompartiment-Modell, B: berechneter Plasmaspiegel unter Annahme eines Zwei-Kompartiment-Modells

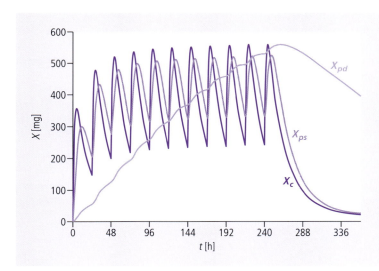

Abb. 1.58 Schematische Darstellung des zeitlichen Verlaufs der Arzneistoffmengen im zentralen (X_c), flachen peripheren (X_{ps}) und tiefen peripheren (X_{pd}) Kompartiment nach Mehrfachdosierung

1.2.5 Nichtlineare Pharmakokinetik

In allen bisher betrachteten Fällen sind wir von der Voraussetzung ausgegangen, dass die Elimination des Arzneistoffs aus dem Organismus nach einer Kinetik erster Ordnung erfolgt, d. h. die Änderungsgeschwindigkeit der Arzneistoffkonzentration proportional zur jeweils vorliegenden Konzentration ist. Pharmakokinetik, bei der diese Voraussetzung erfüllt ist, wird als linear bezeichnet.

$$-\frac{dC}{dt} = k \cdot C \qquad \text{Gl. 1.185}$$

In diesem Kapitel wollen wir nun Fälle betrachten, in denen dieser Zusammenhang (Gl. 1.185) nicht zutrifft. Eine solche Pharmakokinetik wird als nichtlinear bezeichnet. Die Eliminations- und Verteilungsvorgänge zwischen den einzelnen Kompartimenten können in solchen Fällen nicht mehr mit Geschwindigkeitskonstanten erster Ordnung beschrieben werden.

Grundlagen der Michaelis-Menten-Kinetik

Nichtlineare Kinetik durch sättigbare Vorgänge im Organismus

Der weitaus häufigste Grund für nichtlineare Pharmakokinetik ist das Vorliegen von sättigbaren Eliminations-, Verteilungs- oder Bindungsmechanismen. Ist z. B. renale tubuläre Sekretion (s. Kap. 6.1.1) der Haupteliminationsweg für einen Arzneistoff, so können in hohen Konzentrationen alle zur Ausscheidung beitragenden Carriersysteme im Tubulus mit Arzneistoffmolekülen besetzt sein. Eine weitere Erhöhung der Arzneistoffkonzentration könnte dann zu keiner Beschleunigung der tubulären Sekretion mehr führen. Das gleiche gilt analog, wenn alle für einen Metabolismusschritt zuständigen Enzyme mit Arzneistoff besetzt sind.

> **Merke**
> Man kann sättigbare Eliminationswege isoliert mit Hilfe der Michaelis-Menten-Gleichung (Gl. 1.186) beschreiben.

Für den Fall, dass nur ein sättigbarer Eliminationsweg und keine parallelen weiteren Ausscheidungsmöglichkeiten bestehen, gilt für die Veränderungsgeschwindigkeit der Arzneistoffkonzentration:

$$-\frac{dC}{dt} = \frac{V_{max} \cdot C}{(k_M + C) \cdot Vd} \qquad \text{Gl. 1.186}$$

V_{max} ist hierbei die maximale Änderungsgeschwindigkeit (ausgeschiedene Menge/Zeit), die erreicht werden kann, z. B. wenn alle Enzyme oder Carrier besetzt sind.

> **Definition**
> *Michaelis-Menten-Konstante k_M*
> k_M ist die Konzentration, die bei halber maximaler Änderungsgeschwindigkeit vorliegt (O Abb. 1.59). Sie wird als Michaelis-Menten-Konstante bezeichnet.

Man kann nun zwei Grenzfälle betrachten. Für sehr niedrige Konzentrationen ($C < k_M$) ist der Nenner in Gl. 1.186 ($k_M + C$) fast gleich k_M. Gl. 1.186 kann daher in diesem Fall vereinfacht werden (Gl. 1.187).

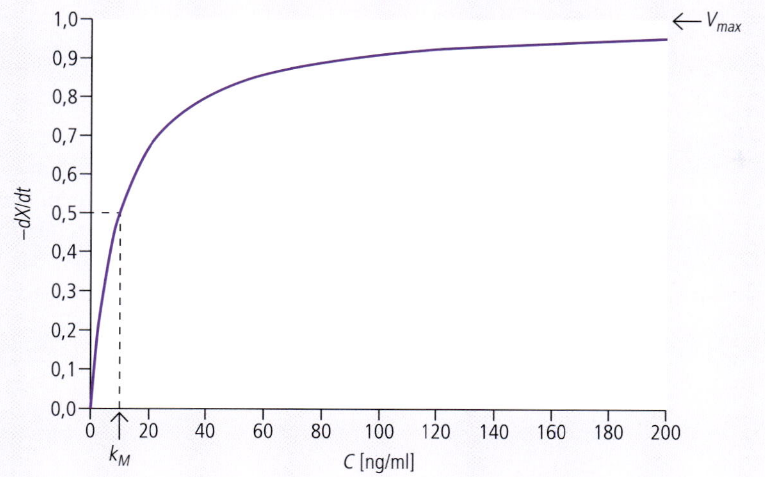

1.2.5 Nichtlineare Pharmakokinetik

Abb. 1.59 Graphische Darstellung von k_M und V_{max} bei einer Michaelis-Menten-Kinetik

$$-\frac{dC}{dt} = \frac{V_{max}}{k_M \cdot Vd} \cdot C \qquad \text{Gl. 1.187}$$

Diese Gleichung entspricht der einer Ausscheidung erster Ordnung (Gl. 1.185). In niedrigen Konzentrationen entspricht die Eliminationskinetik nach Michaelis Menten also der Kinetik erster Ordnung. Für hohe Konzentrationen $(C > k_M)$ ist der Ausdruck $(k_M + C)$ im Nenner in Gl. 1.186 fast gleich C. Auch in diesem Fall kann Gl. 1.186 vereinfacht werden (Gl. 1.188).

$$-\frac{dC}{dt} = \frac{V_{max}}{Vd} \qquad \text{Gl. 1.188}$$

Diese Gleichung entspricht nun der einer Ausscheidung nullter Ordnung.

> **Merke**
> Bei der Michaelis-Menten-Kinetik haben wir es also mit einer Situation zu tun, bei der die Arzneistoffelimination in hohen Konzentrationen nach einer Kinetik nullter Ordnung, in niedrigen Konzentrationen nach einer Kinetik erster Ordnung und in dem dazwischen liegenden Bereich mit einer nichtlinearen Kinetikform verläuft.

Kinetik erster und nullter Ordnung sind Grenzfälle der Michaelis-Menten-Kinetik.

Nichtlineare Pharmakokinetik nach Einmaldosierung ohne Resorption

Der einfachste Fall, der eine nichtlineare Pharmakokinetik darstellt, ist der, bei dem der Arzneistoff intravenös als Bolusinjektion appliziert wird und mit einem sättigbaren Eliminationsmechanismus ausgeschieden wird. Betrachtet man diesen Fall im Ein-Kompartiment-Modell, so gilt für die Ausscheidungsgeschwindigkeit Gl. 1.189.

$$-\frac{dCp}{dt} = \frac{V_{max} \cdot Cp}{(k_M + Cp) \cdot Vd}$$

Gl. 1.189

Cp stellt hier den Plasmaspiegel dar. Es ist mathematisch nicht möglich, diese Differentialgleichung zu lösen, um zu einer Gleichung zu gelangen, die uns den Plasmaspiegel als Funktion der Zeit zu berechnen gestattet. Um aber trotzdem eine zeitliche Darstellung der Arzneistoffkonzentration durchführen zu können, kann nach t aufgelöst werden, um so die Zeit als Funktion der Arzneistoffkonzentration auszudrücken. Dies ist möglich, da die Arzneistoffkonzentration nach i.v. Bolusgabe kontinuierlich abfällt und jede Konzentration nur zu einem Zeitpunkt vorliegt.

$$t = \frac{\left(k_M \cdot \ln\frac{Cp_0}{Cp_t} + Cp_0 - Cp_t\right) \cdot Vd}{V_{max}}$$

Gl. 1.190

In Gl. 1.190 ist $Cp_0 = D/Vd$. ○ Abb. 1.60 zeigt die mit Hilfe von Gl. 1.190 erstellten Plasmaspiegel-Kurven, die erhalten werden, wenn demselben Patienten unterschiedliche Dosen gegeben werden.

Superposition: Test auf Vorliegen nichtlinearer Kinetik

○ Abb. 1.61 zeigt eine Superposition derselben Kurven, dargestellt als Quotient von Plasmaspiegel und Dosis. Während im Fall der linearen Pharmakokinetik bei dieser Darstellungsweise die Plasmaspiegel-Kurven grundsätzlich aufeinanderfallen, ist dies bei nichtlinearer Pharmakokinetik nicht so. Dieses Verfahren der Superposition stellt einen einfachen Test auf Vorliegen nichtlinearer Kinetik dar. Die in ○ Abb. 1.60 gezeigten Kurven können nun mit Hilfe nichtlinearer Regression simultan (d.h. mit demselben Wert für k_M und V_{max}) ausgewertet werden. Bei der intravenösen Gabe im Zwei-Kompartiment-Modell muss hierbei dann das Modell noch um eine initiale Verteilungsphase erweitert werden (○ Abb. 1.62).

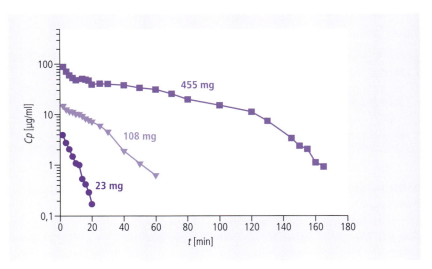

○ **Abb. 1.60** Halblogarithmische Darstellung des Plasmaspiegels nach intravenöser Gabe von drei unterschiedlichen Dosierungen von Nicotinsäure im Hund. Nach Garrett et al.

1.2.5 Nichtlineare Pharmakokinetik

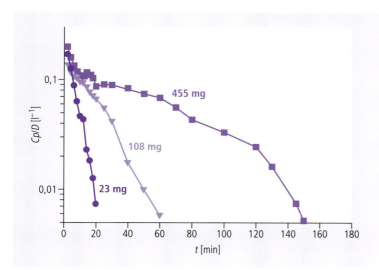

Abb. 1.61 Plasmaspiegel des Hundes nach intravenöser Gabe von drei unterschiedlichen Dosierungen von Nicotinsäure (s. Abb. 1.60). Superposition der Kurven nach Division durch die Dosis. Nach Garrett et al.

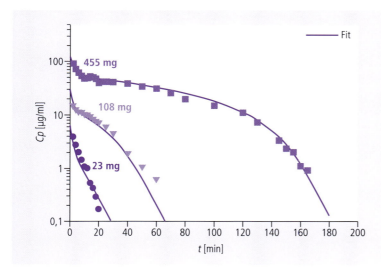

Abb. 1.62 Nicotinsäure-Plasmaspiegel aus Abb. 1.60. Kurvenverlauf mit Verteilungsphase (Zwei-Kompartiment-Modell)

Bestimmung von V_{max} und k_M

Um das pharmakokinetische Verhalten einer mit nichtlinearer Kinetik eliminierten Substanz quantitativ beschreiben zu können, müssen die beiden Kenngrößen V_{max} und k_M bestimmt werden.

Lineweaver-Burk-Methode

- Lineweaver-Burk-Methode

Die Änderungsgeschwindigkeit des Plasmaspiegels kann approximativ durch den Quotienten der Differenzen zweier Plasmakonzentrationen ΔCp ($Cp_1 - Cp_2$) und den entsprechenden Zeiten Δt ($t_1 - t_2$) abgeschätzt werden (Gl. 1.191).

$$-\frac{\Delta Cp}{\Delta t} = \frac{V_{max} \cdot Cp_{mid}}{(k_M + Cp_{mid}) \cdot Vd} \qquad \text{Gl. 1.191}$$

Cp_{mid} ist die mittlere Plasmakonzentration $(Cp_1 + Cp_2)/2$. Nimmt man nun den Kehrwert dieser Beziehung, ergibt sich Gl. 1.192.

$$-\frac{1}{\frac{\Delta Cp}{\Delta t}} = \frac{k_M \cdot Vd}{V_{max}} \cdot \frac{1}{Cp_{mid}} + \frac{Vd}{V_{max}} \qquad \text{Gl. 1.192}$$

Wird nun $1/(\Delta Cp/\Delta t)$ gegen $1/Cp_{mid}$ aufgetragen, ergibt sich eine Gerade mit der Steigung $k_M \cdot Vd/V_{max}$ und dem Interzept Vd/V_{max} (○ Abb. 1.63).

Daraus ergibt sich, dass der negative Achsenabschnitt auf der x-Achse $1/k_M$ entspricht.

Nichtlineare Regression

- Nichtlineare Regression

Es ist weiterhin möglich, k_M und V_{max} mit geeigneten Computerprogrammen mittels nichtlinearer Regression zu bestimmen.

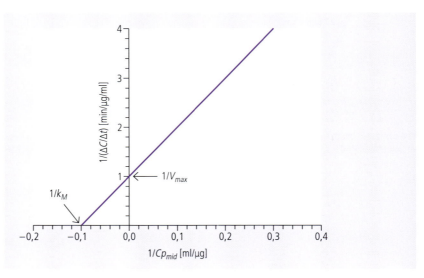

○ **Abb. 1.63** Lineweaver-Burk-Diagramm zur Bestimmung von k_M und V_{max} von Nicotinsäure; Daten aus ○ Abb. 1.60

1.2.5 Nichtlineare Pharmakokinetik

Gesamtkörperclearance

Die Gesamtkörperclearance ist definiert als Quotient aus Ausscheidungsgeschwindigkeit dE/dt und der Plasmakonzentration (s. Kap. 1.1.3):

$$CL = \frac{\frac{dE}{dt}}{Cp} \qquad \text{Gl. 1.193}$$

Die Ausscheidungsgeschwindigkeit beim Vorliegen einfacher Sättigungskinetik kann durch die Michaelis-Menten-Gleichung beschrieben werden. Beim Umformen von Konzentrationen in Arzneistoffmengen muss dabei das Verteilungsvolumen Vd berücksichtigt werden.

$$\frac{dE}{dt} = -\frac{dX}{dt} = \frac{V_{max} \cdot Cp}{k_M + Cp} \qquad \text{Gl. 1.194}$$

Für die Gesamtkörperclearance gilt daher:

$$CL = \frac{V_{max}}{k_M + Cp} \qquad \text{Gl. 1.195}$$

Die Gesamtkörperclearance ist also nicht wie in der linearen Pharmakokinetik konstant und konzentrationsunabhängig, sondern abhängig vom jeweiligen Plasmaspiegel Cp. Für niedrige Konzentrationen $(k_M \gg Cp)$ gilt allerdings, dass CL einer Konstante entspricht (Gl. 1.196).

> Die Gesamtkörperclearance ist vom jeweiligen Plasmaspiegel abhängig.

$$CL = \frac{V_{max}}{k_M} \qquad \text{Gl. 1.196}$$

In hohen Konzentrationen $(Cp \gg k_M)$ verhält sich die Gesamtkörperclearance umgekehrt proportional zum Plasmaspiegel (Gl. 1.197).

$$CL = \frac{V_{max}}{Cp} \qquad \text{Gl. 1.197}$$

Halbwertszeit

Im Ein-Kompartiment-Modell stellt die Eliminationshalbwertszeit nach intravenöser Gabe eine Konstante dar. Das ist bei nichtlinearer Kinetik anders. Gl. 1.198 zeigt den Zusammenhang zwischen Halbwertszeit und Clearance.

$$t_{\frac{1}{2}} = \frac{0{,}693 \cdot Vd}{CL} \qquad \text{Gl. 1.198}$$

Bei nichtlinearer Kinetik ergibt sich:

$$t_{\frac{1}{2}} = \frac{0{,}693 \cdot Vd \cdot (k_M + Cp)}{V_{max}} \qquad \text{Gl. 1.199}$$

> **Merke**
>
> In hohen Konzentrationen *(Cp>>k_M)* ist die Halbwertszeit direkt proportional zur Plasmakonzentration, in niedrigen Konzentrationen *(k_M>>Cp)* ist sie dagegen konstant.

Gesamtfläche unter der Plasmaspiegelkurve

Die Gesamtfläche unter der Plasmaspiegelkurve kann durch Integration ermittelt werden (Gl. 1.200).

$$AUC = \frac{k_M \cdot D}{V_{max}} + \frac{D^2}{2 \cdot V_{max} \cdot Vd} = \frac{D}{V_{max}} \cdot \left(k_M + \frac{D}{2 \cdot Vd}\right) \qquad \text{Gl. 1.200}$$

Für niedrige Dosen *(k_M>>D/2·Vd)* gilt, wie bei linearer Pharmakokinetik, dass Dosis und Gesamtfläche unter der Kurve proportional sind (Gl. 1.201).

$$AUC = \frac{k_M \cdot D}{V_{max}} \qquad \text{Gl. 1.201}$$

In hohen Dosierungen *(D/2·Vd>>k_M)* gilt allerdings, dass die Gesamtfläche unter der Kurve proportional zum Quadrat der Dosis ist (Gl. 1.202).

$$AUC = \frac{D^2}{2 \cdot Vd \cdot V_{max}} \qquad \text{Gl. 1.202}$$

Die AUC lässt bei nichtlinearer Pharmakokinetik keine Rückschlüsse auf die Bioverfügbarkeit zu.

Dies ist von großer Signifikanz, da somit bei Vorliegen nichtlinearer Pharmakokinetik nicht mehr einfach die Gesamtfläche unter der Kurve als Maß für die Bioverfügbarkeit herangezogen werden kann. Im Gegenteil, es kann gezeigt werden, dass bei entsprechenden Unterschieden in den Resorptionsgeschwindigkeiten der Fall eintreten kann, dass eine geringere resorbierte Arzneistoffmenge eine größere Gesamtfläche unter der Plasmaspiegelkurve ergibt.

Nichtlineare Pharmakokinetik nach Einmaldosierung mit Resorption erster Ordnung

Erweitern wir nun unser Modell durch einen Resorptionsschritt erster Ordnung und setzen ein Ein-Kompartiment-Modell voraus, ergibt sich Gl. 1.203, die als Differentialgleichung die Veränderungsgeschwindigkeit des Plasmaspiegels beschreibt.

$$\frac{dCp}{dt} = \frac{k_a \cdot A}{Vd} - \frac{V_{max} \cdot Cp}{k_M + Cp} \qquad \text{Gl. 1.203}$$

A ist hierbei die Arzneistoffmenge im Resorptionskompartiment (s. Kap. 1.2.1) und entspricht Gl. 1.204.

$$A = F \cdot D \cdot e^{-k_a \cdot t} \qquad \text{Gl. 1.204}$$

1.2.5 Nichtlineare Pharmakokinetik

Eine Lösung von Gl. 1.203 zur Berechnung von Cp als Funktion der Zeit ist nicht möglich. Der maximale Plasmaspiegel Cp_{max} zum Zeitpunkt t_{max} ist erreicht, wenn $dCp/dt = 0$ gesetzt wird (Gl. 1.205).

$$t_{max} = \frac{\ln\left(\frac{V_{max} \cdot Cp_{max}}{(k_M + Cp_{max}) \cdot k_a \cdot F \cdot D}\right)}{-k_a} \qquad \text{Gl. 1.205}$$

Gl. 1.205 zeigt, dass t_{max} bei nichtlinearer Pharmakokinetik selbst bei konstanter Resorptionsgeschwindigkeit nicht mehr konstant ist, sondern von der Dosis abhängt.

> **Merke**
> Bei nichtlinearer Elimination gilt: Je höher die Dosis, umso eher wird t_{max} erreicht.

Nichtlineare Pharmakokinetik nach Einmaldosierung mit Resorption nullter Ordnung

Nach Resorption nullter Ordnung, wie z. B. bei der Anwendung einer Dauertropfinfusion mit einer Infusionsrate R_0, wird ähnlich wie bei linearer Pharmakokinetik nach einer gewissen Zeit ein Steady-State-Zustand erreicht, wenn Arzneimittelaufnahme und -ausscheidung einander entsprechen (Gl. 1.206).

$$R_0 = \frac{V_{max} \cdot Cp_{ss}}{k_M + Cp_{ss}} \qquad \text{Gl. 1.206}$$

Für die Steady-State-Konzentration Cp_{ss} gilt daher Gl. 1.207.

$$Cp_{ss} = \frac{R_0 \cdot k_M}{V_{max} - R_0} \qquad \text{Gl. 1.207}$$

Diese Beziehung ist nur gültig, solange die Infusionsrate R_0 nicht den Grenzwert V_{max} erreicht oder überschreitet, da andernfalls der Nenner in Gl. 1.207 gleich Null bzw. negativ würde. In diesen Fällen würde kein Gleichgewichtszustand erreicht, sondern der Plasmaspiegel würde unbegrenzt kumulativ zunehmen.

Die Infusionsrate darf den Grenzwert V_{max} nicht überschreiten.

Will man berechnen, welche Infusionsrate nötig ist, um einen bestimmten Plasmaspiegel Cp_{ss} zu erreichen, kann Gl. 1.206 verwendet werden.

Nichtlineare Pharmakokinetik nach Mehrfachdosierung

Die zur Berechnung des Steady-State-Plasmaspiegels nach Resorption nullter Ordnung abgeleitete Gleichung Gl. 1.207 kann auch herangezogen werden, um die durchschnittlichen Plasmaspiegel nach Mehrfachdosierung unabhängig von der Resorptionskinetik zu bestimmen, indem R_0 durch die Dosierungsrate $(F \cdot D/\tau)$ ersetzt wird.

$$Cp_{av(ss)} = \frac{F \cdot D \cdot k_M}{V_{max} \cdot \tau - F \cdot D} \qquad \text{Gl. 1.208}$$

Durchschnittlicher Plasmaspiegel nach Mehrfachdosierung

Es sei darauf hingewiesen, dass dieser Wert die durchschnittliche Plasmakonzentration für den Arzneistoff angibt, aber nichts über die Fluktuation zwischen maximaler und minimaler Konzentration aussagt. Trotz dieser Einschränkung ist der durchschnittliche Plasmaspiegel nach Mehrfachdosierung ein weit verbreiteter, häufig benutzter kinetischer Parameter. Gl. 1.208 kann auch ausgenutzt werden, um in der klinischen Praxis rasche Dosierungsanpassungen mit Hilfe eines Nomogramms durchzuführen. Werden zwei Dosierungsraten $R_0{'}$ und $R_0{''}$ in Form einer Dauertropfinfusion oder in Form von Mehrfachdosierungen $(D'/\tau$ und $D''/\tau)$ gegeben und die mit diesen Dosierungen erzielten durchschnittlichen Steady-State-Plasmaspiegel $Cp_{ss}{'}$ und $Cp_{ss}{''}$ ermittelt, so kann eine graphische Darstellung in Form von O Abb. 1.64 erfolgen.

Mullen-Plot

Die Infusionsraten bzw. Dosis/Dosierungsintervall-Quotienten werden auf der Ordinate, die Plasmaspiegel auf der negativen Abszisse aufgetragen und dann durch zwei Geraden verbunden (Mullen-Plot). Diese beiden Geraden entsprechen den Gleichungen Gl. 1.209.

$$y' = \frac{R_0{'}}{Cp_{ss}{'}} \cdot x + R_0{'}$$
$$y'' = \frac{R_0{''}}{Cp_{ss}{''}} \cdot x + R_0{''}$$

Gl. 1.209

Am Schnittpunkt beider Geraden beträgt $y=y'=y''$. Es gilt $x=k_M$.

y kann nun durch Einsetzen von k_M für x in Gl. 1.209 bestimmt werden. Am Schnittpunkt entspricht $y=V_{max}$. Die Relevanz von O Abb. 1.64 für die Praxis wird deutlich, da man den zur Erzeugung eines beliebigen Steady-State-Plasmaspiegels entsprechenden Cp_{ss}-Wert auf der negativen Abszisse mit dem Schnittpunkt der beiden zuvor ermittelten Geraden verbinden kann und so vom Schnittpunkt dieser neuen Geraden mit der Ordinate die zur Erzielung des gewünschten Plasmaspiegels nötige Dosierung einfach und ohne Berechnung ablesen kann. Ein Anwendungsbeispiel wird in Kap. 8.13 vorgestellt.

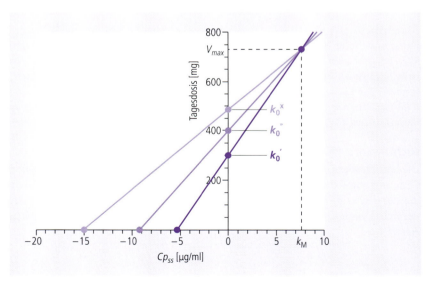

O **Abb. 1.64** Graphische Ermittlung der benötigten Tagesdosis $(k_0{}^x)$ zur Erzielung eines Phenytoin-Plasmaspiegels von 15 µg/ml. Nach Gabe von 300 mg $(k_0{'})$ und 400 mg $(k_0{''})$ wurden Phenytoin-Spiegel von 5,3 bzw. 9,2 µg/ml gemessen.

1.2.5 Nichtlineare Pharmakokinetik

Nichtlineare Pharmakokinetik mit gleichzeitiger Elimination erster Ordnung

Bisher haben wir in diesem Kapitel nur Fälle betrachtet, bei der wir reine Michaelis-Menten-Kinetik angenommen haben und von einem einzigen sättigbaren Ausscheidungsprozess ausgegangen sind.

> **Merke**
> In Wirklichkeit liegen häufig nichtlineare und lineare Ausscheidungswege parallel vor.

Die entsprechende Differentialgleichung zur Beschreibung dieser Situation ist Gl. 1.210.

$$-\frac{dCp}{dt} = k_e \cdot Cp + \frac{V_{max} \cdot Cp}{(k_M + Cp) \cdot Vd} \qquad \text{Gl. 1.210}$$

Wiederum ist eine Auflösung nach Cp nicht möglich. Für die Gesamtfläche unter der Plasmaspiegelkurve gilt

$$AUC = \frac{D}{k_e \cdot Vd} - \frac{V_{max}}{k_e^2 \cdot Vd} \cdot \ln\left(1 + \frac{k_e \cdot D}{V_{max} + k_e \cdot Vd \cdot k_M}\right) \qquad \text{Gl. 1.211}$$

Auch in diesem Fall sind also Dosis und Gesamtfläche unter der Kurve nicht mehr direkt proportional zueinander.

Der Zusammenhang zwischen Halbwertszeit und Plasmaspiegel ist in ○ Abb. 1.65 aufgezeigt.

Während bei reiner Michaelis-Menten-Kinetik in hohen Konzentrationen Halbwertszeit und Plasmaspiegel direkt proportional zueinander sind, kompensiert der lineare Eliminationsweg bei der parallelen linearen und nichtlinearen

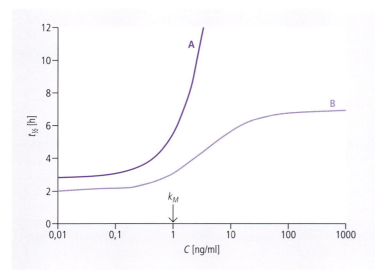

○ **Abb. 1.65** Abhängigkeit der Halbwertszeit vom Plasmaspiegel bzw. der Dosis bei reiner Michaelis-Menten-Kinetik (A) sowie bei gleichzeitiger linearer und nichtlinearer Elimination (B)

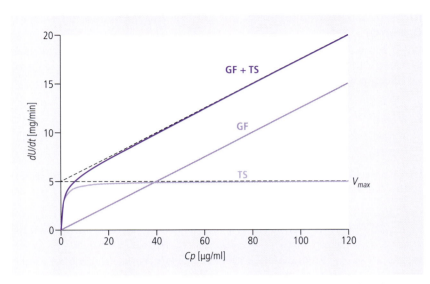

○ **Abb. 1.66** Renaler Clearance-Plot bei sättigbarer tubulärer Sekretion mit den Clearance-Komponenten glomeruläre Filtration (GF) und tubuläre Sekretion (TS).

Ausscheidung die Sättigung, so dass in sehr hohen Konzentrationen der relative Beitrag des sättigbaren Eliminationswegs gering ist und sich die Halbwertszeit auf einem höheren konstanten Niveau einpendelt als bei niedrigen Konzentrationen (○ Abb. 1.65).

Parallele Ausscheidungswege: linear und nichtlinear

Ein typisches Beispiel von parallelen Ausscheidungswegen, von denen einer linear und der andere nichtlinear ist, ist der Fall der sättigbaren tubulären Sekretion, die von nicht sättigbarer glomerulärer Filtration begleitet wird. ○ Abb. 1.66 zeigt diesen Zusammenhang in Form der entsprechenden Clearance-Plots.

Obwohl im hohen Plasmakonzentrationsbereich die Steigung des Clearance-Plots identisch mit der glomerulären Filtrationsrate ist, liegt eine sättigbare tubuläre Sekretion vor, die dadurch erkannt werden kann, dass die extrapolierte terminale Gerade nicht durch den Ursprung, sondern durch einen V_{max}-entsprechenden Ordinatenabschnitt führt.

1.3 Statistische Momente in der Pharmakokinetik

Anwendung von nichtkompartimentellen Modellen

In allen bisher betrachteten Fällen der linearen und nichtlinearen Pharmakokinetik haben wir den Organismus immer als ein System von kinetischen Kompartimenten angesehen. Dies ermöglichte, Gleichungen zu entwickeln, die den zeitlichen Verlauf der Arzneistoffkonzentration in verschiedenen Körperflüssigkeiten als Funktion der Zeit beschreiben, und weiterhin bestimmte pharmakokinetische Parameter zu bestimmen, die das kinetische Verhalten des jeweiligen Arzneistoffs charakterisieren. Wie bereits ausgeführt entsprechen diese kinetischen Kompartimente nicht unbedingt wirklich vorhandenen physiologischen Kompartimenten. Dieses und das nächste Kapitel beschreiben nun einen anderen Ansatz zur Betrachtung pharmakokinetischer Eigenschaften von Arzneistoffen, bei dem keine bestimmte Anzahl von kinetischen Kompartimenten vorausgesetzt werden muss.

1.3.1 Grundlagen

> **Merke**
> Voraussetzung zur Anwendung dieser so genannten nichtkompartimentellen Modelle ist allerdings, dass in der Regel lineare Pharmakokinetik vorliegt.

Wir haben bereits einige kinetische Parameter kennen gelernt, die unabhängig von der Zahl der Kompartimente ermittelt werden können, z. B. die Gesamtkörperclearance als Quotient aus resorbierter Dosis und Gesamtfläche unter der Plasmaspiegelkurve.

Grundlagen 1.3.1

Die Verweildauer eines Arzneistoffs im Organismus und der zeitliche Verlauf seiner Konzentration können statistisch als eine Häufigkeitsverteilung angesehen werden. Wird eine Dosis eines Arzneistoffs appliziert, dann werden einige der resorbierten Arzneistoffmoleküle rasch aus dem Körper ausgeschieden, während andere länger im Körper verbleiben.

> **Definition**
> Die mittlere Verweildauer (*MRT*, mean residence time) entspricht der durchschnittlichen Aufenthaltsdauer der applizierten Arzneistoffmoleküle und kann berechnet werden nach Gl. 1.212.

$$MRT = \frac{AUMC}{AUC} \quad \text{Gl. 1.212}$$

Mean Residence Time *(MRT)*: durchschnittliche Verweildauer der Moleküle

In Gl. 1.213 stellt *AUC* die bereits bekannte Gesamtfläche unter der Plasmaspiegelkurve dar, die mit Hilfe der Trapezregel berechnet werden kann (○ Abb. 1.11). *AUMC* wird als Gesamtfläche unter der ersten Moment-Kurve (area under the first moment-curve) bezeichnet und entspricht der Fläche unter der Kurve für eine graphische Darstellung des Produktes aus Plasmaspiegel und Zeit gegen die Zeit (○ Abb. 1.67).

Wie die *AUC* kann auch diese Fläche mit Hilfe der Trapezregel bis zum letzten experimentell bestimmten Punkt *(Cp$_x$)* ermittelt werden. Den mit der Trapezregel nicht erfassten terminalen Flächenanteil berechnet man aus dem letzten gemessenen Plasmaspiegel *Cp$_x$* und der aus der terminalen Steigung der Plasmaspiegel-Zeit-Kurve ermittelten terminalen Eliminationskonstanten λ nach Gl. 1.213.

$$AUC_{t_x \to \infty} = \frac{Cp_x}{\lambda}$$

$$AUMC_{t_x \to \infty} = \frac{Cp_x \cdot t_x}{\lambda} + \frac{Cp_x}{\lambda^2} \quad \text{Gl. 1.213}$$

Berechnung des terminalen Flächenanteils

Der extrapolierte Flächenanteil der *AUMC* ist immer größer als der entsprechend extrapolierte Flächenanteil der *AUC*. Mit Hilfe von *AUC* und *AUMC* können nun einige kinetische Parameter unabhängig von der Zahl vorhandener kinetischer Kompartimente ausgedrückt werden.

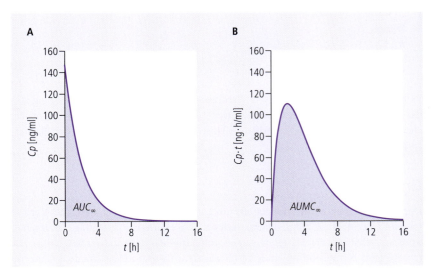

Abb. 1.67 Graphische Darstellung der Fläche unter der Plasmaspiegelkurve, AUC_∞ (A) und der Fläche unter der ersten Moment-Kurve, $AUMC_\infty$ (B) nach intravenöser Bolusinjektion

1.3.2 Gesamtkörperclearance

Wie bereits früher abgeleitet, kann die Gesamtkörperclearance als Quotient von resorbierter Dosis und Gesamtfläche unter der Kurve ausgedrückt werden (Gl. 1.214).

$$CL = \frac{F \cdot D}{AUC} \qquad \text{Gl. 1.214}$$

Es sei noch einmal wiederholt, dass diese Beziehung nur bei linearer Pharmakokinetik gilt, da sonst die Gesamtkörperclearance nicht mehr konstant, sondern eine Funktion des jeweiligen Plasmaspiegels ist.

1.3.3 Halbwertszeit

Die mittlere Verweildauer MRT entspricht in ihrer Bedeutung der Halbwertszeit. Bei intravenöser Bolusinjektion in ein Ein-Kompartiment-Modell gilt Gl. 1.215.

$$MRT_{i.v.} = \frac{1}{k_e}$$
$$t_{1/2} = 0{,}693 \cdot MRT \qquad \text{Gl. 1.215}$$

Bei einem Zwei-Kompartiment-Modell entspricht k_e der Gesamteliminationskonstante im Steady State (Gl. 1.147). In jedem Fall entspricht MRT der Zeit, die es dauert, bis 63,2 % einer intravenös gegebenen Dosis eliminiert sind. Dies gilt auch für Mehr-Kompartiment-Modelle, so dass es hier möglich ist, die MRT direkt experimentell aus Urindaten zu ermitteln.

Resorptionskinetik

1.3.4

Nach jeder nichtintravenösen Applikationsform ist die *MRT* gegenüber der i.v. Bolusgabe verlängert. Die Differenz der *MRT* nach nichtintravenöser ($MRT_{n.i.v.}$) und intravenöser Gabe ($MRT_{i.v.}$) wird als mittlere Resorptionszeit (mean absorption time, *MAT*) bezeichnet (Gl. 1.216).

$$MAT = MRT_{n.i.v.} - MRT_{i.v.} \qquad \text{Gl. 1.216}$$

Mittlere Resorptionszeit *(MAT)*

Bei einer Resorption erster Ordnung mit einer Resorptionsgeschwindigkeitskonstante k_a gilt (Gl. 1.217).

$$MAT = \frac{1}{k_a} \qquad \text{Gl. 1.217}$$

Bei einer Resorption nullter Ordnung über einen Zeitraum *T* gilt

$$MAT = \frac{T}{2} \qquad \text{Gl. 1.218}$$

> **Merke**
> Die mittlere Resorptionszeit ist ein häufig sehr brauchbarer Parameter zur Erstellung von In-vivo- und In-vitro-Korrelationen.

Es ist nämlich möglich, den Resorptionsvorgang detaillierter zu charakterisieren, wenn z. B. die *MAT* nach Gabe einer wässrigen Lösung des untersuchten Arzneistoffs (MAT_{Sol}) mit der nach Gabe einer festen Arzneiform desselben Arzneistoffs (MAT_{Tab}) verglichen wird. Die Differenz dieser beiden Werte entspricht dann dem In-vivo-Auflösungsverhalten der Arzneiform, die man auch als mittlere Auflösungsdauer (mean dissolution time, *MDT*) bezeichnet.

$$MDT = MAT_{Tab} - MAT_{Sol} \qquad \text{Gl. 1.219}$$

Mittlere Auflösungsdauer *(MDT)*

Die *MDT* kann dann weiterhin in geeigneten In-vitro-Auflösungstestsystemen ermittelt werden. Kann eine Korrelation zwischen den In-vitro- und In-vivo-*MDT*-Werten aufgezeigt werden, bedeutet dies, dass das In-vitro-Auflösungstestsystem erlaubt, die entsprechende Resorptionskinetik vorherzusagen, ohne dass aufwendige Bioverfügbarkeitsstudien an Probanden nötig sind. Ein solches Testsystem ist extrem hilfreich in der Arzneiformentwicklung und Qualitätskontrolle.

1.3.5 Verteilungsvolumen

Auch das Verteilungsvolumen im Steady State (Vd_{ss}, s. Kap. 1.2.3) kann mit Hilfe der statistischen Momente ohne Annahme einer bestimmten Anzahl von Kompartimenten ermittelt werden. Nach intravenöser Bolusinjektion gilt Gl. 1.220.

$$Vd_{ss} = CL \cdot MRT_{i.v.} = \frac{D \cdot AUMC}{AUC^2} \qquad \text{Gl. 1.220}$$

Bei einer Resorption erster Ordnung gilt Gl. 1.221.

$$Vd_{ss} = CL \cdot (MRT_{n.i.v.} - MAT) = CL \cdot \left(MRT_{n.i.v.} - \frac{1}{k_a}\right) \qquad \text{Gl. 1.221}$$

Bei einer Resorption nullter Ordnung über die Infusionsdauer T gilt Gl. 1.222.

$$Vd_{ss} = CL \cdot (MRT_{n.i.v.} - MAT) = CL \cdot \left(MRT_{n.i.v.} - \frac{T}{2}\right) \qquad \text{Gl. 1.222}$$

1.3.6 Mehrfachdosierung

Nach wiederholter Arzneistoffgabe kann aus der Gesamtfläche unter der Kurve nach Einmalgabe *(AUC)* und Dosierungsintervall τ ein durchschnittlicher Steady-State-Plasmaspiegel berechnet werden. Dieser Spiegel kann berechnet werden nach Gl. 1.223.

Bestimmung des durchschnittlichen Steady-State-Plasmaspiegels

$$Cp_{av(ss)} = \frac{AUC}{\tau} = \frac{F \cdot D}{CL \cdot \tau} \qquad \text{Gl. 1.223}$$

Der so berechnete Wert sagt allerdings nichts über die Fluktuation des Plasmaspiegels aus, sondern gibt nur einen Durchschnittswert. Der durchschnittliche Plasmaspiegel im Steady State kann mit Gl. 1.223 unabhängig von der Zahl möglicher kinetischer Kompartimente berechnet werden. Die zum Zeitpunkt t errechnete Fraktion des Steady-State-Spiegels (f_{ss}) kann ebenfalls ohne Voraussetzung einer Zahl von Kompartimenten als Quotient der Fläche unter der Plasmaspiegelkurve zwischen 0 und t *(AUC_t)* und der Gesamtfläche AUC_∞ bestimmt werden (Gl. 1.224):

$$f_{ss} = \frac{Cp_t}{Cp_{ss}} = \frac{AUC_t}{AUC} \qquad \text{Gl. 1.224}$$

Die Berechnung der *MRT* nach Mehrfachdosierung darf nicht als Quotient von $AUMC_{0-\tau}$ und $AUC_{0-\tau}$ erfolgen. Zwar ist die Fläche innerhalb eines Dosierungsintervalls im Steady State ($AUC_{0-\tau}$) identisch mit der Gesamtfläche unter der Kurve nach Einmaldosierung *(AUC)*, dies ist aber nicht der Fall für $AUMC_{0-\tau}$ und *AUMC*. Die korrekte Berechnungsweise erfolgt nach Gl. 1.225.

$$MRT = \frac{AUMC_{0-\tau}}{AUC_{0-\tau}} + \frac{\tau \cdot AUC_{\tau-\infty}}{AUC_{0-\tau}} \qquad \text{Gl. 1.225}$$

Metabolitenspiegel im Plasma

1.3.7

Die Mean Residence Time eines Metaboliten ist die Summe der *MRT* der Muttersubstanz (MRT^P) und seiner *MRT* nach intravenöser Gabe $(MRT^M_{i.v.})$.

$$MRT^M = MRT^P + MRT^M_{i.v.} \qquad \text{Gl. 1.226}$$

Eventuell vorliegende Sekundärmetaboliten können mit dem gleichen Ansatz ausgewertet werden, indem die *MRT* nach intravenöser Gabe dieser Metaboliten zur MRT^M des Primärmetaboliten zuaddiert wird.

Beurteilung der Anwendung statistischer Momente in der Pharmakokinetik

1.3.8

Die Anwendung statistischer Momente in der Pharmakokinetik ist heute ein fester Bestandteil des kinetischen Auswerterepertoires. Ein Grund ist sicherlich die im Vergleich zur Kompartimentanalyse sehr viel einfachere Berechnung der entsprechenden Parameter. Ein Vorteil dieses Ansatzes ist, dass die berechneten Aufenthaltsdauern die leicht vorstellbare Einheit „Zeit" haben und somit für die Praxis leicht verständlich sind. Ein weiterer Vorteil dieser Methode ist, dass *MRT* und *MAT* additive Größen darstellen. Es ist allerdings nicht möglich, mit Hilfe der statistischen Momente komplette Plasmakonzentrationsverläufe zu beschreiben. Die Voraussetzung linearer Pharmakokinetik darf ebenfalls nicht vergessen werden. Trotz dieser Limitationen sind vor allem die Anwendung zur Berechnung von Vd_{ss} und die Erstellung von In-vivo-/In-vitro-Korrelationen sehr wichtige Anwendungsgebiete der statistischen Momente in der Pharmakokinetik.

Statistische Parameter einfacher zu bestimmen als bei Kompartimentanalyse

Physiologische Modelle in der Pharmakokinetik

1.4

Grundlagen

1.4.1

Die Arzneimittelelimination aus dem Organismus kann mit Hilfe der Clearance quantitativ beschrieben werden. Wir haben in den vorherigen Kapiteln Wege beschrieben, wie die Clearance als Quotient aus Ausscheidungsgeschwindigkeit und Plasmaspiegel ausgedrückt werden kann (Gl. 1.9). Ein anderer Ansatz zur Betrachtung der Clearance geht von dem jeweiligen eliminierenden Organ (z. B. Leber) aus, in das das Blut mit einer bestimmten Arzneistoffkonzentration C_i eintritt und mit der Konzentration C_a wieder verlässt (Gl. 1.17 und ○ Abb. 1.3).

Bestimmung der Clearance ausgehend vom eliminierenden Organ

Beträgt die Blutflussgeschwindigkeit *Q*, so gilt für die jeweilige Organclearance:

Blutflussgeschwindigkeit Q

$$CL = Q \cdot \frac{C_i - C_a}{C_i} = Q \cdot \varepsilon \qquad \text{Gl. 1.227}$$

ε wird hierin als Extraktionskoeffizient bezeichnet und kann Werte zwischen 0 (keine Elimination, $C_i = C_a$) und 1 (vollständige Elimination, $C_a = 0$) annehmen.

Daher sind in physiologischen Modellen häufig Clearance-Werte und Verteilungsvolumina auf Blut als Referenzflüssigkeit bezogen.

Das Prinzip der physiologischen Modelle sei am Beispiel der hepatischen Clearance erklärt. Diese beträgt

Hepatische Clearance

$$CL_H = Q_H \cdot \varepsilon_H \qquad \text{Gl. 1.228}$$

> **Merke**
> In der Regel wird bei dieser physiologischen Betrachtungsweise für Q der tatsächliche Blutfluss (nicht Plasmafluss) eingesetzt.

Der hepatische Blutfluss Q_H liegt in der Regel bei etwa 1,5 Litern/Minute. Gl. 1.228 macht deutlich, dass sowohl die Leberdurchblutung als auch die Extraktionskapazität, die durch die Enzymaktivität in der Leber bestimmt ist, Einfluss auf die hepatische Clearance haben können. Es konnte gezeigt werden, dass der Extraktionskoeffizient ε von drei Größen abhängt: der Durchblutungsgeschwindigkeit (Q_H), der Proteinbindung, ausgedrückt als der ungebundenen Fraktion (f_u), sowie der maximalen Eliminationsleistung der Leber bei unlimitierter Arzneistoffzufuhr, die als intrinsische Clearance (CL_{int}) bezeichnet wird. Die Proteinbindung ist relevant, da nur der freie, nicht an Eiweiß oder Blutzellen gebundene Arzneistoff metabolisiert werden kann. Daher kann dies auch in Form der Wilkinson-Shand-Gleichung (Gl. 1.229) ausgedrückt werden.

Wilkinson-Shand-Gleichung

$$CL_H = Q_H \cdot \varepsilon_H = \frac{Q_H \cdot f_u \cdot CL_{int}}{Q_H + f_u \cdot CL_{int}} \qquad \text{Gl. 1.229}$$

Es sind nun zwei Extremfälle denkbar. Für Arzneistoffe mit geringer metabolischer Aktivität gilt, dass deren intrinsische Clearance gering ist. Ist der Leberblutfluss Q sehr viel größer als das Produkt aus f_u und CL_{int}, gilt:

$$Q_H \gg f_u \cdot CL_{int}$$
$$Q_H + f_u \cdot CL_{int} \approx Q_H$$
$$CL_H \approx f_u \cdot CL_{int} \qquad \text{Gl. 1.230}$$

$\varepsilon < 0,2$: Low-extraction Drugs

Solche Substanzen haben einen Extraktionskoeffizienten von $\varepsilon < 0,2$ und werden daher als Low-extraction Drugs bezeichnet. Die hepatische Clearance hängt hier primär von der Aktivität der Leberenzyme sowie der Proteinbindung und weniger vom Leberblutfluss (kapazitätslimitierte Clearance) ab. Beispiele für Low-extraction Drugs sind Warfarin, Phenytoin und Tolbutamid.

Im anderen Grenzfall gilt, dass manche Arzneistoffe eine sehr hohe metabolische Aktivität haben, so dass das Produkt aus CL_{int} und f_u größer ist als der hepatische Blutfluss:

$$f_u \cdot CL_{int} \gg Q_H$$
$$Q_H + f_u \cdot CL_{int} \approx f_u \cdot CL_{int}$$
$$CL_H \approx Q_H \qquad \text{Gl. 1.231}$$

Solche Substanzen haben einen Extraktionskoeffizienten von ε > 0,8 und werden als High-extraction Drugs bezeichnet. Hier hängt die hepatische Clearance mehr von der Leberdurchblutung als von der Enzymaktivität ab (perfusionslimitierte Clearance). Beispiele für High-extraction Drugs sind Propranolol, Imipramin, Lidocain und Pethidin.

ε > 0,8:
High-extraction Drugs

Die Einteilung der Arzneistoffe in High- und Low-extraction Drugs hat sich als sehr nützlich erwiesen, denn sie erlaubt klinisch relevante Voraussagen von zu erwartenden kinetischen Veränderungen bei Interaktionen oder physiologischen Veränderungen. Hierzu zwei Beispiele.

Praxisbeispiele

Ist es zu erwarten, dass Phenobarbital die Clearance von Propranolol verändert, wenn beide Substanzen gemeinsam verabreicht werden?

Propranolol ist ein High-extraction Drug, das fast ausschließlich hepatisch eliminiert wird. Daher gilt, dass die Clearance von Propranolol in etwa der Leberdurchblutung entspricht. Phenobarbital ist ein starker Enzyminduktor und erhöht die intrinsische Clearance von Propranolol. Diese metabolische Interaktion ist aber ohne Relevanz für die zu erwartende Propranolol-Clearance, da $CL \approx Q_H$ und somit unabhängig von der intrinsischen Clearance ist. In anderen Worten: Der Metabolismus ist auch vor der Induktion schon so rasch, dass es zu einer fast kompletten Extraktion in der Leber kommt. Eine Beschleunigung des Metabolismus kann daher den Extraktionskoeffizienten nicht weiter erhöhen. Die Clearance bleibt also weitgehend unverändert.

Ist es zu erwarten, dass Phenobarbital die Clearance von Warfarin verändert, wenn beide Substanzen gemeinsam verabreicht werden?

Warfarin ist wie alle Cumarinderivate ein Low-extraction Drug, das fast ausschließlich hepatisch eliminiert wird. Daher gilt, dass die Clearance von Warfarin von dem Ausmaß der Proteinbindung und der intrinsischen Clearance abhängt. Phenobarbital ist ein starker Enzyminduktor und erhöht die intrinsische Clearance von Warfarin. Diese metabolische Interaktion ist von großer Relevanz für die zu erwartende Warfarin-Clearance, da $CL \approx f_u \cdot CL_{int}$ und somit direkt proportional zur intrinsischen Clearance ist. Eine Beschleunigung des Metabolismus wird daher den Extraktionskoeffizienten und somit die Clearance erhöhen.

First-Pass-Effekt

Das beschriebene physiologische Modell eignet sich zur Betrachtung des First-Pass-Effekts nach oraler Gabe, bei dem während des ersten Durchgangs durch Darmwand und Leber die Arzneistoffmenge, die unverändert die systemische Zirkulation erreicht, vermindert wird. Man kann prinzipiell drei unterschiedliche Schritte des First-Pass-Effekts unterscheiden, die allein oder gemeinsam die Bioverfügbarkeit eines Arzneistoffs herabsetzen können.

Merke

First-Pass-Elimination kann im Darmlumen, der Darmwand sowie in der Leber erfolgen. In jedem dieser drei Resorptions-Schritte gelangt nur eine bestimmte Fraktion der applizierten Dosis in die nächste Phase.

Die Fraktion der applizierten Dosis, die die Magen- und Darmmucosa durchqueren kann und in die entsprechende Mucosazelle gelangt, bezeichnet man als F_F. Gründe für ein geringes F_F sind z. B. Instabilität in den Gastrointestinalflüssigkeiten oder Abbau durch gastrointestinale Verdauungsenzyme.

Die Fraktion der in die Mucosazelle aufgenommenen Arzneistoffmenge, die in das Portalblut übertreten kann, wird als F_G bezeichnet. Es konnte in den letzten Jahren gezeigt werden, dass den Metabolismus- und Transportaktivitäten der Darmwandzellen sehr viel höhere Bedeutung zukommt, als dies bislang vermutet wurde. Diese Mechanismen sind ausführlicher im Resorptionskapitel dieses Buches abgehandelt (s. Kap. 2.3). Es gilt also, dass ein aktiver Darmwandmetabolismus oder auswärtsgerichteter Darmzelltransporter wie das P-Glykoprotein (P-gp) zu einem geringen F_G führt.

Die Fraktion der in das Portalblut aufgenommenen Arzneistoffmenge, die beim ersten Durchgang die Leber unverändert passiert, wird als F_H bezeichnet. Dieser Wert ist eng mit dem hepatischen Extraktionskoeffizient verknüpft, so dass häufig Gl. 1.232 gilt:

$$F_H = 1 - \varepsilon_H \quad \text{Gl. 1.232}$$

Die insgesamt resorbierte Fraktion F entspricht dem Produkt der drei resorbierten Fraktionen:

Insgesamt resorbierte Fraktion F

$$F = F_F \cdot F_G \cdot F_H \quad \text{Gl. 1.233}$$

Für den Fall, dass der Lebermetabolismus der einzige Mechanismus des First-Pass-Effekts ist, vereinfacht sich Gl. 1.233 zu $F=F_H$. Es gilt dann Gl. 1.234.

$$F = F_H = 1 - \varepsilon_H = \frac{Q_H}{Q_H + f_u \cdot CL_{int}} \quad \text{Gl. 1.234}$$

Zusammenfassung von Gl. 1.214 und Gl. 1.234 ergibt

$$AUC_{po} = \frac{F \cdot D}{CL} = \frac{D}{f_u \cdot CL_{int}} \quad \text{Gl. 1.235}$$

Gl. 1.235 zeigt, dass die intrinsische hepatische Clearance hier aus oraler Dosis, Proteinbindung und Fläche unter der Kurve abgeleitet werden kann.

1.4.3 Verteilungsvolumen

Je nach analysierter Körperflüssigkeit kann das Verteilungsvolumen auf Blut oder Plasma bezogen sein. Da in der Regel Plasma zur Arzneistoffspiegelmessung verwendet wird, gilt, dass die Gesamtmenge Arzneistoff im Körper *(Cp·Vd)* gleich der Menge im Plasma *(Cp·V_P)* plus der Menge in den Geweben *(C_T·V_T)* ist.

$$Cp \cdot Vd = Cp \cdot V_P + C_T \cdot V_T \qquad \text{Gl. 1.236}$$

Gesamtmenge des Arzneistoffs im Körper

V_P und V_T repräsentieren hier die wahren Volumina von Plasma und Gewebe. Das durchschnittliche Plasmavolumen für einen 70 kg Patienten beträgt etwa 3 l. Das Gesamtkörperwasser beträgt etwa 42 l, die zu etwa 15 l extrazellulär und 27 l intrazellulär verteilt sind. Da im Steady State die freie Arzneistoffkonzentration (Cp_u) in Plasma und Gewebe gleich ist, gilt Gl. 1.237, in der $f_{u(P)}$ und $f_{u(T)}$ die ungebundene Fraktion in Plasma und die durchschnittliche ungebundene Fraktion in den Geweben darstellen.

$$f_{u(P)} = \frac{Cp_u}{Cp}$$
$$f_{u(T)} = \frac{Cp_u}{C_T}$$
$$\frac{f_{u(P)}}{f_{u(T)}} = \frac{C_T}{Cp} \qquad \text{Gl. 1.237}$$

Kombination von Gl. 1.236 und Gl. 1.237 ergibt Gl. 1.238.

$$Vd = V_P + \frac{f_{u(P)}}{f_{u(T)}} \cdot V_T \qquad \text{Gl. 1.238}$$

Ist das Verteilungsvolumen auf Blut bezogen, gilt analog

$$Vd = V_B + \frac{f_{u(B)}}{f_{u(T)}} \cdot V_T \qquad \text{Gl. 1.239}$$

Hierin bedeutet V_B das wahre Volumen des Blutes (etwa 5 l) und $f_{u(B)}$ die freie Fraktion im Blut.

Beurteilung der physiologischen Modelle 1.4.4

Physiologische Modelle haben gegenüber den kinetischen Kompartiment-Modellen den Vorteil, eine physiologische Grundlage zu besitzen und anschaulicher zu sein. In unserem Beispiel haben wir nur die Elimination durch ein Ausscheidungsorgan (Leber) betrachtet. Es ist leicht einzusehen, dass diese Modelle bei der Betrachtung des Gesamtorganismus sehr viel komplexer werden. Für jedes Organ muss Durchblutungsgeschwindigkeit und Extraktionskoeffizient bekannt sein. Das Modell setzt weiterhin voraus, dass die Verteilung im Organismus keine Zeit in Anspruch nimmt – entsprechend dem Ein-Kompartiment-Modell – und setzt weiterhin lineare Pharmakokinetik voraus. Aber ähnlich wie die Anwendung statistischer Momente erlauben physiologische Modelle eine pharmakokinetische Analyse mit relativ einfachen mathematischen Mitteln. Obwohl diese Methoden nicht für alle kinetischen Probleme anwendbar sind, sind sie doch vor allem zur Beantwortung vieler klinischer Fragen nützlich. Wir werden auf diesen Ansatz vor allem bei der Betrachtung des Einflusses von Krankheitszuständen auf die Pharmakokinetik zurückgreifen.

Zusammenfassung

- Bei einer Kinetik nullter Ordnung bleibt die Geschwindigkeit der Konzentrationsänderung konstant. Bei einer Kinetik erster Ordnung ist die Änderungsgeschwindigkeit proportional zur vorliegenden Konzentration.
- Die Clearance ist ein Maß für die Ausscheidungsgeschwindigkeit eines Arzneistoffs.
- Das Verteilungsvolumen ist ein Proportionalitätsfaktor, der die gemessene Arzneistoffkonzentration C mit der Gesamtarzneistoffmenge X im Organismus in Beziehung setzt. Das Verteilungsvolumen kann das Volumen der Körperflüssigkeiten überschreiten.
- Unter Halbwertszeit versteht man die Zeitspanne, in der eine Konzentration auf die Hälfte ihres ursprünglichen Wertes abgefallen ist.
- Das einfachste pharmakokinetische Modell ist das Ein-Kompartiment-Modell. Der Organismus wird hierbei als ein System angesehen, in dem sich unmittelbar nach der Arzneistoffresorption alle Körperflüssigkeiten im Fließgleichgewicht befinden.
- Die renale Clearance ist das Produkt aus renaler Eliminationsgeschwindigkeitskonstante und Verteilungsvolumen.
- Die Gesamtkörperclearance ist die Summe der einzelnen Organclearances.
- Man spricht von Flip-flop-Kinetik, wenn die Eliminationsgeschwindigkeitskonstante k_e größer ist als die Resorptionsgeschwindigkeitskonstante k_a.
- Der während einer Infusion erreichte Plasmaspiegel hängt sowohl von der Infusionsrate als auch von der Clearance des jeweiligen Arzneistoffs ab.
- Um den Steady-State-Level bei einer Infusion unmittelbar zu erreichen, kann zu Beginn einer Therapie eine Loading Dose verabreicht werden.
- Auch nach oraler Gabe kann ein Steady-State-Level erreicht werden.
- Mit Hilfe der Chiou-Gleichung kann aus zwei Messpunkten die Gesamtkörperclearance während der Infusion abgeschätzt werden.
- Der Steady-State-Bereich bei Mehrfachdosierung fluktuiert zwischen einem Minimum und einem Maximum, wobei das Ausmaß dieser Fluktuation nur von der Eliminationskonstante k_e und dem Dosierungsintervall τ abhängt, nicht aber von der Dosis.
- Im Kompartiment-Modell müssen die Kompartimente nicht auf physiologischen Korrelaten basieren.
- Das zentrale Kompartiment steht in unmittelbarem Gleichgewicht mit dem Plasma. Der Verteilungsvorgang innerhalb dieses Kompartiments kann zeitlich vernachlässigt werden. Das periphere Kompartiment benötigt einige Zeit, bis es nach Arzneistoffapplikation mit dem zentralen Kompartiment im Gleichgewicht steht.
- Im Pseudo-Steady-State-Zustand verhält sich der Organismus wie ein Ein-Kompartiment-Modell, der Plasmaspiegel fällt linear ab.
- Auch im Zwei-Kompartiment-Modell kann ein Flip-flop-Fall auftreten, der jedoch komplexer ist als im Ein-Kompartiment-Modell.
- Das periphere Kompartiment kann in ein flaches und ein tiefes Kompartiment eingeteilt werden.

Zusammenfassung

- Auch bei sehr niedrigen Plasmaspiegeln können sich erhebliche Arzneistoffmengen im tiefen Kompartiment anreichern. Das ist vor allem dann von Bedeutung wenn Wirkung oder Toxizität mit der Konzentration im tiefen Kompartiment korrelieren (z. B. bei Aminoglykosiden).

- Sättigbare Eliminationswege können mit Hilfe der Michaelis-Menten-Gleichung beschrieben werden.

- Die *AUC* lässt bei nichtlinearer Pharmakokinetik keine Rückschlüsse auf die Bioverfügbarkeit zu.

- Die mittlere Verweildauer entspricht der durchschnittlichen Aufenthaltsdauer der applizierten Arzneistoffmoleküle.

- Substanzen mit einem Extraktionskoeffizienten von $\varepsilon < 0{,}2$ werden als Low-extraction Drugs bezeichnet. Die hepatische Clearance hängt in diesem Fall primär von der Aktivität der Leberenzyme sowie der Proteinbindung und weniger vom Leberblutfluss (kapazitätslimitierte Clearance) ab.

- Substanzen mit einem Extraktionskoeffizienten von $\varepsilon > 0{,}8$ werden als High-extraction Drugs bezeichnet. In diesem Fall hängt die hepatische Clearance mehr von der Leberdurchblutung als von der Enzymaktivität ab (perfusionslimitierte Clearance).

2 Resorption

Inhaltsvorschau

Nur wenn ein Arzneistoff in der Lage ist biologische Membranen zu überwinden, kann er resorbiert werden und danach seinen Wirkort erreichen. Ort und Art der Verabreichung eines Arzneistoffs haben Einfluss auf die Geschwindigkeit des Wirkungseintritts, die Wirkungsdauer und die Verträglichkeit. Die Geschwindigkeit und das Ausmaß der Resorption hängen vom Wechselspiel zwischen den physikochemischen Eigenschaften des Arzneistoffs und den physiologischen Gegebenheiten vor Ort ab. Krankheiten können die Resorption beeinflussen. Die Prinzipien der Resorption nach Verabreichung von Arzneistoffen über verschiedene Applikationswege werden in diesem Kapitel vorgestellt.

2.1 Definition und Bedeutung der Arzneistoffresorption

> **Definition**
> Der Begriff Resorption umfasst alle Prozesse, die einerseits zu einer Abnahme der Menge des Arzneistoffs am Ort seiner Verabreichung sowie andererseits zum Erscheinen von Arzneistoff im Blutkreislauf führen.

Anschließend sorgt das Blutgefäßsystem (die systemische Zirkulation) für die Verteilung des Arzneistoffs in die Gewebe. Resorption (engl. absorption) bedeutet immer das Durchdringen (Permeation) von Zellmembranen.

Physikochemische Substanzeigenschaften

Die Geschwindigkeit der Resorption und die resorbierte Menge werden sowohl von den physikochemischen Eigenschaften des Arzneistoffs als auch den physiologischen Bedingungen am Applikationsort bestimmt.

Werden Wirkungen ausschließlich am Ort der Applikation (lokale Effekte) beabsichtigt, ist eine Resorption nicht erforderlich oder aufgrund der möglichen systemischen Nebenwirkungen sogar unerwünscht. Bei direkter Gabe eines Arzneistoffs in Venen oder Arterien (intravasale Gabe) wird die Resorption umgangen. Prinzipiell ist auch eine Resorption auf indirektem Weg über das Lymphsystem in den Blutkreislauf möglich.

Die Resorption wird von Prozessen der Verteilung, der Biotransformation und der Ausscheidung des Arzneistoffs überlagert. Krankheiten können Resorptionsprozesse erheblich beeinflussen.

2.2 Applikation

Unter Applikation versteht man die Verabreichung eines Arzneimittels. Die Auswahl von Applikationsort und Applikationsform kann wesentlich über den Erfolg einer Arzneitherapie entscheiden.

Eine lokale (topische) Applikation wird gewählt, wenn der Arzneistoff am Ort seiner Verabreichung wirken und möglichst nicht resorbiert werden soll (□ Tab. 2.1).

Von systemischer Applikation spricht man, wenn ein Arzneistoff direkt in Blutgefäße injiziert wird und somit über den Blutkreislauf den gesamten Organismus erreicht.

Systemische Applikation

Kriterien bei der Wahl von Applikationsform und -ort 2.2.1
Schnelligkeit des Wirkungseintritts

Eine intravenöse Injektion bewirkt den schnellstmöglichen Wirkungseintritt, weil hier vor der Verteilung in die Organe keine Resorption stattfindet. Mit einer intravenösen Bolusapplikation oder einer Infusion können so schnell hohe Arzneistoffkonzentrationen im Zielgewebe erreicht werden.

Intravenöser Bolus

Wirkungsdauer

Eine lang anhaltende Wirkung kann erzielt werden, indem Applikationsformen gewählt werden, die eine Resorption über lange Zeiträume ermöglichen. Dies ist z. B. durch die Einnahme von Tabletten oder Kapseln mit lang anhaltender Freigabe des Arzneistoffs im Darm möglich (Retard-Formulierungen; engl.: extended release form oder sustained release form). Bei intramuskulärer und subkutaner Injektion wird das Arzneimittel nicht direkt in ein Blutgefäß gespritzt. Es muss von der Injektionsstelle in das Blut- oder/und Lymphgefäßsystem übertreten. Der Wirkungseintritt ist also gegenüber einer intravasalen Injektion verzögert. Wie schnell die Aufnahme in die Gefäße und der Abtransport erfolgen, hängt entscheidend von der Durchblutung des entsprechenden Gewebes ab. Da die Muskulatur im Vergleich zur Unterhaut besser durchblutet ist, kann ein intramuskulär injiziertes Arzneimittel schneller wirken als nach subkutaner Gabe. Aus intramuskulären oder subkutanen Depots (z. B. ölige Lösungen oder Kristallsuspensionen) können Arzneistoffe über lange Zeiträume zur Resorption freigegeben werden und auf diese Weise effektive Gewebekonzentrationen über Wochen ermöglichen (z. B. Hormone, Antibiotika). Gleiches ist mit Pflastern realisierbar, aus denen der Arzneistoff kontrolliert freigesetzt und danach über die Haut resorbiert werden kann (z. B. Hormone, Nicotin zur Entwöhnung, Arzneistoffe gegen Reisekrankheit).

Orale Retard-Arzneimittel

Wirkort

Die Applikationsform muss dem Ort, an dem das Arzneimittel wirken soll, angepasst sein. So ist z. B. eine lokale Therapie am Auge am ehesten mit Tropfen möglich, rektale Applikationen können mit Zäpfchen (Suppositorien) oder Mikroklistieren erfolgen und eine pulmonale Applikation ist mit einem inhalierbaren Spray möglich (inhalative Gabe). Die Gabe von Antazida per os (p. o.) zur Neutralisation von Magensäure ist ein Beispiel für die Übereinstimmung von Applikationsform und gewünschtem Wirkort (Magen und oberer Dünndarm).

Gewünschte systemische Wirksamkeit

Hierfür muss gesichert sein, dass der Arzneistoff bei der gewählten Applikationsform hinreichend schnell und in ausreichender Menge resorbiert wird. Insulin ist beispielsweise nach oraler Anwendung nicht für den Organismus verfügbar, weil es

Parenterale Gabe

Tab 2.1 Übersicht über gebräuchliche Applikationsformen

Applikation	Applikationsart	Applikationsort	Beispiele lokal	systemisch
Auf Schleimhäute oder auf die Haut	Oral, enteral	Mund-, Magen- und Darmschleimhaut	Antazidum	Tabletten, Kapseln, Tropfen, Säfte
	Sublingual, bukkal	Mund- und Zungenschleimhaut	Halsschmerztabletten	Nitroglycerin-Zerbeißkapsel, orodispersible Tabletten (Triptane)
	Rektal	Rektalschleimhaut	Hämorrhoidenzäpfchen	Zäpfchen gegen Fieber, Schmerzen (Migräne), Erbrechen
	Intravaginal	Vaginalschleimhaut	Vaginalzäpfchen	
	Intraurethral, intravesikal	Harnröhre, Blase	Blasenspülung oder -instillation	
	Nasal	Nasenschleimhaut	Schnupfentropfen, Corticoide und Antihistaminika (allergische Rhinitis)	Nasenspray, z. B. Desmopressin, Oxytocin, Triptane
	Konjunktival	Augenbindehaut	Augentropfen	
	Pulmonal	Bronchial- und Alveolarschleimhaut	Asthmaspray	Inhalationsnarkotikum
	Epikutan	Haut (auf die Haut)	Decksalbe	
	Transdermal, perkutan	Haut (durch die Haut)		Pflaster, z. B. Nitroglycerin, Hormone, Nikotin, Fentanyl (Analgetikum), Scopolamin (Reisekrankheit)
In das Körperinnere (Injektionen, Infusionen)	Intravenös (i. v.)	Vene	Bolusinjektionen, Kurz- und Dauerinfusionen	
	Intraarteriell (i. a.)	Arterie	Röntgenkontrastmittel	
	Intrakutan	Haut	Impfungen	
	Subkutan (s. c.)	Unterhaut	Insulininjektionen	
	Intramuskulär (i. m.)	Muskel	Hormon-Depots	
	Intraartikulär	Gelenk	Glucocorticoide	
	Epidural	Epiduralraum	Opioide, Lokalanästhetika	

als Peptid im Magen-Darm-Trakt nicht ausreichend stabil ist und somit unwirksam wird. Es kann also nur parenteral unter Umgehung des Magen-Darm-Trakts eingesetzt werden (z. B. subkutane Applikation). Andere Arzneimittel werden zu langsam, nicht vollständig oder überhaupt nicht aus dem Magen-Darm-Trakt resorbiert und müssen daher parenteral appliziert werden (z. B. Heparine, Aminoglykosid-Antibiotika, Muskelrelaxantien).

Dosisminimierung
Durch die Wahl einer entsprechenden Applikationsform kann die erforderliche Dosis für einen bestimmten therapeutischen Effekt minimiert werden. Im Vergleich zur oralen Gabe sind z. B. bei der inhalativen Therapie des Asthma bronchiale nur Bruchteile der Dosen an β-Sympathomimetika und Glucocorticoiden erforderlich.

Zustand des Patienten
Einem bewusstlosen Patienten kann ein Medikament nicht p. o. gegeben werden; ebenso wird man bei starkem Erbrechen ein Zäpfchen einer Tablette vorziehen.
    ◻ Tab. 2.1 gibt einen Überblick der gebräuchlichen Applikationsformen sowie Beispiele für entsprechende Arzneimittel.

Resorptionsmechanismen

Im Verlauf der Resorption muss der Arzneistoff Biomembranen durchdringen, z. B. die Membranen der Epithelzellen im Magen-Darm-Kanal, der Endothelzellen in den Blutgefäßen oder der Zellen des Alveolarepithels. Hierfür stehen an allen Grenzflächen prinzipiell die gleichen Resorptionsmechanismen zur Verfügung. Der Anteil der einzelnen Mechanismen am Resorptionsprozess ist arzneistoffspezifisch und für die jeweiligen resorbierenden Grenzflächen unterschiedlich.

Passive Diffusion

Der weitaus überwiegende Anteil aller Arzneistoffe wird mittels passiver Diffusion resorbiert. Passive Diffusion erfordert keine Energie, sondern der Arzneistoff diffundiert (auch: permeiert) aufgrund seines Konzentrationsgefälles durch die entsprechende Zellmembran (◯ Abb. 2.1). Er bewegt sich also aus einer Lösung

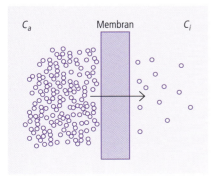

◯ **Abb. 2.1** Schematische Darstellung der Resorption durch passive Diffusion: Der Arzneistoff diffundiert aufgrund des Konzentrationsgefälles durch die Membran. C_a = Arzneistoffkonzentration auf der Außenseite, C_i = Arzneistoffkonzentration auf der Innenseite.

Das Fick'sche Gesetz

hoher Konzentration (z. B. Flüssigkeit im Magen-Darm-Kanal oder intramuskuläre Flüssigkeit nach einer i. m.-Injektion) in einen Raum mit niedrigerer Konzentration (Blut oder Lymphe).

Die Diffusionsgeschwindigkeit ist abhängig vom Konzentrationsgefälle, von der Größe und Dicke der Membran sowie von einem stoffspezifischen Diffusionskoeffizienten und kann quantitativ durch das Fick'sche Gesetz beschrieben werden (Gl. 2.1). Der Diffusionskoeffizient ist eine Stoffkonstante, die im Wesentlichen von Molekülgröße und -struktur, von der Lipophilie sowie der Ladung (den physikochemischen Eigenschaften) bestimmt wird.

$$q = -\frac{dC_a}{dt} = D \cdot \frac{F}{L} \cdot (C_a - C_i) \qquad \text{Gl. 2.1}$$

q = Diffusionsgeschwindigkeit
C_a = Konzentration auf der Membranaußenseite
C_i = Konzentration auf der Membraninnenseite
D = Diffusionskoeffizient
F = Membranfläche
L = Membrandicke

Diese Gleichung vereinfacht sich für den Fall, dass a) die Konzentration auf der Außenseite der Membran sehr viel größer ist als auf der Innenseite, wodurch die Konzentrationsdifferenz C_a-C_i nahezu gleich C_a ist, und b) für einen bestimmten Arzneistoff und einen bestimmten Patienten der Diffusionskoeffizient sowie die Membranfläche und -dicke als konstant angesehen werden können. In diesem Fall wird die Diffusionsgeschwindigkeit durch die Permeationsgeschwindigkeitskonstante k ausgedrückt:

$$q = -\frac{dC_a}{dt} = k \cdot C_a \qquad \text{Gl. 2.2}$$

Aus dieser Gleichung folgt: Die Geschwindigkeit der Konzentrationsabnahme (also die Resorptionsgeschwindgkeit) ist umso größer, je höher die Arzneistoffkonzentration am Ort der Applikation ist. Damit kann die Arzneistoffdiffusion kinetisch als ein Transportprozess erster Ordnung angesehen werden (s. Kap. 1.1.1).

> **Merke**
>
> Entscheidend für die Geschwindigkeit und das Ausmaß der Arzneistoffresorption durch passive Diffusion sind das Konzentrationsgefälle vor Ort und die arzneistoffspezifischen physikochemischen Eigenschaften.

2.3.2 Resorption durch Poren

An allen biologischen Grenzflächen finden sich Poren. Diese sind sowohl in die Zellmembranen als auch in die Strukturen der Zwischenzellräume (Schlussleisten-Systeme; engl.: junctions) integriert. Poren tragen fixe Ladungen und können ihren Durchmesser funktionell verändern. Durch Poren erfolgt ein Teil des Flüssigkeits- und Elektrolyttransportes über Zellmembranen. Die Durchlässigkeit von Poren für

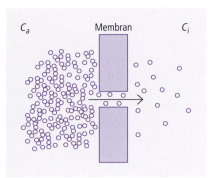

Abb. 2.2 Schematische Darstellung der Resorption durch Poren

die Resorption von Arzneistoffen unterliegt zahlreichen physiologischen Einflüssen. Insbesondere kleine hydrophile Moleküle sowie ionisierte Stoffe können auf diesem Weg resorbiert werden (Abb. 2.2). Für einzelne Arzneistoffe ist der durch Poren resorbierte Anteil größer als der Transport durch Diffusion (z. B. enterale Resorption von Ranitidin). Für sehr gut wasserlösliche Arzneistoffe kann die Resorption durch Poren mit der Resorption von Flüssigkeit gekoppelt sein (Solvent-drag-Phänomen). Unter pathologischen Bedingungen, z. B. bei chronischen Entzündungen oder durch Bakterientoxine, kann es zu einer erhöhten Durchlässigkeit von Poren und damit zur Resorption sehr großer Moleküle, z. B. Proteine, kommen. Auf diese Weise können allergen wirkende Substanzen resorbiert werden.

> **Merke**
> Lokale oder generalisierte Entzündungen können zu einer deutlichen Zunahme von Ausmaß und Geschwindigkeit der Arzneistoffresorption durch Poren führen. Auf diesem Wege können große Moleküle wie Allergene oder Nanopartikel in den Organismus eindringen.

Erleichterte Diffusion

Der Arzneistoff wird mit Hilfe eines Trägermoleküls, dem Carrier, durch die Zellmembran geschleust (Abb. 2.3). Durch die Kopplung an den Carrier entsteht ein Komplex, der Zellmembranen leichter durchdringen kann als der freie, nicht an den Carrier gekoppelte Arzneistoff. Dieses Prinzip erleichtert insbesondere sehr hydrophilen Substanzen das Durchdringen von Zellmembranen, indem die Moleküle durch die Kopplung vorübergehend ausreichend lipophile Eigenschaften erhalten. Die treibende Kraft für den Transport ist wiederum das Konzentrationsgefälle sowie die Gleichgewichtseinstellung zwischen freiem Arzneistoff, freiem Carrier und Arzneistoff-Carrier-Komplexen. Ein Sonderfall der erleichterten Diffusion ist die Resorption von Vitamin B_{12}, das im Darm einen Komplex mit dem von der Magenschleimhaut produzierten Intrinsic Factor bildet und nur in dessen Gegenwart resorbiert werden kann.

2.3.4 Aktiver Transport

Aktiver Transport gegen Konzentrationsgefälle

Als aktiv werden Resorptionsprozesse bezeichnet, die unter Verbrauch von Energie aus dem Zellstoffwechsel ablaufen. Der aktive Transport wird ebenfalls mit Hilfe von Carriern realisiert (○ Abb. 2.3). Im Gegensatz zur erleichterten Diffusion kann er auch entgegen einem Konzentrationsgefälle erfolgen. Der aktive Transport hat physiologische Bedeutung für die enterale Nährstoffresorption (z. B. Aminosäuren, Zucker, Vitamine und Gallensäuren). Arzneistoffe können aktiv resorbiert werden, wenn ihre chemische Struktur den genannten Substanzklassen ähnelt. So werden Methyldopa und Penicillamin mit Hilfe von Aminosäure-Carriern aus dem Darm resorbiert. Die ausreichende enterale Resorbierbarkeit einiger Antibiotika (Amoxicillin, orale Cephalosporine) und ACE-Hemmer ist auf den aktiven Transport dieser Stoffe durch Peptid-Carrier zurückzuführen.

Auch für andere humane Aufnahmetransporter konnte eine Bedeutung für die Resorption von Arzneistoffen nachgewiesen werden. Ein in der Darmschleimhaut exprimiertes Polypeptid (organic anion transporting polypeptide 1A2, OATP1A2) transportiert zum Beispiel das Antihistaminikum Fexofenadin aktiv aus dem Darmlumen in den Blutkreislauf. Dieserart transportervermittelte Resorptionsprozesse können durch Nahrungsbestandteile (z. B. Grapefruitsaft) gehemmt werden. Dies kann zu einer Verringerung der resorbierten Arzneistoffmenge führen.

Begrenzte Transporterkapazität

Da aktive Transportprozesse durch eine begrenzte Carrier-Kapazität sättigbar sind, führt eine Erhöhung der Dosis über die maximal resorbierbare Menge hinaus, nicht zu einer Zunahme der Arzneistoffmenge im Organismus. In diesem Fall ist eine Erhöhung der resorbierten Menge nur durch eine Verteilung auf mehrere Dosierungen möglich. Aktive Resorptionsprozesse können mit Hilfe einer Michaelis-Menten-Kinetik beschrieben werden (s. Kap. 1.2.5).

Es gibt Arzneistoffe, die sowohl durch passive Diffusion als auch aktiv resorbiert werden. Der relative Anteil beider Mechanismen an der Gesamtresorption hängt von der Konzentration des Arzneistoffs am Resorptionsort ab: Da der Transport durch Carrier sättigbar ist, die passive Diffusion dagegen nicht, kann der Anteil des aktiven Transports beim Vorliegen hoher Konzentrationen nach hohen Dosen vernachlässigt werden und die Resorption kann als Kinetik erster Ordnung aufgefasst werden.

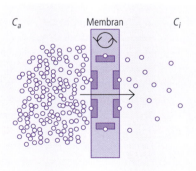

○ **Abb. 2.3** Schematische Darstellung der Resorption mittels eines Carriers, der das Arzneistoffmolekül durch die Membran schleust.

Ionenpaar-Transport

2.3.5

Nur ungeladene, nicht ionisierte Moleküle können Zellmembranen mittels Diffusion durchdringen. Daraus folgt z. B., dass von Säuren und Basen jeweils nur deren nicht ionisiert vorliegende Anteile diffundieren. Es gibt jedoch auch Arzneistoffe, die über den gesamten physiologischen pH-Bereich ausschließlich geladen vorliegen (z. B. quarternäre Ammoniumverbindungen wie *N*-Butylscopolamin). Diese Ionen können mit geeigneten Gegenionen im Gastrointestinaltrakt Ionenpaare bilden, die nach außen elektrisch neutral sind und die Zellmembran mittels passiver Diffusion durchqueren. Dies konnte z. B. für Trospium, Doxorubicin und Isopropamid gezeigt werden.

Pinozytose, Phagozytose, Persorption

2.3.6

Bei der Pinozytose (pino = trinken) wird ein kleines Volumen extrazellulärer Flüssigkeit durch Einstülpung der äußeren Zellmembran in ein Vesikel eingeschlossen und dann in die Zelle entleert. Auf diese Weise kann gelöster Arzneistoff durch die Membran geschleust werden. Bei der Phagozytose (phago = essen) erfolgt die Aufnahme von Partikeln, d. h. der Arzneistoff gelangt ungelöst in das Zellinnere. Bei der Persorption gelangen feste Teilchen (Nanopartikel) zwischen den Zellen hindurch in den Organismus, ohne die Zellmembranen zu durchqueren. Diese Resorptionswege spielen physiologisch eine Rolle bei der Resorption von Lipoproteinen (LDL) und einigen fettlöslichen Vitaminen. Über diese Wege können sehr große Moleküle mehr oder weniger funktionell intakt in den Organismus gelangen. Typische Beispiele sind die Resorption des Botulinum- und Cholera-Toxins aus dem Darm oder die Aufnahme von Asbest-Fasern über die Lunge (o Abb. 2.4). Mittelfristig ist zu erwarten, dass es gelingt makromolekulare Arzneistoffe (z. B. Polypeptide, Glykoproteine, Immunglobuline, Wachstumsfak-

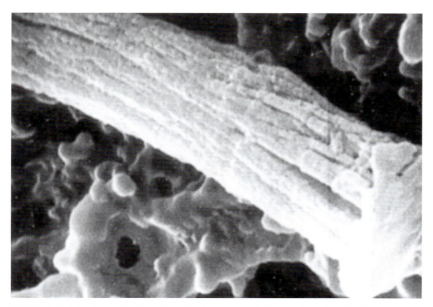

o **Abb. 2.4** Asbestfaser im Blut eines Kaninchens nach Persorption. Aus Steffens

toren, Enzyme oder Antikörper) mit Hilfe dieser Resorptionsmechanismen in therapeutisch ausreichender Menge in den Organismus zu bringen.

2.4 Resorption aus dem Magen-Darm-Kanal

Die orale Gabe von Arzneistoffen mit anschließender Resorption aus dem Magen-Darm-Kanal (Gastrointestinaltrakt) wird vom Patienten als angenehmste Form der Verabreichung empfunden. Sie stellt bis heute die am häufigsten genutzte Applikationsform dar. Da Aufbau und Funktion des Magen-Darm-Kanals optimal auf die Resorption von Nährstoffen ausgerichtet sind, ist auch die gastrointestinale Resorption für viele Arzneistoffe prinzipiell gut möglich. Ausmaß und Geschwindigkeit der Arzneistoffresorption aus Magen und Darm werden von einer Vielzahl physiologischer Faktoren und physikochemischer Substanzeigenschaften beeinflusst.

2.4.1 Prinzip der Vergrößerung der resorbierenden Oberfläche

Aus dem Fick'schen Gesetz (Gl. 2.1) folgt, dass die Resorptionsgeschwindigkeit proportional zur Größe der resorbierenden Oberfläche ist. Insbesondere im Dünndarm wird dieses Prinzip für die Resorption ausgenutzt. Die auffälligste Eigenschaft des Dünndarmes, nämlich die enorme Oberflächenvergrößerung (> 100 m^2), welche die Schleimhaut im Vergleich zur Oberfläche eines glattwandigen Schlauches vergleichbarer Länge aufweist, wird durch drei morphologische Eigenheiten realisiert (○ Abb. 2.5): Die Schleimhaut liegt gefaltet vor (Kerckring'sche Falten).

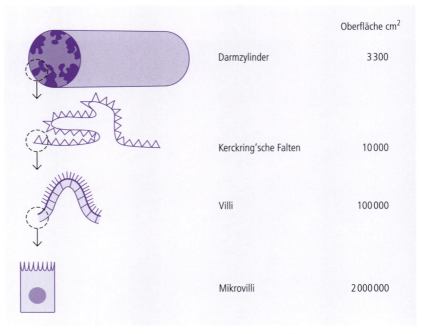

○ **Abb. 2.5** Prinzipien der Oberflächenvergrößerung im Dünndarm

Diese Schleimhautaufwerfungen sind im oberen Dünndarm besonders ausgeprägt. Darüber hinaus finden sich etwa 1 mm lange fingerförmige Ausstülpungen (Villi, Zotten), die in das Darmlumen gerichtet sind (20–40 pro mm^2). Die entscheidende Zunahme der Oberfläche erfolgt durch den sogenannten Bürstensaum (brush border), d. h. den Besatz der Zelloberfläche mit Mikrovilli (Ausstülpungen von etwa 1 µm Länge). Die Einrichtung dieses Bürstensaumes ist nicht nur unter dem Gesichtspunkt der Oberflächenvergrößerung zu sehen, sondern in den Zellmembranen des Bürstensaumes findet sich eine hoch spezialisierte Ausstattung mit Rezeptoren, Enzymen und Carriern.

Bedeutung aktiver Sekretionsprozesse

2.4.2

In den Epithelzellen der Darmschleimhaut sind verschiedene Carriersysteme (Transporter) gefunden worden, die Arzneistoffe oder deren Metabolite aus den Zellen der Darmschleimhaut zurück in das Darmlumen transportieren können. Diese Sekretion, die der Resorption entgegengerichtet ist (Resorptionsbarriere), erfolgt aktiv entgegen dem bestehenden Konzentrationsgradienten. Aus einer solchen Sekretion kann eine Abnahme der resorbierten Arzneistoffmenge resultieren. Dosiserhöhung kann die Transportkapazität dieser Pumpen überfahren und so zu einer überproportionalen Zunahme der resorbierten Menge führen. Carrier mit sekretorischer Funktion, z. B. P-Glykoprotein (ABCB1- oder MDR1-Transporter; O Abb. 2.6) oder Kationen/H$^+$-Austauscher sind im Darm z. B. für einige β-Rezeptorenblocker, für Ranitidin, Ciclosporin, Ciprofloxacin, Verapamil, Nifedipin, Digoxin, Paclitaxel und für HIV-Protease-Inhibitoren beschrieben worden. Wird die Sekretion eines Arzneistoffs durch die Gabe eines zweiten Carrier-Substrats (Arzneistoff oder Nahrungsbestandteil) gehemmt, kann die Resorption dieses Arzneistoffs erheblich zunehmen und so zu unerwünschten Wirkungen führen. Zukünftig ist damit zu rechnen, dass spezifische Hemmstoffe der sekretorischen Transporter gefunden werden. Damit könnten Arzneistoffe, trotz einer aufgrund ihrer aktiven Sekretion primär unzureichenden Resorbierbarkeit, oral eingesetzt werden.

Aktive Sekretion als Resorptionsbremse

Durchblutung und First-Pass-Effekte

2.4.3

Aufgrund der außerordentlich guten Durchblutung des Darmes kann kreislaufseitig von so genannten Sink-Bedingungen ausgegangen werden, d. h. die Arzneistoffe werden nach erfolgter Permeation der Epithelzellschicht ohne Verzögerung abtransportiert. Somit bleibt das Konzentrationsgefälle zwischen Darmlumen und Blut, als treibende Kraft der Diffusion aufrechterhalten. Unter ausgewählten experimentellen Bedingungen konnte im Tierversuch eine Blutfluss-limitierte Resorption für extrem schnell permeierende, kleine Moleküle (z. B. Harnstoff) gezeigt werden. Über die Bedeutung eines veränderten intestinalen Blutflusses beim Menschen, z. B. durch Nahrungsaufnahme, bei Erkrankungen oder unter physischer/psychischer Belastung, für die Arzneistoffresorption liegen nur indirekte Vermutungen oder sporadische, wenig aussagekräftige Ergebnisse vor.

Nach der Resorption aus dem Darm (intestinale Resorption) transportiert das Blut die Substanzen über die Leber in die systemische Zirkulation. Das bedeutet, dass der gesamte Arzneistoff, welcher nach oraler Gabe resorbiert wird, zunächst die Leber durchqueren muss, bevor er seinen Rezeptor im Körper erreichen kann.

First Pass in der Leber

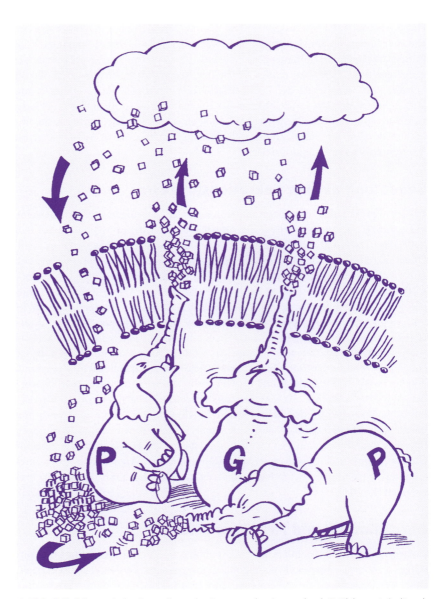

○ **Abb. 2.6** Schematische Darstellung des Pumpmechanismus durch P-Glykoprotein (P-gp). Arzneistoffe diffundieren in die Zellen der Darmschleimhaut und werden, wenn sie Substrate des P-gp oder anderer Efflux-Pumpen sind, durch einen energieverbrauchenden Prozess aus den Zellen heraus in das Darmlumen zurückgepumpt. Nach Mickisch und Schroeder

Da die Leber der Hauptort für die Metabolisierung ist, kann während dieses ersten Kontaktes zwischen Arzneistoff und Leber bereits ein Teil der resorbierten Arzneistoffmenge metabolisiert und eliminiert werden (hepatischer First-Pass-Effekt) (s. Kap. 1.4.2, 5.3.1 und ○ Abb. 2.7, Weg A).

First Pass während der intestinalen Resorption

Eine metabolische Umwandlung des Arzneistoffs kann auch bereits in den Zellen der Darmschleimhaut erfolgen (intestinaler First-Pass-Effekt), da diese

2.4.3 Durchblutung und First-Pass-Effekte

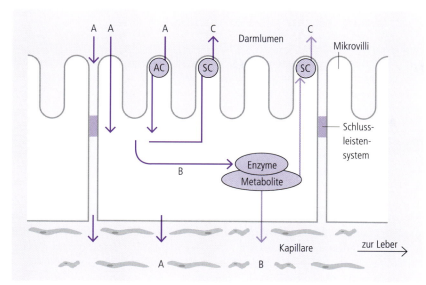

Abb. 2.7 Prinzipielle Bedeutung von First-Pass-Effekten und aktiven Sekretionsmechanismen für eine unvollständige intestinale Resorption von Arzneistoffen. Arzneistoffe gelangen aus dem Darmlumen über die Zellen (per diffusionem oder über absorptive Carrier (AC)) oder die Interzellularräume in die Kapillaren der Darmschleimhaut. Sie gelangen zur Leber und können hier einer primären metabolischen Umwandlung unterliegen (Weg A). Alternativ können Arzneistoffe bereits in der Darmschleimhautzelle metabolisiert werden (Weg B). Außerdem können Arzneistoffe oder deren Metabolite über sekretorische Carrier (SC) aktiv aus den Zellen in das Darmlumen zurücktransportiert werden (Weg C). Dieser Transport kann entgegen großen Konzentrationsgradienten erfolgen und ist auch für Metabolite möglich.

Zellen nahezu alle Enzymsysteme aufweisen, die sich in der Leber finden (Abb. 2.7, Weg B). Wie die Enzyme der Leber, kann die Aktivität intestinaler Enzyme durch bestimmte Arzneistoffe oder Nahrungsbestandteile (s. Kap. 5.4.2 und 5.4.3) gehemmt (Enzym-Inhibition) oder gesteigert werden (Enzym-Induktion). So induziert Rifampicin sowohl den hepatischen als auch den intestinalen Metabolismus von Tacrolimus und führt so auf zwei Wegen zu einer Verminderung der Tacrolimus-Menge, die nach erfolgter Resorption im Blutkreislauf zur Verfügung steht. Die Ausstattung der Darmschleimhaut mit Enzymen und deren spezifische Aktivität weist erhebliche lokale Unterschiede entlang des Darmkanals auf.

> **Merke**
> First-Pass-Effekte bei der Resorption können dazu führen, dass nicht die gesamte resorbierte Arzneistoffmenge unverändert im Blut erscheint.

2.4.4 Bedeutung lokaler pH-Verhältnisse

Entlang des Magen-Darm-Kanals finden sich unterschiedliche pH-Werte. Die intra- und interindividuellen Schwankungen sind sehr groß (○ Abb. 2.8). Darüber hinaus beeinflussen Nahrungsaufnahme, Krankheiten, Lebensalter, Geschlecht, Tageszeit und Arzneistoffe die pH-Verhältnisse. Folgende Richtwerte können angegeben werden:

- Magen (nüchtern)   pH 1,0–3,5 (–6)
- Magen (gefüllt)   pH 3,0–5,5
- oberer Dünndarm   pH 5,0–7,5
- unterer Dünndarm   pH 6,5–8,0
- Dickdarm   pH 7,0–8,0.

Die meisten Arzneistoffe sind schwache Säuren oder Basen und können daher in Abhängigkeit von ihrem pK-Wert und dem pH der Umgebung sowohl in nicht ionisierter (undissoziierter) als auch in ionisierter (dissoziierter) Form vorliegen. Da undissoziierte (nicht geladene) Moleküle Zellmembranen leichter durchdringen können als geladene Moleküle, kann der pH den Resorptionsverlauf beeinflussen. Zum Beispiel liegt eine schwache Säure im sauren Milieu des Magens überwiegend undissoziiert vor und kann schnell resorbiert werden; eine schwache Base wird im Magen protoniert und daher schwer resorbiert (pH-Verteilungs-Hypothese der Arzneistoffresorption). Entgegen diesen theoretischen Überlegungen werden aber z. B. schwache Säuren sehr schnell und vollständig auch aus dem oberen Dünndarm resorbiert, da sich das Gleichgewicht zwischen dissoziierter und

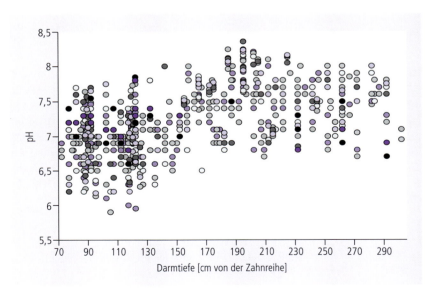

○ **Abb. 2.8** pH-Werte in verschiedenen Dünndarmbereichen. Es sind 750 Einzelwerte dargestellt, die in aspiriertem Darmsaft aus Darmtiefen zwischen 70 cm und 305 cm von der Zahnreihe bei laufender Perfusion einer ungepufferten Elektrolytlösung gemessen wurden (mit mehrlumigen Darmsonden an 65 Probanden). Hinzuweisen ist auf die erhebliche Variabilität der Werte; die Spannweite beträgt in allen Dünndarmbereichen wenigstens eine pH-Einheit. Nach Gramatté

undissoziierter Form nach Resorption des undissoziierten Anteils augenblicklich neu einstellt, so dass bei rascher Resorption auch bei theoretisch ungünstigen pH-Verhältnissen eine vollständige Resorption möglich ist.

> **Merke**
> Die Bedeutung der pH-Verhältnisse für Ausmaß und Geschwindigkeit der Arzneistoffresorption aus dem Magen-Darm-Kanal sollte nicht überschätzt werden.

Medikamentös veränderte pH-Verhältnisse im oberen Dünndarm können die Resorption von gleichzeitig verabreichten Arzneistoffen beeinflussen. So führt die Anhebung des pH im Magen durch den Histamin-Rezeptorenblocker Ranitidin zu einer bis zu 40 %igen Verminderung der resorbierten Menge an Enoxacin und anderer Fluorochinolone. Dies ist begründet durch die extreme Abnahme der Wasserlöslichkeit von Enoxacin bei pH-Werten > 5. Aus gleichem Grund ist die resorbierte Menge der Antimykotika Ketoconazol und Itraconazol drastisch vermindert, wenn sie mit Arzneistoffen gegeben werden, die den pH im Magen steigen lassen (z. B. Protonenpumpen-Hemmer wie Omeprazol).

Bedeutung der Lösungsgeschwindigkeit im Magen-Darm-Kanal

Voraussetzung für die Resorption eines Arzneistoffs ist sein In-Lösung-Gehen in der intraluminalen Flüssigkeit des Magens und/oder des Darms (Ausnahmen: Phagozytose und Persorption, s. Kap 2.3.6). Verläuft dieser Auflösungsvorgang langsamer als die Permeation der Schleimhaut, wird er zum geschwindigkeitsbestimmenden Schritt des Resorptionsprozesses. Ein Beispiel ist die Resorption von Acetylsalicylsäure. In der Regel gehen Salze von Säuren oder Basen besser in Lösung und können somit schneller resorbiert werden. Das Natriumsalz von Naproxen wird schneller resorbiert als die freie Naproxensäure und wirkt eher analgetisch. In manchen Fällen können Salze aber auch eine geringere Löslichkeit aufweisen. So wurde das Aluminiumsalz der Acetylsalicylsäure eingesetzt, um die Magenverträglichkeit zu erhöhen. Aluminiumacetylsalicylat wird aber wegen seiner schlechten Löslichkeit nach oraler Gabe nur unvollständig resorbiert. In der Vorstellung, den Magen generell vor der schleimhautschädigenden Wirkung der Antirheumatika zu schützen, werden zahlreiche dieser Medikamente in Magensaft-resistenten Überzügen angeboten. Dadurch beginnen die Freigabe des Wirkstoffs und das In-Lösung-Gehen erst nach Anstieg des pH-Werts im Dünndarm.

Ein weiterer Faktor, der die Lösegeschwindigkeit in den Gastrointestinalflüssigkeiten beeinflusst, ist die Partikelgröße des Arzneistoffs. Da die Auflösungsgeschwindigkeit direkt proportional zur Größe der Partikeloberfläche ist, kann eine Mikronisierung der Kristalle zu einer Erhöhung der Resorptionsgeschwindigkeit und auch der resorbierten Menge führen; Beispiele sind Glibenclamid (o Abb. 2.9), Griseofulvin, Spironolacton und Digoxin. Neben der Kristallgröße kann auch die Kristallform (Polymorphie) Einfluss auf die Resorptionsparameter haben. So wurden für Chloramphenicolpalmitat je nach Kristallform siebenfache Unterschiede in den Blutspiegelmaxima nach Gabe der gleichen Dosis gemessen.

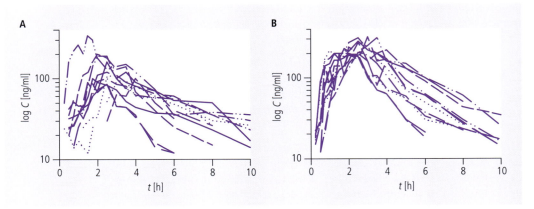

○ **Abb. 2.9** Einfluss der Mikronisierung auf die orale Bioverfügbarkeit von Glibenclamid. Individuelle Plasmakonzentrations-Zeit-Verläufe nach Gabe von 5,0 mg Glibenclamid (A) bzw. von 3,5 mg mikronisiertem Glibenclamid (B) an 12 Probanden (Cross-over-Studie). Es ist zu erkennen, dass trotz geringerer Dosis vergleichbare Konzentrationen erreicht werden, die zudem noch eine deutlich geringere interindividuelle Variabilität aufweisen. Aus Gramatté et al.

> **Merke**
> Voraussetzung für eine schnelle und möglichst komplette Resorption aus dem Darm ist das Vorliegen des Arzneistoffs in gelöster Form.

2.4.6 Inaktivierung durch Magensäure oder Enzyme

Peptidpharmaka (z. B. Insulin, Desmopressin, Oxytocin, Buserelin) können nicht oral appliziert werden, da sie von Proteasen im Magen-Darm-Kanal abgebaut werden. Andere Arzneimittel (z. B. einige Penicilline) sind säurelabil und können daher von der Magensäure zersetzt werden. Geringe Veränderungen in der chemischen Struktur können drastische Änderungen der resorbierten Arzneistoffmenge bewirken (○ Abb. 2.10). Für säureempfindliche Arzneistoffe kann eine im sauren Milieu herabgesetzte Löslichkeit von Vorteil sein, damit sie nicht im Magen in Lösung gehen und so unzersetzt im Darm für die Resorption zur Verfügung stehen.

2.4.7 Einfluss von Nahrung, Magenentleerung und Darmmotilität

Der Einfluss von Nahrungsaufnahme, Magenentleerungsgeschwindigkeit und Darmmotilität auf die Resorption von Arzneistoffen ist komplex und nur im Zusammenspiel dieser Faktoren zu verstehen. Die wesentlichen, durch Nahrung induzierten Veränderungen im Resorptionsprozess resultieren aus der Tatsache, dass Nahrungsaufnahme zu einer grundsätzlichen Änderung des Motilitätsmusters von Magen und Darm führt. Art und Ausmaß dieser Änderung variieren und werden von Nahrungsmenge, Zusammensetzung, Konsistenz, Temperatur, Osmolarität und Energiegehalt der Nahrung bestimmt. Allgemein gilt, dass nüchtern

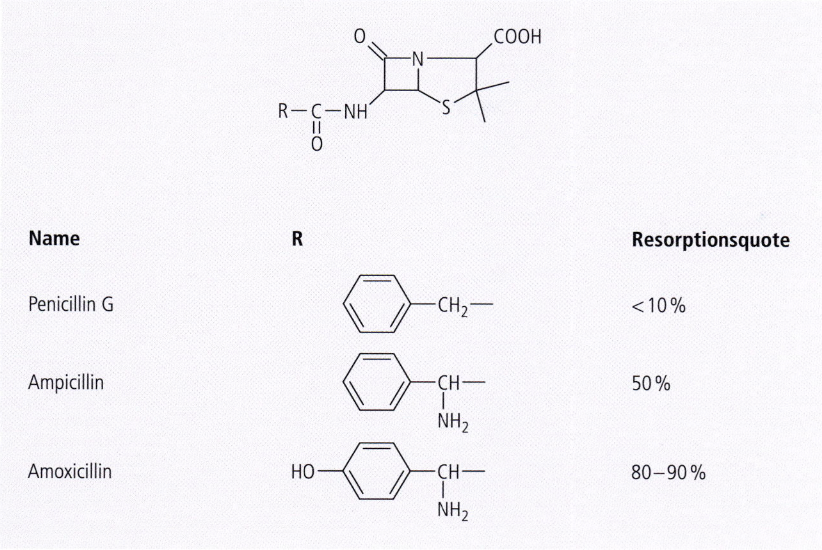

2.4.7 Einfluss von Nahrung, Magenentleerung und Darmmotilität

Name	R	Resorptionsquote
Penicillin G	–CH₂–phenyl	< 10 %
Ampicillin	–CH(NH₂)–phenyl	50 %
Amoxicillin	–CH(NH₂)–(4-HO-phenyl)	80–90 %

Abb. 2.10 Resorbierte Menge (in Prozent der Dosis) ausgewählter Penicillinderivate. Geringe Veränderungen in der chemischen Struktur bewirken drastische Veränderungen der resorbierten Menge.

eine raschere Arzneistoffresorption erfolgt. Fettreiche Nahrung und hochviskose Speisen verzögern die Magenentleerung. In diesen Fällen ist die Resorptionsgeschwindigkeit verändert, nicht aber die resorbierte Menge. In anderen Fällen kann aber auch die resorbierte Arzneistoffmenge durch Nahrung verändert werden. So wird das sehr schwer wasserlösliche Griseofulvin bei gleichzeitiger Gabe fetthaltiger Speisen besser resorbiert, da unter diesen Bedingungen ein schnelleres In-Lösung-Gehen erfolgt (durch Emulgierung); auch Phenytoin wird mit Nahrung schneller resorbiert.

> **Merke**
> Die Auswirkungen von Nahrung auf den Resorptionsprozess hängen nicht nur von den physikochemischen Eigenschaften des speziellen Arzneistoffs ab, sondern auch von den galenischen Eigenschaften der Darreichungsform. Die Resorption zahlreicher Arzneistoffe bleibt von gleichzeitiger Nahrungsaufnahme unbeeinflusst.

First Pass in der Leber

Ein interessanter Zusammenhang kann bei Substanzen mit ausgeprägtem hepatischen First-Pass-Effekt (z. B. bei einigen β-Rezeptorenblockern, Ca-Kanal-Blockern, HMG-CoA-Reduktase-Hemmern) beobachtet werden: Die resorbierte Arzneistoffmenge kann nach einer Mahlzeit erhöht sein, da ein großer Teil der Leberenzyme durch Nahrungsbestandteile gesättigt ist und resorbierte Arzneistoffmoleküle auf diese Weise die Leber ohne metabolische Umwandlung passieren können (Abb. 2.11).

First Pass in der Darmwand

Auch der intestinale First-Pass-Effekt kann durch Nahrungseinflüsse verändert werden. So nimmt z. B. die resorbierte Menge des Dihydropyridin-Derivats Felodipin auf mehr als das Doppelte zu, wenn es gemeinsam mit Grapefruitsaft ein-

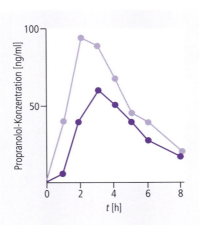

Abb. 2.11 Propranolol-Plasmaspiegel nach Gabe der gleichen Dosis an nüchterne Probanden (●) und nach einer Mahlzeit (●). Nach Melander et al.

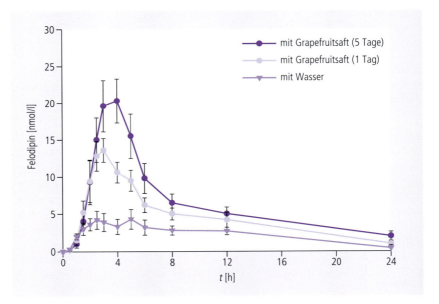

Abb. 2.12 Einfluss von Grapefruitsaft auf die Resorption von Felodipin. Bestandteile des Grapefruitsafts hemmen Enzyme der P450-Familie in den Zellen der Darmschleimhaut, dadurch gelangt mehr unverändertes Felodipin in den Kreislauf. Im Vergleich zur Gabe mit Wasser (▼) steigt die maximale Felodipin-Konzentration bereits nach einmaliger Gabe von 240 ml Saft (●) auf etwa das Dreifache und nach fünftägiger Vorbehandlung mit 3 × 240 ml pro Tag (●) auf das Vierfache. Nach Lown et al.

genommen wird (Abb. 2.12). Bestandteile dieses Safts hemmen die Aktivität eines Enzyms der Darmschleimhaut (Cytochrom-P450–3A4). Damit erreichen größere Mengen von Arzneistoffen, die Substrate dieses Enzyms sind, wie z. B. auch Ciclosporin, Lovastatin und Midazolam, unverändert den Blutkreislauf. Andererseits kann der First-Pass-Effekt durch Nahrung unbeeinflusst bleiben, wie z. B. für die Dealkylierung von Codein, Amitriptylin und Prazosin gezeigt.

Da die Effekte von Nahrungsmitteln auf die Resorption von Arzneistoffen vielfältig und in der Regel nicht vorhersagbar sind, wird heute von den Gesund-

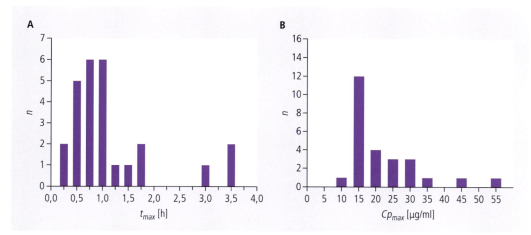

○ **Abb. 2.13** Variabilität der Magenentleerung. Blutspiegelmessungen an gesunden Probanden nach standardisierter Gabe von 1,5 g Paracetamol zeigen eine erhebliche Variabilität sowohl des Zeitpunktes für das Erreichen der maximalen Konzentration (t_{max}, A) als auch in der Höhe des Konzentrationsmaximums (Cp_{max}, B); n entspricht der Häufigkeit der gemessenen Einzelwerte. Nach Schwarick

heitsbehörden verlangt, dass die Resorption von Arzneistoffen im nüchternen Zustand und nach Einnahme von Mahlzeiten untersucht wird (siehe Kapitel 3).

Die normale Magenentleerungsrate zeigt eine beträchtliche interindividuelle Variabilität, die sich in sehr unterschiedlichen Resorptionsgeschwindigkeiten von Arzneistoffen widerspiegeln kann. So konnte für Paracetamol eine strenge Korrelation zwischen Entleerungsrate und Resorptionsgeschwindigkeitskonstante gezeigt werden. Die Magenentleerungsrate ist der geschwindigkeitsbestimmende Schritt der intestinalen Paracetamol-Resorption. Die resorbierte Paracetamol-Menge war dagegen unabhängig von der Entleerungsrate. So kann man die Variabilität der Magenentleerung durch die Messung von Paracetamol-Plasmakonzentrations-Zeit-Verläufen demonstrieren (○ Abb. 2.13).

<small>Variabilität der Magenentleerung</small>

Änderungen der Magenentleerungsgeschwindigkeit durch Arzneistoffe, wie z. B. Anticholinergika oder Arzneistoffe mit anticholinerger Wirkkomponente, wie Propanthelin, Atropin, Oxybutynin sowie einige Antidepressiva, oder Prokinetika, wie Metoclopramid und Domperidon, führen zu einer Beeinflussung der Arzneistoffmenge, die pro Zeiteinheit in den Dünndarm übertritt.

Für Substanzen, die vollständig oder überwiegend aus dem Dünndarm resorbiert werden, wird eine beschleunigte Magenentleerung so zu einem schnelleren Beginn der Resorption führen. Wirksame Blutspiegel werden somit eher erreicht. In ○ Abb. 2.14 ist der Effekt von Propanthelin – einer Substanz, die die Magenentleerung verzögert – auf die Blutspiegel von Paracetamol gezeigt.

<small>Arzneistoffeffekte auf die Magenentleerung</small>

Auch die Darmmotilität spielt eine Rolle für die Parameter des Resorptionsprozesses. Die normale Passagezeit durch den Dünndarm beträgt etwa 3–4 Stunden.

Anticholinergika, Opiate (z. B. Codein, Loperamid, Morphin) sowie einige Antidepressiva verlängern die Verweildauer im Dünndarm, während Prokinetika (z. B. Metoclopramid und Domperidon) die Motilität erhöhen. Dies kann für Arzneistoffe, deren Resorption löslichkeitslimitiert ist, von Bedeutung sein. So erhöht Propanthelin die resorbierte Menge des sehr schlecht wasserlöslichen Nitrofurantoins, da durch den längeren Aufenthalt im Dünndarm mehr Substanz

<small>Arzneistoffeffekte auf die Darmmotilität</small>

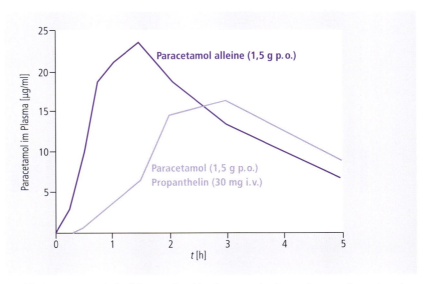

○ Abb. 2.14 Propanthelin führt zu einer Verzögerung der Resorption von Paracetamol. Nach Nimmo et al.

in Lösung gehen kann. Prokinetika können bei Arzneistoffen, die nur aus begrenzten Darmbereichen resorbiert werden (s. Kap. 2.4.11) die resorbierte Menge drastisch vermindern, so dass klinisch relevante Erniedrigungen der Blutspiegel resultieren können. Dies ist exemplarisch in ○ Abb. 2.15 gezeigt. Das Prokinetikum Cisaprid, welches aufgrund von Nebenwirkungen hoher Dosen auf die Reizleitung am Herzen nicht mehr im Handel ist, beschleunigt die Dünndarmpassage so stark, dass für eine relevante Resorption des β-Blockers Talinolol nicht mehr ausreichend Zeit zur Verfügung steht.

> **Merke**
> Nahrung oder weitere verabreichte Arzneimittel können die Motilität des Magens und/oder des Darms so beeinflussen, dass Ausmaß und Geschwindigkeit der Resorption eines Arzneistoffs in schwer vorhersehbarer Weise verändert werden. Diese Änderungen können klinisch relevante Ausmaße erreichen.

2.4.8 Einfluss durch Komplexbildung und Adsorption

Komplexbildung von Arzneistoffen mit endogenen Substanzen, wie Mucin oder Gallensäuren, kann die Resorptionsrate herabsetzen. So werden z. B. Streptomycin, Tetracycline, Pindolol sowie einige Cephalosporine, Penicilline und Ergot-Alkaloide an Mucin gebunden und Gallensäuren bilden Komplexe mit Neomycin und Kanamycin, die schwer oder nicht resorbierbar sind.

Komplexbildung kann andererseits aber auch zur Resorptionsverbesserung ausgenutzt werden, wenn die Komplexe besser wasserlöslich sind. Ein Beispiel ist die Anwendung von Cyclodextrinen, die wasserlösliche Einschlusskomplexe

2.4.8 Einfluss durch Komplexbildung und Adsorption

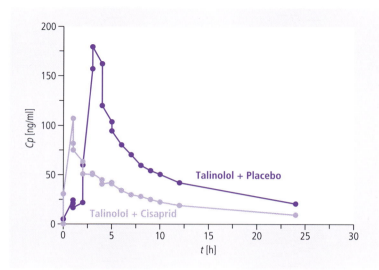

Abb. 2.15 Mittelwertskurven der Talinolol-Serumkonzentrations-Zeit-Verläufe nach oraler Gabe von 50 mg Talinolol mit Placebo (●) oder 10 mg des Prokinetikums Cisaprid (●) an 9 Probanden (Cross-over-Studie). Die Beschleunigung der Dünndarm-Passage verkürzt die Zeit, welche für die Resorption des β-Rezeptorenblockers Talinolol aus einem begrenzten Abschnitt des oberen Dünndarms zur Verfügung steht. Dadurch wird das Konzentrationsmaximum früher erreicht, aber seine Höhe und die insgesamt resorbierte Talinolol-Menge (Fläche unter der Konzentrations-Zeit-Kurve) werden vermindert. Nach Dünnebier

mit extrem lipophilen Substanzen bilden können und deren Resorption verbessern oder überhaupt erst ermöglichen.

Unlösliche Arzneimittel, welche zur lokalen Therapie im Magen-Darm-Kanal eingesetzt werden (Aktivkohle, Anionenaustauscher wie Colestyramin und Colestipol, Pektine), können gleichzeitig oral applizierte Arzneistoffe binden (adsorbieren) und auf diese Weise deren Resorption (Absorption) verhindern (z. B. Digitoxin, Thyroxin, Warfarin, Cephalexin). Die Begriffe Adsorption und Absorption können leicht verwechselt werden, **Abb. 2.16** gibt eine Erinnerungsstütze.

Diese Bindung von Arzneistoffen und Giften an Aktivkohle oder Colestyramin wird bei Überdosierungen und Vergiftungen genutzt, indem man diese Substanzen über Magen- oder Darmsonden einbringt und so eine weitere Resorption verhindert (z. B. bindet Colestyramin Phenylbutazon, Hydrochlorothiazid, Tetracyclin, Penicillin G, Phenobarbital, Digitoxin, orale Antikoagulanzien und Schilddrüsenpräparate; Aktivkohle bindet z. B. Carbamazepin und Digoxin). Auch das mukolytisch wirkende Acetylcystein kann die Resorption gleichzeitig gegebener Arzneistoffe vermindern. Bei Gabe von Talinolol gemeinsam mit Salicylazosulfasalazin werden keine nachweisbaren Talinolol-Konzentrationen im Blut erreicht, weil dieser β-Rezeptorenblocker im Darm nahezu vollständig vom Sulfasalazin adsorbiert wird.

Die resorbierte Menge von Tetracyclinen, Fluorochinolon-Derivaten und einigen oralen Cephalosporinen ist vermindert, wenn sie mit Calcium-, Eisen- oder Magnesium-Ionen (z. B. mit Milch oder Antazida), gegeben werden, da nicht resorbierbare Chelate gebildet werden.

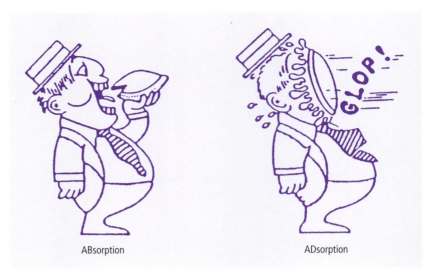

ABsorption   ADsorption

Abb. 2.16 Unterschied zwischen Absorption und Adsorption

> **Merke**
> Durch Komplexbildung kann die Resorption von Arzneistoffen in klinisch relevantem Ausmaß vermindert werden. Dies kann bei der Therapie von Vergiftungen therapeutisch genutzt werden.

2.4.9 Einfluss von Krankheiten

Migräne

Krankheiten, wie z. B. Gastroenteritis, Diabetes mellitus, Ulkuskrankheit oder Depression können den Resorptionsprozess vielfältig beeinflussen. ○ Abb. 2.17 zeigt als Beispiel die Veränderung der Resorption von Acetylsalicylsäure während einer Migräneattacke.

Hoher pH-Wert im Magen

Veränderungen der gastrointestinalen pH-Werte können die Lösegeschwindigkeit und damit die Resorptionsgeschwindigkeit beeinflussen. So resorbierten Patienten mit erhöhten pH-Werten im Magen (Achlorhydrie oder bei Gabe von Protonenpumpen-Hemmern, z. B. Omeprazol) Acetylsalicylsäure rascher als Patienten mit stark saurem Magen-pH, während Paracetamol, dessen Löslichkeit pH-unabhängig ist, in beiden Gruppen gleich schnell resorbiert wurde (s. Kap. 2.4.4).

Diabetes

Bei Patienten mit diabetischer Gastroparese ist die Magenentleerung drastisch verlangsamt. Dies hat Einfluss auf den Wirkungseintritt und die Anflutung von oral verabreichten Arzneistoffen.

Operationen

Auch bei Malabsorptions-Syndromen und nach gastrointestinalen Operationen kann die Resorption verändert sein. Intestinale Shunt-Operationen, bei denen die Länge des Dünndarmes z. T. drastisch reduziert wird, führen für Ampicillin, Hydrochlorothiazid und Phenytoin zu einer Abnahme der resorbierten Mengen auf etwa 30–50 % der Werte vor der Operation. Andererseits werden Paracetamol, Propylthiouracil und Phenazon unter diesen Bedingungen mengenmäßig unverändert resorbiert. Daraus kann abgeleitet werden, dass für die letztgenannten

2.4.11 Lokalisationsabhängigkeit der intestinalen Resorption

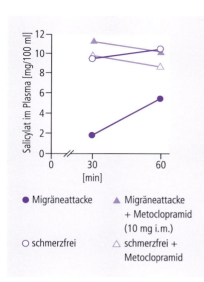

Abb. 2.17 Einfluss von Migräneattacken auf die Blutspiegel von Salicylat bei oraler Gabe von 900 mg Acetylsalicylsäure als Brausetablette. Während der Attacke (●) ist die Resorption vermindert. Wird gleichzeitig Metoclopramid (10 mg i. m.) appliziert (▲), kann dieser Effekt kompensiert werden. Die entsprechenden offenen Symbole repräsentieren die Salicylatspiegel im schmerzfreien Zustand mit (△) und ohne (○) Gabe von Metoclopramid. Nach Volans

- ● Migräneattacke
- ▲ Migräneattacke + Metoclopramid (10 mg i.m.)
- ○ schmerzfrei
- △ schmerzfrei + Metoclopramid

Substanzen das Ausmaß der Resorption aus den Dünndarmresten bzw. dem Dickdarm quantitativ der Resorption aus dem kompletten Dünndarm entsprechen kann.

Einfluss der Körperlage 2.4.10

Die Magenentleerung ist beim Liegen auf der linken Seite verlangsamt, weil die physiologische große Kurvatur des Magens so liegt, dass der Mageninhalt dann aufwärts in den Dünndarm fließen muss. Für Paracetamol wurden die höchsten initialen Blutspiegel gemessen, wenn die Patienten nach der Applikation in Rechts-Seitenlage verblieben. Dieses Wissen kann beim Transport und der Lagerung von Patienten mit Intoxikationen wichtig werden. Auch psychische Faktoren wie Angst, Stress, Nervosität oder Lärm beeinflussen die Magen- und Darmpassagezeiten erheblich; so hemmt z. B. Angst die Magenentleerung.

Lokalisationsabhängigkeit der intestinalen Resorption 2.4.11

Aus der Vielzahl der besprochenen Einflussfaktoren ergibt sich die Möglichkeit, dass Arzneimittel mit bestimmten physikochemischen Eigenschaften eine bevorzugte oder ausschließliche Resorption in begrenzten Abschnitten des Darmes aufweisen können (sog. Resorptionsfenster).

Resorptionsfenster

> **Merke**
> Regionale Unterschiede in Poren-Eigenschaften und -Häufigkeit, in der Aktivität sekretorischer Transporter sowie eine unterschiedliche metabolische Aktivität entlang des Darms können zu Resorptionsfenstern innerhalb des Darms führen.

Deutliche lokale Unterschiede in der Resorptionsgeschwindigkeit und/oder der resorbierten Menge sind z. B. für Talinolol und Atenolol, Furosemid, Ramipril sowie Ranitidin (○ Abb. 2.18) entlang des Dünndarmes gemessen worden. Die oft

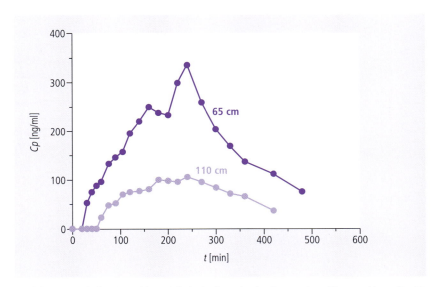

○ **Abb. 2.18** Lokalisationsabhängigkeit der intestinalen Resorption. Die resorbierte Ranitidin-Menge variiert mit dem Ort der Applikation in den Dünndarm. Es sind die Ranitidin-Plasmakonzentrations-Zeit-Verläufe bei einem Probanden dargestellt, dem über jeweils 180 Minuten 270 mg gelöstes Ranitidin in zwei verschiedene Dünndarmbereiche appliziert wurde. Bei Applikation in eine Darmtiefe von 65 cm von der Zahnreihe resultieren deutlich höhere Konzentrationen als bei Gabe in einen lediglich 45 cm tieferen Darmabschnitt. Dies spricht für den oberen Dünndarm als begrenzten Bereich mit optimalen Resorptionsbedingungen für Ranitidin. Nach Gramatté et al.

zitierte Annahme, wonach die Arzneistoffresorption aus dem Dickdarm im Vergleich zum Dünndarm generell langsamer erfolgt und/oder unvollständig ist, gilt heute nicht mehr. So kann die Menge an unverändert resorbierter Substanz bei einigen Dihydropyridin-Derivaten nach Applikation in das Kolon größer sein als bei Gabe in den Dünndarm durch einen geringeren First-Pass-Effekt dieser Arzneistoffe im Dickdarm.

Das Wissen über lokalisationsabhängige Resorptionsphänomene ist eine Voraussetzung für die rationale Entwicklung von oralen Arzneiformen mit modifizierter Wirkstoff-Freisetzung (z. B. Extended-release-Produkte), da hierbei große Anteile der applizierten Dosis in tieferen Darmabschnitten zur Resorption kommen.

2.4.12 Rektale Resorption

Umgehung des First-Pass-Effekts

Die Prinzipien der Arzneistoffresorption aus dem Rektum entsprechen den oben beschriebenen Mechanismen, wobei aktive Transporter keine Rolle zu spielen scheinen. Der venöse Abfluss aus dem Rektum erfolgt über zwei Gefäßsysteme. Deshalb gelangt ein Arzneistoff nach Resorption aus dem unteren Rektum in die Vena cava und somit in den Kreislauf, ohne die Leber passieren zu müssen. Aus den oberen Rektumabschnitten erfolgt der Abfluss über die Vena porta; der Wirkstoff gelangt somit zunächst in die Leber und kann hier einem First-Pass-Effekt unterliegen. Die Ausnutzung dieser Tatsache im Sinne einer Umgehung der

Leberpassage stößt jedoch auf praktische Grenzen: Zum einen zeigt die Aufteilung des Rektums auf die zwei Abflussgebiete erhebliche interindividuelle Variationen und zum anderen erfährt jede rektal applizierte Arzneiform (Suppositorium, Klistier) eine erhebliche Spreitung (bis in das Sigma).

> **Merke**
> Eine Erschwernis für die rektale Resorption ist die geringe Menge an Flüssigkeit, die hier zur Auflösung bereit steht. Für viele Arzneistoffe findet sich aus diesem Grund eine langsame und wechselnde Resorption; d. h. späterer Wirkungseintritt und unsichere Wirkung.

Ein Vorteil der rektalen Applikation ist, dass auch bei starker Beeinträchtigung des Allgemeinzustandes des Patienten Arzneistoffe zur Resorption gebracht werden können, wie etwa bei schwerem Erbrechen und Übelkeit oder bei schmerzbedingter Verlangsamung der Magenentleerung. Auch für Säuglinge und Kleinkinder stellt dieser Weg eine Alternative dar. Beispiele für rektal prinzipiell gut resorbierbare Arzneistoffe sind Paracetamol, Ibuprofen, Sumatriptan, Diazepam, Metoclopramid und Codein.

Bukkale und sublinguale Resorption 2.5

Die Oberfläche der Mundschleimhaut ist zwar relativ klein (etwa 0,02 m^2), jedoch ist diese Schleimhaut außerordentlich gut durchblutet. Deshalb können lipophile, undissoziiert vorliegende Substanzen rasch resorbiert werden. Dies kann für Arzneistoffe, bei denen es auf einen schnellen Wirkungseintritt ankommt, ausgenutzt werden. Außerdem entfallen Verzögerungen durch die Passage des Magens, Stabilitätsprobleme sowie First-Pass-Effekte. Diese Vorteile nutzt man in der Schmerztherapie, z. B. bei Bukkaltabletten mit Fentanyl, sowie beim Angina-Pectoris-Anfall, wo Zerbeißkapseln mit Nitraten vom Patienten genommen werden können. Auch die Substitutionstherapie mit Buprenorphin bei Opioidabhängigkeit oder mit Nicotin zur Raucher-Entwöhnung kann mit Sublingual-Tabletten durchgeführt werden.

Nasale Resorption 2.6

Traditionell werden Arzneistoffe zur lokalen Therapie auf der Nasenschleimhaut eingesetzt. So werden häufig Sympathomimetika zur Schleimhautabschwellung in Form von Nasentropfen oder Nasensprays verwendet. Werden sie zu hoch dosiert, kann es zur Resorption und zu systemischen Nebenwirkungen wie Blutdruckanstieg und Tachykardie kommen. Die Gefahr der Nebenwirkung ist besonders groß bei Säuglingen, die daher schwächer konzentrierte Präparate erhalten müssen. Die Gefahr systemischer Effekte ist nach Anwendung eines Sprays höher, weil hier der Wirkstoff fein verteilt auf die Nasenschleimhaut genebelt wird.

Die Nasenschleimhaut kann aber auch zur systemischen Resorption ausgenutzt werden. Ein Vorteil ist, dass der hepatische First-Pass-Effekt umgangen werden kann. So konnte gezeigt werden, dass die unverändert resorbierte Menge von

Resorption von Peptiden

Propranolol nach nasaler Gabe nahezu 100 % beträgt, während nach oraler Gabe nur etwa 25 % unverändert in der systemischen Zirkulation erscheinen.

Die intranasale Applikation ist auch zur Resorption von Peptiden geeignet, z. B. von Desmopressin, Buserelin und Calcitonin. Ein genereller Nachteil ist die kleine verfügbare Resorptionsfläche und die Empfindlichkeit der Nasenschleimhaut, die eine chronische intranasale Therapie erschwert. Aktuell werden Acetylcholinesterase-Hemmer auf ihre Eignung für eine nasale Applikation bei Alzheimer-Patienten geprüft. Ein weiteres Beispiel für die nasale Resorption ist das Schnupfen von Kokain.

2.7 Pulmonale Resorption

Die Resorption über die Lungen erfolgt überwiegend durch das Epithel in den Alveolen. Hier beträgt der Abstand zwischen dem luftgefüllten Alveolarraum und dem Blut lediglich etwa 1 μm. Damit können die meisten Substanzen, die den Alveolarraum erreichen, schnell und vollständig, überwiegend per diffusionem resorbiert werden. Aber auch andere Resorptionsmechanismen wie z. B. aktiver Transport sind am Alveolarepithel beschrieben worden. Die Richtung des Stoffaustausches über das Alveolarepithel ist abhängig vom Konzentrationsgefälle zwischen Alveolarluft und Blut sowie der Löslichkeit im Plasma. Allgemein gilt, dass pulmonal nicht nur sehr schnell resorbiert, sondern auch sehr schnell eliminiert (ausgeatmet) werden kann. Dieses Phänomen nutzt man zur Steuerung einer Inhalationsnarkose. Nichtflüchtige Arzneistoffe können in Form von Aerosolen eingesetzt werden. Bei dieser Arzneiform ist die Partikelgröße entscheidend für die Resorbierbarkeit. Zu große Teilchen können nicht in die Endgebiete der Atemwege gelangen und lagern sich im Rachenraum, der Luftröhre und im Bronchialbaum ab, während zu kleine Teilchen sich nicht im Alveolarraum absetzen und wieder ausgeatmet werden. Entscheidend für eine optimale alveolare Verteilung (Disposition) von eingeatmeten Aerosolen ist das zeitliche Synchronisieren von Sprühstoß und Einatmung durch den Patienten. Die pulmonale Applikation dient hauptsächlich der Lokaltherapie bei Asthma bronchiale oder chronisch-obstruktiver Bronchitis (COPD) mit β-Sympathomimetika, Glucocorticoiden und anti-inflammatorischen Substanzen.

> **Merke**
> Teile einer inhalierten Dosis werden immer pulmonal resorbiert und können damit systemische Nebenwirkungen entfalten.

Im kardialen Notfall ermöglicht die unkomplizierte Applikation von Adrenalin über den liegenden Trachealtubus eine extrem schnelle Resorption dieses Sympathomimetikums über die Schleimhaut der Bronchien und Alveolen.

Alternativer Resorptionsweg

Der pulmonale Weg stellt potentiell eine Alternative für die systemische Resorption von Molekülen dar, die nach oraler Gabe nicht ausreichend enteral resorbiert oder schnell degradiert werden, wie z. B. Proteine und Peptide.

Transdermale Resorption 2.8

Die Anwendung von Arzneistoffen auf der Haut dient in erster Linie der Erreichung hoher Konzentrationen am Ort der Auftragung bzw. den unmittelbar darunter liegenden Schichten der Haut. Prinzipiell ist die Haut (ca. 1,5 m^2) aber auch zur Resorption fähig.

> **Merke**
> Ein auf die Haut applizierter Arzneistoff kann auch systemische Effekte und unerwartete Wirkungen auslösen.

Die entscheidende Resorptionsbarriere der Haut ist die Epidermis mit dem Stratum corneum (Hornschicht). Die Epidermis ist nicht von Kapillaren durchzogen und zeigt erhebliche lokale Unterschiede in ihrer Dicke. Die Hornschicht als oberste Schicht der Epidermis besteht aus mehreren Lagen abgestorbener keratinisierter Zellen, die für Arzneistoffe nur schwer durchgängig sind. Die dermale Resorption erfolgt überwiegend transzellulär durch passive Diffusion, wobei die Permeation der Hornschicht der geschwindigkeitsbestimmende Schritt ist. Die kutane Resorptionsgeschwindigkeit von Arzneistoffen ist erhöht, wenn die Hornschicht entfernt (Verbrennung, Abschürfung oder Stripping) oder aufgequollen (hydratisiert) ist. Die transdermale Resorption wird bestimmt durch
- die physikochemischen Eigenschaften des Arzneistoffs und des Trägermaterials,
- die Arzneistoffkonzentration,
- die Resorptionsfläche,
- den Resorptionsort,
- den Zustand der Haut (Wassergehalt, Alter, Krankheit).

Eine schnelle Resorption ist z. B. bei Applikation auf die Haut hinter den Ohren oder die Stirn zu erwarten, während stark verhornte Regionen (Fußsohlen, Handinnenseite) ungeeignet sind. Das Herauslösen von Lipiden aus der Hornschicht (durch Alkohole oder intensives Waschen) sowie eine Erhöhung der lokalen Durchblutung kann zu einer Zunahme der Resorptionsgeschwindigkeit führen. Mit der transdermalen Resorption können First-Pass-Effekte umgangen werden, obwohl auch in der Haut zahlreiche Arzneistoff-metabolisierende Enzyme gefunden wurden. Die perkutane Resorption wird ausgenutzt bei der Vorbeugung und Dauertherapie der Angina pectoris mit Nitroglycerin. Aus einem Membranpflaster (Transdermales Therapeutisches System) wird der Arzneistoff kontrolliert für die perkutane Resorption freigegeben.

Es können lang anhaltende, gleichmäßige Blutspiegel erzielt werden (Abb. 2.19). Nitrate können auch in Form von Salbe oder Spray auf die Haut gebracht werden. Andere Substanzen, die transdermal mittels Pflaster zur Resorption gebracht werden, sind Scopolamin, Nicotin, Fentanyl, Testosteron und Estradiol.

Applikation mittels Pflaster

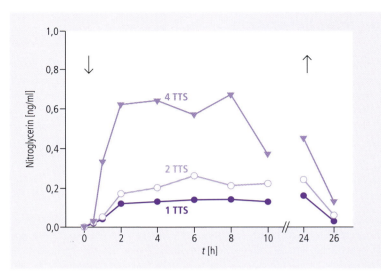

○ **Abb. 2.19** Plasmakonzentration von Nitroglycerin nach Applikation von einem (●), zwei (○) oder vier (▼) Transdermalen Therapeutischen Systemen. ↓ = Zeitpunkt des Aufbringens, ↑ = Zeitpunkt des Entfernens der Systeme. Die Plasmaspiegel sind proportional zur Größe der resorbierenden Hautoberfläche und zeigen einen gleichmäßigen Verlauf. Nach Müller et al.

Fragen

1. Von welchen zwei grundlegenden Faktoren wird die Resorption eines Arzneistoffs prinzipiell bestimmt?
2. Von welchen Faktoren hängt die Diffusionsgeschwindigkeit eines Arzneistoffs durch biologische Membranen ab?
3. Wie kann sich eine aktive Sekretion im Darm auf die Resorption eines Arzneistoffs auswirken?

Zusammenfassung

- Resorption umfasst alle Prozesse, die einerseits zu einer Abnahme der Menge des Arzneistoffs am Ort seiner Verabreichung sowie andererseits zum Erscheinen von Arzneistoff im Blutkreislauf führen.

- Die Wahl von Applikationsform und -ort sind entscheidend für den Erfolg einer Arzneitherapie:
  nichtretardierte vs. retardierte Arzneiform,
  systemische vs. topische Wirkung,
  enterale vs. parenterale Arzneimittelgabe.

- Entscheidend für die Geschwindigkeit und das Ausmaß der Arzneistoffresorption durch passive Diffusion sind das Konzentrationsgefälle vor Ort und die arzneistoffspezifischen physikochemischen Eigenschaften.

Zusammenfassung

- Carrier mit sekretorischer Funktion transportieren Arzneistoffe oder deren Metabolite aus den Zellen der Darmschleimhaut zurück ins Lumen und wirken so als Resorptionsbremse. Die Sekretion kann durch die Gabe eines zweiten Carrier-Substrates (Arzneistoff oder Nahrungsbestandteil) gehemmt werden.

- Metabolische Umwandlung des resorbierten Arzneistoffs in Darmschleimhautzellen und in der Leber (intestinaler und hepatischer First-Pass-Effekt) kann dazu führen, dass nicht die gesamte resorbierte Arzneistoffmenge unverändert in der systemischen Zirkulation erscheint.

- Voraussetzung für eine schnelle und möglichst vollständige Resorption aus dem Darm ist das Vorliegen des Arzneistoffs in gelöster Form.

- Magensäure und Enzyme können Arzneistoffe inaktivieren. So können z. B. Peptidarzneistoffe nicht per os appliziert werden, da sie durch Proteasen im Gastrointestinaltrakt gespalten werden.

- Nüchtern erfolgt eine raschere Arzneistoffresorption als nach Nahrungsaufnahme. Die Aufnahme von Nahrung beeinflusst die Motilität des Gastrointestinaltrakts, und kann so Einfluss auf die Resorptionsgeschwindigkeit haben. Durch Nahrung kann aber auch die resorbierte Arzneistoffmenge verändert werden. Die Resorption zahlreicher Arzneistoffe bleibt von gleichzeitiger Nahrungsaufnahme unbeeinflusst.

- Auch Krankheiten wie z. B. Diabetes, Gastroenteritis, Ulkuskrankheit und Depression können den Resorptionsprozess vielfältig beeinflussen.

- Arzneimittel können eine bevorzugte oder gar ausschließliche Resorption in bestimmten Darmabschnitten aufweisen (lokalisationsabhängige Resorptionsphänomene). Man spricht hier von einem Resorptionsfenster.

- Durch rektal applizierte Arzneiformen (Suppositorium, Klistier) kann ein First-Pass-Effekt umgangen werden. Zu beachten ist, dass im Rektum die Menge an Flüssigkeit, die zur Auflösung bereit steht, sehr gering ist.

- Schnelle Resorption von lipophilen, undissoziiert vorliegenden Substanzen kann durch sublinguale und bukkale Applikation erreicht werden (z. B. Anwendung von Nitraten bei einem Angina-Pectoris-Anfall). Auf diesem Weg können First-Pass-Effekte umgangen werden.

- Auch die Nasenschleimhaut kann als Resorptionsort genutzt werden z. B. für die Anwendung von Peptidarzneistoffen. Auch hier wird der hepatische First-Pass-Effekt umgangen.

- Die pulmonale Applikation dient hauptsächlich der Lokaltherapie bei Asthma bronchiale oder COPD. Teile einer inhalierten Dosis werden immer pulmonal resorbiert und können damit systemische Nebenwirkungen entfalten.

- Transdermale therapeutische Systeme nutzen die Fähigkeit der Haut zur Resorption von Arzneistoffen. Der Großteil der dermal applizierten Arzneiformen dient aber in erster Linie dem Ziel, hohe lokale Arzneistoffkonzentrationen auf oder in der Haut zu erreichen.

3 Bioverfügbarkeit und Bioäquivalenz

Inhaltsvorschau

Die Themen Bioverfügbarkeit und Bioäquivalenz spielen sowohl in der Arzneimittelentwicklung als auch in der praktischen Arzneimitteltherapie eine bedeutende Rolle. So muss während der Arzneimittelentwicklung untersucht werden, wie viel von einer nicht parenteral applizierten Dosis die systemische Zirkulation erreicht und damit am Wirkort verfügbar ist (Bioverfügbarkeit). In der praktischen Arzneimitteltherapie müssen dann solche Präparate und Darreichungsformen eines Wirkstoffs ausgewählt werden, für die nachgewiesen ist, dass ihre Einnahme zu vergleichbaren systemischen Arzneistoffkonzentrationen führt wie das Originalpräparat, für das die Wirksamkeit und Sicherheit in großen klinischen Studien gezeigt wurde (Bioäquivalenz). Aufgrund der regulatorischen Bedeutung dieser Untersuchungen gibt es zahlreiche Behördenrichtlinien für die Durchführung, Datenauswertung und Berichterstellung von klinischen Studien zur Untersuchung der Bioverfügbarkeit/Bioäquivalenz sowie Regelungen, wann auf solche Untersuchungen verzichtet werden kann (Biowaiver). Dieses Kapitel gibt einen umfassenden Einblick in diese Thematik.

3.1 Definition und Bedeutung der Bioverfügbarkeit

Damit Arzneimittel ihre optimale Wirkung entfalten können, ist es notwendig, dass der therapeutisch wirksame Bestandteil den Wirkort (z. B. ein entzündliches Gewebe oder einen Rezeptor in einem Organ) in ausreichender Konzentration über einen genügend langen Zeitraum erreicht. Da i. d. R. der Applikationsort und der Wirkort nicht identisch sind, muss der therapeutisch wirksame Bestandteil vom Applikationsort (z. B. Gastrointestinaltrakt) zum Wirkort gelangen. Das Ausmaß und die Geschwindigkeit, mit der der therapeutisch wirksame Bestandteil eines Arzneimittels am Wirkort verfügbar ist, bezeichnet man als Bioverfügbarkeit. Eine Messung der am Wirkort verfügbaren Menge des therapeutisch wirksamen Bestandteils ist im Allgemeinen nicht möglich. Daher wird angenommen, dass für systemisch wirkende Arzneistoffe, die Konzentrationen des Arzneistoffs am Wirkort und in der systemischen Zirkulation (d. h. im Blut, Plasma, Serum) proportional sind und sich Veränderungen der Arzneistoffkonzentration am Wirkort auch in Veränderungen der Konzentration in der systemischen Zirkulation widerspiegeln. Diese Annahme trifft wohl in den meisten Fällen zu.

Somit hat sich in der Praxis die folgende Definition der Bioverfügbarkeit durchgesetzt:

> **Definition**
> Die Bioverfügbarkeit bezeichnet das Ausmaß und die Geschwindigkeit, mit denen ein Arzneistoff bzw. der therapeutisch wirksame Bestandteil aus der Darreichungsform in den systemischen Kreislauf gelangt.

Für Arzneiformen, die direkt das Zielorgan erreichen (z. B. Inhalativa zur Behandlung von Asthma und COPD), können Arzneistoffkonzentrationen in der systemischen Zirkulation nicht als Surrogat für die Konzentration am Wirkort verwendet werden. Hier spielen die systemischen Arzneistoffkonzentrationen i. d. R. nur eine Rolle bei der Sicherheitsbewertung.

In vielen Fällen ist der therapeutisch wirksame Bestandteil mit dem applizierten Arzneistoff identisch. Es gibt aber auch Ausnahmen: Bei Prodrugs ist der applizierte Arzneistoff i. d. R. unwirksam und wird durch einen Aktivierungsschritt (z. B. Hydrolyse eines Esters) in das therapeutisch wirksame Prinzip (z. B. freie Säure) umgewandelt. Gegebenenfalls können aber auch wirksame (d. h. aktive) Metabolite den wirksamen Bestandteil eines Arzneimittels darstellen oder gemeinsam mit dem applizierten Arzneistoff für die Wirkung eines Arzneimittels verantwortlich sein.

Therapeutisch wirksamer Bestandteil

Die Untersuchungen zur Bioverfügbarkeit eines Arzneimittels sind von entscheidender Bedeutung im Rahmen der Arzneimittelentwicklung und schon in der frühesten klinischen Entwicklungsphase werden entsprechende Studien durchgeführt. Definitionsgemäß ist die Bioverfügbarkeit nach intravenöser Gabe 100 %, da die Gesamtmenge des applizierten Wirkstoffs in der systemischen Zirkulation verfügbar ist. Vergleicht man nun die Bioverfügbarkeit eines Arzneistoffs z. B. nach oraler Gabe in Bezug auf die intravenöse Gabe, so spricht man von der absoluten Bioverfügbarkeit. Die absolute Bioverfügbarkeit ist eine wichtige Kenngröße eines Arzneistoffs, die von den verschiedensten Faktoren abhängt:

Absolute Bioverfügbarkeit

- physiko-chemische Eigenschaften des Arzneistoffs (z. B. Löslichkeit, Permeabilität),
- metabolische Stabilität während der Resorption (z. B. First-Pass-Effekt),
- Eigenschaften der Arzneiform (z. B. Freisetzungscharakteristika),
- Resorptionsort und Resorptionsweg.

Eine wesentliche Voraussetzung für die Resorption eines Arzneistoffs ist sein Vorliegen in gelöster Form am Resorptionsort. Das Ausmaß und die Geschwindigkeit, mit denen ein Arzneistoff in gelöster Form am Resorptionsort zur Verfügung steht (Dissolution), können entscheidend von der Darreichungsform mitbestimmt werden. Die Löslichkeit des Arzneistoffs selbst und seine Permeabilität, d. h. sein Vermögen, Biomembranen zu überwinden, sind die für den Resorptionsprozess entscheidenden Arzneistoffeigenschaften, die sich unter anderem aus seinen physikalisch-chemischen Eigenschaften (Molekülgröße, Lipophilie, Ausbildung von Wasserstoffbrückenbindungen etc.) sowie seinen Substrateigenschaften für Membrantransporter ergeben. Allerdings führt eine hohe Resorptionsquote nach peroraler Applikation nicht zwangsläufig zu einer hohen absoluten Bioverfügbarkeit, denn häufig vermindert ein vorliegender First-Pass-Effekt (s. Kap. 2.4.3) die Arzneistoffmenge, die unverändert in die systemische Zirkulation gelangt (z. B. bei lipophilen β-Rezeptorenblockern). Eine umfassende Darstellung des Einflusses des Resorptionsorts auf die Resorption/Bioverfügbarkeit findet sich in Kapitel 2.

Die absolute Bioverfügbarkeit wird im Allgemeinen als wirkstoffspezifische Eigenschaft angesehen, auch wenn nicht vollständig auszuschließen ist, dass auch Formulierungsaspekte eine Rolle spielen. Für oral zu applizierende Arzneistoffe bestimmt man die absolute Bioverfügbarkeit einer oralen Lösung im Vergleich zur intravenösen Gabe, sodass Formulierungseffekte minimiert werden.

Stellt man in diesen Studien, die schon frühzeitig im klinischen Entwicklungsprogramm durchgeführt werden, eine geringe absolute Bioverfügbarkeit des Arzneistoffs fest, beginnt die Abklärung der Ursachen, da grundsätzlich Substanzen mit niedriger Bioverfügbarkeit in der weiteren Entwicklung schwieriger sind. So kann eine niedrige absolute Bioverfügbarkeit aufgrund eines hohen First-Pass-Effekts das Potential für Arzneistoffinteraktionen sowie die Variabilität der Wirkstoffkonzentrationen zwischen den Patienten erhöhen. Sollte eine verminderte Löslichkeit die Ursache einer verminderten Bioverfügbarkeit sein, so besteht die Möglichkeit vermehrter Interaktionen durch Nahrungsmitteleffekte und/oder pH-Änderungen am Resorptionsort.

Relative Bioverfügbarkeit

Vergleicht man dagegen das Ausmaß und die Geschwindigkeit, mit denen ein Wirkstoff aus einer Darreichungsform im Vergleich zu einer Referenzzubereitung systemisch verfügbar wird, so spricht man von relativer Bioverfügbarkeit.

Nach dieser Definition kann z. B. die relative Bioverfügbarkeit eines Zäpfchens im Vergleich zu einer Tablette bestimmt werden. Zumeist wird der Begriff der relativen Bioverfügbarkeit jedoch im engeren Sinne verwendet, indem man dann von relativer Bioverfügbarkeit spricht, wenn die zu untersuchende Zubereitung und die Referenzzubereitung auf gleichem Wege appliziert werden (z. B. perorale Gabe einer Tablette im Vergleich zur peroralen Gabe einer Lösung). Somit liegt der Fokus der Bestimmung der relativen Bioverfügbarkeit in der Beurteilung der pharmazeutischen Qualität der Formulierung: Die relative Bioverfügbarkeit ermöglicht es, bei gleichen physikalisch-chemischen Eigenschaften des Arzneistoffs, den Einfluss der Darreichungsform auf die Bioverfügbarkeit zu beschreiben. Im Gegensatz zur absoluten Bioverfügbarkeit können bei der Bestimmung der relativen Bioverfügbarkeit Werte über 100 % erhalten werden, wenn der Arzneistoff aus der zu untersuchenden Darreichungsform besser verfügbar ist als aus der Referenzzubereitung.

Bedeutung der relativen Bioverfügbarkeit

In der Arzneimittelentwicklung spielt die relative Bioverfügbarkeit ebenfalls eine entscheidende Rolle. In der frühen klinischen Entwicklung (Phase I: Erstanwendung) werden häufig Lösungen oder Suspensionen des Arzneistoffs eingesetzt, um die Sicherheit und Verträglichkeit des Arzneistoffs nach Einfach- und Mehrfachgabe an gesunden Probanden zu untersuchen. Danach erfolgen die weiteren klinischen Studien (Phase II: Proof-of-Concept, Dosisfindung) am Patienten, für die in der Arzneimittelentwicklung Arzneiformen eingesetzt werden, die noch nicht der finalen zu vermarktenden Arzneiform entsprechen (sog. Prototyp-Arzneiformen).

Mit dem Beginn der konfirmatorischen klinischen Studien der Phase III wird dann i. d. R. die finale auch für die spätere Vermarktung vorgesehene Arzneiform eingesetzt. Um nun die Übertragbarkeit der klinischen Ergebnisse der frühen klinischen Entwicklung in Bezug auf die Phase-III-Formulierung zu garantieren, werden relative Bioverfügbarkeitsstudien durchgeführt, die die Bioverfügbarkeit der während der klinischen Entwicklung eingesetzten Arzneiformen dokumentieren.

Definition und Bedeutung der Bioäquivalenz 3.2

Schon in den 60er und 70er Jahren wurde erkannt, dass sich nach dem Patentablauf eines Originalpräparats zugelassene Arzneiformen mit gleichem Arzneistoff (Nachahmer = Generika) dramatisch in ihrer Wirksamkeit und Verträglichkeit vom ursprünglichen Präparat unterscheiden können. Unter anderem waren Arzneimittel mit den Arzneistoffen Chloramphenicolpalmitat, Digoxin, Oxytetracyclin, Phenytoin, Prednison und Tolbutamid betroffen. Die Ursache dieser Beobachtung beruhte auf einer unterschiedlichen relativen Bioverfügbarkeit zwischen Originalpräparat und Nachahmer (Generikum). Heutzutage ist es notwendig, dass Generika bevor sie vertrieben werden, ihre Wirksamkeit, Sicherheit und Qualität belegen.

> **Definition**
> Ein Generikum ist ein Arzneimittel, das Ähnlichkeit mit einem bereits zugelassenen Arzneimittel (dem Referenzarzneimittel) aufweist. Ein Generikum enthält dieselbe Menge an Wirkstoff wie das Referenzarzneimittel. Generikum und Referenzarzneistoff werden in derselben Dosis zur Behandlung derselben Krankheit verwendet und weisen gleiche Sicherheit und Wirksamkeit auf.
> Bezeichnung und Verpackung eines Generikums unterscheiden sich von denen des Referenzarzneimittels. Ein Generikum kann auch verschiedene inaktive Bestandteile enthalten.

Da es ethisch nicht vertretbar ist, mit einem Generikum die Studien zu Wirksamkeit und Unbedenklichkeit, die für das Referenzprodukt durchgeführt wurden, zu wiederholen, werden so genannte Bioäquivalenzstudien von den Zulassungsbehörden gefordert, die anstelle der klinischen Studien zur Wirksamkeit und Unbedenklichkeit durchgeführt werden können.

Diese Bioäquivalenzstudien untersuchen die relative Bioverfügbarkeit des Generikums in Bezug auf das Originalpräparat. Bioäquivalenz gilt als nachgewiesen, wenn die Plasmakonzentrations-Zeit-Kurven sich so sehr gleichen, dass mit Unterschieden in der Wirkung bzw. der Nebenwirkungen nicht zu rechnen ist.

Bioäquivalenzstudien

> **Definition**
> Man bezeichnet zwei Arzneimittel als bioäquivalent, wenn sie pharmazeutisch äquivalent oder alternativ sind und wenn sie sich in ihrer Bioverfügbarkeit (Geschwindigkeit und Ausmaß) nach Verabreichung derselben molaren Dosis so gleichen, dass sich im Hinblick auf Wirksamkeit und Unbedenklichkeit im Wesentlichen gleiche Wirkungen ergeben.

Unter pharmazeutisch äquivalenten Präparaten versteht man Präparate, die den gleichen Wirkstoff in der gleichen chemischen Form (Salz, Ester etc.), in der gleichen Menge und in der gleichen Darreichungsform enthalten.

Weiterhin erfüllen sie die gleichen Anforderungen hinsichtlich der pharmazeutischen Qualität. Unterscheiden können sie sich z. B. hinsichtlich der Hilfsstoffzusammensetzung und des Herstellungsprozesses.

Pharmazeutisch äquivalent

Pharmazeutisch alternativ

Präparate werden als pharmazeutisch alternativ bezeichnet, wenn sie den gleichen therapeutisch wirksamen Bestandteil enthalten, sich aber in der chemischen Form dieses Anteils (z. B. unterschiedliche Salze eines Wirkstoffs) oder aber in der Darreichungsform oder -stärke unterscheiden.

Der Nachweis der Bioäquivalenz spielt eine entscheidende Rolle im Rahmen der Zulassung von pharmazeutisch äquivalenten und pharmazeutisch alternativen Präparaten. Generell muss für jedes Arzneimittel, das zugelassen werden soll, die pharmazeutische Qualität, die Wirksamkeit und die Sicherheit belegt werden.

Bedeutung der Bioäquivalenz für Generikazulassungen

Der Gesetzgeber erlaubt es aber, sich bei der so genannten bezugnehmenden Zulassung auf die klinischen und toxikologischen Studien eines Referenzpräparats zu beziehen. Um die Zulassung für ein generisches Arzneimittel zu erhalten, ist es somit ausreichend, die ordnungsgemäße pharmazeutische Qualität (Identität, Reinheit, Gehalt, Haltbarkeit und In-vitro-Freisetzung) sowie die Bioäquivalenz zum Referenzpräparat nachzuweisen. Für dieses Referenzpräparat muss eine vollständige klinische Dokumentation vorliegen. Jährlich wird von der FDA eine Liste der therapeutisch äquivalenten Präparate veröffentlicht (Approved Drug Products with Therapeutic Equivalence Evaluations, auch als Orange Book bekannt; http://www.fda.gov/cder/orange/obannual.pdf).

Unterschiede zwischen der US-amerikanischen (FDA, Food and Drug Administration) und der europäischen Arzneimittelbehörde (EMEA, European Agency for the Evaluation of Medicinal Products) bestehen insoweit, dass die europäische Zulassungsbehörde auch die Zulassung pharmazeutisch alternativer Präparate über den Bioäquivalenzansatz zulässt, während die FDA nur pharmazeutisch äquivalente Arzneimittel einschließt.

Bedeutung der Bioäquivalenz während der Arzneimittelentwicklung

Aber nicht nur im Rahmen der Zulassung von Generika spielt die Bioäquivalenz eine entscheidende Rolle, sondern auch in den folgenden Situationen:
- Die zur Vermarktung vorgesehene Darreichungsform ist nicht mit der in den pivotalen klinischen Studien der Phase III eingesetzten identisch.
- Nach Einführung des Arzneimittels in den Handel werden wesentliche Änderungen in der Hilfsstoffzusammensetzung oder im Herstellungsprozess des Arzneimittels vorgenommen.
- Entwicklung von so genannten „festen Kombinationen", bei denen zwei häufig in der Therapie miteinander kombinierte Arzneistoffe in einer Darreichungsform angeboten werden (z. B. Telmisartan und Hydrochlorothiazid in Micardis plus®).

In diesen Situationen ist es auch für den Originalhersteller notwendig, Bioäquivalenz zwischen den verschiedenen Formulierungen bzw. zwischen der „freien Kombination" und der „festen Kombination" nachzuweisen.

Aufgrund der Tatsache, dass Zweitanmelder die zeit- und kostenintensiven Studien zur Wirksamkeit und Unbedenklichkeit nicht durchzuführen brauchen, können sie ihre Produkte preiswerter anbieten. Somit hat der Einsatz von Generika zu signifikanten Einsparungen im Gesundheitswesen geführt. Der Anteil der Generikaverordnungen z. B. für den Arzneistoff Theophyllin beträgt ca. 90 %.

Aufgrund dieser Schlüsselstellung von Bioäquivalenzstudien im Rahmen der Zulassung von Generika und während des Arzneimittelentwicklungsprozesses, stellen die Zulassungsbehörden detaillierte Anforderungen hinsichtlich der Planung, Durchführung, Auswertung und Berichterstattung von Bioverfügbarkeits- bzw. Bioäquivalenzstudien. Die folgenden Ausführungen berücksichtigen die relevanten Richtlinien (guidelines) der europäischen sowie der amerikanischen Zulassungsbehörde.

Parameter für Ausmaß und Geschwindigkeit 3.3

Entsprechend der Bioverfügbarkeitsdefinition ist es notwendig, Parameter für das Ausmaß und die Geschwindigkeit, mit der ein Arzneistoff die systemische Zirkulation erreicht, zu definieren. Grundlage bildet die Messung des therapeutisch wirksamen Bestandteils im Plasma (oder Serum, Blut) nach Gabe der zu untersuchenden Arzneimittel.

Schnellfreisetzende (orale) Darreichungsformen 3.3.1

Handelt es sich um schnellfreisetzende Darreichungsformen so haben sich die Fläche unter der Kurve *(AUC)*, die maximale Arzneistoffkonzentration *(Cp_{max})* und die Zeit bis zum Auftreten der maximalen Arzneistoffkonzentration im Plasma *(t_{max})* zur Beurteilung der Bioverfügbarkeit etabliert (O Abb. 3.1). Bei Retarddarreichungsformen (kontrolliert freisetzenden Darreichungsformen) werden noch weitere pharmakokinetische Parameter zur Charakterisierung von Ausmaß und Geschwindigkeit herangezogen, die auch eine Beurteilung der kontrollierten Freisetzung ermöglicht.

> **Schnellfreisetzende Darreichungsformen**
> **Beurteilung des Ausmaßes der Bioverfügbarkeit:** Fläche unter der Plasmakonzentrations-Zeit-Kurve (Area Under the Curve, *AUC*),
> **Beurteilung der Geschwindigkeit der Verteilung:** Maximale Arzneistoffkonzentration im Plasma *(Cp_{max})*, Zeit bis zum Auftreten der maximalen Arzneistoffkonzentration im Plasma *(t_{max})*.

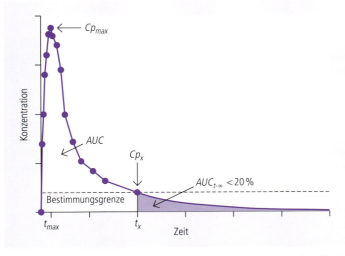

O Abb. 3.1 Plasmakonzentrations-Zeit-Kurve nach Gabe einer schnellfreisetzenden Darreichungsform

Fläche unter der Plasmakonzentrations-Zeit-Kurve *(AUC)*

Korrespondierende Flächen nach Dost

Das Prinzip der korrespondierenden Flächen nach Dost besagt, dass sich die Flächen unter den Kurven proportional zur Arzneistoffmenge verändern, die in die systemische Zirkulation gelangt. Die *AUC*-Werte charakterisieren also das Ausmaß der Bioverfügbarkeit. Weichen zwei Präparate hinsichtlich ihres Ausmaßes in der Bioverfügbarkeit ab, spiegelt sich das in unterschiedlichen *AUC*-Werten wider. Es ist allerdings zu bedenken, dass nicht für alle Arzneistoffe die Flächen-Dosis-Proportionalität (konstante Gesamtkörperclearance) über den gesamten Dosierungsbereich gilt. Meist ist die Ursache hierfür die Sättigung eines metabolisierenden Enzymsystems, dies kann in der Folge zu einem überproportionalen Anstieg der *AUC*-Werte führen.

Die absolute Bioverfügbarkeit (F) lässt sich nach dem bisher Gesagten wie folgt berechnen:

$$F (\%) = \frac{D_{i.v.} \cdot AUC_{n.i.v.}}{D_{n.i.v.} \cdot AUC_{i.v.}} \cdot 100 \qquad \text{Gl. 3.1}$$

D = Dosis
$i.\,v.$ = intravenöse Gabe
$n.\,i.\,v.$ = nichtintravenöse Gabe

Bei z. B. 100 %iger absoluter Bioverfügbarkeit unterscheiden sich zwar die Kurvenformen nach peroraler und intravenöser Applikation, nicht aber die Gesamtflächen.

Die relative Bioverfügbarkeit lässt sich nach folgender Formel berechnen:

$$F_{rel}(\%) = \frac{D_A \cdot AUC_B}{D_B \cdot AUC_A} \cdot 100 \qquad \text{Gl. 3.2}$$

D = Dosis
A, B = z. B. verschiedene Präparate, verschiedene Applikationsorte, verschiedene Applikationsbedingungen

Zur Berechnung der *AUC* bieten sich verschiedene Methoden an. So können einerseits Kompartimentmodelle genutzt werden und andererseits auch nichtkompartimentelle Berechnungsmethoden eingesetzt werden (Trapezregel, s. Kap. 1.2.1). Aufgrund der hohen regulatorischen Bedeutung dieser pharmakokinetischen Parameter in der Bioäquivalenzbewertung bestehen die Behörden auf der Anwendung der nichtkompartimentellen Methoden, da hier die Berechnung nur auf den tatsächlich gemessenen Werten beruht und nicht z. B. auf von einem Kompartimentmodell vorhergesagten Konzentrationen.

Bei der Bestimmung der Fläche unter der Kurve mittels der Trapezregel gibt es zwei Ansätze:
- lineare Methode,
- log-lineare Methode.

Bei der linearen Methode wird die Fläche eines jeden Trapezes zwischen zwei Messpunkten nach Gl. 3.3 bestimmt.

$$AUC_{t_1-t_2} = \frac{Cp_1 + Cp_2}{2} \cdot (t_2 - t_1) \qquad \text{Gl. 3.3}$$

3.3.1 Schnellfreisetzende (orale) Darreichungsformen

Bei der log-linearen Methode wird davon ausgegangen, dass die Konzentrations-kurve zwischen den beiden Messpunkten monoexponential abfällt, so dass die Fläche mittels Integration bestimmt werden kann (Gl. 3.4).

$$AUC_{t_1-t_2} = \frac{Cp_1 - Cp_2}{k} = \frac{Cp_1 - Cp_2}{\ln\left(\frac{Cp_1}{Cp_2}\right)} \cdot (t_2 - t_1) \qquad \text{Gl. 3.4}$$

In der Regel wird so vorgegangen, dass im ansteigenden Ast einer Plasmakonzentrations-Zeit-Kurve die lineare Trapezregel und im abfallenden Teil der Kurve die log-lineare Trapezregel zur *AUC*-Berechnung verwendet wird. Dieses Verfahren wird als „mixed log-linear" bezeichnet.

Mixed log-linear Verfahren

Mit der Trapezmethode lässt sich die *AUC* nur bis zum letzten gemessenen Zeitpunkt berechnen (AUC_{0-t_n}).

Da allerdings für die korrekte Berechnung der *AUC* auch die über diesen Messwert hinaus extrapolierte Fläche ($AUC_{t_n-\infty}$) notwendig ist, muss diese geschätzt werden. Dazu wird durch log-lineare Regression der terminalen Plasmakonzentrations-Zeit-Kurve die terminale Eliminationskonstante (k_e) berechnet und diese zur Extrapolation wie folgt eingesetzt:

$$AUC_{t_n-\infty} = Cp_{t_n} / k_e \qquad \text{Gl. 3.5}$$

Häufig wird anstelle der gemessenen letzten Konzentration (Cp_{t_n}) die aus der log-linearen Regression berechnete letzte Konzentration (Cp'_{t_n}) verwendet. Der extrapolierte Anteil sollte nicht mehr als 20 % der Gesamtfläche betragen (○ Abb. 3.1). Auch hier stehen wieder regulatorische Aspekte im Vordergrund, da verhindert werden soll, dass Studien mit einem schlechten Probenahmedesign durchgeführt werden und/oder durch geschickte Wahl der terminalen Phase Einfluss auf das Bioäquivalenzergebnis genommen wird.

Die Gesamtfläche wird häufig mit *AUC* oder AUC_∞ abgekürzt, während die Fläche bis zum letzten Messpunkt als AUC_{0-t_n} beschrieben wird.

Maximale Arzneistoffkonzentration im Plasma (Cp_{max})

Die maximale Arzneistoffkonzentration wird überwiegend von der Geschwindigkeit und dem Ausmaß der Resorption beeinflusst. Oftmals kann von den Cp_{max}-Werten sowohl auf die Intensität des erwünschten als auch des unerwünschten (Nebenwirkung) pharmakodynamischen Effekts rückgeschlossen werden.

Die maximale Arzneistoffkonzentration im Plasma wird direkt den Messwerten entnommen.

Zeit bis zum Auftreten der maximalen Arzneistoffkonzentration (t_{max})

Die t_{max}-Werte werden durch die Resorptions- und Eliminationsgeschwindigkeit beeinflusst. Ist die Freisetzung aus der Darreichungsform der geschwindigkeitsbestimmende Schritt für die Resorption, spiegeln sich Unterschiede in der Freisetzung des Arzneistoffs aus verschiedenen Darreichungsformen häufig in Unterschieden in den t_{max}-Werten wider.

Wie die Cp_{max}-Werte werden auch die t_{max}-Werte direkt den Plasmakonzentrations-Zeit-Kurven entnommen. Da sich die Konzentrationen um C_{max} herum für schnellfreisetzende Darreichungsformen häufig sehr schnell ändern, ist es für eine möglichst gute Bestimmung von Cp_{max} und t_{max} unerlässlich, ausreichend häufige Plasmaproben um t_{max} herum zu nehmen.

Wird die Untersuchung der Bioverfügbarkeit im Steady State durchgeführt, macht man sich zunutze, dass die AUC während eines Dosierungsintervalls im Steady State ($AUC_{0-\tau}$) der AUC nach Einmalgabe entspricht. $Cp_{max(ss)}$ und $t_{max(ss)}$ bleiben als Zielgrößen bestehen. Weiterhin werden häufig zusätzlich $Cp_{min(ss)}$ (minimale Konzentration im Dosierungsintervall), $Cp_{av(ss)}$ (durchschnittliche Arzneikonzentration, $AUC_{0-\tau}/\tau$) und die prozentuale Peak-Trough-Fluktuation (PTF, Gl. 3.6) bestimmt.

3.3.2 Kontrolliert freisetzende Darreichungsformen: Retardarzneimittel

Mit der Entwicklung von Retardarzneimitteln werden meist die folgenden Ziele verfolgt:
- eine verlängerte Wirkdauer und damit verbunden eine Verringerung der Applikationshäufigkeit, die zu einer deutlichen Complianceverbesserung beim Patienten führt,
- Vermeidung von Spitzenkonzentrationen, die häufig mit unerwünschten Wirkungen assoziiert sind,
- Verringerung der Fluktuationen in den Plasmakonzentrations-Zeit-Kurven in der Dauermedikation.

Für die Ersteinreichung eines Retardarzneimittels, wenn also der Arzneistoff bisher nur in einer schnellfreisetzenden Formulierung vorliegt, ist es notwendig, die Bioverfügbarkeit und das Ausmaß der Retardierung zu demonstrieren.

Notwendigkeit von Einmal- und Mehrfachgabe

Meistens sind dazu sowohl Studien nach Einmalgabe (single dose) und Mehrfachgabe bis zum Steady State (multiple dose) notwendig, die das Retardarzneimittel im Vergleich zu einer wässrigen Lösung des Arzneistoffs bzw. einer schnell freisetzenden Zubereitung untersuchen. Neben den Parametern AUC und Cp_{max} bzw. $AUC_{0-\tau}$ und $Cp_{max(ss)}$ kommen noch andere Parameter zur Anwendung: Die Halbwertsdauer (half value duration, HVD), die den Zeitraum angibt, während der die Konzentration über der halbmaximalen Konzentration ($\frac{1}{2} Cp_{max}$) liegt.

Bewertung der Retardierung

Diese Größe ist zwar willkürlich gewählt, erlaubt aber eine sinnvolle Bewertung des Retardierungsgrades, indem z. B. unerwünscht hohe Cp_{max}-Werte (bzw. Cp_{max}-Werte nach Gabe einer unretardierten Zubereitung) zu einer kürzeren HVD und damit zu einer ungünstigeren Beurteilung hinsichtlich der Retardierung führen. Da t_{max}-Werte aufgrund des plateauförmigen Verlaufs der Kurven nicht zuverlässig bestimmt werden können, wird auf ihre Bewertung in der Regel verzichtet.

Die Schwankungen der Plasmakonzentrations-Zeit-Profile im Steady State während eines Dosierungsintervalls (Zustand bei Dauermedikation) können am besten mit der prozentualen Peak-Trough-Fluktuation (PTF) bewertet werden. Hierbei bezieht man die Differenz zwischen der maximalen ($Cp_{max(ss)}$) und minimalen ($Cp_{min(ss)}$) Arzneistoffkonzentration auf die Durchschnittskonzentration ($Cp_{av(ss)}$).

3.3.2 Kontrolliert freisetzende Darreichungsformen: Retardarzneimittel

$$PTF\,(\%) = \left[\frac{Cp_{max(ss)} - Cp_{min(ss)}}{Cp_{av(ss)}}\right] \cdot 100 \qquad \text{Gl. 3.6}$$

Zur Beurteilung von Retardpräparaten sind zahlreiche andere Zielgrößen vorgeschlagen worden, wobei die internationale Diskussion über ihre Eignung noch nicht beendet ist.

Peak-Trough-Fluktuation (PTF)

Kontrolliert freisetzende Darreichungsformen (Retardarzneimittel)

Beurteilung des Ausmaßes der Bioverfügbarkeit:
Fläche unter der Plasmakonzentrations-Zeit-Kurve
nach Einfachgabe (Area under the Curve, AUC)
nach Mehrfachgabe (Area under the Curve, $AUC_{0-\tau}$)

Beurteilung der Geschwindigkeit der Verteilung:
Maximale Arzneistoffkonzentration im Plasma
nach Einfachgabe (Cp_{max})
nach Mehrfachgabe ($Cp_{max(ss)}$)

Zeit bis zum Auftreten der maximalen Arzneistoffkonzentration im Plasma:
nach Einfachgabe (t_{max})
nach Mehrfachgabe ($t_{max(ss)}$)

Beurteilung der kontrollierten Freigabe:
Half value duration (HVD)
Peak-trough-Fluktuation (PTF)

Für den Erstanbieter von Retardformulierungen ist es im Allgemeinen auch notwendig durch entsprechende klinische Studien der Phasen II und III die Wirksamkeit und Sicherheit der neuen Darreichungsform zu demonstrieren.

Die klinischen Daten, die mit der schnellfreisetzenden Formulierung erhoben wurden, können nicht direkt auf die Retardformulierung übertragen werden, da in vielen Fällen gezeigt wurde, dass die Konzentrations-Wirkungsbeziehung von der Anflutungsgeschwindigkeit abhängig ist. Nach erfolgreicher Zulassung der Originalretardformulierung können nach Ablauf des Patentschutzes Nachahmer ein entsprechendes Generikum entwickeln und über den Bioäquivalenzansatz zulassen. Allerdings ist es für Retardarzneimitteln i. d. R. notwendig, die Bioäquivalenz sowohl nach Einmalgabe als auch nach Mehrfachgabe zu demonstrieren. Des Weiteren muss in einer Nahrungsmittel-Interaktionsstudie (food effect study) nachgewiesen werden, dass sich Original und Nachahmer nicht unterscheiden. Es gibt zahlreiche Beispiele, bei denen durch die gleichzeitige Nahrungsaufnahme eine kontrollierte Freisetzung des Arzneistoffs aus der Arzneiform nicht mehr gegeben war.

Notwendigkeit klinischer Studien

Im Extremfall einer schlagartigen Freisetzung des Arzneistoffs aus einer Retardformulierung spricht man von Dose Dumping.

Dose Dumping

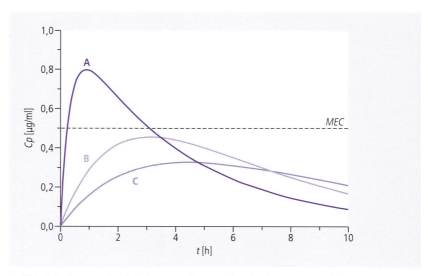

○ **Abb. 3.2** Plasmaspiegel dreier Arzneiformen des gleichen Arzneistoffs mit gleicher absoluter Bioverfügbarkeit, aber mit unterschiedlichen Resorptionsgeschwindigkeiten. Nur A überschreitet die minimale effektive Konzentration *(MEC)* und kann eine pharmakologische Wirkung zeigen.

3.3.3 Direkte Berechnung des Resorptionsprofils

Die pharmakokinetischen Parameter *AUC*, Cp_{max} und t_{max}, die zur Beschreibung der Bioverfügbarkeit und somit zur Beschreibung des Ausmaßes und der Geschwindigkeit mit der ein Arzneistoff in die systemische Zirkulation gelangt verwendet werden, sind zwar recht einfach in der Anwendung, sind aber nicht immer in der Lage den Resorptionsprozess ausreichend zu charakterisieren. So sind in ○ Abb. 3.2 Plasmakonzentrations-Zeit-Verläufe für drei Arzneiformen mit identischer absoluter Bioverfügbarkeit (gleicher *AUC*) dargestellt. Unterschiede bestehen bzgl. Cp_{max} und t_{max}. Die zur Arzneimittelwirkung nötige minimale effektive Konzentration *(MEC)* ist ebenfalls gezeigt, und es wird deutlich, dass trotz gleicher absoluter Bioverfügbarkeit nur Arzneiform A eine pharmakologische Wirkung zeigen wird.

In einer solchen Situation wäre es hilfreich, wenn man die Kinetik des Resorptionsvorganges isoliert betrachten und ein sog. Resorptionsprofil (absorbierte Menge vs. Zeit bzw. systemisch verfügbare Menge vs. Zeit) erstellen könnte. Zu diesem Zwecke gibt es eine Reihe von Methoden. Ist z.B. bekannt, dass die Resorption nach einer Kinetik erster Ordnung erfolgt, kann das Resorptionsprofil durch einfaches Feathering ermittelt werden (s. Kap. 1.2.1). Ist dagegen nichts über die Resorptionskinetik bekannt und kann man von linearer Pharmakokinetik ausgehen, ist es möglich, den Resorptionsschritt aus dem gemessenen Plasmakonzentrations-Zeit-Verlauf herauszurechnen. Beim Ein-Kompartiment-Modell geschieht dies mit Hilfe der Wagner-Nelson-Methode, im Zwei-Kompartiment-Modell mit Hilfe der Loo-Riegelman-Methode. Darüberhinaus gibt es noch verschiedenste Dekonvolutionsverfahren, die hier im Einzelnen nicht vorgestellt werden sollen (s. Literatur).

3.3.3 Direkte Berechnung des Resorptionsprofils

Die Bedeutung der Berechnung von In-vivo-Resorptionsprofilen besteht darin, dass sie direkt mit den In-vitro-Dissolutionsprofilen verglichen werden können (sog. In-vitro-/In-vivo-Korrelationen) und eine Möglichkeit eröffnen, eine In-vitro-Dissolutionsmethode so zu modifizieren, dass sie die In-vivo-Situation richtig widerspiegelt. Kann – insbesondere für Retardformulierungen – eine validierte In-vitro-/In-vivo-Korrelation etabliert werden, besteht die Möglichkeit, die In-vitro-Dissolutionsmethode als Surrogat für Bioäquivalenzstudien einzusetzen.

In-vitro-/In-vivo-Korrelation

Wagner-Nelson-Methode

Resorptionsprofil im Ein-Kompartiment-Modell nach Wagner-Nelson: Die Wagner-Nelson-Methode dient zur Ermittlung des Resorptionsprofils im Ein-Kompartiment-Modell bei Vorliegen linearer Elimination mit bekannter Eliminationsgeschwindigkeitskonstante k_e. Zu jedem Zeitpunkt t ist die resorbierte Arzneistoffmenge das Produkt aus der bis zu diesem Zeitpunkt resorbierten Fraktion F_t und der Dosis. Diese resorbierte Arzneistoffmenge ist weiterhin gleich der Summe von Arzneistoff im Organismus, X_t, und dem bereits eliminiertem Arzneistoff, E_t:

$$F_t \cdot D = X_t + E_t \qquad \text{Gl. 3.7}$$

X_t kann auch ausgedrückt werden als Produkt aus Plasmaspiegel und Verteilungsvolumen:

$$X_t = Cp_t \cdot Vd \qquad \text{Gl. 3.8}$$

E_t kann auch ausgedrückt werden als Produkt von Gesamtkörperclearance und Fläche unter der Kurve bis zum Zeitpunkt t (s. Kap. 1.2.1).

$$E_t = CL_{tot} \cdot AUC_{0-t} = k_e \cdot Vd \cdot AUC_{0-t} \qquad \text{Gl. 3.9}$$

Substitution von Gl. 3.8 und Gl. 3.9 in Gl. 3.7 ergibt

$$F_t \cdot D = Cp_t \cdot Vd + k_e \cdot Vd \cdot AUC_{0-t} = Vd \cdot (Cp_t + k_e \cdot AUC_{0-t}) \qquad \text{Gl. 3.10}$$

Zum Zeitpunkt $t = \infty$ beträgt $Cp = 0$ und F_t erreicht den Endwert F (Gl. 3.11).

$$F \cdot D = Vd \cdot k_e \cdot AUC \qquad \text{Gl. 3.11}$$

Die Arzneistofffraktion f_t, die von der resorbierbaren Arzneistoffmenge $F \cdot D$ zum Zeitpunkt t resorbiert ist, entspricht daher

$$f_t = \frac{F_t}{F} = \frac{Cp_t + k_e \cdot AUC_{0-t}}{k_e \cdot AUC} \qquad \text{Gl. 3.12}$$

f_t kann daher für jeden Zeitpunkt t, an dem eine Plasmakonzentration gemessen wurde, als Funktion der Zeit ermittelt und so ein Resorptionsprofil erstellt werden. Dieses Resorptionsprofil ist unabhängig von jeder kinetischen Ordnung und kann daher auch ganz unregelmäßige Resorptionsverläufe beschreiben (Abb. 3.3).

f_t darf nicht mit der Gesamtresorptionsquote F oder der Resorptionsquote zum Zeitpunkt t (F_t) verwechselt werden. F gibt an, welche Fraktion von einer gegebenen Dosis insgesamt resorbiert wird. f_t gibt an, welche Fraktion des resorbierbaren Anteils der gegebenen Dosis resorbiert wird. Werden z. B. 100 mg einer Substanz oral gegeben und nur 50 % resorbiert, so beträgt F am Ende des Resorptionsvorganges 0,5, während $f_\infty = 1$ ist.

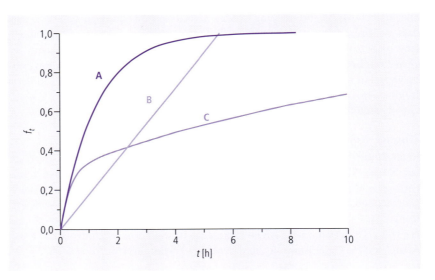

o **Abb. 3.3** Resorptionsprofile, die mit Hilfe der Wagner-Nelson-Methode bestimmt wurden. A: Resorption erster Ordnung. B: Resorption nullter Ordnung. C: Biphasische Resorption.

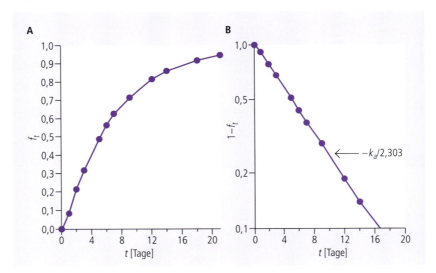

o **Abb. 3.4** Resorptionsprofil von Triamcinolonhexacetonid nach intraartikulärer Gabe. A: Resorptionsprofil, das mit Hilfe der Wagner-Nelson-Methode ermittelt wurde. B: Transformation zur Ermittlung der Resorptionsgeschwindigkeitskonstanten k_a. Nach Derendorf et al.

Mit Hilfe der Wagner-Nelson-Methode ist es daher möglich, ein Resorptionsprofil zu erstellen, ohne das Verteilungsvolumen Vd zu kennen und ohne zu wissen, wie viel Prozent der gegebenen Dosis insgesamt resorbiert werden. Voraussetzung für seine Anwendung sind lineare Pharmakokinetik und die Annahme eines Ein-Kompartiment-Modells.

o Abb. 3.4 zeigt als Beispiel das Resorptionsprofil von Triamcinolonhexacetonid nach intraartikulärer Gabe. Man sieht, dass nach Gabe dieser Substanz als Kristallsuspension eine systemische Resorption über drei Wochen stattfindet.

Loo-Riegelman-Methode

Die Loo-Riegelman-Methode entspricht der Wagner-Nelson-Methode beim Zwei-Kompartiment-Modell. Auch hier muss von einer linearen Pharmakokinetik ausgegangen werden. Im Gegensatz zur Wagner-Nelson-Methode ist es nötig, den Arzneistoff beim gleichen Probanden ein zweites Mal intravenös zu applizieren, um die jeweiligen kinetischen Parameter zur Beschreibung von Verteilung und Elimination zu bestimmen. Für das Resorptionsprofil gilt analog zur Wagner-Nelson-Methode Gl. 3.10:

Resorptionsprofil im Zwei-Kompartiment-Modell nach Loo-Riegelman

$$f_t = \frac{F_t}{F} = \frac{Cp_t + k_{10} \cdot AUC_{0-t} + \frac{X_{pt}}{V_c}}{k_{10} \cdot AUC} \qquad \text{Gl. 3.13}$$

k_{10} ist die Geschwindigkeitskonstante, die die Elimination aus dem zentralen Kompartiment beschreibt, V_c das Verteilungsvolumen des zentralen Kompartiments und X_{pt} die Arzneistoffmenge im peripheren Kompartiment zur Zeit t (s. Kap. 1.2.3). k_{10}, V_c und X_{pt} können anhand der i. v.-Daten ermittelt werden.

3.4 Design, Durchführung und Auswertung von Bioverfügbarkeits- und Bioäquivalenzstudien

Bei Bioverfügbarkeits- und Bioäquivalenzuntersuchungen handelt es sich um klinische Studien, die entsprechend den Regularien der Guten Klinischen Praxis (good clinical practice, GCP) durchgeführt werden müssen. Diese sehen u. a. vor, dass das Studienprotokoll von einer Ethikkommission genehmigt und jeder Studienteilnehmer über das Studienziel, die Studienabläufe und Untersuchungen sowie mögliche Risiken informiert wird und in einer schriftlichen Einverständniserklärung seine Studienteilnahme bestätigt (informed consent). Die bioanalytischen Arbeiten erfolgen in Anlehnung an die Anforderungen der Guten Laborpraxis (good laboratory practice, GLP).

3.4.1 Studiendesign

Bioverfügbarkeits- und Bioäquivalenzstudien werden als vergleichende Untersuchungen angelegt. Man möchte den Einfluss eines Faktors (z. B. Darreichungsform, Resorptionsort, Nahrungsaufnahme) auf die Bioverfügbarkeit untersuchen und hierbei die restlichen Faktoren möglichst konstant halten.

Zur Beantwortung der meisten Fragestellungen ist es ausreichend, die jeweiligen Arzneimittel nur einmal zu applizieren (Single-Dose-Studie). Für Retardarzneimittel sind jedoch, entsprechend ihrem therapeutischen Einsatz, Untersuchungen im Steady State unumgänglich. Untersuchungen im Steady State können weiterhin hilfreich sein, wenn mit folgenden Problemen in Single-Dose-Studien zu rechnen ist:

- Die Arzneistoffkonzentrationen nach Einmalapplikation sind zu niedrig, um mit einer analytischen Methode richtig und präzise bestimmt zu werden, d. h. eine zuverlässige Bestimmung der *AUC* ist nicht möglich.

- Die Arzneistoffe weisen eine hohe intraindividuelle Variabilität in den pharmakokinetischen Parametern nach Einmalgabe auf (z. B. Verapamil, Erythromycin, Chlorpromazin). Eine Applikation im Steady State führt häufig zu einer deutlichen Reduktion in der Variabilität. Dies ermöglicht es, z. B. Bioäquivalenz mit einer geringeren Probandenzahl nachzuweisen.
- Dosis und/oder zeitabhängige Pharmakokinetik: Formulierungsunterschiede können im Steady State verstärkt sein.
- Studien müssen an Patienten durchgeführt werden (z. B. Zytostatika) und die Arzneimittelgabe kann nicht nur als Einfachgabe erfolgen.

Inter- und intraindividuelle Variabilität

Die Variabilität pharmakokinetischer Parameter zwischen Individuen (interindividuelle Variabilität) ist in der Regel größer ist als die innerhalb eines Individuums (intraindividuelle Variabilität). Eine höhere Variabilität erfordert eine größere Anzahl an Probanden, um die Bioverfügbarkeit/Bioäquivalenz mit der notwendigen Zuverlässigkeit zu ermitteln. Deshalb werden Bioverfügbarkeits-/Bioäquivalenzuntersuchungen, wenn möglich, als intraindividuelle Vergleiche durchgeführt. Das bedeutet, dass jeder Proband jedes Präparat bekommt (Cross-over-Design). Um mögliche Periodeneffekte auszuschließen, sollte weiterhin darauf geachtet werden, dass in jeder Periode gleich viele Probanden jedes Präparat erhalten.

Cross-over-Design Periodeneffekt

Sollte dies nicht erfolgen, kann es zu Fehlinterpretationen kommen: z. B. wenn ein Arzneistoff Enzyminduktion verursacht und alle Probanden erst Präparat A und dann Präparat B erhalten. Die niedrigere Bioverfügbarkeit von Präparat B kann dann durch die Enzyminduktion und nicht durch Unterschiede in den Darreichungsformen verursacht werden. Um solchen Fehlinterpretationen vorzubeugen, hat sich als spezielles Cross-over-Design das Latin-Square-Design durchgesetzt (Tab. 3.1).

Jeder Proband erhält jedes Präparat, und jedes Präparat erscheint einmal in jeder Periode. Die Zuordnung der Verabreichungssequenz (A-B oder B-A) zu einem Probanden erfolgt randomisiert. Da zwei Probanden für eine Bioverfügbarkeitsuntersuchung nicht ausreichend sind, wird dieses Design so oft wiederholt, bis man auf die benötigte Anzahl an Probanden kommt. Für z. B. 12 Probanden wird das Grundquadrat sechsmal wiederholt (randomisiertes, ausgewogenes Cross-over-Design, Tab. 3.2).

Um sicherzustellen, dass in der zweiten Periode keine messbaren Restkonzentrationen des Arzneistoffs von der ersten Applikation vorhanden sind, muss ein ausreichend langes dosierungsfreies Intervall zwischen den einzelnen Studientagen eingefügt werden. Dieses dosierungsfreie Intervall wird meist als Auswaschphase (wash out) bezeichnet. Die Länge der Auswaschphase ist abhängig von der terminalen Eliminationshalbwertszeit der Substanz. Als Faustregel kann man sich merken, dass nach fünf bis sechs Halbwertszeiten die Elimination der Muttersubstanz nahezu abgeschlossen ist. Weiterhin sollten bei der Festlegung der Auswaschphase auch die Eliminationshalbwertszeiten der Hauptmetaboliten berücksichtigt wer-

Tab. 3.1 Das lateinische Quadrat (latin square)

Probanden-Nr.	Periode 1	Periode 2
1	A	B
2	B	A

3.4.2 Auswahl von Testprodukt und Referenzprodukt

Tab. 3.2 Randomisiertes, ausgewogenes Cross-over-Design für 12 Probanden (6 x das lateinische Quadrat)

Probanden-Nr.	Periode 1	Periode 2
1	A	B
2	A	B
3	B	A
4	A	B
5	B	A
6	B	A
7	B	A
8	A	B
9	B	A
10	A	B
11	A	B
12	B	A

den. Bei Untersuchungen von Arzneistoffen mit extrem langer Halbwertszeit kann man, um die Studiendauer in einem vernünftigen Rahmen zu halten, oft auf ein Parallelgruppendesign anstelle des Cross-over-Designs zurückgreifen.

Auswahl von Testprodukt und Referenzprodukt 3.4.2

Bei der Auswahl des Testproduktes müssen verschiedene Kriterien erfüllt werden. So sollte das in der Studie eingesetzte Testprodukt möglichst dem zu vermarkteten Produkt entsprechen bzw. diesem sehr ähnlich kommen. Die Chargengröße zur Produktion des Testproduktes bei oralen festen Arzneiformen sollte mindestens 10 % des zukünftigen Produktionsmaßstabs oder 100 000 Einheiten umfassen. Nachfolgende Veränderungen am Herstellungsprozess sowie Formulierungsänderungen (z. B. Farbänderungen) sollten unkritisch in Bezug auf die Bioäquivalenzbetrachtung sein.

Bei der Auswahl des Referenzprodukts ist zu berücksichtigen, dass es in Europa (im Gegensatz zu den USA) kein europäisch-einheitliches Referenzprodukt gibt. So können sich die Originalpräparate, trotz gleichen Originalanbieters, in den verschiedenen europäischen Ländern unterscheiden, was eine Auswahl sehr schwierig macht. Wichtig ist in jedem Fall, dass für das Referenzprodukt ein vollständiges Zulassungsdossier existiert, dass die Qualität, Wirksamkeit und Sicherheit belegt. Im ungünstigsten Fall können mehrere Bioäquivalenzstudien für eine weltweite Vermarktung notwendig sein.

Für die in Bioäquivalenzstudien eingesetzten Formulierungen müssen Rückstellmuster gelagert werden, um es den Behörden zu ermöglichen, bestimmte Untersuchungen (z. B. In-vitro-Freisetzungsprofile) auch nach Abschluss der Studie durchzuführen.

3.4.3 Studienteilnehmer

Die Probanden sollten gezielt so ausgewählt werden, dass davon ausgegangen werden kann, dass sie möglichst wenig zur Variabilität beitragen. Daher werden gesunde Probanden beiderlei Geschlechts, im Alter von 18–55 Jahren und mit normalem relativem Gewicht eingesetzt. Bevorzugt sollten Nichtraucher (Rauchen induziert z. B. CYP1A2) mit normalen Essgewohnheiten (Vegetarier haben z. B. eine verlängerte gastrointestinale Verweilzeit), die weder Alkohol- noch Drogenmissbrauch betreiben, in die Studien eingeschlossen werden.

Die Anzahl der benötigten Probanden muss im Einzelfall nach statistischen Gesichtspunkten ermittelt werden. Die einschlägigen Richtlinien fordern eine Mindestzahl von 12 Probanden.

3.4.4 Standardisierungen während der Studiendurchführung

Das Ausmaß und die Geschwindigkeit der Bioverfügbarkeit können erheblich von den Applikationsbedingungen beeinflusst werden. Somit ist es notwendig die Studientage so zu standardisieren, dass alle Faktoren ausgeschlossen bzw. minimiert werden können, die die Interpretation der Studienergebnisse in Frage stellen können. Besonders hervorzuheben ist hier der Einfluss der Nahrungsaufnahme, der Flüssigkeitszufuhr und der körperlichen Aktivität der Probanden auf die Bioverfügbarkeit.

Einfluss der Nahrungsaufnahme

Die Aufnahme von Nahrung führt bekanntermaßen zu zahlreichen physiologischen Veränderungen, welche die Bioverfügbarkeit beeinflussen können (◻ Tab. 3.3). Sehr häufig ist bei gleichzeitiger oder unmittelbar vor Einnahme des Präparates abgeschlossener Nahrungsaufnahme eine verzögerte Resorption zu beobachten. Weiterhin sind zahlreiche Interaktionen zwischen Arzneistoff und Nahrungsbestandteilen möglich (◻ Tab. 3.3). So führt z. B. die gleichzeitige Gabe von Verapamil und Grapefruitsaft zu einer deutlich erhöhten Bioverfügbarkeit von Verapamil, da Inhaltsstoffe des Grapefruitsafts das Enzym CYP3A4 in

◻ **Tab. 3.3** Mögliche Effekte der Nahrungsaufnahme auf die Bioverfügbarkeit

Physiologische Effekte der Nahrungsaufnahme
Verzögerung der Magenentleerung
Anstieg des pH-Werts im Magen
Veränderung der gastrointestinalen Motilität
Induktion der Gallensekretion
Veränderungen des Blutflusses, besonders in der Leber und im Gastrointestinaltrakt
Wechselwirkungen zwischen Arzneistoff und Nahrungsbestandteilen
Absorption/Komplexbildung
Modifizierung der Aktivität von Biotransformationsenzymen
Veränderung des Urin-pH-Werts
Konkurrenz um Carrier-vermittelte Resorptions- und Exkretionsmechanismen
Konkurrenz um Transportproteine bei der systemischen Verteilung

seiner Aktivität hemmen. Weiterhin kommt es durch Nahrung zu einer Veränderung des Blutflusses im Gastrointestinaltrakt, der Auswirkungen auf den First-pass-Effekt haben kann. Aufgrund der Vielzahl der möglichen Wechselwirkungen zwischen Nahrungsaufnahme und Bioverfügbarkeit ist eine verlässliche Vorhersage des Einflusses der Nahrungsaufnahme auf die Bioverfügbarkeit meist nicht möglich. Im Hinblick auf Applikationsempfehlungen in der Packungsbeilage ist es aber sehr wichtig, den Einfluss der Nahrungsaufnahme auf die Bioverfügbarkeit zu kennen. Deshalb wird diese Fragestellung meist separat in Nahrungsmittel-Interaktions-Studien untersucht.

Die Flüssigkeitsmenge, mit der ein Präparat eingenommen wird, kann sowohl die Geschwindigkeit der Magenentleerung beeinflussen als auch besonders bei relativ schwer löslichen Stoffen (z. B. Acetylsalicylsäure, Erythromycin) den Anteil der in Lösung befindlichen und somit zur Resorption zur Verfügung stehenden Arzneistoffmenge verändern.

Einfluss der verabreichten Flüssigkeit

Folgende Konventionen haben sich für Bioäquivalenzstudien etabliert: Die Prüfmedikation wird im Allgemeinen nüchtern (letzte Nahrungsaufnahme am Abend vor der morgendlichen Gabe der Prüfmedikation) zusammen mit 150–240 ml Leitungswasser appliziert. Eine erneute Nahrungsaufnahme erfolgt frühestens vier Stunden nach Einnahme, während weitere Flüssigkeitsgabe eine Stunde nach Einnahme möglich ist. Vor und während der gesamten Studiendauer sind andere Medikamente, koffein- oder alkoholhaltige Getränke sowie Säfte zu vermeiden. Die Probanden sollten nach Einnahme der Prüfmedikation aufrecht stehen und sich in beschränktem Maße auch bewegen (z. B. Auf-und-Abgehen).

Nur für den Fall, dass die Packungsbeilage ausdrücklich eine Gabe des Referenzproduktes zusammen mit Nahrung erfordert, sollten Bioäquivalenzuntersuchungen bei gleichzeitiger Nahrungsaufnahme durchgeführt werden.

Wahl der Blutprobenentnahmezeitpunkte

3.4.5
Extrapolation der AUC

Die Plasmakonzentrations-Zeit-Kurven sollten durch eine ausreichende Anzahl an Messpunkten beschrieben werden, wobei diese so platziert sein sollten, dass alle Phasen des Kurvenverlaufs ausreichend berücksichtigt werden. Im Allgemeinen sind 13–15 Punkte ausreichend, wobei drei bis fünf in der Absorptionsphase, zwei bis drei im Bereich des Kurvenmaximums und fünf bis acht im abfallenden Teil der Kurve liegen sollten.

Selbst bei Substanzen mit langer Halbwertszeit werden i. d. R. nach 72 Stunden keine weiteren Messpunkte genommen. Sollte eine entsprechend gute Abschätzung der *AUC* basierend auf diesen Zeitpunkten nicht möglich sein, beruht die Bioäquivalenzbetrachtung auf der partiellen $AUC_{0-72\,h}$ anstatt der Gesamt-*AUC*.

Um zu gewährleisten, dass weniger als 20 % der *AUC* auf Extrapolation beruhen, muss neben einem sinnvoll gewählten letzten Blutentnahmezeitpunkt auch eine analytische Methode zur Verfügung stehen, die es erlaubt, die meist sehr niedrigen Konzentrationen zu diesem Zeitpunkt zu bestimmen.

Es existieren wiederum eigene Richtlinien, die sich mit der Validierung dieser analytischen Methoden beschäftigen. Prinzipiell müssen für jede Methode vor Vermessung der eigentlichen Studienproben ihre Spezifität, Präzision, Richtigkeit, Bestimmungsgrenze und eine Kalibrierfunktion belegt werden. Weiterhin ist die Stabilität des Arzneistoffs in der biologischen Matrix nachzuweisen. Während der

Bioanalytische Methode

Probenmessung ist die Qualität der Analytik dann anhand von Qualitätskontrollproben sicherzustellen.

Plasma und andere Körperflüssigkeiten

Die Ermittlung der Bioverfügbarkeit und Bioäquivalenz basierend auf Plasmakonzentrations-Zeit-Kurven ist die zuverlässigste und am besten reproduzierbare Methode. Falls die im Plasma vorliegenden Konzentrationen keiner verlässlichen Bestimmung zugänglich sind, kann man alternativ Konzentrationsbestimmungen von Arzneistoff und/oder Metabolit(en) im Urin vornehmen. Diese Methode sollte allerdings nur angewendet werden, wenn die renale Elimination signifikant zur Gesamtelimination beiträgt. Man bestimmt dann als Maß für das Ausmaß der Bioverfügbarkeit die kumulativ ausgeschiedene Menge an Arzneistoff und/oder Metabolit. Hierzu sollte der Urin über mindestens 5 Eliminationshalbwertszeiten gesammelt werden. Durch die physiologisch bedingte Limitierung der Anzahl der Sammelintervalle ist es jedoch meist nicht möglich, die Geschwindigkeit der Bioverfügbarkeit zuverlässig zu bestimmen.

3.4.6 Festlegung des Analyten

Ziel einer relativen Bioverfügbarkeits- oder Bioäquivalenzstudie ist die Beurteilung der zu untersuchenden pharmazeutischen Formulierungen insbesondere in Hinsicht auf Unterschiede in der Freisetzung des Arzneistoffs. Daher sollte als Analyt der Arzneistoff der Formulierung ausgewählt werden, da sich hier Unterschiede im Freisetzungsprofil i. d. R. deutlicher zeigen, als bei einem Metaboliten.

Muttersubstanz oder Metabolite?

Selbst für ein Prodrug wird empfohlen bei einer linearen Pharmakokinetik den applizierten Arzneistoff und nicht das aktive Prinzip zu messen. Nur bei einer nichtlinearen Pharmakokinetik wird das aktive Prinzip für die Bioäquivalenzbetrachtung herangezogen.

In Fällen, in denen der applizierte Arzneistoff oder das Prodrug nicht valide genug bioanalytisch gemessen werden können, kann auf einen gut messbaren Metaboliten ausgewichen werden. Dies muss allerdings entsprechend begründet und durch Daten belegt werden.

Razemat oder Enantiomer?

Liegt ein razemischer Arzneistoff vor, so können achirale-bioanalytische Methoden verwendet werden, falls beide Enantiomere die gleichen pharmakokinetischen oder pharmakodynamischen Eigenschaften zeigen oder das Konzentrationsverhältnis der Enantiomere im Blut nicht von der Freisetzung und Absorptionsrate abhängig ist. Da dies allerdings nur in seltenen Fällen zutrifft wird eine enantioselektive Messung meistens notwendig sein. Bioäquivalenz muss für den aktiven Enantiomer nachgewiesen werden. Sollten beide Enantiomere signifikant zur Wirkung beitragen, so muss für beide Enantiomere die Bioäquivalenz gezeigt werden.

3.4.7 Testprodukte mit verschiedenen Arzneistoffmengen

Sollen für ein Testprodukt mehrere Dosisstärken ein und derselben Arzneiform (z. B. 50, 100, 200 mg Tabletten) mit Hilfe des Bioäquivalenzansatzes zugelassen werden, so kann unter bestimmten Voraussetzungen die Bioäquivalenzstudie nur mit der höchsten Dosisstärke durchgeführt und die niedrigeren Dosisstärken durch Nachweis gleicher In-vitro-Freisetzung zugelassen werden. Dabei müssen folgende Aspekte beachtet werden:

- Alle Dosisstärken müssen durch einen einheitlichen Herstellungsprozess am gleichen Produktionsstandort und durch den gleichen Hersteller produziert werden.
- Die Pharmakokinetik des Arzneistoffs muss über den Dosierungsbereich linear sein.
- Die qualitative Zusammensetzung aller Dosierungsstärken ist identisch.
- Das Verhältnis zwischen der Arzneistoffmenge und der Hilfsstoffmenge jedes einzelnen Hilfsstoffs ist für alle Dosierungsstärken gleich.

Liegt eine nichtlineare Pharmakokinetik über den Dosierungsbereich vor, so muss im Allgemeinen sowohl die Bioäquivalenz für die niedrigste als auch die höchste Dosisstärke gezeigt werden.

Pharmakodynamische Endpunkte 3.4.8

Sollte keine analytische Methode zur Bestimmung der Arzneistoffkonzentrationen in biologischen Matrizes vorhanden sein, kann zur Beurteilung der Bioverfügbarkeit auch die Messung eines akuten pharmakologischen Effekts in Abhängigkeit von der Zeit herangezogen werden (z. B. Lungenfunktion bei inhalativ zu verabreichenden Arzneistoffen, Veränderungen des Blutdrucks, der Herzfrequenz, des Augeninnendrucks oder des Pupillendurchmessers). Dieser pharmakologische Effekt ist ein Surrogat für die klinische Wirksamkeit, und man erstellt und vergleicht die erhaltenen Effekt-Zeit-Kurven. Eine wichtige Voraussetzung für diese Untersuchungen ist die Kenntnis der Dosisabhängigkeit des Effektes. Gegenüber den Konzentrationsmessungen in biologischen Matrizes ist bei dieser Methode mit einer deutlich höheren intra- und interindividuellen Variabilität in den Zielgrößen zu rechnen, die eine zuverlässige Bestimmung der Bioverfügbarkeit erschweren.

Sollte auch die Messung eines pharmakologischen Effekts nicht möglich sein, bleibt zum Nachweis der ausreichenden Bioverfügbarkeit/Bioäquivalenz nur die Durchführung einer klinischen Studie, die Wirksamkeit und Unbedenklichkeit eines Arzneimittels zeigt.

Pharmakodynamische Endpunkte und klinische Wirksamkeitsstudien sind vor allem dann angezeigt, wenn Arzneiformen ihre Wirkung lokal entfalten (z. B. Glaukom-Medikamente, inhalative Bronchodilatatoren, Antazida), da hier eine eventuell im Plasma auftretende Wirkstoffmenge in der Regel für die pharmakologische Wirkung von untergeordneter Bedeutung ist.

Statistische Auswertung von Bioäquivalenzstudien 3.4.9

Zum Verständnis der statistischen Auswertung von Bioäquivalenzstudien ist es sehr wichtig, dass man sich noch einmal die Zielsetzung der Untersuchungen vor Augen führt. Es soll eine allgemeingültige Aussage dahingehend getroffen werden, ob zwei (oder mehrere) Präparate bioäquivalent sind. Die Basis für diese allgemeingültige Aussage ist die Untersuchung eines Probandenkollektivs (Stichprobe). Die angewandten statistischen Methoden dienen dazu, die Sicherheit der Bioäquivalenzaussage zu quantifizieren.

Statistische Tests, die dazu eingesetzt werden, Mittelwerte auf signifikante Unterschiede zu untersuchen (z. B. der t-Test) sind für Bioäquivalenzfragestellungen nicht adäquat, denn eine hohe Variabilität der Einzelwerte wird hierbei in sinnwidriger Weise berücksichtigt. Je höher die Variabilität der Einzelwerte ist, desto unwahrscheinlicher ist es, dass man einen statistisch signifikanten Unterschied zwischen den Präparaten feststellen kann. So könnte z. B. eine therapeutisch unerwünscht hohe Variabilität nach Gabe eines Testpräparats zum Ergebnis „kein signifikanter Unterschied" zwischen Test- und Referenzpräparat und damit fälschlicherweise zur Schlussfolgerung „Bioäquivalenz" führen.

Eine adäquate Auswertung sollte Vertrauensgrenzen für den zu erwartenden Unterschied zwischen den Präparaten angeben. International gilt Bioäquivalenz dann als nachgewiesen, wenn die 90 %-Konfidenzintervalle für die *AUC*- und Cp_{max}-Verhältnisse (Test/Referenz) zwischen 80 und 125 % liegen. Die 90 %-Konfidenzintervalle erklären sich daraus, dass behördlicherseits die Wahrscheinlichkeit, fälschlicherweise auf Bioäquivalenz zu schließen (d. h. die Präparate sind in Wirklichkeit nicht gleich), auf maximal 5 % festgelegt wurde. Diese Irrtumswahrscheinlichkeit zu Ungunsten des Patienten bezeichnet man auch als Verbraucherrisiko. Da der wahre Wert der relativen Bioverfügbarkeit die Grenzen (80 bzw. 125 %) nur entweder über- oder unterschreiten kann, wird die gesamte Irrtumswahrscheinlichkeit von 5 % einseitig verteilt (nur an der Grenze, wo der Bioäquivalenzbereich gegebenenfalls tatsächlich überschritten wird). Die Gesamtirrtumswahrscheinlichkeit von 5 % für die Entscheidung auf Bioäquivalenz bleibt dabei erhalten. Die Ermittlung der 90 %-Konfidenzintervalle entspricht dem häufig in der Literatur aufgeführten „Two-one-sided-t-test-Verfahren".

Bioäquivalenzgrenzen
Die Grenzen von + 25 bzw. –20 % wurden unter der Vorstellung festgesetzt, dass ein Bioverfügbarkeitsunterschied von ± 20 % zu keinen therapeutisch relevanten Unterschieden führt. Die unterschiedlichen Grenzen nach oben (+ 25 %) und unten (20 %) sind Folge einer logarithmischen Datentransformation. Es konnte gezeigt werden, dass die Verteilungen der *AUC*- und Cp_{max}-Werte am besten durch linkssteile Häufigkeitsverteilungen beschrieben werden können (○ Abb. 3.5). Da für die anzuwendenden parametrischen statistischen Verfahren jedoch eine Normalverteilung der Parameter Voraussetzung ist, werden die Werte logarithmiert. Das Logarithmieren reduziert große Werte stärker als kleine, deshalb sind die logarithmierten Werte dann meist normalverteilt. Eine Entlogarith-

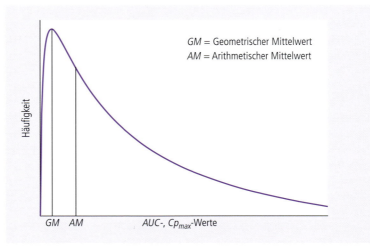

○ **Abb. 3.5** Linkssteile Häufigkeitsverteilung

3.4.9 Statistische Auswertung von Bioäquivalenzstudien

mierung führt wieder zu der linkssteilen Verteilung, welche die unsymmetrischen Grenzen bedingt.

Die starren Bioäquivalenzgrenzen befinden sich immer häufiger in Diskussion und die Forderung wird immer lauter, die spezifischen Arzneistoffeigenschaften bei der Festlegung der Akzeptanzgrenzen zu berücksichtigen (z. B. hohe Variabilität in den pharmakokinetischen Parametern, enger/weiter therapeutischer Bereich). Die Bioverfügbarkeits-/Bioäquivalenz-Richtlinie der europäischen Zulassungsbehörde trägt dieser Diskussion Rechnung und erlaubt, in begründeten Fällen (z. B. > 30 % intraindividuelle Variabilität) die Akzeptanzgrenzen zu erweitern (maximal auf 70–143 %). Diese Möglichkeit ist allerdings nur für die Cp_{max}-Quotienten akzeptiert, da diese häufig eine beträchtliche Variabilität aufweisen.

Die Berechnung des Punktschätzers der Bioverfügbarkeit (mittlere Bioverfügbarkeit) ist einfach durchzuführen, denn als Punktschätzer dient das geometrische Mittel (*GM*, Gl. 3.14) der individuellen Bioverfügbarkeitsquotienten Test/Referenz.

$$GM = \text{antilog}\left(\frac{1}{n}\sum_{i=1}^{n} \log AUC_x^i\right) \qquad \text{Gl. 3.14}$$

n = Anzahl der Probanden
x = untersuchte Präparate

ANOVA

Die Breite des Konfidenzintervalls wird durch die Varianz der individuellen Werte bestimmt. Bei Bioäquivalenzuntersuchungen ist nur die Varianz wichtig, die nicht auf bekannte Ursachen zurückgeführt werden kann und somit dem Individuum zugeschrieben wird (intraindividuelle Variabilität). Eine Varianzanalyse (analysis of variance, ANOVA) ist ein geeignetes statistisches Verfahren, das die Zerlegung der Gesamtstreuung in Komponenten wie Periode (z. B. veränderte klinische und/oder analytische Bedingungen), Sequenz (z. B. Carry-over-Effekt), Proband (interindividuelle Unterschiede), Präparat und Restfehler erlaubt. Der Restfehler wird mit der intraindividuellen Variabilität gleichgesetzt und dazu benutzt, das Konfidenzintervall zu konstruieren.

Die Unterschiede in den t_{max}-Werten werden in der Regel nur deskriptiv untersucht (Median, Spannweite). Eine statistische Bewertung ist nur dann sinnvoll, wenn erwünschte oder unerwünschte Wirkungen mit dem Anfluten des Arzneistoffs korrelieren. Zur Untersuchung der t_{max}-Unterschiede sollten verteilungsunabhängige (parameterfreie) Verfahren eingesetzt werden.

Grundsätzlich müssen alle behandelten Probanden in die statistische Auswertung eingeschlossen werden. Die Entscheidung, einen Probanden nicht für die Auswertung zu berücksichtigen, sollte möglichst früh erfolgen, wenn möglich noch bevor Plasma-Konzentrations-Zeitprofile zur Verfügung stehen. Gründe für einen Ausschluss sollten im Studienprotokoll definiert werden. Mögliche Gründe sind ein Erbrechen kurz nach der Arzneimitteleinnahme, Durchfall oder gleichzeitige Gabe anderer Medikamente.

3.4.10 Studienberichte und Darstellung der Ergebnisse

Jede durchgeführte relative Bioverfügbarkeits- oder Bioäquivalenzstudie muss entsprechend den Behördenanforderungen für klinische Berichte (ICH E3) berichtet werden und die Daten in elektronischer Form den Behörden zur Verfügung gestellt werden. Neben den allgemeinen Anforderungen müssen die folgenden spezifischen Anforderungen beachtet werden:

1. Für das Referenzprodukt: Handelsname, Dosisstärke, Darreichungsform, Chargennummer, Hersteller, Nachweis über den Kauf des Referenzprodukts, Analysenzertifikate, In-vitro-Freisetzungsdaten, Verfallsdatum.
2. Für das Testprodukt: Analysenzertifikate, Chargengröße, In-vitro-Freisetzungsdaten, Herstelldatum, Verfallsdatum, Bestätigung, dass das eingesetzte Testprodukt die gleiche quantitative Zusammensetzung und das gleiche Herstellverfahren wie das zur Zulassung eingereichte Arzneimittel hat.
3. Bioanalytische Methode: Detaillierte Beschreibung sowie Dokumentation der Methodenvalidierung, Darstellung aller Standards und Qualitätskontrollproben, repräsentative Menge an Chromatogrammen oder Originaldaten.
4. Pharmakokinetische Daten: Alle individuellen Daten (Konzentrationen, Parameter) gelistet mit deskriptiver Statistik und graphische Darstellung aller Konzentrations-Zeit-Kurven in linearem und logarithmischem Maßstab, aktuelle Blutentnahmezeiten, extrapolierter Anteil der *AUC*.

3.5 Verzicht auf Bioäquivalenzstudien

In den letzten 20 Jahren hat sich unser Verständnis und Wissen in Hinblick auf die Absorptionsprozesse von Arzneistoffen grundlegend verbessert. Des Weiteren wurden Methoden entwickelt, die es erlauben, wichtige Parameter der Resorption (z. B. Löslichkeit, Permeabilität, metabolische Stabilität) in In-vitro-Untersuchungen zu bestimmen und zu untersuchen. Dadurch ist es nicht in jeder Situation und für jeden Arzneistoff notwendig, eine Bioäquivalenzstudie durchzuführen.

Biopharmazeutisches Klassifizierungssystem

Insbesondere für schnellfreisetzende orale Darreichungsformen hat sich mit der Entwicklung des Biopharmazeutischen Klassifizierungssystems (biopharmaceutical classification system, BCS) eine Grundlage entwickelt, anhand derer eine Ausnahme von Bioäquivalenzstudien begründet werden kann. Ausgenommen sind allerdings Arzneistoffe mit einer geringen therapeutischen Breite und dem Risiko von Therapieversagern (in diesen Fällen sind Bioäquivalenzuntersuchungen mit engeren Grenzen für die 90 %-Vertrauensbereiche (90–111 %) notwendig) sowie Darreichungsformen, bei denen der Arzneistoff in der Mundhöhle zur Resorption kommt (z. B. sublinguale oder bukkale Tabletten).

In diesem Zusammenhang sollen auch die SUPAC (Scale-Up and Post-Approval Changes)-Regularien der FDA erwähnt werden. Da es auch nach der Zulassung eines Arzneimittels noch immer Modifikationen (post approval changes) an der Arzneiform geben kann, versuchen diese Richtlinien mögliche Änderungen bzgl. ihrer Relevanz für die Wirksamkeit und Sicherheit zu bewerten und die Notwendigkeit einer Bioäquivalenzuntersuchung zu beurteilen.

Definition: schnellfreisetzende orale Darreichungsform 3.5.1

Eine orale Darreichungsform gilt als sehr schnellfreisetzend (very rapid) wenn mindestens 85 % der Dosis innerhalb von 15 Minuten und schnellfreisetzend (rapid release) wenn mindestens 85 % der Dosis innerhalb von 30 Minuten freigesetzt sind. Die pH-Werte des Freisetzungsmediums sollen dabei 1,2; 4,5 und 6,8 sowie einen pH-Wert, bei dem der Arzneistoff seine geringste Löslichkeit hat, betragen. Löslichkeitsvermittler dürfen nicht zugesetzt werden.

Das Biopharmazeutische Klassifizierungssystem 3.5.2

Das BCS System erlaubt es, Arzneistoffe aufgrund der für das Ausmaß und die Geschwindigkeit der Arzneistoffresorption relevanten Kriterien der Löslichkeit und Permeabilität in 4 Klassen einzuordnen.

> **Biopharmazeutisches Klassifizierungssystem**
>
> Klasse 1: hohe Löslichkeit – hohe Permeabilität
> Klasse 2: niedrige Löslichkeit – hohe Permeabilität
> Klasse 3: hohe Löslichkeit – niedrige Permeabilität
> Klasse 4: niedrige Löslichkeit – niedrige Permeabilität
>
> Wenn die BCS-Klassifizierung mit der In-vitro-Freisetzung der Darreichungsform kombiniert wird, berücksichtigt das BCS die drei wichtigsten Faktoren, die das Ausmaß und die Geschwindigkeit der Resorption von schnellfreisetzenden oralen Darreichungsformen beeinflussen: Dissolution, Löslichkeit und intestinale Permeabilität.

Ein Arzneistoff wird als gut löslich charakterisiert, wenn sich die höchste Dosisstärke in weniger als 250 ml eines wässrigen Puffers im pH-Bereich 1–7,5 (FDA) (1,2–6,8, EMEA) bei 37 ± 1 °C löst.

Löslichkeit — Üblicherweise werden Löslichkeitsuntersuchungen bei pH 1,2; 4,5 und 6,8 sowie zusätzlich beim pKa-Wert der Substanz durchgeführt. Ein pH-Wert von z. B. 7,0–7,5 wird im Allgemeinen nur in unteren Dünndarmbereichen (Ileum) erreicht und spielt in der Praxis für schnellfreisetzende Arzneiformen nur eine untergeordnete Rolle, da der Großteil der Resorption im Magen und oberen Dünndarmbereich (Duodenum und Jejunum) erfolgt.

Permeabilität — Die Permeabilität eines Arzneistoffs wird primär anhand des Ausmaßes der Absorption beim Menschen beurteilt. Eine komplette Absorption (> 85–90 %) qualifiziert den Arzneistoff als hochpermeabel. Diese Information kann in der Regel nur anhand von Massenbilanzstudien erhoben werden, die mit radioaktivmarkierten Arzneistoffen durchgeführt werden. Auch eine hohe Urinausscheidung von unverändertem Arzneistoff und Metaboliten weißt auf eine hohe Absorption hin. Zahlreiche In-vitro-Verfahren (z. B. Caco-2-Zellen Monolayer) und In-vivo-Tiermodelle (z. B. Perfusion des Rattendarms) stehen ebenfalls zur Verfügung, müssen aber jeweils mit Arzneistoffen bekannter Permeabilität „kalibriert" werden. Diese Verfahren werden standardmäßig in der Arzneimittelentwicklung in der frühen Forschung beim Substanzscreening eingesetzt, um Arzneistoffkandidaten auszuwählen, die eine entsprechend gute Resorption erwarten lassen. In der späteren klinischen Entwicklung ist die Bedeutung der In-vitro-Verfahren gering,

Prodrugs da entsprechende Humandaten zur Absorption und Bioverfügbarkeit aus klinischen Studien vorliegen.

Bei Prodrugs richtet sich die Einordnung in eine BCS-Klasse nach dem Mechanismus und dem anatomischen Ort der Umwandlung in die Wirkform. Wenn die Prodrug-Wirkform-Umwandlung primär nach der Permeation durch die Enterozyten erfolgt, sollte die Löslichkeit und die Permeabilität des Prodrugs bestimmt werden. Erfolgt hingegen die Umwandlung vor der intestinalen Permeation (z. B. durch Hydrolyse im Magensaft) sollte die BCS-Klassifizierung der Wirkform von Relevanz sein.

3.5.3 SUPAC-Regularien

Nach Zulassung eines Arzneistoffs und der entsprechenden Arzneiform mit der die pivotalen klinischen Studien durchgeführt wurden (für die also die Wirksamkeit, Sicherheit und Qualität gezeigt wurde) besteht auch weiterhin die Notwendigkeit aus den verschiedensten Gründen (z. B. Verlegung des Produktionsstandorts, neue Maschinen, Wechsel eines Lieferanten) Änderungen bei der Zusammensetzung oder Herstellung der Arzneiform durchzuführen. Ende der 1990er Jahre entwickelte die FDA verschiedene Richtlinien, die sich speziell mit diesen Änderungen beschäftigten (**S**cale-**U**p and **P**ost-**A**pproval **C**hanges, SUPAC). Es wurde versucht die Änderungen hinsichtlich ihrer Relevanz für die Wirksamkeit und Sicherheit des Arzneimittels zu bewerten und definiert die notwendigen In-vitro-Untersuchungen (z. B. In-vitro-Dissolution) und In-vivo-Untersuchungen (z. B. Bioverfügbarkeitsstudien) bevor eine Änderungen umgesetzt werden kann.

So gibt es heute drei Richtlinien:
- SUPAC-IR: schnellfreisetzende, feste orale Darreichungsformen (z. B. Tabletten, Kapseln),
- SUPAC-MR: modifiziert-freisetzende, feste orale Darreichungsformen (z. B. Retardformulierungen),
- SUPAC-SS: nichtsterile, halbfeste Darreichungsformen (z. B. Salben, Cremes).

Die Beurteilung bezieht sich auf folgende Änderungen:
- qualitative und quantitative Zusammensetzung bzgl. Wirk- und Hilfsstoffen,
- Herstellungsort,
- Erhöhung oder Erniedrigung der Chargengröße,
- Herstellungsprozess und verwendete Gerätschaften.

Die Änderungen werden in drei verschiedene Kategorien (Levels) eingeordnet. Eine Level-1-Änderung ist definiert als eine Änderung, die keinen detektierbaren Einfluss auf die Qualität und Performanz der Arzneiform hat.

Bei einer Level-2-Änderung ist ein Einfluss auf die Qualität und Performanz der Arzneiform wahrscheinlich und bei einer Level-3-Änderung muss mit einem signifikanten Einfluss gerechnet werden. Bevor eine Level-3-Änderung umgesetzt werden darf, muss in der Regel eine Bioäquivalenzstudie vorgelegt werden. In diesen Situationen kann aber auch über das Biopharmazeutische Klassifizierungssystem oder eine In-vitro-/In-vivo-Korrelation eine Befreiung von einer Bioäquivalenzuntersuchung erreicht werden.

3.5.3 SUPAC-Regularien

Im Folgenden sind die wichtigsten Änderungen für schnellfreisetzende orale Darreichungsformen (SUPAC-IR) in den verschiedenen Kategorien zusammengefasst:

Level-1-Änderungen
Änderungen von Farb- und Geschmackstoffen
Veränderungen der Hilfsstoffe in % der gesamten Formulierung (Maximalwerte):
    Füllstoffe ± 5 %
    Sprengmittel (außer Stärke) ± 1 %
    Stärke ± 3 %
    Bindemittel ± 0,5 %
    Schmiermittel:
        Calcium- oder Magnesiumstearat ± 0,25 %
        andere ± 1 %
    Gleitmittel:
        Talkum ± 1 %
        andere ± 0,1 %
    Filmüberzug ± 1 %
Maximale Veränderungen in der Summe ± 5 %

Level-2-Änderungen
Änderung des technischen Grades eines Hilfsstoffes (z. B. Avicel PH 102 gegen Avicel PH 200):
    Füllstoffe ± 10 %
    Sprengmittel (außer Stärke) ± 2 %
    Stärke ± 6 %
    Bindemittel ± 1 %
    Schmiermittel:
        Calcium- oder Magnesiumstearat ± 0,5 %
        andere ± 2 %
    Gleitmittel:
        Talkum ± 2 %
        andere ± 0,2 %
    Filmüberzug ± 2 %
Maximale Veränderungen in der Summe ± 10 %

Level-3-Änderungen
Jegliche Änderungen (quantitativ und qualitativ) über die des Level 1 hinaus für Arzneistoffe mit geringer therapeutischer Breite.
Alle Arzneiformen, die die in Level 2 definierten Anforderungen an die In-vitro-Freisetzung nicht erfüllen.
Jegliche Änderungen (quantitativ und qualitativ) über die des Level 1 hinaus für Arzneistoffe der BCS-Klasse IV.
Alle quantitativen Änderungen, die die Grenzen des Level 2 überschreiten.

3.5.4 Ausnahmen von Bioäquivalenzuntersuchungen

Biowaiver

Die einschlägigen Regularien der FDA und EMEA sehen die Möglichkeit vor, dass in begründeten Fällen auf die Durchführung einer Bioäquivalenzstudie verzichtet werden kann (so genannte biowaiver). Die SUPAC-Regularien erlauben einfache Formulierungsänderungen (Kategorien 1 und 2) ohne entsprechende In-vivo-Studien. Weitergehende Möglichkeiten eröffnet das Biopharmazeutische Klassifizierungssystem. BCS-basierte Ausnahmen von der Pflicht zur Durchführung von Bioäquivalenzstudien sind für schnellfreisetzende orale Darreichungsformen zulässig, wenn alle der folgenden Voraussetzungen erfüllt sind:
- Der Arzneistoff gehört zur BCS-Klasse I (EMEA und FDA) oder III (nur EMEA).
- Es handelt sich bei Test- und Referenzprodukt um schnellfreisetzende (FDA) und sehr schnellfreisetzende orale Darreichungsformen (EMEA).
- Hilfsstoffe sollten keinen Einfluss auf die Bioverfügbarkeit haben. Im Fall von BCS-Klasse-III-Substanzen sollten die Hilfsstoffe zwischen Test- und Referenzprodukt quantitativ und qualitativ sehr ähnlich sein. Veränderungen der Permeabilität durch Hilfsstoffe sollte ausgeschlossen werden.

Die zugrunde liegende Annahme ist, dass zwei Arzneiformen des gleichen Arzneistoffs, das gleiche Ausmaß und Geschwindigkeit der Resorption haben, wenn sie die gleichen Konzentrations-Zeit-Profile am Resorptionsort (Gastrointestinaltrakt, Enterozyten) haben. Dies ist insbesondere dann der Fall, wenn beide Arzneiformen unter den verschiedensten gastrointestinalen Bedingungen gleiche Freisetzungsprofile zeigen und Hilfstoffe die Permeabilität oder die intestinale Transitzeit nicht verändern.

> **Definition**
> Der Ausdruck Biowaiver wird angewendet, wenn die Zulassung eines Arzneimittels auf dem Nachweis der Äquivalenz zu einem existierenden Arzneimittel beruht, dieser Nachweis aber nicht über eine In-vivo-Bioäquivalenzstudie geführt wird. Für feste orale Darreichungsformen basieren Biowaiver in der Regel auf In-vitro-Freisetzungsuntersuchungen.

Weitere ausgewählte Situationen, in denen auf Bioäquivalenzuntersuchungen verzichtet werden kann sind in ◻ Tab. 3.4 zusammengestellt.

□ **Tab. 3.4** Weitere ausgewählte Situationen, in denen auf Bioäquivalenzuntersuchungen verzichtet werden kann (europäische Zulassungsbehörde)

Lösungen zur oralen Applikation
Sämtliche folgenden Bedingungen müssen erfüllt sein: Das neue Präparat ist zum Zeitpunkt der Applikation eine wässrige Lösung und enthält den gleichen Wirkstoff in der gleichen Konzentration wie das Referenzprodukt. Das neue Präparat enthält keine Hilfsstoffe, die die gastrointestinale Verweilzeit oder die Resorption des Wirkstoffs verändern.
Lösungen zur intravenösen Applikation
Das neue Präparat enthält den gleichen Wirkstoff in gleicher Konzentration wie das Referenzprodukt.
Lösungen zur parenteralen Applikation (außer intravenös)
Sämtliche folgenden Bedingungen müssen erfüllt sein: Das neue Präparat stellt die gleiche Art Lösung (wässrig oder ölig) dar wie das Referenzpräparat. Das neue Präparat enthält den gleichen Wirkstoff in gleicher Konzentration wie das Referenzprodukt. Das neue Präparat enthält die gleichen oder vergleichbare Hilfsstoffe wie das Referenzprodukt.
Gase
Das neue Präparat ist ein Gas zur Inhalation.

3.6 Beispiel zur Auswertung von Bioäquivalenzstudien

Um das bisher Gesagte, besonders im Hinblick auf die Auswertung von Bioverfügbarkeits-/Bioäquivalenzstudien, noch einmal zu verdeutlichen, soll im Folgenden ein Beispiel zur Auswertung einer Bioäquivalenzstudie vorgestellt werden.

Hintergrund: Ein pharmazeutischer Unternehmer hat einen neuen Arzneistoff entwickelt, der in Form einer Tablette verabreicht wird. Mit einer ersten Formulierung (A) wurden einige wichtige Studien hinsichtlich der Wirksamkeit und Sicherheit des Arzneimittels erfolgreich durchgeführt. Die Tablette ließ sich jedoch nur mit Schwierigkeiten reproduzierbar in der regulären Großproduktion herstellen. Aus diesem Grund wurden zwei weitere Tablettenformulierungen entwickelt, die in der regulären Produktion leicht reproduzierbar hergestellt werden konnten (B und C). Die neuen Tabletten unterscheiden sich hinsichtlich Hilfsstoffzusammensetzung und Herstellungsprozess von der ursprünglichen. Um auf die Wirksamkeits- und Sicherheitsdaten der ursprünglichen Tablette für die Zulassung Bezug nehmen zu können, soll gezeigt werden, dass mindestens eine der neuen Formulierungen mit der ursprünglichen bioäquivalent ist.

Studiendesign: Die Studie wurde als offene, balanzierte, randomisierte 3-Perioden-Cross-over-Studie mit 18 Probanden durchgeführt. Alle relevanten internationalen Richtlinien wurden bei der Planung und Durchführung der Studie berücksichtigt.

Auswertung: Die von der bioanalytischen Abteilung ermittelten Arzneistoffkonzentrationen sollten für einen ersten Überblick in Graphiken dargestellt wer-

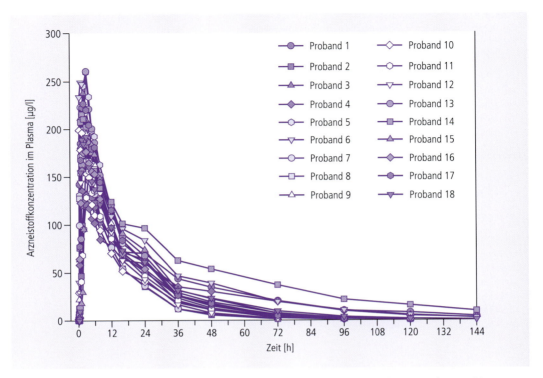

○ **Abb. 3.6** Individuelle Plasmakonzentrations-Zeit-Profile (exemplarisch für Formulierung B dargestellt)

den. Die individuellen Profile vermitteln neben dem Verlauf der Plasmakonzentrations-Zeit-Kurve vor allem einen Eindruck über die interindividuelle Streuung (○ Abb. 3.6).

Sehr oft werden auch Mittelwertsprofile dargestellt (○ Abb. 3.7).

Dies mag zwar auf den ersten Blick sehr attraktiv erscheinen, da durch die Datenreduktion ein einfacher Vergleich der Kurven möglich zu sein scheint, man sollte jedoch immer bedenken, dass es bei Mittelwertskurven durch einzelne Profile oder sogar nur einzelne Punkte leicht zur Artefaktbildung kommen kann (z. B. kann ein zweiter Peak im Mittelwertsprofil dadurch auftreten, dass die Hälfte der Probanden ein frühes und die andere Hälfte ein späteres Cp_{max} haben). Mittelwertsprofile sollten deshalb immer nur im Zusammenhang mit den interindividuellen Profilen interpretiert werden. Im dargestellten Beispiel reflektieren die Mittelwertskurven, den Verlauf der individuellen Kurven. Es ist leicht zu sehen, dass die neue Formulierung B am schnellsten anflutet, gefolgt von C, beide Formulierungen fluten schneller an als die ursprüngliche Formulierung A. Ansonsten sind die Kurvenverläufe sehr ähnlich, mit großen Unterschieden in der AUC sollte folglich nicht zu rechnen sein. Als nächster Schritt schließt sich die Ermittlung der pharmakokinetischen Zielgrößen an, in diesem Fall AUC, Cp_{max} und t_{max}. □ Tab. 3.5, □ Tab. 3.6 und □ Tab. 3.7 listen die individuellen Werte für die jeweiligen Parameter auf.

Da man, wie bereits erwähnt, davon ausgeht, dass AUC und Cp_{max} einer linkssteilen Häufigkeitsverteilung unterliegen, werden das geometrische Mittel und der

3.6 Beispiel zur Auswertung von Bioäquivalenzstudien

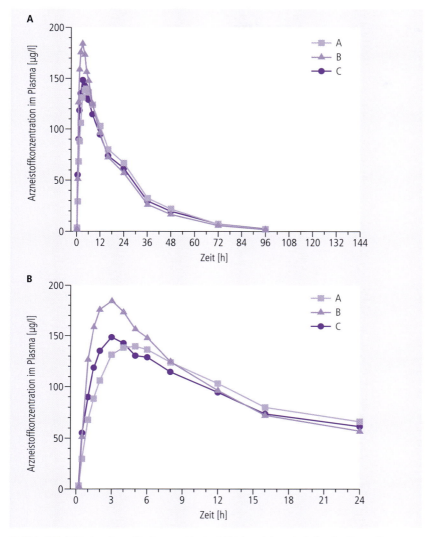

Abb. 3.7 Mittelwertsprofile (geometrische Mittelwerte) nach Gabe der Formulierungen A, B und C (Graphik A: 0–144 h, Graphik B: 0–24 h).

geometrische Verteilungskoeffizient *(GVK)* dazu herangezogen, die zentrale Tendenz und Streuung der Daten zu beschreiben (Gl. 3.15).

$$GVK\,(\%) = \sqrt{e^{SD_{ln}} - 1} \cdot 100 \qquad \text{Gl. 3.15}$$

SD_{ln} = Standardabweichung der logarithmierten Werte

Bildet man jetzt den Quotienten zweier geometrischer Mittel, so erhält man die jeweiligen Punktschätzer der Bioverfügbarkeit. Dieses Vorgehen ist gleichbedeutend mit der Ermittlung des geometrischen Mittels der individuellen Quotienten. Die t_{max}-Werte werden nur deskriptiv dargestellt, als zusammenfassende statistische Kenngrößen werden der Median und die Spannweite herangezogen. Als

□ **Tab. 3.5** Individuelle *AUC*-Werte und deren statistische Analyse

AUC (µg · h/l)						
Proband	Sequenz	A	B	C	B/A	C/A
1	CBA	4564	5087	4516	1,11	0,99
2	ABC	2423	2325	2804	0,96	1,16
3	ACB	4370	3824	3359	0,87	0,77
4	ACB	3873	4181	4026	1,08	1,04
5	BAC	4455	4017	4083	0,90	0,92
6	BCA	7213	5740	6800	0,80	0,94
7	BAC	2444	2677	2320	1,10	0,95
8	CAB	3597	3400	3537	0,95	0,98
9	BCA	3246	3463	2838	1,07	0,87
10	BCA	2881	2728	2680	0,95	0,93
11	BAC	2234	2770	3364	1,24	1,51
12	CBA	6233	3045	3039	0,49	0,49
13	CBA	4143	4249	4062	1,03	0,98
14	ABC	7484	7801	9348	1,04	1,25
15	CBA	3629	4059	4409	1,12	1,21
16	ACB	3437	3496	3374	1,02	0,98
17	ABC	4521	3995	3780	0,88	0,84
18	CAB	4276	3934	3478	0,92	0,81
n		18	18	18		
Geometrisches Mittel		3936	3767	3760		
Geometrischer VK (%)		35,5	29,9	34,0		
Intraindividueller VK (%)		13,1				
Punktschätzer					95,7	95,5
90 %-Konfidenzintervalle					88,9–103	88,7–103

nächstes ist die Varianzanalyse mit geeigneten statistischen Software-Programmen durchzuführen. Das Ergebnis der Varianzanalyse lässt sich in einer Tabelle zusammenfassen (□ Tab. 3.8).

Aus dem mittleren Quadrat für den Restfehler (Quotient aus der Summe der Abweichungsquadrate und der zugehörigen Freiheitsgrade) lässt sich der intraindividuelle Variationskoeffizient *(IVK)* berechnen (Gl. 3.16).

3.6 Beispiel zur Auswertung von Bioäquivalenzstudien

Tab. 3.6 Individuelle Cp_{max}-Werte und deren statistische Analyse

Cp_{max} (µg/l)						
Proband	Sequenz	A	B	C	B/A	C/A
1	CBA	136	187	204	1,38	1,50
2	ABC	156	163	161	1,04	1,03
3	ACB	222	238	108	1,07	0,49
4	ACB	82,1	135	111	1,65	1,35
5	BAC	249	260	240	1,04	0,97
6	BCA	171	249	275	1,45	1,61
7	BAC	166	223	104	1,34	0,62
8	CAB	172	184	216	1,07	1,25
9	BCA	111	212	163	1,91	1,46
10	BCA	142	199	206	1,40	1,45
11	BAC	100	156	199	1,56	1,98
12	CBA	212	225	356	1,06	1,68
13	CBA	226	261	217	1,15	0,96
14	ABC	181	216	225	1,19	1,24
15	CBA	136	186	189	1,37	1,39
16	ACB	156	176	121	1,13	0,78
17	ABC	217	227	106	1,04	0,49
18	CAB	133	192	150	1,45	1,13
n		18	18	18		
Geometrisches Mittel		158	202	175		
Geometrischer VK (%)		30,5	18,2	36,9		
Intraindividueller VK (%)		22,8				
Punktschätzer (%)					127	111
90 %-Konfidenzintervalle					112–145	97,5–126

$$IVK\ (\%) = \sqrt{MQ} \cdot 100 \qquad \text{Gl. 3.16}$$

MQ = mittleres Quadrat für den Restfehler

Das mittlere Quadrat für den Restfehler wird in die Formel für die Konfidenzintervallberechnung eingesetzt und man erhält die zur Beurteilung der Bioäquivalenz notwendigen 90 %-Konfidenzintervalle ($KI_{90\ \%}$) (Gl. 3.17).

3.6 Beispiel zur Auswertung von Bioäquivalenzstudien

Tab. 3.7 Individuelle t_{max}-Werte und deren statistische Analyse

t_{max} (h)*						
Proband	Sequenz	A	B	C	B-A	C-A
1	CBA	4,00	2,00	1,00	–2,00	–3,00
2	ABC	4,00	4,00	3,02	0,00	–0,98
3	ACB	4,00	2,00	12,0	–2,00	8,00
4	ACB	3,00	1,50	3,00	–1,50	0,00
5	BAC	3,02	3,03	0,50	0,02	–2,52
6	BCA	1,50	1,03	0,50	–0,47	–1,00
7	BAC	3,00	1,00	3,03	–2,00	0,03
8	CAB	3,00	3,00	0,50	0,00	–2,50
9	BCA	3,02	1,50	3,00	–1,52	–0,02
10	BCA	3,02	0,50	0,50	–2,52	–2,52
11	BAC	5,00	4,00	1,00	–1,00	–4,00
12	CBA	12,00	2,00	0,50	–10,00	–11,50
13	CBA	4,07	3,00	4,00	–1,07	–0,07
14	ABC	5,00	1,50	0,50	–3,50	–4,50
15	CBA	3,03	4,00	3,02	0,97	–0,02
16	ACB	4,00	3,02	3,03	–0,98	–0,97
17	ABC	3,00	2,00	6,00	–1,00	3,00
18	CAB	8,00	3,02	4,00	–4,98	–4,00
n		18	18	18	18	18
Median		3,52	2,00	3,00	–1,28	–0,99
Spannweite		1,50–12,00	0,50–4,00	0,50–12,00	–10,00–0,97	–11,50–8,00

* die tatsächlichen Blutabnahmezeitpunkte werden berücksichtigt

$$KI_{90\%} = \text{antilog}\left(\frac{1}{n}\sum_{i=1}^{n}\log\frac{AUC_B^i}{AUC_A^i}\right) \pm t(n-2\,;0,9)\sqrt{\frac{2\,MQ}{n}}$$ Gl. 3.17

n = Anzahl der Probanden
A, B = Präparate
t = t-Test-Statistik (ablesbar aus Tabelle)
MQ = mittleres Quadrat für den Restfehler

Ergebnisse: Beide neuen Formulierungen (B und C) sind hinsichtlich des Ausmaßes der Bioverfügbarkeit als bioäquivalent zur Formulierung A einzustufen, die Punktschätzer und die 90 %-Konfidenzintervalle liegen komplett im Bereich von

□ **Tab. 3.8** Ergebnisse der Varianzanalyse für *AUC*

Streuungs-ursache	Freiheits-grade	Summe der Abweichungsquadrate	Mittleres Quadrat
Formulierung	2	0,0242	0,0121
Periode	2	0,0771	0,0385
Proband	17	4,71	0,277
Restfehler	32	0,548	0,0171

80–125 %. Im Hinblick auf Cp_{max} erfüllt keine der beiden Formulierungen das strenge Bioäquivalenzkriterium. Während die obere Grenze des 90 %-Konfidenzintervalls von Formulierung C für Cp_{max} nur knapp über dem erlaubten Wert liegt, überschreitet das 90 %-Konfidenzintervall der Formulierung B, die erlaubten Grenzen deutlich. Auch hinsichtlich t_{max} sind Unterschiede festzustellen, die beiden neuen Formulierungen haben niedrigere t_{max}-Werte im Vergleich zur Formulierung A, wobei der Unterschied zwischen B und A wiederum stärker ausgeprägt ist als zwischen C und A. Weiterhin fällt auf, dass Formulierung B eine vergleichsweise geringe interindividuelle Variabilität hinsichtlich der Parameter Cp_{max} und t_{max} aufweist. Dies deutet auf ein gut reproduzierbares Anfluten der Substanz hin.

Schlussfolgerung: Es stellt sich nun die Frage, wie der pharmazeutische Unternehmer weiter vorgehen sollte, d. h. konkret: kann er aufgrund der vorliegenden Ergebnisse eine der neuen leicht in der Großproduktion herzustellenden Formulierungen in den Markt einführen? Während ein Unterschreiten der Bioäquivalenzgrenzen zu Bedenken hinsichtlich der Wirksamkeit des Arzneimittels führen kann, gibt ein Überschreiten, wie im vorliegenden Fall, mehr zu Sicherheitsbedenken Anlass. Wenn nun in anderen Studien erhobene Daten die Schlussfolgerung erlauben, dass auch ein höheres und früheres Cp_{max} nicht zu vermehrten oder schwereren unerwünschten Wirkungen führt, sollte es möglich sein, eine der neuen Formulierungen statt der ursprünglichen in den Markt einzuführen. In der Regel wird dieses Ergebnis aber zu einer Ablehnung der neuen Formulierungen durch die Behörden führen. Eine Reformulierung muss in Erwägung gezogen werden, um eine bioäquivalente Formulierung zu entwickeln.

3.7 Bioverfügbarkeit/Bioäquivalenz von Proteinarzneistoffen

Durch die Entwicklung und Zulassung eines Somatropin-Nachfolgeprodukts in 2006 (Omnitrope® als Nachfolgeprodukt zu Genotropin®) in der EU wurden weltweit erstmalig Bestimmungen für die Zulassung biologischer Folgeprodukte (Biosimilars) entwickelt und implementiert.

Das Wort Biosimilars leitet sich von dem durch die EMEA geprägten Begriff „similar biological medicinal products" ab. Es soll damit zum Ausdruck kommen, dass es sich bei diesen Produkten im Gegensatz zu den Generika von chemisch klar

Biosimilars

definierten Substanzen, um Produkte handelt, die zwar sehr ähnlich sind (similar), deren Inhaltsstoffe aber niemals chemisch genau gleich sind. Der Grund hierfür liegt in der Tatsache, dass sich die genaue Struktur eines Proteins (u. a. die Proteinfaltung sowie die Glykosylierung) letztlich durch das Herstellungsverfahren bestimmt und dies sich zwischen den verschiedenen Herstellern unterscheidet. So bestehen Unterschiede in den folgenden Punkten:

- Unterschiede in der DNA-Sequenz für das Zielprotein oder bei den eingesetzten Vektoren bei der Klonierung,
- verschiedene rekombinante Produktionszellen (z. B. Bakterien, Säugetierzellen),
- unterschiedliche Fermentationsverfahren und -bedingungen,
- Unterschiede in den Aufreinigungsverfahren, In-Prozess-Kontrollen und Formulierungen.

Daher ist es verständlich, dass das für chemisch klar definierte Arzneistoffe entwickelte Konzept zum Nachweis der Gleichheit mit dem Referenzprodukt (Nachweis der Qualität und Bioäquivalenz) nicht auf die Biosimilars übertragbar ist. Auch der Begriff „Biogenerika" sollte nicht verwendet werden.

Definition

Biopharmazeutika:
Arzneimittel, die aus lebenden Organismen hergestellt oder abgeleitet werden.

Biosimilars:
Als Biosimilars bezeichnet man Nachfolgeprodukte eines biologischen Arzneimittels (Biopharmazeutikum), für das keine Patentschutzfristen mehr gelten. Die Herstellung erfolgt durch rekombinante DNA-Technologie in Bakterien- oder Säugetierzellen. Die Nachahmerprodukte sind in Bezug auf Qualität, Wirksamkeit und Sicherheit mit dem europäischen Referenzprodukt vergleichbar und in denselben Indikationen anzuwenden, für die das Referenzprodukt zugelassen ist. Ihre Zulassung erteilt die europäische Zulassungsbehörde EMEA.

Die EMEA hat – im Gegensatz zur FDA – klare Richtlinien für die Zulassung von Biosimilars entwickelt. Nach diesen Regularien bieten sich für den Hersteller eines Nachfolgeproduktes grundsätzlich zwei Möglichkeiten. Zum Einen kann er sein Produkt eigenständig mit vollständigem präklinischen und klinischen Dossier zulassen, hierbei muss er keine direkten Vergleiche zum Referenzprodukt durchführen. Zum Anderen kann er das Nachfolgeprodukt gegen ein in der EU zugelassenes Referenzprodukt profilieren. Hierzu sind ein vollständiges Qualitätsdossier sowie präklinische und klinische Untersuchungen im Vergleich zum Referenzprodukt notwendig. Der Vorteil liegt darin, dass eine begrenzte Bezugnahme auf Daten des Referenzproduktes möglich ist und somit die Entwicklungszeit und damit die Zeit zur Zulassung reduziert werden kann.

Zusammenfassung

Fragen

1. Worin besteht der Unterschied zwischen der absoluten und der relativen Bioverfügbarkeit?
2. Bezieht sich die folgende Aussage wahrscheinlich auf die absolute oder relative Bioverfügbarkeit: „Die Bioverfügbarkeit beträgt 125 %."
3. Wie werden pharmazeutisch äquivalente Arzneimittel genannt, die sich in Hinblick auf Ausmaß und Geschwindigkeit der Resorption nicht unterscheiden?
4. Welches sind die wichtigsten Merkmale des Studiendesigns von Bioäquivalenzstudien?
5. Welche pharmakokinetischen Parameter können für schnellfreisetzende Darreichungsformen in Single-dose-Bioäquivalenzstudien zur Beurteilung von Ausmaß und Geschwindigkeit der Resorption verwendet werden?
6. Welches statistische Vorgehen wird bei der Bioäquivalenz gewählt?
7. Was versteht man unter BCS?
8. Was ist eine In-vitro-/In-vivo-Korrelation?
9. Was wird in den SUPAC-Richtlinien geregelt?
10. Was versteht man unter einem Biowaiver?
11. Was sind Biosimilars?

Zusammenfassung

- Die Bioverfügbarkeit bezeichnet das Ausmaß und die Geschwindigkeit, mit denen ein Arzneistoff bzw. der therapeutisch wirksame Bestandteil aus der Darreichungsform in den systemischen Kreislauf gelangt. Vergleicht man die Bioverfügbarkeit eines Arzneistoffs (z. B. nach oraler Gabe) in Bezug auf die intravenöse Gabe, so spricht man von der absoluten Bioverfügbarkeit. Handelt es sich bei der Referenzformulierung um eine Darreichungsform, die über dieselbe Route verabreicht wird, spricht man von relativer Bioverfügbarkeit.

- Man bezeichnet zwei Arzneimittel als bioäquivalent, wenn sie pharmazeutisch äquivalent oder alternativ sind und wenn sie sich in ihrer Bioverfügbarkeit (Geschwindigkeit und Ausmaß) nach Verabreichung derselben molaren Dosis so gleichen, dass sich im Hinblick auf Wirksamkeit und Unbedenklichkeit im Wesentlichen gleiche Wirkungen ergeben.

- Wichtige pharmakokinetische Parameter zur Beurteilung des Ausmaßes und der Geschwindigkeit der Resorption sind *AUC*, Cp_{max} und t_{max} für schnellfreisetzende orale Darreichungsformen. Bei kontrolliert freisetzenden Darreichungsformen spielen noch *HVD* (half value duration) und *PTF* (peak trough fluctuation) eine wichtige Rolle.

- Klinischen Studien zur Beurteilung der Bioäquivalenz werden i. d. R. als Einfach- und/oder Mehrfachgabe in einem randomisierten, Cross-over-Design an gesunden, freiwilligen Probanden durchgeführt. Die Gabe der Studienmedikation erfolgt morgens nüchtern mit ca. 150–240 ml Leitungswasser.

- Die statistische Auswertung erfolgt durch Berechnung des Punktschätzers (Verhältnis der geometrischen Mittelwerte der pharmakokinetischen Parameter von Test und Referenz) und des 90 %-Vertrauensbereiches für den Punktschätzer. Liegt dieser Vertrauensbereich innerhalb der Grenzen von 80–125 % so spricht man von Bioäquivalenz zwischen Test und Referenzformulierung.

- Ausnahmen von Bioäquivalenzuntersuchungen sind möglich (Biowaiver). Hierbei spielt das Biopharmazeutische Klassifizierungssystem (BCS) sowie die SUPAC-Regeln (Scale-Up and Post-Approval Changes) eine wichtige Rolle.

- Das BCS unterteilt die Arzneistoffe entsprechend ihrer Löslichkeit und Permeabilität in 4 Klassen:
  Klasse 1: hohe Löslichkeit – hohe Permeabilität,
  Klasse 2: niedrige Löslichkeit – hohe Permeabilität,
  Klasse 3: hohe Löslichkeit – niedrige Permeabilität,
  Klasse 4: niedrige Löslichkeit – niedrige Permeabilität.

- Als Biosimilars bezeichnet man Nachfolgeprodukte eines biologischen Arzneimittels (Biopharmazeutikums), für das keine Patentschutzfristen mehr gelten. Die Herstellung erfolgt durch rekombinante DNA-Technologie in Bakterien- oder Säugetierzellen. Die Nachahmerprodukte sind in Bezug auf Qualität, Wirksamkeit und Sicherheit mit dem europäischen Referenzprodukt vergleichbar und in denselben Indikationen anzuwenden, für die das Referenzprodukt zugelassen ist.

Verteilung

4

Verteilungsvorgänge spielen eine wichtige Rolle nach der Resorption des Arzneistoffs. Dabei ist zu beachten, dass der Arzneistoff an Körperbestandteile gebunden werden kann und so die Verteilung beeinflusst wird. Bei einer Proteinbindung stehen nicht mehr alle Arzneistoffmoleküle für die pharmakologische Wirkung zur Verfügung und es wird eine Depotwirkung erzeugt. Besonders im Krankheitszustand kann die Proteinmenge verändert sein und somit auch die Bindung der Arzneistoffmoleküle. Einige Arzneistoffe sind auch in der Lage an Erythrozyten zu binden oder sich in bestimmten Geweben anzureichern. Diese Phänomene sind bei der Dosierung von Arzneimitteln zur berücksichtigen und bei pharmakokinetischen Analysen mit einzubeziehen.

Inhaltsvorschau

Verteilungsräume

4.1

> **Merke**
> Nachdem ein Arzneistoff resorbiert ist und die systemische Zirkulation erreicht hat, wird er im Körper verteilt. Er kann dabei entweder in den Körperflüssigkeiten gelöst vorliegen oder an bestimmte Körperbestandteile gebunden sein.

Verteilung in den Körperflüssigkeiten

4.1.1

Das biologische Lösungsmittel, in dem sich alle Lebensvorgänge abspielen, ist Wasser. Etwa 60 % des Körpergewichtes (0,6 l/kg) besteht aus Wasser; man bezeichnet dies auch als Gesamtkörperwasser (total body water). O Abb. 4.1 gibt einen Überblick über die Größenordnung der verschiedenen Körperflüssigkeits-

Körperflüssigkeitsvolumina

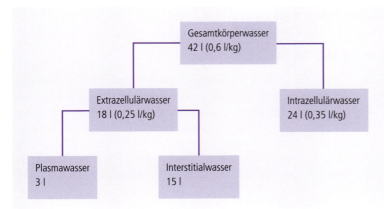

O **Abb. 4.1** Durchschnittliche Größenordnung der verschiedenen Körperflüssigkeitsvolumina einer 70 kg schweren Person mit normaler Konstitution

volumina einer 70 kg schweren Person mit normaler Konstitution. Das Gesamtkörperwasser kann in einen intra- und einen extrazellulären Teil aufgegliedert werden. Der extrazelluläre Teil (extracellular fluid, ECF) beträgt etwa 0,25 l/kg und besteht aus dem Plasmawasser und der Interstitialflüssigkeit. Diese kann wiederum unterteilt werden in einen leicht diffusiblen Anteil (z. B. Lymphe), einen schwer diffusiblen Anteil (z. B. in Bindegewebe, Knochen, Knorpel) und die Transzellulärflüssigkeit (z. B. Pankreassaft, Galle, Liquor cerebrospinalis).

4.1.2 Bindung an Körperbestandteile

Anreicherung von Arzneistoffen beeinflusst die Verteilung

Die gleichmäßige Verteilung des Arzneistoffs im Organismus ist immer dann gestört, wenn der Arzneistoff bestimmte Bindungsstellen im Körper bevorzugt und sich dort anreichert. Das häufigste Phänomen einer solchen Anreicherung ist die Bindung an Eiweiße (Plasmaproteine, Gewebsproteine). Aber auch eine Speicherung im Fettgewebe kann bei lipophilen Arzneistoffen die Verteilung beeinflussen. Als Beispiel für eine Substanz, die sich im Fettgewebe anreichert und sehr langsam eliminiert wird, sei das Insektizid Chlorophenotan (DDT) genannt. Es wird langsamer eliminiert als es aufgenommen wird, dadurch besteht die Gefahr einer Kumulation. Es wurde in Deutschland inzwischen verboten. Ein anderes Speicherorgan sind die Knochen. So lagern sich Ionen, die chemisch mit Calcium verwandt sind (z. B. Strontium, Blei) bevorzugt in den Knochen ab. Auch Arzneistoffe mit einer großen Affinität zu Calcium (z. B. Tetracycline) findet man vermehrt in Knochen und Zähnen.

Sind alle Verteilungsvorgänge abgeschlossen, bezeichnet man den erreichten Zustand als Verteilungsgleichgewicht (steady state).

Merke

Arzneistoffe können angereichert werden durch Bindung an Eiweiße, Speicherung im Fettgewebe oder Speicherung in den Knochen, wodurch die Verteilung beeinflusst wird.

4.2 Proteinbindung von Arzneistoffen

4.2.1 Bedeutung der Proteinbindung

Reversible oder irreversible Proteinbindung

Die Bindung eines Arzneistoffs an Protein kann spezifisch oder unspezifisch sein. Spezifisch ist die Bindung an ein Rezeptorprotein oder ein Enzym. Diese Proteine sind für den jeweiligen Arzneistoff „maßgeschneidert". Bei der unspezifischen Bindung wird der Arzneistoff an beliebige Plasma- oder Gewebsproteine gebunden. Die Proteinbindung kann in beiden Fällen reversibel oder irreversibel sein. Bei der reversiblen Bindung stellt sich ein Gleichgewicht zwischen gebundenem und nicht gebundenem Arzneistoff ein, irreversible Bindungen (meist kovalente Bindungen) sind relativ selten.

Ein Arzneistoffmolekül, das an Plasma- oder Gewebsproteine gebunden ist, ist pharmakologisch inaktiv. Solange es an Eiweiß gebunden ist, kann es
- nicht wirken, weil es nicht an seinen Wirkort kommt,
- nicht metabolisiert werden,
- nicht ausgeschieden werden.

Die Folge ist eine Depotwirkung, da der Arzneistoff länger im Organismus verbleibt.

Depotwirkung durch Proteinbindung

> **Merke**
> Solange eine Proteinbindung vorliegt, können Arzneistoffe nicht zu ihrem Wirkort gelangen und somit auch keinen pharmakologischen Effekt auslösen.

Methoden zur Bestimmung der Proteinbindung

Das Ausmaß der Bindung von Arzneistoffen an Plasmaproteine kann im Laboratorium in vitro bestimmt werden. Die zu diesem Zweck verwendeten Methoden sind:
- Equilibrium-Dialyse,
- Mikrodialyse,
- Ultrafiltration,
- Ultrazentrifugation,
- Erythrozytenverteilungsmethode.

Equilibrium-Dialyse

Der Arzneistoff wird im Plasma gelöst und in eine Dialysierkammer gefüllt, die durch eine semipermeable Membran von einer zweiten Kammer getrennt ist, die eine eiweißfreie isotonische Pufferlösung enthält (○ Abb. 4.2).

Equilibrium-Dialyse: Ungebundener Arzneistoff kann durch semipermeable Membran diffundieren.

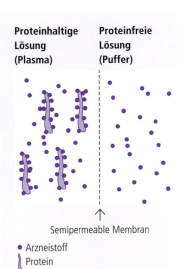

○ **Abb. 4.2** Schematische Darstellung der Equilibrium-Dialyse. Nur der freie, nicht an Protein gebundene Arzneistoffanteil kann die semipermeable Membran durchdringen.

Nur der freie, nicht an Eiweiß gebundene Anteil kann die Membran durchdringen. Nach Einstellung des Gleichgewichts wird die freie Arzneistoffkonzentration auf der Pufferseite ermittelt.

Das Ausmaß der Eiweißbindung kann dann aus den gegebenen Größen berechnet werden:

$$f_b = \frac{A_b}{A_{tot}} = \frac{A_{tot} - A_u}{A_{tot}} = \frac{A_{tot} - C_u \cdot V_{tot}}{A_{tot}} \quad \text{Gl. 4.1}$$

f_b = An Protein gebundene Arzneistofffraktion
A_b = Menge an Protein gebundener Arzneistoff
A_u = Menge freier, ungebundener Arzneistoff
A_{tot} = Gesamtmenge Arzneistoff
C_u = Konzentration an freiem, ungebundenem Arzneistoff
V_{tot} = Gesamtvolumen (Plasma + Puffer)

Volumenshift — Ein direkter Vergleich der Arzneistoffkonzentrationen auf der Protein- und Pufferseite der Membran führt häufig zu fehlerhaften Ergebnissen, da es während des Dialysiervorgangs zu einem Volumenshift kommt: Puffer diffundiert durch die Membran auf die Proteinseite und ändert somit die dortige Arzneistoff- und Eiweißkonzentration. Ein weiteres Problem bei der Dialyse ist, dass der Arzneistoff neben der Bindung an Proteine auch an die Dialysierkammer gebunden werden kann. Zur Kompensation dieser Effekte muss ein Blindversuch ohne Protein durchgeführt werden. Die Arzneistoffkonzentration in diesem Blindversuch sollte der freien Arzneistoffkonzentration im Proteinbindungsexperiment entsprechen.

Mikrodialyse

Die Mikrodialyse ist ein neueres Verfahren, dass sowohl für die In-vitro-Bestimmung der Proteinbindung als auch für die Messung von ungebundenen Gewebespiegeln (s. Kap. 1.2.3) geeignet ist.

Messung mittels Mikrodialysesonde — Zur Bestimmung der Plasmaproteinbindung wird eine Mikrodialysesonde in das zu untersuchende Plasma gelegt und kontinuierlich mit isotonischer Ringerlösung durchspült. Wie bei der Equilibrium-Dialyse kann nur der freie Arzneistoff die Membran durchqueren. Allerdings wird durch den kontinuierlichen Perfusatfluss kein Konzentrationsgleichgewicht erreicht. In einem zweiten Experiment wird die Wiederfindungsrate der Sonde bestimmt, indem das Experiment in Abwesenheit der Plasmaproteine in Puffer wiederholt wird. Diese Kalibrierung erlaubt die Berechnung der vorliegenden ungebundenen Plasmakonzentrationen und der Plasmaproteinbindung.

> **Merke**
> Die Mikrodialyse ist ein rasches und einfaches Verfahren zur Bestimmung der Plasmaproteinbindung.

Ultrafiltration

Bei der Ultrafiltration wird Plasma, in dem der Arzneistoff gelöst ist, durch einen Filter gepresst, der den freien Arzneistoff passieren lässt, nicht aber die Proteine und die an sie gebundenen Substanzen. Es ist wichtig, nicht zuviel Plasmawasser abzupressen (< 20 % des Gesamtvolumens), damit sich das Gleichgewicht durch Veränderung der Eiweißkonzentration nicht zu sehr verändert. Die Berechnung erfolgt analog zur Dialyse. Auch hier können Membranbindungen die Bestimmung stören. In diesem Fall versucht man, durch Vorsättigung der Filter mit einer Lösung, die der freien Arzneistoffkonzentration entspricht, diese Fehlerquelle zu kompensieren.

Die Ultrafiltration ist heute die üblichste Methode zur raschen Bestimmung der Plasmaproteinbindung.

Ultrazentrifugation

Es ist weiterhin möglich, durch Ultrazentrifugation die Plasmaproteine mit den an sie gebundenen Arzneistoffen abzutrennen. Die Analyse des überstehenden Plasmawassers erlaubt dann die Berechnung der Eiweißbindung.

Erythrozytenverteilungsmethode

Bei der Erythrozytenverteilungsmethode wird eine Extraktion des freien Arzneistoffanteils mit Erythrozyten vorgenommen. Diese Methode ist vor allem für lipophile Arzneistoffe brauchbar und wird im Kapitel 4.3 im Detail vorgestellt.

Quantitative Beschreibung der Proteinbindung   4.2.3

Das Ausmaß der Proteinbindung kann quantitativ durch die Assoziationsgleichgewichtskonstante K_a beschrieben werden:

$$A + P \rightleftharpoons AP$$

$$K_a = \frac{[AP]}{[A][P]} \qquad \text{Gl. 4.2}$$

Die Konzentration an gebundenem Arzneistoff kann daher ausgedrückt werden als

$$[AP] = K_a [A][P] \qquad \text{Gl. 4.3}$$

Geht man zunächst von der Annahme aus, dass pro Proteinmolekül nur eine Bindungsstelle für den Arzneistoff vorhanden ist, kann man die Menge Arzneistoff pro Proteinmolekül (r) als Quotient von Konzentration an gebundenem Arzneistoff $[AP]$ und Proteinkonzentration $[P]_{tot}$ ausdrücken:

$$r = \frac{[AP]}{[P]_{tot}} = \frac{[AP]}{[AP]+[P]} \qquad \text{Gl. 4.4}$$

Substitution von Gl. 4.3 in Gl. 4.4 ergibt

$$r = \frac{K_a[A][P]}{K_a[A][P]+[P]} = \frac{K_a[A]}{K_a[A]+1} \qquad \text{Gl. 4.5}$$

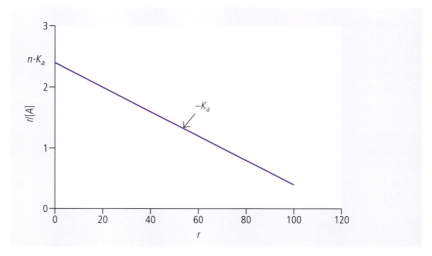

○ **Abb. 4.3** Scatchard-Plot

Liegen nun statt einer Bindungsstelle n äquivalente Bindungsstellen pro Proteinmolekül vor, folgt

$$r = \frac{n \cdot K_a [A]}{k_a [A] + 1}$$ Gl. 4.6

In den oben erwähnten Experimenten zur Bestimmung der Proteinbindung kann nun r für verschiedene Arzneistoffkonzentrationen ermittelt werden. Aus den Ergebnissen können dann die beiden Konstanten K_a und n graphisch ermittelt werden. Dazu wird Gl. 4.6 in eine Geradengleichung überführt:

$$r + rK_a[A] = nK_a[A]$$
$$r = nK_a[A] - rK_a[A]$$
$$\frac{r}{[A]} = nK_a - rK_a$$ Gl. 4.7

Scatchard-Plot

Wird nun $r/[A]$ gegen r graphisch aufgetragen, erhält man eine Gerade mit der Steigung $-K_a$ und dem Interzept $n \cdot K_a$ (○ Abb. 4.3). Eine solche Form der graphischen Darstellung bezeichnet man als Scatchard-Plot.

Für die Bestimmung von r ist es nötig, die Proteinkonzentration zu kennen. In der Pharmakokinetik liegt aber häufig das Hauptinteresse auf der Fragestellung, welcher Anteil des Arzneistoffs im Plasma an Plasmaprotein gebunden ist, da ja nur der freie Anteil pharmakodynamisch aktiv sein kann. Man kann daher das Ausmaß der Eiweißbindung auch auf die Gesamtkonzentration des Arzneistoffs beziehen und gelangt so zur gebundenen Fraktion f_b.

Gebundene Fraktion f_b

$$f_b = \frac{[AP]}{[A]_{tot}} = \frac{[AP]}{[AP] + [A]}$$ Gl. 4.8

Gl. 4.9 zeigt den Zusammenhang zwischen den beiden Größen r und f_b.

4.2.3 Quantitative Beschreibung der Proteinbindung

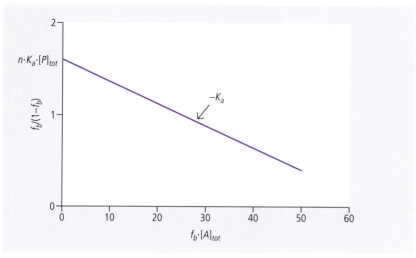

Abb. 4.4 Rosenthal-Plot

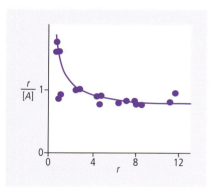

Abb. 4.5 Scatchard-Plot beim Vorliegen mehrerer Bindungsstellen mit unterschiedlicher Affinität am Beispiel der Bindung von Methylparaben an Polysorbat-80-Mizellen. Nach Blanchard et al.

$$r = \frac{[A]_{tot}}{[P]_{tot}} \cdot f_b \qquad \text{Gl. 4.9}$$

Durch Umformen kann nun eine Modifikation von Gleichung Gl. 4.7 aufgestellt werden, die eine graphische Lösung zur Bestimmung von K_a ermöglicht.

$$\frac{r}{[A]} = n \cdot K_a - K_a \cdot r = \frac{f_b}{(1-f_b) \cdot [P]_{tot}} \qquad \text{Gl. 4.10}$$

Trägt man den Quotienten von gebundenem zu ungebundenem Anteil $f_b/(1-f_b)$ gegen die gebundene Arzneistoffkonzentration auf, erhält man eine Gerade mit der Steigung $-K_a$ und dem Interzept $n \cdot K_a \cdot [P]_{tot}$. Diese Form der Darstellung bezeichnet man als Rosenthal-Plot (Abb. 4.4).

Rosenthal-Plot

Liegen nun mehrere Bindungsstellen mit unterschiedlichen Affinitäten vor, verändert sich Gl. 4.6 zu

$$r = \frac{n_1 K_{a1}[A]}{K_{a1}[A]+1} + \frac{n_2 K_{a2}[A]}{K_{a2}[A]+1} + \ldots + \frac{n_i K_{ai}[A]}{K_{ai}[A]+1} \qquad \text{Gl. 4.11}$$

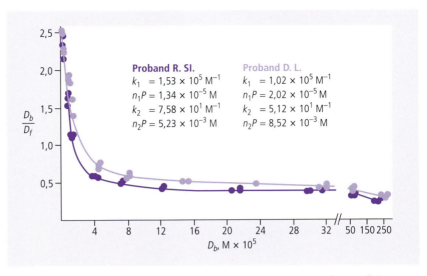

○ **Abb. 4.6** Plasmaproteinbindung von Lidocain bei zwei Probanden, dargestellt im Rosenthal-Plot. D_b und D_f sind die Konzentrationen an gebundenem und freiem Lidocain (Konzentration in $M \cdot 10^5$). Der biphasische Kurvenverlauf deutet auf das Vorliegen von zwei Bindungsstellen mit unterschiedlicher Affinität. Nach McNamara et al.

Im Scatchard- und im Rosenthal-Plot werden dann keine Geraden mehr erhalten, sondern Kurven (○ Abb. 4.5 und ○ Abb. 4.6). Es ist aber auch aus diesen Kurven möglich, die entsprechenden Parameter (Anzahl der einzelnen Bindungsstellen und deren Affinität) zu bestimmen.

Liegen die Proteinbindungsstellen im Vergleich zur Menge der Arzneistoffmoleküle in einem großen Überschuss vor, ist der gebundene Arzneistoffanteil f_b nahezu unabhängig von der Arzneistoffkonzentration.

$$r = \frac{n[AP]}{[P]} = n \cdot K_a \cdot [A]$$

$$\frac{f_b}{1 - f_b} = n \cdot K_a \cdot [P]_{tot}$$

Gl. 4.12

Man kann also in diesem Konzentrationsbereich mit einer fixen prozentualen Proteinbindung rechnen. In diesem Konzentrationsbereich besteht ein konstantes Verhältnis zwischen der Gesamtplasmakonzentration und der Konzentration an freiem Arzneistoff im Plasma.

Sind allerdings die Proteinbindungsstellen nicht in einem großen Überschuss vorhanden, hängt das prozentuale Ausmaß der Proteinbindung von der Konzentration des Arzneistoffs ab. In diesem Fall besteht kein konstantes Verhältnis zwischen Gesamtplasmakonzentration und Konzentration an freiem Arzneistoff: Der freie Anteil nimmt in höheren Konzentrationen zu. Dieser Zusammenhang wird oft als sättigbare Proteinbindung bezeichnet. Es ist also notwendig, Kenntnisse über die Proteinbindungseigenschaften eines Arzneistoffs zu besitzen, wenn von seinen Gesamtplasmakonzentrationen Schlüsse auf Wirkungs- und Eliminationsmechanismen gezogen werden sollen.

Signifikanz der Proteinbindung für die pharmakokinetischen Parameter

4.2.4

Der Einfluss von Veränderungen der Plasmaproteinbindung auf die pharmakokinetischen Parameter ist bereits an verschiedenen Stellen angesprochen worden. Durch die herabgesetzten Plasmaspiegel bei verminderter Plasmaproteinbindung steigt das Verteilungsvolumen an. Die renale Clearance ist in diesen Fällen durch vermehrte glomeruläre Filtration erhöht (s. Kap. 6.1.1). Auch die hepatische Clearance wird durch Proteinbindungsänderungen beeinflusst, wenn eine geringe intrinsische Clearance (low extraction drugs) vorliegt. Dies ist z. B. der Fall für Warfarin, Phenytoin und Tolbutamid (s. Kap. 1.4.1). So ist die Gesamtkörperclearance für Phenytoin bei Nierenschaden auf Grund der herabgesetzten Proteinbindung erhöht; die Halbwertszeit ist dadurch verkürzt. Bei einer hohen intrinsischen Clearance (high extraction drugs) wie z. B. bei Propranolol, Imipramin oder Pethidin hängt die hepatische Clearance in erster Linie vom Leberblutfluss ab und ist nur wenig durch die Proteinbindung beeinflusst. Da sich aber gleichzeitig das Verteilungsvolumen verändert, ändert sich bei gleichbleibender Clearance auch die Halbwertszeit. So verlängert sich die Halbwertszeit von Propranolol, wenn die Proteinbindung abfällt.

Einfluss der Proteinbindung auf Verteilungsvolumen, Clearance und Halbwertszeit

□ Tab. 4.1 gibt einen Überblick über die verschiedenen Möglichkeiten.

Änderungen der Arzneistoffbindung im Gewebe verändern die Gesamtkörperclearance normalerweise nicht, sondern nur das Verteilungsvolumen und die Halbwertszeit. Bei erniedrigter Gewebebindung sind Verteilungsvolumen und Halbwertszeit herabgesetzt.

Zu beachten ist, dass bei allen diesen Überlegungen von linearer Pharmakokinetik ausgegangen wird, und dass diese Regeln nicht ohne weiteres auf nichtlineare Situationen übertragbar sind.

> **Merke**
> Eine Veränderung der Proteinbindung beeinflusst die Clearance, das Verteilungsvolumen und die Halbwertszeit.

☐ **Tab. 4.1:** Veränderung der pharmakokinetischen Parameter bei Anstieg (↑) der freien Arzneistoffkonzentration im Blut (f_u), im Gewebe ($f_{u(T)}$) oder beiden ($f_u + f_{u(T)}$)

High-extraction-Drugs	f_u ↑	$f_{u(T)}$ ↑	$f_u + f_{u(T)}$ ↑
$Vd = V_B + \dfrac{f_u}{f_{u(T)}} \cdot V_T$	↑	↓	–
$CL = Q_H$	–	–	–
$t_{½} = \dfrac{0{,}693 \cdot Vd}{Q_H}$	↑	↓	–
$Cp_{ss} = \dfrac{R_0}{Q_H}$	–	–	–
$Cp_{ss(u)} = f_u \cdot \dfrac{R_0}{CL_{int}}$	↑	–	↑
Low-extraction-Drugs	f_u ↑	$f_{u(T)}$ ↑	$f_u + f_{u(T)}$ ↑
$Vd = V_B + \dfrac{f_u}{f_{u(T)}} \cdot V_T$	↑	↓	–
$CL = f_u \cdot CL_{int}$	↑	–	↑
$t_{½} = \dfrac{0{,}693 \cdot V_T}{f_{u(T)} \cdot CL_{int}} + \dfrac{0{,}693 \cdot V_B}{f_u \cdot CL_{int}}$	(↓)	↓	↓
$Cp_{ss} = \dfrac{R_0}{f_u \cdot CL_{int}}$	↓	–	↓
$Cp_{ss(u)} = \dfrac{R_0}{CL_{int}}$	–	–	–

↑ bedeutet Anstieg des Parameters
↓ bedeutet Abnahme des Parameters
– bedeutet keine Veränderung

Signifikanz der Proteinbindung für die therapeutische Wirkung   4.2.5

Welche Relevanz hat eine Veränderung der Proteinbindung für die klinische Praxis? Es ist seit langem ein Paradigma der Pharmakologie, dass nur ungebundene Arzneistoffmoleküle mit den entsprechenden Bindungsstellen, die für die pharmakologische Wirkung verantwortlich sind, wechselwirken können. Dies ist für viele Arzneistoffgruppen experimentell bestätigt worden.

Nur ungebundene Arzneistoffmoleküle zeigen einen pharmakologischen Effekt.

Praxisbeispiel
O Abb. 4.7 zeigt ein Beispiel: Werden Bakterien in Nährlösungen, die verschiedene Penicilline mit unterschiedlicher Proteinbindung enthalten, in Gegenwart und Abwesenheit von Serumproteinen inkubiert, kann gezeigt werden, dass der Wirkungsverlust, der durch den Zusatz des Serumproteins eintritt, direkt vom Ausmaß der Proteinbindung abhängt. Dieses Experiment zeigt, dass nur die ungebundene Fraktion des Penicillins antibiotisch wirksam ist.

Man könnte aus diesem Prinzip vorschnell schließen, dass eine Veränderung der Proteinbindung automatisch eine veränderte Wirkungsintensität nach sich zieht, da ja die Wirkung von den ungebundenen Konzentrationen abhängt. In Wirklichkeit führt eine Veränderung der Proteinbindung nur sehr selten zu einer veränderten ungebundenen Konzentration, da sich gleichzeitig auch die Clearance ändert (s. Kap. 1.4.1).

Vergleichen wir wiederum die beiden Arzneistoffgruppen mit hoher und niedriger intrinsischer Clearance, so ergibt sich aus dem zuvor gesagten, dass für die

Arzneistoffe mit hoher intrinsischer Clearance

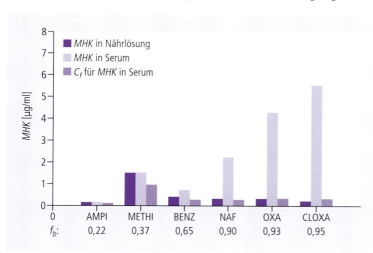

O **Abb. 4.7** Einfluss der Proteinbindung auf die antimikrobielle Aktivität. Die minimale Hemmkonzentration *(MHK)* gegenüber *Staphylococcus aureus* wurde für eine Reihe von Penicillinen mit ansteigender Proteinbindung (f_b, gebundene Fraktion) in Nährlösung (linker Balken) und Serum (mittlerer Balken) bestimmt. Mit zunehmender Proteinbindung werden in Gegenwart der Serumproteine höhere Penicillinkonzentrationen zum Abtöten der Bakterien benötigt. Die jeweils im Serum vorliegenden ungebundenen Antibiotikakonzentrationen (rechter Balken) stimmen dagegen gut mit den *MHK*-Werten in Nährlösung überein. Nach Kunin et al.

erste Gruppe (hohe CL_{int}) bei Veränderung der Proteinbindung keine Veränderung der Gesamtkörperclearance und somit des Steady-State-Plasmaspiegels zu erwarten ist (☐ Tab. 4.1). Nun ist aber zu beachten, dass diese Clearance die Gesamtkonzentration (frei + gebunden) repräsentiert und dass durch die veränderten Bindungseigenschaften der freie Anteil verändert ist. Da aber dieser freie Anteil für die pharmakologische Wirkung verantwortlich ist, liegt bei gleichem Cp_{ss} eine unterschiedliche freie Plasmakonzentration $Cp_{ss(u)}$ vor (☐ Tab. 4.1). Drug-Level-Monitoring sollte daher in diesen Fällen auf die freie Arzneistofffraktion bezogen werden.

Arzneistoffe mit niedriger intrinsischer Clearance

Bei Arzneistoffen mit niedriger intrinsischer Clearance ergeben sich bei Veränderung der Plasmaproteinbindung unterschiedliche Steady-State-Plasmaspiegel, während die freien Konzentrationen unverändert bleiben (☐ Tab. 4.1). So konnte für Phenytoin gezeigt werden, dass bei einer Erhöhung der freien Fraktion von 10 % auf 20 % bei Nierenpatienten mit der gleichen Dosis Steady-State-Plasmaspiegel erhalten wurden, die sich um mehr als das Doppelte unterschieden, während die freien Konzentrationen nicht unterschiedlich waren. Ähnliches ist bei Clofibrat gezeigt worden. In dieser Arzneistoffgruppe (niedrige CL_{int}) ist also bei Veränderung der Proteinbindung keine Dosisveränderung nötig.

Nach oraler Gabe können sich die Effekte der Veränderung der Proteinbindung auf Clearance und First-Pass-Effekt kompensieren, falls der Extraktionskoeffizient ε für systemische Clearance und First-Pass-Effekt gleich ist. So gilt Gl. 4.13 für die oral resorbierte Fraktion F und die Clearance, unabhängig von der Größe der intrinsischen Clearance, also sowohl für High- und Low-extraction-Drugs.

$$F = 1 - \varepsilon = \frac{Q_H}{Q_H + f_u \cdot CL_{int}}$$
$$CL = Q_H \cdot \varepsilon = \frac{Q_H \cdot f_u \cdot CL_{int}}{Q_H + f_u \cdot CL_{int}}$$

Gl. 4.13

Beide Gleichungen können benutzt werden, um die Gesamtfläche unter der Plasmaspiegelkurve (AUC) nach oraler Gabe zu bestimmen (Gl. 4.14).

$$AUC = \frac{F \cdot D}{CL} = \frac{D}{f_u \cdot CL_{int}}$$

Gl. 4.14

Die für die pharmakologische Wirkung relevante Gesamtfläche unter der ungebundenen Plasmaspiegelkurve (AUC_u) ist daher unabhängig vom Ausmaß der Plasmaproteinbindung (Gl. 4.15).

$$AUC_u = \frac{D}{CL_{int}}$$

Gl. 4.15

Die entsprechenden Gleichungen für die zu erwartenden durchschnittlichen Steady-State-Konzentrationen nach oraler Mehrfachgabe zeigt Gl. 4.16.

$$Cp_{ss} = \frac{F \cdot D}{CL \cdot \tau} = \frac{D}{f_u \cdot CL_{int} \cdot \tau}$$
$$Cp_{ss(u)} = \frac{D}{CL_{int} \cdot \tau}$$

Gl. 4.16

4.2.6 Kompetitive Proteinbindung

In anderen Worten, eine Veränderung der Proteinbindung nach oraler Gabe führt in dieser Situation zu keiner Veränderung der ungebundenen Konzentrationen und somit zu keiner Veränderung der zu erwartenden pharmakologischen Wirkung. Dies gilt sowohl für High- als auch für Low-extraction-Drugs. Es gilt weiterhin für Low-extraction-Drugs nach intravenöser oder parenteraler Applikation (s. Kap. 1.4.1). Nur in der Situation, in der eine High-extraction-Drug peroral appliziert wird (z. B. durch Inhalation oder intravenös) wirkt sich eine Veränderung der Plasmaproteinbindung auf die zu erwartende freie Konzentration aus (Gl. 4.17).

$$Cp_{ss} = \frac{D}{CL \cdot \tau} = \frac{D}{Q_H \cdot \tau}$$
$$Cp_{ss(u)} = \frac{f_u \cdot D}{Q_H \cdot \tau}$$

Gl. 4.17

Man kann aus diesen Zusammenhängen schließen, dass der Gesamtplasmaspiegel kein gutes Maß für Drug-Level-Monitoring ist, da die üblicherweise angestrebten therapeutischen Plasmaspiegelbereiche von einer normalen Plasmaproteinbindung ausgehen. Bei Veränderung der Proteinbindung außerhalb dieses Bereichs ist in beiden Fällen, bei hoher oder niedriger intrinsischer Clearance, der Gesamtplasmaspiegel nur bei Kenntnis der Proteinbindung als Dosierungskriterium sinnvoll. Ist dagegen das Ausmaß der Proteinbindung relativ konstant, ist es gleichwertig, ob man das Drug-Level-Monitoring auf freie oder proportional höhere Gesamtkonzentrationen bezieht.

Kompetitive Proteinbindung

Verdrängung aus der Proteinbindung

Verschiedene Arzneistoffe können sich gegenseitig aus ihrer Proteinbindung verdrängen, so setzt z. B. das Antirheumatikum Phenylbutazon das Antikoagulans Phenprocoumon (Marcumar®) aus seiner Eiweißbindung frei. Diese Interaktion galt lange Jahre als das klassische Beispiel einer klinisch relevanten Proteinbindungsinteraktion, da sie begleitet wurde von deutlichen klinischen Symptomen (Blutungsneigung), die auf eine verstärkte Cumarinwirkung schließen ließen. Phenprocoumon ist ein Low-extraction-Drug. Allerdings kann man aus Gl. 4.16 leicht ersehen, dass eine Veränderung der Proteinbindung keine Veränderung der pharmakologisch relevanten ungebundenen Konzentrationen nach sich ziehen sollte. Die vorliegende Proteinbindungsinteraktion ist also nicht verantwortlich für die klinisch beobachtete Interaktion. Diese Erkenntnis führte zu weiteren Untersuchungen, die dann ergaben, dass eine zweite Interaktion vorliegt, bei der Phenylbutazon den Metabolismus von Phenprocoumon hemmt. Die auf diese Weise herabgesetzte intrinsische Clearance des Phenprocoumons führt dann zu erhöhten ungebundenen Spiegeln und den klinisch beobachteten Interaktionssymptomen.

> **Merke**
> Bei rascher Verdrängung aus der Proteinbindung kommt es zu einer kurzfristigen Erhöhung der ungebundenen Konzentration der verdrängten Substanz, bevor sich dann rasch das neue Gleichgewicht einstellt.

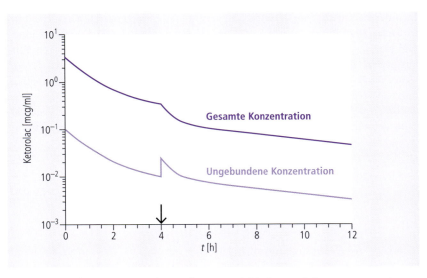

○ **Abb. 4.8** Einfluss einer veränderten Plasmaproteinbindung auf die gesamten und ungebundenen Konzentrationen von Ketorolac. Vier Stunden nach intravenöser Gabe von Ketorolac wurde die Plasmaproteinbindung durch Gabe von Plasmaexpandern von 97 % auf 93 % verringert. Die ungebundenen Konzentrationen werden nur kurzfristig verändert. Nach Gravenstein et al.

○ Abb. 4.8 gibt ein Beispiel für die Verdrängung von Ketorolac durch Plasmaexpander.

Verdrängung durch körpereigene Stoffe

Auch körpereigene Stoffe, die an Eiweiß gebunden sind, können durch Pharmaka aus ihrer Bindung freigesetzt werden. So dürfen Neugeborene keine Sulfonamide erhalten, weil diese das Bilirubin aus seiner Eiweißbindung freisetzen und zum Ikterus führen können.

Allgemein kann man heute schließen, dass die Verdrängung aus der Proteinbindung ein lange überbewerteter Interaktionsmechanismus ist und klinisch nur selten relevant ist.

4.2.7 Proteinbindung im Krankheitszustand

Veränderte Proteinsynthese

Das Ausmaß der Plasmaproteinbindung kann im Krankheitszustand auf Grund veränderter Proteinsynthese und als Folge von erhöhtem oder erniedrigtem Proteinabbau verändert sein. Dies ist besonders zu beachten bei Leber- und Nierenerkrankungen, bei denen es zu einer Abnahme der Eiweißbindung kommen kann (s. Kap. 6.1.3).

> **Merke**
> Ändern sich im Krankheitszustand die Mengen oder die Bindungseigenschaften der Proteine (Albumin, α_1-saures Glykoprotein, Gewebsproteine), so kann dies Folgen für Arzneistoffkonzentration und -wirkung mit sich führen.

Bindung an Albumin

Die Plasmaproteinbindung vieler saurer Arzneistoffe (Sulfonamide, Phenytoin, Clofibrat, Phenylbutazon, Valproinsäure, Furosemid) und einiger weniger basischer Arzneimittel (Diazepam) ist bei Patienten mit Nierenschäden herabgesetzt. Dies ist auf eine geringere Albuminkonzentration sowie auf die erhöhte Konzentration von endogenen Substanzen zurückzuführen, die um die Bindungsstellen konkurrieren. Als Folge davon resultieren niedrige Gesamtplasmaspiegel. Es konnte bei Phenytoin gezeigt werden, dass die Proteinbindung nach Beseitigung des Nierenschadens durch Nierentransplantation wieder im Normalbereich lag.

Albuminspiegel sind auch bei Lebererkrankungen erniedrigt, so dass die Plasmaproteinbindung herabgesetzt ist (Diazepam, Tolbutamid). Auch können erhöhte Bilirubin-Spiegel durch kompetitive Verdrängung den gleichen Effekt haben.

Einfluss von Leber- und Nierenerkrankungen auf Albuminkonzentration

Bindung an α_1-saures Glykoprotein

α_1-saures Glykoprotein spielt vor allem eine Rolle bei der Bindung basischer Arzneistoffe. Seine Plasmakonzentration steigt bei Entzündungen und Stress an, während sie bei Leber- und Nierenerkrankungen sowie falscher Ernährung abfällt. Dementsprechend verändern sich die unter diesen Umständen gebundenen Arzneistoffmengen (z. B. von Propranolol, Chinidin, Lidocain).

Die Plasmakonzentration von α_1-saurem Glykoprotein steigt bei Entzündungen an.

Bindung an Gewebeproteine

Gewebeproteine sind experimentell nur schwer zugänglich, daher liegt wenig Information über deren Arzneistoffbindung bzw. Veränderungen dieser Bindungseigenschaften im Krankheitszustand vor. Im Prinzip gelten die gleichen Prinzipien wie bei der Plasmaproteinbindung, d. h. Bindungsveränderungen können in erster Linie durch Veränderung der Proteinmasse oder durch konkurrierende Inhibitoren hervorgerufen werden. So konnte an Autopsie-Proben gezeigt werden, dass die Bindung von Digoxin im Myokard bei Patienten mit Nierenschäden herabgesetzt ist. Wir haben hier also ein Beispiel, bei dem das Verteilungsvolumen von der Nierenfunktion abhängt (s. Kap. 8.3).

Zusammenfassend kann festgehalten werden, dass eine veränderte Proteinbindung in der Regel eher zu einer Veränderung der Gesamtkonzentrationen und weniger zu einer Veränderung der wichtigeren freien Konzentrationen führt. Dies ist zu berücksichtigen, wenn der therapeutische Bereich durch Gesamtkonzentrationen definiert ist und diese im Monitoring bestimmt werden. Weiterhin ist Proteinbindung zu berücksichtigen, wenn Gesamtkonzentrationen mit irgendwelchen pharmakologischen In-vitro-Parametern (z. B. *MHK*) verglichen werden, um daraus therapeutische Schlüsse zu ziehen.

Veränderung der Proteinbindung führt eher zu einer Veränderung der Gesamtkonzentrationen.

Bindung von Arzneistoffen an Erythrozyten 4.3

Jeder Arzneistoff, der nach der Resorption ins Blut gelangt, kommt in Kontakt mit Erythrozyten. Er kann somit an der Erythrozytenoberfläche gebunden werden oder ins Innere der Blutzelle diffundieren. Es stellt sich ein Gleichgewicht ein zwischen der Konzentration an nicht an Protein gebundenem freiem Arzneistoff im Plasma und der Arzneistoffkonzentration in Erythrozyten (○ Abb. 4.9).

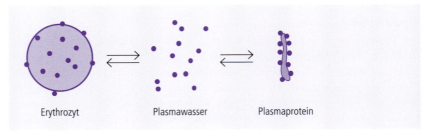

Abb. 4.9 Schematische Darstellung der Verteilung eines Arzneistoffs im Blut. Es stellt sich ein Gleichgewicht ein zwischen Arzneistoff, der frei im Plasmawasser gelöst ist, und Arzneistoff, der entweder an Plasmaproteine oder Blutzellen gebunden ist.

Erythrozytenverteilungskoeffizient P_E

Dieses Gleichgewicht wird quantitativ durch den Erythrozytenverteilungskoeffizienten P_E beschrieben.

$$P_E = \frac{C_{RBC}}{C_{PW}} \qquad \text{Gl. 4.18}$$

P_E = Erythrozytenverteilungskoeffizient
C_{RBC} = Arzneistoffkonzentration im Erythrozyten
C_{PW} = Arzneistoffkonzentration im Plasmawasser

Es soll betont werden, dass dieser Ansatz implizieren könnte, dass sich ein Erythrozyt wie ein Öltröpfchen oder ein organisches Lösungsmittel verhält. Dies ist natürlich nicht der Fall, sondern der Mechanismus der Erythrozytenverteilung ist Bindung an der Zellwand und im Zellinneren. Trotzdem hat sich die Beschreibung der Erythrozytenbindung durch einen Verteilungskoeffizienten in der Praxis bewährt.

Der relative Volumenanteil von Erythrozyten im Blut kann durch den Hämatokrit-Wert ausgedrückt werden.

Hämatokrit-Wert

$$HC = \frac{V_{RBC}}{V_B} \qquad \text{Gl. 4.19}$$

HC = Hämatokrit
V_{RBC} = Volumen der Blutzellen
V_B = Volumen des Blutes

Der Erythrozytenverteilungskoeffizient kann experimentell bestimmt werden, indem eine Erythrozytensuspension in Plasmawasser mit einer bekannten Arzneistoffmenge (A_{tot}) versetzt wird. Nach Einstellung des Verteilungsgleichgewichts wird zentrifugiert und die Arzneistoffkonzentration im überstehenden Plasmawasser gemessen. Der Erythrozytenverteilungskoeffizient kann nun aus den bekannten Parametern berechnet werden.

$$P_E = \frac{A_{tot} - C_{PW} \cdot V_B \cdot (1 - HC)}{C_{PW} \cdot HC \cdot V_B} \qquad \text{Gl. 4.20}$$

4.3 Bindung von Arzneistoffen an Erythrozyten

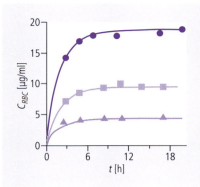

Abb. 4.10 Zeitabhängige Verteilung in die Erythrozyten (red blood cells, RBC) für drei verschiedene Konzentrationen von Methadon. Nach Derendorf und Garrett

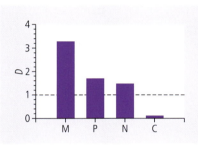

Abb. 4.11 Erythrozytenverteilungskoeffizient D für Methadon (M), Prednisolon (P), Naloxon (N) und Cefotaxim (C)

Die Verteilung in die Erythrozyten kann zeitabhängig sein. Abb. 4.10 zeigt die Invasion als Funktion der Zeit für drei verschiedene Konzentrationen von Methadon.

Ist der Erythrozytenverteilungskoeffizient bekannt und ist sichergestellt, dass er über den untersuchten Konzentrationsbereich nicht konzentrationsabhängig ist, kann er dazu ausgenutzt werden, um die Plasmaproteinbindung einer Substanz zu ermitteln (Erythrozytenverteilungsmethode, s. Kap. 4.2.2). Hierbei wird Vollblut mit einer bekannten Arzneistoffmenge versetzt und nach Zentrifugation der Plasmaspiegel Cp bestimmt. Die Plasmaproteinbindung kann dann nach Gl. 4.21 errechnet werden.

Erythrozytenverteilungsmethode

$$f_b = 1 - \frac{A_{tot} - Cp \cdot V_B \cdot (1-HC)}{D \cdot Cp \cdot V_B \cdot (1-HC)} \cdot \left(\frac{1}{HC} - 1\right) \qquad \text{Gl. 4.21}$$

Generell gilt, dass der Erythrozytenverteilungskoeffizient proportional zur Lipophilie des jeweiligen Arzneistoffs ist. Abb. 4.11 gibt eine graphische Veranschaulichung der Erythrozytenbindung für einige Arzneistoffe.

> **Merke**
>
> Im Blut stellt sich ein Gleichgewicht ein zwischen der Konzentration an nicht an Protein gebundenem freiem Arzneistoff im Plasma und der Arzneistoffkonzentration im Erythrozyten. Dieses Gleichgewicht wird quantitativ durch den Erythrozytenverteilungskoeffizienten P_E beschrieben, der dazu ausgenutzt werden kann, um die Plasmaproteinbindung einer Substanz zu ermitteln.

4.4 Gewebeverteilung

Relevant ist die Konzentration am Wirkort

Ein altes Problem in der Pharmakokinetik ist die Tatsache, dass die meiste pharmakokinetische Information durch Messung von Plasma- und Blutkonzentrationen ermittelt wird. Blut ist die Transportflüssigkeit des Körpers, die mit allen Geweben im Stoffaustausch steht und daher das Kommunikationsmedium des Organismus darstellt. Weiterhin ist Blut leicht zugänglich und stellt eine homogene Bioflüssigkeit dar. Allerdings gilt auch, dass für die meisten Arzneistoffe das Blut nicht der Ort der gewünschten oder unerwünschten Wirkungen ist, sondern dass sich dieser Wirkort in der Regel im extravaskulären Raum in den Geweben befindet. Es leuchtet ein, dass die Konzentration am Wirkort sehr viel relevanter für die Therapie ist als ein Blut- oder Plasmaspiegel. Nur wenn eine Korrelation zwischen Blutkonzentration und der Konzentration am Wirkort besteht, ist es sinnvoll, Blut- oder Plasmaspiegel zu bestimmen. Leider ist die experimentelle Messung von Wirkstoffkonzentrationen im Gewebe bis heute problematisch. Es gibt allerdings einige neue Entwicklungen, die im Folgenden kurz dargestellt seien.

Physiologische Aufenthaltsräume

Es ist für das Verständnis hilfreich, die möglichen Verteilungsräume in zwei physiologische Aufenthaltsräume zu unterteilen, den intra- und den extravaskulären Raum. Diese beiden Aufenthaltsräume verhalten sich symmetrisch zueinander (O Abb. 4.12).

Der intravaskuläre Raum besteht aus Blut. Innerhalb des Bluts kommt es zu einer Verteilung zwischen dem extrazellulären Raum (Blutplasma) und den Blutzellen. Sowohl im Plasma als auch im Intrazellulärraum besteht weiterhin die Möglichkeit der Arzneistoffbindung, so dass in beiden Fällen eine ungebundene, freie Konzentration von einer Gesamtkonzentration zu unterscheiden ist. Für pharmakokinetische Untersuchungen wird in der Regel die Gesamtkonzentration des Blutplasmas oder des in der Regel kinetisch äquivalenten Blutserums verwendet. Obwohl es durch Elimination in den Geweben zu unterschiedlichen Arzneistoffkonzentrationen in arteriellem gegenüber venösem Blut kommen kann, gilt doch, dass Blut eine homogene Bioflüssigkeit darstellt, in der sich die Konzentra-

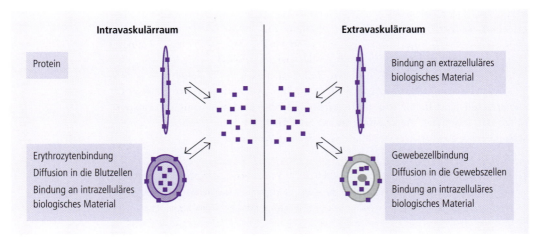

O Abb. 4.12 Schematische Darstellung der Arzneimittelverteilung im Körper. Sowohl im Intra- als auch im Extravaskulärraum kann der Arzneistoff extrazellulär an Protein gebunden sein oder intrazellulär aufgenommen werden.

tionen durch den mechanischen Blutfluss rasch ausgleichen. So erfolgt nach einer intravenösen Bolusinjektion bereits nach wenigen Minuten eine Vermischung und ein Konzentrationsausgleich im Blut.

Der extravaskuläre Raum besteht aus allen Körperbestandteilen außerhalb des Gefäßsystems. Obwohl dieser Verteilungsraum sehr viel größer und komplexer ist als das Blut, finden wir in diesen Geweben konzeptionell das gleiche Verteilungsmuster. Der Arzneistoff kann sich entweder im extrazellulären Raum oder in den Gewebszellen aufhalten. Wie im Blut gilt auch hier, dass sowohl in der Extrazellulärflüssigkeit als auch im Intrazellulärraum Arzneistoffbindung auftreten kann. Im Gegensatz zu Blut ist allerdings Gewebe nicht homogen, sondern besteht aus komplexen Substrukturen, so dass so genannte Gesamtgewebespiegel, wie sie durch Untersuchung von Gewebsbiopsiematerial bestimmt werden können, nur von limitiertem Nutzen sind. Diese Gesamtgewebespiegel geben an, wie viel Arzneistoff sich in einer Gewebeprobe befindet, sagen aber nichts aus über die pharmakologisch relevanten ungebundenen, freien Konzentrationen in diesen Geweben. Wegen der Komplexität und Inhomogenität der unterschiedlichen Gewebe ist es im Gegensatz zur Plasmaproteinbindung nicht möglich, Gewebebindung einheitlich experimentell zu bestimmen, so dass die Umwandlung von Gesamtgewebespiegel in ungebundene, freie Konzentrationen in der Regel nicht möglich ist. Wie bereits ausgeführt (s. Kap. 4.2.5) sind aber gerade diese freien Konzentrationen für die entsprechende pharmakologische Wirkung verantwortlich und sehr viel relevanter als Gesamtgewebespiegel. Es ist also die ungebundene Konzentration am Wirkort, die die wichtigste pharmakokinetische Zielgröße darstellt. Dies gilt sowohl im Extrazellulär- als auch im Intrazellulärraum, so dass je nach Wirkort entschieden werden kann, welche Konzentration die jeweils relevante ist. Soll zum Beispiel eine Gewebsinfektion mit einem Antibiotikum behandelt werden, so befinden sich in den meisten Fällen die Infektionskeime im Extrazellulärraum, so dass die ungebundene Konzentration in der extrazellulären Flüssigkeit am Infektionsort die relevante pharmakokinetische Zielgröße darstellt. Wird dagegen ein Glucocorticoid therapeutisch eingesetzt, um eine Entzündung zu behandeln, so ist bekannt, dass sich der Glucocorticoidrezeptor im Cytosol der Zielzelle befindet, so dass in diesem Fall die ungebundene intrazelluläre Konzentration entscheidend ist.

Es ist bei Betrachtung der Gewebeverteilung von Arzneimitteln hilfreich, sich Gewebe als ein wässriges, disperses System vorzustellen: Wasser dient als Lösungsmittel und Kommunikationsmedium, in das vielerlei biologisches Material (Proteine, Lipide, Nucleotide, Membranen, Zellorganellen usw.) kolloidal oder grobdispers vermischt ist, an das Arzneistoff unspezifisch gebunden werden kann. Es ist die ungebundene, freie Konzentration im Wasser des Gewebes, die in der Lage ist, den entsprechenden Wirkmechanismus auszulösen.

> **Merke**
> Die ungebundene Konzentration am Wirkort ist die wichtigste pharmakokinetische Zielgröße. Dies gilt im Extrazellulär- als auch im Intrazellulärraum, so dass je nach Wirkort entschieden werden kann, welche Konzentration die jeweils relevante ist.

4.4.1 Mechanismus der Gewebeverteilung

Ähnlich wie Resorption und Ausscheidung, kann auch die Gewebeverteilung entweder durch Diffusion oder aktiven Transport erfolgen.

Gewebeverteilung durch Diffusion

Der Motor der Diffusion ist ein Konzentrationsgefälle.

Diffusion ist der wichtigste Mechanismus, der für die Verteilung von Arzneistoffen im Körper verantwortlich ist. Motor der Diffusion ist ein bestehendes Konzentrationsgefälle, das sich auszugleichen sucht. Diffusion erfolgt also immer nur von einem Ort höherer Konzentration an einen Ort niedriger Konzentration. Wendet man dieses Konzept auf die Gewebeverteilung an, so ergibt sich, dass unmittelbar nach Applikation und Resorption eines Arzneistoffs ein Konzentrationsgefälle vom Blut in die Gewebe besteht (○ Abb. 4.13). Dieses Konzentrationsgefälle bezieht sich auf die jeweils ungebundenen, freien Konzentrationen in Blut und Gewebe. Der freie Gewebespiegel wird so lange zunehmen, bis sich die freien Konzentrationen in Blut und Gewebe ausgeglichen haben und gleich hoch sind. Dieser Zeitpunkt ist der Moment des höchsten Gewebespiegels, da sich nach diesem Zeitpunkt das Konzentrationsgefälle umkehrt und nun die Diffusion aus dem Gewebe ins Blut erfolgt.

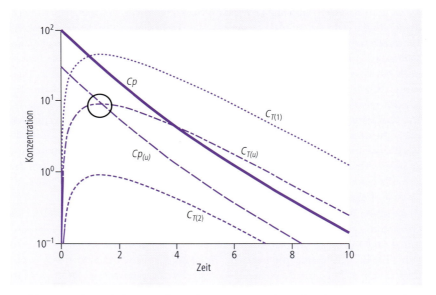

○ **Abb. 4.13** Schematische Darstellung der gesamten und ungebundenen Konzentrationen im zentralen und peripheren Kompartiment nach intravenöser Gabe. Die ungebundene Konzentration im Plasma ($Cp_{(u)}$) nimmt proportional zur Gesamtkonzentration im Plasma (Cp) ab. Die ungebundene Konzentration im peripheren Kompartiment ($C_{T(u)}$) nimmt initial zu, bis sie $Cp_{(u)}$ erreicht. An diesem Punkt ist das Konzentrationsgleichgewicht erreicht. Anschließend nimmt die Konzentration im peripheren Kompartiment wieder ab, ist aber immer etwas höher als $Cp_{(u)}$. Auf diese Weise bleibt ein Konzentrationsgefälle erhalten, das für die Rückverteilung des Arzneistoffs aus den Geweben sorgt. Die entsprechenden Gesamtkonzentrationen in den Geweben ($C_{T(1)}$ und $C_{T(2)}$) können je nach Verteilungseigenschaften des Arzneistoffs höher oder geringer als die entsprechenden ungebundenen Gewebespiegel sein. Nach Derendorf

4.4.1 Mechanismus der Gewebeverteilung

Wendet man dieses Konzept auf ein pharmakokinetisches Zwei-Kompartiment-Modell an (s. Kap. 1.2.3), kann nun unter Kenntnis des Plasmaspiegels (Gl. 4.22) und der Plasmaproteinbindung (f_b) berechnet werden, welches ungebundene Konzentrationsprofil ($C_{T(f)}$) im peripheren Kompartiment zu erwarten ist, falls die Verteilung ausschließlich durch Diffusion erfolgt (Gl. 4.23).

$$Cp = a \cdot e^{-\alpha \cdot t} + b \cdot e^{-\beta \cdot t} \qquad \text{Gl. 4.22}$$

$$C_{T(u)} = \frac{(a \cdot \beta + b \cdot \alpha) \cdot (1 - f_b)}{\beta - \alpha} \cdot \left(e^{-\alpha \cdot t} - e^{-\beta \cdot t} \right) \qquad \text{Gl. 4.23}$$

Praxisbeispiel

Die Relevanz dieser Berechnung sei am Beispiel der Antibiotika erläutert. Vergleicht man die pharmakokinetischen Eigenschaften der Betalactame Ceftriaxon und Piperacillin und wendet Gl. 4.23 an, um deren ungebundene Konzentrationen im Gewebe abzuschätzen, sieht man, dass für Ceftriaxon (f_b = 0,95) diese sehr viel niedriger sind als die entsprechenden Plasmakonzentrationen, während für Piperacillin (f_b = 0,21) die freien Gewebespiegel im Vergleich zu den Gesamtplasmaspiegeln höher sind (◯ Abb. 4.14). Wenn nun, wie leider häufig der Fall, Gesamtplasmaspiegel mit mikrobiologischen minimalen Hemmkonzentrationen (*MHK*-Werten) verglichen werden, um daraus Schlüsse für den zu erwartenden Therapieerfolg zu ziehen, begeht man bei Substanzen mit hoher Proteinbindung wie Ceftriaxon einen gravierenden Fehler.

Die in ◯ Abb. 4.14 gezeigten berechneten Unterschiede in den ungebundenen Gewebespiegeln von Ceftriaxon und Piperacillin konnten auch experimentell bestätigt werden (s. Kap. 4.1.9).

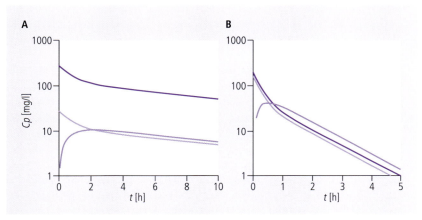

◯ **Abb. 4.14** Berechnete Konzentrationsprofile für die gesamte und ungebundene Plasmakonzentration sowie die ungebundene Gewebekonzentration für ein Antibiotikum mit hoher Plasmaproteinbindung (Ceftriaxon, A) und geringer Plasmaproteinbindung (Piperacillin, B). Nach Derendorf

Findet Gewebeverteilung ausschließlich auf Grund von Diffusion statt, gilt, dass im Steady State alle Konzentrationsgefälle ausgeglichen sind, so dass die freie Plasmakonzentration im Steady State auch dem ungebundenen, freien Gewebespiegel, sowohl extra- als auch intrazellulär, entspricht.

Gewebeverteilung durch aktiven Transport

In den letzten Jahren sind sehr viele neue Erkenntnisse darüber gewonnen worden, dass viele Transportprozesse im Organismus von aktiven Transportsystemen angetrieben werden, die in der Regel aus membranständigen Carriern bestehen.

4.4.2 Experimentelle Messung von Gewebespiegeln

Wie bereits diskutiert, ist die experimentelle Bestimmung von Gesamtgewebespiegeln nach Gewebebiopsien nur bedingt sinnvoll. Die gemessenen Spiegel repräsentieren keine wahren Konzentrationen, sondern durchschnittliche Hybridwerte. Sie sagen wenig über die relevanteren ungebundenen Konzentrationen im Gewebe aus. Auch der häufig eingesetzte Wert eines Blut-Gewebe-Verteilungskoeffizienten ist nicht sinnvoll, da er impliziert, dass Gewebe eine homogene Matrix darstellt und sich in etwa wie ein organisches Lösungsmittel verhält. Wenn also experimentelle Methoden eingesetzt werden, um Gewebekonzentrationen zu messen, sollten diese in der Lage sein, die ungebundenen, freien Arzneistoffspiegel zu bestimmen. Dies kann geschehen durch

- Messung von Hautblasenflüssigkeit,
- Mikrodialyse.

Messung von Hautblasenflüssigkeit

Bestimmung der Proteinbindung mittels Hautblasenflüssigkeit

Hautblasen können experimentell bei Probanden durch chemische Noxen (Cantharidin) oder Vakuum erzeugt werden. Die entsprechende Hautblasenflüssigkeit ist ein inflammatorisches Exsudat, das manchmal als eine repräsentative Flüssigkeit für die Interstitialflüssigkeit angesehen wird. Man kann nun beim Probanden eine Reihe von Hautblasen setzen, die dann nach Gabe des Arzneimittels zeitlich versetzt geöffnet werden, um die Hautblasenflüssigkeit zu gewinnen (O Abb. 4.15). Diese enthält Protein, so dass zur Berechnung der ungebundenen Gewebekonzentrationen auch die Proteinbindung in der Hautblasenflüssigkeit bestimmt werden muss.

Es konnte gezeigt werden, dass diese in der Regel sehr eng mit der Plasmaproteinbindung korreliert. O Abb. 4.16 zeigt einen Vergleich der Gesamtplasmaspiegel und der ungebundenen Konzentrationen in Hautblasenflüssigkeit für Ampicillin (f_b = 0,18) und Cloxacillin (f_b = 0,95). Die Ergebnisse bestätigen die mit Gl. 4.23 berechneten Konzentrationsprofile und zeigen, dass Substanzen mit hoher Plasmaproteinbindung relativ betrachtet erheblich niedrigere freie Gewebespiegel produzieren als Substanzen mit niedriger Proteinbindung.

Der Nachteil der Messung von Hautblasenflüssigkeit ist, dass dieses Verfahren schmerzhaft ist und Narben hinterlassen kann. Weiterhin sind die großen Volumina innerhalb der Hautblase nicht repräsentativ für die sehr viel kürzeren Diffusionsstrecken im Kapillargebiet des Gewebes.

4.4.2 Experimentelle Messung von Gewebespiegeln

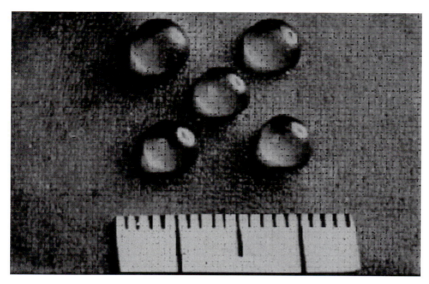

Abb. 4.15 Zur Bestimmung der Gewebekonzentration können bei Probanden experimentelle Hautblasen erzeugt werden, aus denen dann an den jeweiligen Untersuchungszeitpunkten die Hautblasenflüssigkeit entnommen wird.

Mikrodialyse

Mikrodialyse ist ein relativ neues Verfahren, das in den letzten Jahren das Gebiet der Gewebepharmakokinetik revolutioniert hat. Hierbei wird eine kleine Sonde in das zu untersuchende Gewebe gelegt, an deren Spitze sich eine semipermeable Membran befindet, die nur Moleküle bis zu einer bestimmten Größe permeieren lässt (Abb. 4.17).

Gewebepharmakokinetik

Die Sonde wird kontinuierlich mit einer isotonischen Ringerlösung durchspült (Perfusat). Im Gewebe treten nun Arzneistoffmoleküle auf Grund des bestehenden Konzentrationsgefälles durch die Membran ins Perfusat über und werden aus der Sonde abtransportiert (Dialysat). Da kontinuierlich frisches Perfusat nachgepumpt wird, kommt es nicht zu einem kompletten Konzentrationsausgleich zwischen Gewebe und Dialysat, so dass eine entsprechende Kalibrierung nötig ist. Dies geschieht in der Regel durch die so genannte Retrodialyse, bei der die zu bestimmende Substanz dem Perfusat zugesetzt wird und die umgekehrte „Retrodiffusion" aus der Sonde ins Gewebe gemessen wird. Unter der Annahme, dass die Diffusion durch eine Membran in beide Richtungen identisch ist, ist dann eine Bestimmung der ungebundenen Arzneistoffkonzentrationen im Gewebe möglich. Mikrodialyse kann sowohl beim Tier als auch beim Menschen – Proband sowie Patient – in den verschiedensten Geweben durchgeführt werden (Abb. 4.18).
Abb. 4.19 zeigt die mit Hilfe der Mikrodialyse durchgeführte tierexperimentelle Bestätigung der in Abb. 4.14 postulierten ungebundenen Gewebespiegel von Ceftriaxon und Piperacillin.

> **Merke**
> Mikrodialyse erlaubt also die direkte Bestimmung der therapeutisch relevanten Arzneistoffspiegel am Wirkort.

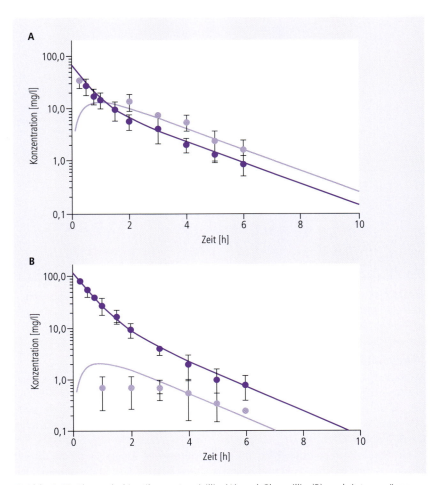

○ **Abb. 4.16** Pharmakokinetik von Ampicillin (A) und Cloxacillin (B) nach intravenöser Injektion. Obwohl die Serumkonzentrationen (●) für beide Substanzen etwa gleich groß sind, sind die ungebundenen Hautblasenkonzentrationen (●) von Ampicillin auf Grund der niedrigeren Plasmaproteinbindung erheblich höher als die von Cloxacillin. Die eingezeichneten Kurven entsprechen den auf Grund der Konzentrationsgefälle zu erwartenden ungebundenen Konzentrationen im peripheren Kompartiment. Nach Derendorf

4.4.2 Experimentelle Messung von Gewebespiegeln

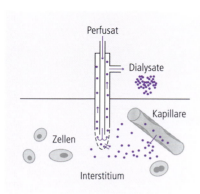

Abb. 4.17 Konzept der Mikrodialyse: Eine Sonde mit einer semipermeablen Membran wird ins Gewebe eingelegt und kontinuierlich mit Perfusat durchspült. Durch Diffusion kann im Gewebe Arzneistoff in die Sonde eintreten und anschließend im Dialysat gemessen werden. Die Mikrodialyse erlaubt eine Messung der interstitialen Extrazellularkonzentrationen.

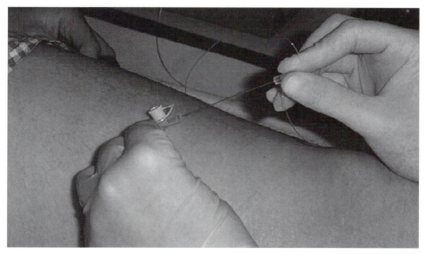

Abb. 4.18 Mikrodialyse bei einem Probanden zur Bestimmung von Gewebekonzentrationen von Antibiotika.

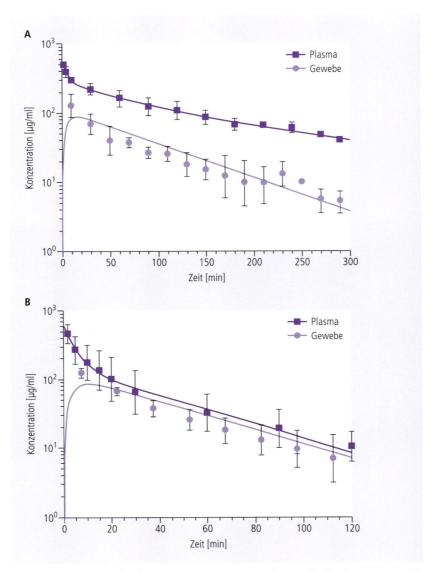

Abb. 4.19 Mittels Mikrodialyse gemessene Konzentrationsprofile für die gesamte und ungebundene Plasmakonzentration sowie die ungebundene Gewebekonzentration für ein Antibiotikum mit hoher Plasmaproteinbindung (Ceftriaxon, A) und geringer Plasmaproteinbindung (Piperacillin, B). Nach Nolting et al. und Kovar et al.

Obwohl diese Methode noch in den Kinderschuhen steckt, ist klar, dass die Zahl der möglichen Einsatzgebiete enorm ist. So ist Mikrodialyse dazu verwendet worden, um die Eindringtiefe transdermal applizierter Substanzen zu verfolgen, indem mehrere Sonden in unterschiedlich tiefe Hautschichten gelegt wurden (Abb. 4.20).

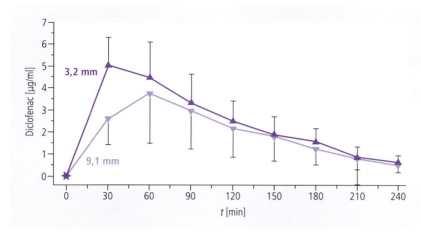

○ **Abb. 4.20** Mikrodialyse von Diclofenac nach Applikation eines Diclofenac-Gels im Corium (3,2 mm tief) und in der tiefen Subcutis (9,1 mm tief). Die Lage der Mikrodialysesonde wurde mittels Ultraschall vermessen. Nach Müller et al.

Verteilungsvolumen 4.5

Die physiologischen Werte für Gesamtkörperwasser (0,6 l/kg) und Extrazellulärwasser (0,25 l/kg) erlauben eine Interpretation der in der Pharmakokinetik gemessenen Verteilungsvolumina (s. Kap. 4.12). Wie bereits diskutiert (s. Kap. 1.4.3) hängt das Verteilungsvolumen davon ab, in welches Gewebewasservolumen der Arzneistoff hineinverteilt wird (V_T). Weiterhin ist entscheidend, welches Verhältnis zwischen der Bindung im Plasma und in den Geweben besteht. Dieses kann man durch den Quotienten der ungebundenen Fraktion $f_{u(P)}$ und $f_{u(T)}$ quantifizieren (Gl. 4.24).

$$Vd = V_P + \frac{f_{u(P)}}{f_{u(T)}} \cdot V_T \qquad \text{Gl. 4.24}$$

Der Zusammenhang zwischen Plasma- und Gewebsbindung und der Verteilung in Plasma und Gewebe sei an einigen Beispielen erklärt:

Für Substanzen mit vernachlässigbar geringer Plasma- und Gewebsbindung entsprechen die Verteilungsvolumina den physiologischen Flüssigkeitsvolumina. So haben Aminoglykoside, die sich im Extrazellulärwasser verteilen und kaum in den Intrazellulärraum eintreten, ein Verteilungsvolumen von etwa 0,25 l/kg. Antipyrin dagegen verteilt sich im Gesamtkörperwasser und hat daher ein Verteilungsvolumen von etwa 0,6 l/kg. Aminoglykoside und Antipyrin werden kaum an Proteine gebunden.

Liegt dagegen Proteinbindung und Gewebsbindung vor, entscheidet das Verhältnis beider Größen über das Ausmaß des Verteilungsvolumens. So hat Ibuprofen eine Plasmaproteinbindung von über 99 %, was dazu führt, dass die Substanz im Plasma in hohen Konzentrationen zu finden ist. Hieraus ergibt sich dann auch das geringe Verteilungsvolumen von 0,15 l/kg. Diazepam hat ebenfalls eine hohe Plasmaproteinbindung von etwa 99 %, weist aber auf Grund seiner Lipophilie

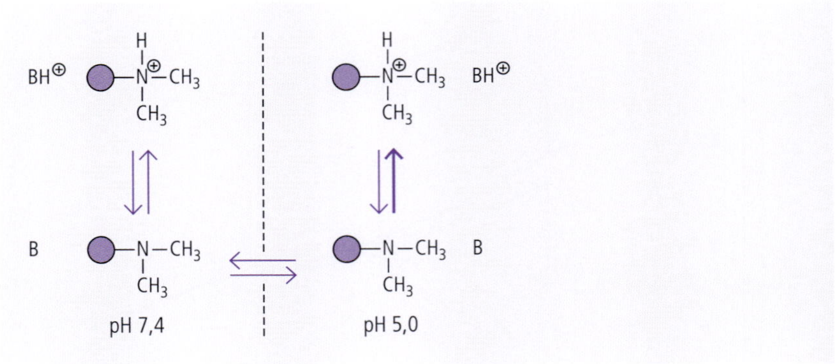

○ **Abb. 4.21** Intrazelluläre Ionenfalle in Lysosomen. Durch den sauren pH-Wert in Lysosomen (pH 5) kommt es zur Anreicherung basischer Substanzen in hoher Konzentration.

eine noch höhere Gewebsbindung auf, so dass das Verteilungsvolumen 1,1 l/kg beträgt. Digoxin hat eine nur geringe Plasmaproteinbindung von 25 %, zeigt aber extrem hohe Affinität zu Gewebebindungsstellen, was zu einem sehr hohen Verteilungsvolumen von 7,3 l/kg führt. Extrem hohe Verteilungsvolumina weisen einige Makrolidantibiotika auf, die als basische Amine auf Grund des sauren pH-Werts intrazellulär in den Lysosomen kumulieren (○ Abb. 4.21). Dieser Kumulationsmechanismus wird auch als Ionenfalle bezeichnet. So beträgt das Verteilungsvolumen des dibasischen Amins Azithromycin 31 l/kg.

> **Merke**
> Die Interpretation der Verteilungsvolumina muss mit großer Vorsicht geschehen, da der numerische Wert nichts darüber aussagt, wo genau im Gewebe sich die Substanz aufhält und ob die jeweiligen Verteilungseigenschaften für Wirkung und Nebenwirkung relevant sind.

4.6 Spezielle Verteilungsvorgänge

4.6.1 Blut-Hirn-Schranke

Nur lipophile Stoffe können die Blut-Hirn-Schranke passieren.

Bei der Verteilung im Organismus muss der Arzneistoff Biomembranen durchkreuzen, um in die verschiedenen Verteilungsräume zu gelangen. Eine besonders schwierige Hürde stellt hierbei der Übertritt ins Gehirn dar, der nur von lipophilen Arzneistoffmolekülen vollzogen werden kann. Es wird versucht, den Übertritt ins Gehirn durch Molekülvariation zu erleichtern. Ein physikochemischer Ansatz ist hierbei die Bildung von Prodrugs, die eine Dihydropyridin-Einheit als Carrier besitzen. Diese Verbindungen können die Blut-Hirn-Schranke leicht überqueren und werden dann im Gehirn zu den entsprechenden quartären Pyridinium-Verbindungen oxidiert, die dann nicht mehr membrangängig sind und so zu einer Arzneistoffanreicherung im Gehirn führen (○ Abb. 4.22).

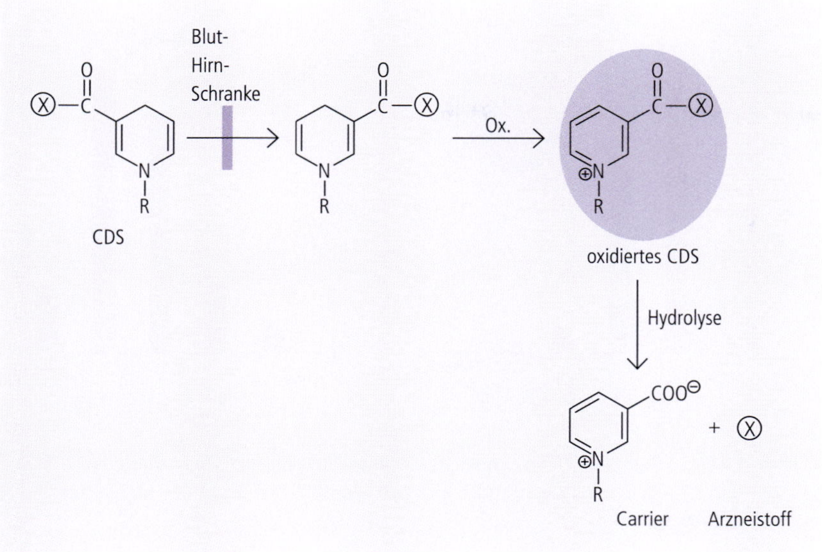

4.6.1 Blut-Hirn-Schranke

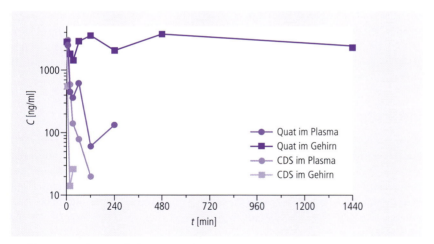

○ **Abb. 4.22** Gezielte Arzneistoffanreicherung im Gehirn nach Gabe eines Chemical Delivery Systems (CDS), das nach Übertritt durch die Blut-Hirn-Schranke im Gehirn oxidiert und damit eingeschlossen wird (Lock-in-Theory), um dann durch Hydrolyse zu einer gezielten, verzögerten Arzneistofffreigabe zu führen. Modifiziert nach Bodor und Brewster

○ **Abb. 4.23** Gehirn- und Plasmaspiegel nach intravenöser Gabe von Estradiol mittels des in ○ Abb. 4.20 gezeigten Mechanismus. CDS = Chemical Delivery System (Carrier in reduzierter Form), Quat = Quaternäre Ammoniumverbindung (Carrier in oxidierter Form)

○ Abb. 4.23 zeigt im Vergleich die Plasma- und Gehirnspiegel der quartären Pyridinium-Form, wenn dieses Carriersystem für Estradiol verwendet wird. Der pharmakodynamische Effekt nach einmaliger Gabe dieses Carriersystems war über mehrere Wochen nachweisbar.

Dihydropyridin-Verbindungen als Prodrug

Die schlechte Durchlässigkeit der Blut-Hirn-Schranke für polare Substanzen kann aber auch umgekehrt dazu ausgenutzt werden, um den Arzneistoff aus dem Gehirn auszuschließen. So zeigt z. B. das Spasmolytikum N-Butylscopolamin

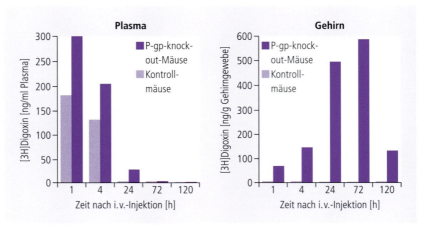

Abb. 4.24 Die Aufnahme von Digoxin ins Gehirn ist bei genetisch manipulierten Mäusen, die kein P-gp bilden können (P-gp-knock-out Mäusen) und gesunden Mäusen drastisch erhöht. Nach Mayer et al.

P-Glykoprotein

(Buscopan®), ein polares quartäres Ammoniumion, im Vergleich zum Scopolamin keine zentralen Nebenwirkungen.

Es ist in den letzten Jahren gezeigt worden, dass neben den physikochemischen Eigenschaften der Blut-Hirn-Schranke auch noch aktive Transportsysteme eine entscheidende Rolle zum Schutz des Gehirns vor fremden Substanzen spielen. So ist das P-Glykoprotein nicht nur ein wichtiges Transportsystem im Darm (s. Kap. 2.4.2), sondern auch in der Blut-Hirn-Schranke. Schaltet man dieses Transportsystem durch genetische Manipulation aus, kann sich die Permeabilität der Blut-Hirn-Schranke dramatisch ändern (O Abb. 4.24).

4.6.2 Enterohepatischer Kreislauf

Wiederholte Resorption

Wird ein Arzneistoff nach seiner Resorption und Durchgang durch die Leber mit der Gallenflüssigkeit in den Dünndarm ausgeschieden, so kann er erneut resorbiert werden. Dieser Vorgang kann sich mehrmals wiederholen. Die Verweildauer des Arzneistoffs im Organismus wird dadurch erheblich verlängert. Physiologisch hat dieser enterohepatische Kreislauf (O Abb. 4.25) Bedeutung für die optimale Ausnutzung der Gallensäuren, die auf diese Art mehrmals als Fettemulgatoren zur Verfügung stehen.

Ein enterohepatischer Kreislauf führt zu sekundären Plasmaspiegelanstiegen auf Grund der wiederholten Resorption.

4.6.3 Enterogastrischer Kreislauf

Basische, lipophile Arzneimittel können aus dem Blut in den Magen sezerniert werden, wo sie auf Grund des sauren pH-Wertes protoniert werden und somit in hohen Konzentrationen kumulieren können (O Abb. 4.26).

Dies wird ausgenutzt zur Entgiftung bei Überdosierung mit Phencyclidin (PCP), wo auch noch zu späten Zeitpunkten ein mehrfaches Abpumpen des Mageninhalts vorgenommen wird.

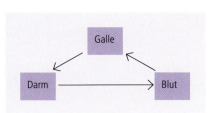

○ **Abb. 4.25** Enterohepatischer Kreislauf

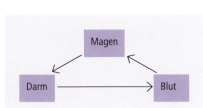

○ **Abb. 4.26** Enterogastrischer Kreislauf

Passage durch die Plazenta und Übertritt in die Muttermilch

4.6.4

Arzneistoffe, die die Plazentarschranke überwinden oder in die Muttermilch übertreten, sind immer eine Gefahr für den Embryo bzw. Säugling. So können manche Thyreostatika, die über die Milch ausgeschieden werden, beim Säugling zu einer gefährlichen Hypothyreose führen. Als ein Stoff, der die Plazentarschranke passieren kann, hat das Thalidomid (Contergan®) unrühmliche Bedeutung erlangt, indem es bei den noch ungeborenen Kindern furchtbare Missbildungen hervorrief.

Zusammenfassung

- Nachdem ein Arzneistoff resorbiert ist und die systemische Zirkulation erreicht hat, wird er im Körper verteilt. Er kann dabei entweder in den Körperflüssigkeiten gelöst vorliegen oder an bestimmte Körperbestandteile gebunden sein.

- Arzneistoffe können angereichert werden durch Bindung an Eiweiße, Speicherung im Fettgewebe oder Speicherung in den Knochen, wodurch die Verteilung beeinflusst wird.

- Solange eine Proteinbindung vorliegt, können Arzneistoffe nicht zu ihrem Wirkort gelangen und somit auch keinen pharmakologischen Effekt auslösen.

- Die Mikrodialyse ist ein rasches und einfaches Verfahren zur Bestimmung der Plasmaproteinbindung.

- Eine Veränderung der Proteinbindung beeinflusst die Clearance, das Verteilungsvolumen und die Halbwertszeit.

- Bei rascher Verdrängung aus der Proteinbindung kommt es zu einer kurzfristigen Erhöhung der ungebundenen Konzentration der verdrängten Substanz, bevor sich dann rasch das neue Gleichgewicht einstellt.

- Ändern sich im Krankheitszustand die Mengen oder die Bindungseigenschaften der Proteine (Albumin, α_1-saures Glykoprotein, Gewebsproteine), so kann dies Folgen für Arzneistoffkonzentration und -wirkung haben.

- Im Blut stellt sich ein Gleichgewicht ein zwischen der Konzentration an nicht an Protein gebundenem freiem Arzneistoff im Plasma und der Arzneistoffkonzentration im Erythrozyten. Dieses Gleichgewicht wird quantitativ durch den Erythrozytenverteilungskoeffizienten P_E beschrieben. Er kann verwendet werden, um die Plasmaproteinbindung einer Substanz zu ermitteln

Metabolismus

5

Inhaltsvorschau

Die gleichen Stoffeigenschaften, die es einem Arzneistoff einerseits ermöglichen ungehindert den Blutkreislauf zu erreichen, nämlich ausreichend lipophil und unpolar zu sein, erschweren andererseits seine Ausscheidung. Erst wenn Arzneistoffe durch Modifikation ihrer chemischen Struktur ausreichend hydrophile (polare) Eigenschaften aufweisen, wird ihre Ausscheidung möglich. Eine nicht ausreichend polare Substanz kann im Nierentubulus reabsorbiert und somit nicht mit dem Urin ausgeschieden werden oder sie wird nach ihrer Ausscheidung mit der Galle (biliäre Elimination, s. Kap. 6.2) im Darm abermals resorbiert und kann nicht mit dem Stuhl aus dem Körper gelangen. Extreme Moleküleigenschaften, die eine chemische Umwandlung im Organismus erschweren, gepaart mit einer hohen Lipophilie, können dazu führen, dass eine Substanz im Organismus verbleibt. So kann das Versacken sehr lipophiler Substanzen in gering durchbluteten Geweben mit niedriger metabolischer Kapazität (z. B. Fettgewebe) zu langen Verweilzeiten (Monate, Jahre) dieser Substanzen im Organismus führen (PCBP, Dioxin). Im Folgenden wird prinzipiell erläutert über welche Mechanismen Arzneistoffe im Organismus so umgebaut werden, dass sie ausgeschieden werden können.

Bedeutung des Metabolismus

5.1

Definition
Unter Metabolismus versteht man alle biochemischen Prozesse, die zu einer Änderung der chemischen Struktur von Arzneistoffen im Organismus führen, um ihre Eigenschaften so zu optimieren, dass ihre Entfernung aus dem Organismus über die Ausscheidungsorgane möglich wird.

Gebräuchlich ist auch der Begriff Biotransformation oder man spricht von der Verstoffwechselung; die entstehenden Produkte werden als Metabolite(n) (Einzahl: der Metabolit) oder als Stoffwechselprodukte bezeichnet.

Merke
Prinzipiell stehen für den Metabolismus von Arzneistoffen alle biochemischen Mechanismen zur Verfügung, die für den Stoffwechsel von Nährstoffen und endogenen Substanzen physiologisch eingerichtet sind.

Arzneistoffe werden generell mit Hilfe von Enzymen metabolisiert. Diese Enzyme weisen im Allgemeinen keine hohe Substratspezifität auf. Die Zahl der am Arzneistoffmetabolismus beteiligten Enzymklassen ist überschaubar.
Dagegen ist die Anzahl der Enzym-Modifikationen (Isoformen) in den jeweiligen Enzymklassen oft sehr groß (s. Kap. 5.3.1). Diese Kombination aus relativ

Substratspezifität und Isoformen der Enzyme

geringer Spezifität und enormer Vielfalt der Enzyme ermöglicht es dem Organismus mit der großen Zahl natürlicher und synthetischer Substanzen im Sinne ihrer biochemischen Umwandlung zurechtzukommen. Dazu kommt die Eigenschaft, dass spezielle Enzyme durch die Gegenwart eines Substrats in ihrer Aktivität hochgeregelt werden können (Enzyminduktion, s. Kap. 5.4.2).

> **Merke**
>
> Durch Hochregulation der Enzymaktivität kann sich der Organismus (zeitweise) an eine spezifische Arzneistoffexposition anpassen.

Metabolismus erfolgt in allen Zellen und Geweben. Extrazellulärer Metabolismus ist durch membranständige oder von der Zelle sezernierte Enzyme möglich.

Lokalisation des Metabolismus

Unter dem Gesichtspunkt der pro Zeiteinheit metabolisierten Arzneistoffmenge spielt die Leber (nach erfolgter Resorption) und die Darmschleimhaut (während der intestinalen Resorption, s. Kap. 2.4) die größte Rolle. Erhebliche metabolische Kapazitäten sind z. B. aber auch in der Niere, der Lunge, der Haut, dem Blut (z. B. Esterasen), dem Zentralnervensystem und anderen Geweben nachgewiesen worden. Für ausgewählte enzymatische Reaktionen ist die metabolische Leistungsfähigkeit der Darmflora mit der der Leber vergleichbar. Wird die Dickdarmflora, z. B. durch die Gabe von Antibiotika gestört, kann sich das auf die metabolische Umwandlung eines Arzneistoffs direkt auswirken.

Für viele Arzneistoffe wird der Zugang zu den intrazellulären Enzymsystemen über Transportproteine (Carrier) realisiert. Auch das Heraustransportieren von Metaboliten aus Zellen (z. B. aus der Leberzelle in die Gallengänge oder aus der Darmschleimhaut in das Darmlumen) erfolgt oft über aktive Pumpmechanismen.

5.2 Metabolismus und Arzneistoffwirkung

Parent compound

Die meisten Arzneistoffe werden teilweise metabolisiert; d. h. man findet einen Teil der applizierten Dosis sowohl in Form der unveränderten Ausgangssubstanz wieder (Muttersubstanz, engl. parent compound) als auch in Form eines oder mehrerer Metabolite. Es sind auch Arzneistoffe bekannt, die vollständig metabolisiert werden. Hier findet man keine unveränderte Substanz in den Ausscheidungsprodukten. Einige Arzneistoffe durchlaufen den Organismus ohne Veränderung ihrer Struktur oder werden nur in sehr geringem Ausmaß metabolisiert (Aminoglykoside, Amilorid, Hydrochlorothiazid, Cromoglicinsäure).

Prinzipiell können Metabolite folgende Eigenschaften aufweisen:
- Metabolite können schwächer wirksam sein als die Muttersubstanz.
- Metabolite können unwirksam sein.
- Metabolite können wirksamer sein als die Muttersubstanz.
- Metabolite können eine andere Wirkung haben als die Muttersubstanz.
- Metabolite können toxisch sein.

Kombinationen aus dieser Auflistung sind möglich. Die Geschwindigkeit der Umwandlung der Muttersubstanz in weniger oder nicht wirksame Metabolite korreliert mit der Geschwindigkeit des Nachlassens der gewünschten Wirkung.

5.2 Metabolismus und Arzneistoffwirkung

Metabolite von zahlreichen Arzneistoffen sind zu eigenständigen Arzneimitteln entwickelt worden, da sie sich als pharmakologisch aktiv erwiesen und geeignete pharmakokinetische Eigenschaften zeigten. Geringe metabolische Änderungen an der Molekülstruktur können zu erheblichen Veränderungen der pharmakologischen Wirkung oder pharmakokinetischen Eigenschaften führen. ❏ Tab. 5.1 zeigt Beispiele von Substanzen, deren Metabolite pharmakologisch wirksam oder toxisch sind.

Es gibt Arzneistoffe, die erst durch eine metabolische Umwandlung in ihre eigentlich wirksame Form überführt werden (Prinzip der sog. Prodrugs). Dieses Prinzip wird sinnvoll eingesetzt, wenn es z. B. darum geht, die Wasserlöslichkeit eines Arzneistoffs zu erhöhen, um seine intravenöse Gabe zu ermöglichen (z. B. Methylprednisolonhemisuccinat), seine Resorbierbarkeit zu verbessern durch Erhöhung seiner Lipophilie oder Stabilität (z. B. Amoxicillin, s. Kap. 2.4.6) oder seinen Geschmack zu verbessern (Chloramphenicol/Chloramphenicolpalmitat). Bevor z. B. das Antihypertensivum Minoxidil am glatten Gefäßmuskel relaxierend wirken kann, muss eine Sulfatierung erfolgen. Auch seine Eigenschaft, den Haarwuchs (bei Glatzenbildung) zu verbessern, bedarf einer solchen Bioaktivierung; so zeigen Patienten mit einer genetisch bedingten verminderten Sulfatierungsleistung (s. Kap. 5.4.1) keinen befriedigenden Effekt auf das Haarwachstum.

Prodrug

❏ **Tab. 5.1** Beispiele für aktive Metabolite von Arzneistoffen und deren Wirkung im Vergleich zur Muttersubstanz

Substanz	Metabolit	Wirkung des Metaboliten
Allopurinol	Oxipurinol	Urikostatisch, wie die Muttersubstanz
Amitriptylin	Nortriptylin	Antidepressiv, wie die Muttersubstanz, als Arzneimittel im Handel
Codein	Morphin	Analgetisch wirksam
	Morphin-6-Glucuronid	Analgetisch wirksam
Diazepam	Oxazepam	Kürzer wirksam als die Muttersubstanz, als Arzneimittel im Handel
	Desmethyldiazepam	Länger wirksam als die Muttersubstanz
Propranolol	OH-Propranolol	Wie die Muttersubstanz
Primidon	Phenobarbital	Anikonvulsiv, wie die Muttersubstanz
Carbamazepin	Epoxid	Anikonvulsiv, wie die Muttersubstanz
3,4-Benzpyren	Epoxid	Hochreaktiv, karzinogen
Isoniazid	Acetylhydrazin	Lebertoxisch

5.3 Biotransformationsreaktionen

Phase-I- und Phase-II-Reaktionen

Mehr aus praktischen als aus rationalen Gründen werden die Biotransformationsreaktionen in zwei Phasen eingeteilt.

> **Merke**
>
> In den sog. Phase-I-Reaktionen wird das Arzneistoffmolekül durch das Einbauen von neuen funktionellen Gruppen oder durch den Umbau vorhandener Gruppen so verändert, dass in weiteren Reaktionen (sog. Phase-II-Reaktionen) hydrophile körpereigene Substanzen angekoppelt (konjugiert) werden können. Oft laufen aber auch Kopplungen vor den Phase-I-Reaktionen ab oder Phase-II-Reaktionen ohne Phase-I-Reaktion. Deshalb erscheint es didaktisch sinnvoll in Funktionalisierungsreaktionen und Konjugationsreaktionen zu unterteilen.

Nicht jeder Arzneistoff durchläuft beide Phasen. Dies ist z. B. der Fall, wenn durch eine primäre Funktionalisierungsreaktion bereits ein für die Ausscheidung ausreichend hydrophiles Molekül entstanden ist oder wenn ein Arzneistoff bereits geeignete funktionelle Gruppen für eine Kopplung enthält. Die meisten Arzneistoffe werden nicht nur in einem Schritt metabolisiert, sondern sie unterliegen mehreren nacheinander oder gleichzeitig ablaufenden Reaktionen (z. B. mehreren verschiedenen Funktionalisierungen). Dementsprechend groß kann die Anzahl der entstehenden Primärmetabolite und Endprodukte sein (z. B. mehr als 50 bei Chlorpromazin).

5.3.1 Funktionalisierungsreaktionen

Die wesentlichen Funktionalisierungsreaktionen sind – in der Reihenfolge ihrer Bedeutung – Oxidationen, Reduktionen und Hydrolysen. Dabei werden z. B. Hydroxyl-, Amin-, Carboxyl- oder Sulfhydrylgruppen demaskiert oder eingebaut (□ Tab. 5.2).

Hydrophile Primärmetabolite

Die entstehenden Primärmetabolite sind üblicherweise hydrophiler als die Muttersubstanz, zeigen aber in manchen Fällen noch eine vergleichbare pharmakologische Wirkung.

Oxidationen

Unter dem Aspekt der Anzahl der betroffenen Arzneistoffe und der Vielfalt der möglichen Metabolite kommt den Oxidationen die herausragende Rolle bei den Funktionalisierungsreaktionen zu (□ Tab. 5.3).

> **Merke**
>
> Der weitaus größte Teil aller Oxidationsreaktionen an Arzneistoffen und anderen körperfremden Substanzen wird von Enzymen der Cytochrom-P450-Familie katalysiert.

Cytochrom-P450-Enzyme (CYPs) sind Hämproteine, die sich im endoplasmatischen Retikulum (Mikrosomenfraktion) der Zellen wahrscheinlich aller Gewebe finden. Im katalytischen Zentrum des Hämproteins befindet sich porphyringebundenes Eisen, welches mit Kohlenmonoxid einen Komplex bildet, der bei

5.3.1 Funktionalisierungsreaktionen

Tab. 5.2 Funktionalisierungsreaktionen (Auswahl)

1. Oxidationen	
Hydroxylierungen von aromatischen Ringen	R–C₆H₅ ⟶ R–C₆H₄–OH
Oxidation von aliphatischen Ketten	R–CH₃ ⟶ R–CH₂OH ⟶ R–CHO ⟶ R–COOH
N-Desalkylierung	R–N(CH₃)₂ ⟶ R–NH(CH₃) + H–CHO
O-Desalkylierung	R–OCH₃ ⟶ R–OH + H–CHO
S-Desalkylierung	R–S–CH₃ ⟶ R–SH + H–CHO
Oxidative Desaminierung	R–CH₂–NH₂ ⟶ R–CHO + NH₂
S-Oxidation	R–S–CH₃ ⟶ R–S(=O)–CH₃ ⟶ R–S(=O)₂–CH₃
N-Oxidation	R–NR–R ⟶ R–N⁺(O⁻)R–R
Desulfuration	R=S ⟶ R=O

450 nm ein Absorptionsmaximum hat (daher der Name Cytochrom oder Pigment 450).

Die CYP-abhängige Oxigenierung von Arzneistoffen verläuft in mehreren Reaktionsschritten. Benötigt werden das CYP-Enzym, 2 Elektronen, NADPH

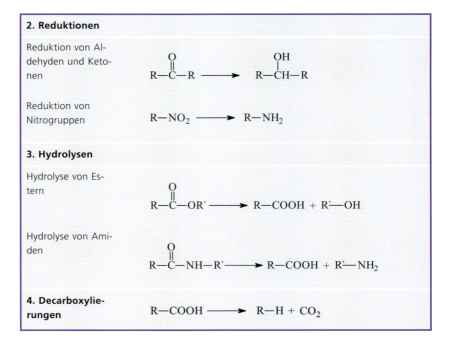

Reaktionstyp	Arzneistoff
Hydroxylierung am aromatischen Ring	Phenytoin, Carbamazepin, Phenobarbital, Propranolol, Ethinylestradiol
Oxidation aliphatischer Ketten	Tolbutamid, Ibuprofen, Ciclosporin, Midazolam
N-Desalkylierung	Imipramin, Diazepam, Codein, Morphin, Tamoxifen, Theophyllin, Erythromycin
O-Desalkylierung	Codein, Indometacin, Dextromethorphan
S-Oxidation	Cimetidin, Chlorpromazin

Tab. 5.3 Beispiele für Arzneistoffe, die durch oxidative Funktionalisierungsreaktionen metabolisiert werden (vgl. Tab. 5.2)

(reduziertes Pyridin-Nukleotid), NADPH-CYP-Reduktase (Flavoprotein) und molekularer Sauerstoff. Stark vereinfacht: Mit zwei Elektronen erfolgt die Reduktion des einen Sauerstoffatoms, welches weiter zu Wasser protoniert wird. Das andere (aktivierte) Sauerstoffatom wird auf den Arzneistoff übertragen. Die Elektronen werden in einer Elektronentransportkette generiert, wobei die NADPH-CYP-Reduktase den initialen Transfer eines Elektrons vom NADPH auf das CYP katalysiert. Die prinzipielle Reaktionsgleichung lautet:

$$\text{Arzneistoff} - \text{H} + 2e^- + O_2 + 2H^+ \rightleftharpoons \text{Arzneistoff} - \text{OH} + H_2O$$

$$\text{NADPH} \rightleftharpoons \text{NADP}^+$$

5.3.1 Funktionalisierungsreaktionen

Da Cytochrome bei der Reduktion von O_2 zwei Funktionen übernehmen, nämlich lediglich *ein* Sauerstoffatom für die Modifizierung der Substratstruktur und das andere für die Bildung von Wasser bereitzustellen, zählt man sie zur Gruppe der sog. mischfunktionellen Monooxygenasen.

Monooxygenasen

CYP-Enzyme sind in vielen Lebensformen, einschließlich Insekten, Pflanzen, Bakterien und Hefen nachgewiesen worden. Man kennt heute eine nahezu unüberschaubare Anzahl von Isoenzymen.

Diese unterscheiden sich in der Aminosäuresequenz ihrer Proteinstruktur, in ihrer Substratspezifität sowie in ihrer Hemm- und Induzierbarkeit. Entsprechend der relativen Übereinstimmung der Aminosäuresequenz werden Isoenzyme in Familien und Subfamilien eingeteilt; so bedeutet CYP3A4, dass dieses Isoenzym zur dritten Familie/Subfamilie A gehört; die 4 steht für das spezielle Isoenzym innerhalb der Subfamilie. Man kennt heute mehr als 30 humane CYPs, geht aber von mehr als einhundert aus, da spezielle Isoenzyme in geringer Menge auch in spezifischen abgegrenzten Regionen von Organen und Geweben (Niere, Gehirn) vermutet werden.

CYP-Familien

> **CYP1, CYP2 und CYP3**
> Die Enzyme der Familien CYP1, CYP2 und CYP3 sind für nahezu 100 % aller Funktionalisierungsreaktionen beim Menschen verantwortlich; allein die Subfamilie CYP3A für mehr als etwa 40 %. Unter quantitativen Aspekten ist nach dem CYP3A4 das CYP2D6 das wichtigste Isoenzym für den Arzneistoffmetabolismus des Menschen.

Häufig sind mehrere CYPs am Metabolismus einer Substanz beteiligt. So erfolgt z. B. die *O*-Demethylierung von Codein und Dextromethorphan über CYP2D6, während die *N*-Demethylierung über CYP3A4 läuft. Phenazon wird über mindestens fünf Isoenzyme abgebaut.

Die höchsten CYP-Aktivitäten finden sich in der Leber. Neue Untersuchungen zeigen aber auch außerhalb der Leber hohe Enzymaktivitäten, z. B. von CYP3A4. Dieses Enzym metabolisiert z. B. zahlreiche Arzneistoffe während ihrer Passage durch die Zellen der Darmschleimhaut.

Dieser intestinale First-Pass-Effekt vermindert die Bioverfügbarkeit von Arzneistoffen, die Substrate dieses Enzyms sind. Komplizierend kommt hinzu, dass viele CYP3A4-Substrate und/oder deren Metabolite von Efflux-Pumpen aktiv aus den Darmschleimhautzellen heraustransportiert werden (s. Kap. 2.4.2). Auf diese Weise wird einerseits der Zugang dieser Arzneistoffe zum Enzym vermindert, andererseits aber auch der Einstrom von Arzneistoff und seinen Metaboliten in die Blutbahn reduziert. Auch dies trägt zu einer geringeren Bioverfügbarkeit von oral verabreichten CYP3A4-Substraten/Metaboliten bei (z. B. Ciclosporin, Verapamil, Digoxin, Nicardipin, Diltiazem).

Metabolismus in der Darmschleimhaut

Werden gleichzeitig zwei Arzneistoffe gegeben, die beide Substrate des CYP3A4 sind, kommt es zu einer verminderten Metabolisierung der Substanz mit der geringeren Affinität zum Enzym (s. Kap 5.4.3). Das führt zu erhöhten Plasmakonzentrationen dieser Substanz mit der Gefahr unerwünschter Wirkungen. Die Hemmung des CYP3A4-vermittelten Abbaus von Terfenadin (Antihistaminikum) durch gleichzeitige Gabe von Ketoconazol (Antimykotikum) oder durch Bestandteile des Grapefruitsafts (s. Kap. 2.4.7) führt zur Gefahr von lebensbedrohlichen

Wechselwirkungen beim Metabolismus

Herzrhythmusstörungen. Dies führte zur Marktrücknahme von Terfenadin in den USA. Auf die gleiche Weise kann Grapefruitsaft die Plasmakonzentration der Cholesterol-senkenden Statine erhöhen. Auch Bestandteile des Rotweins (Flavonoide, Polyphenole) können die intestinalen CYP3A-Enzyme beeinflussen. Die klinische Bedeutung dieses Wechselwirkungspotentials lässt sich noch nicht abschätzen.

Die intestinalen CYP3A-Enzyme können physiologisch als schützende Barriere gegen Fremdstoffe aus der Nahrung betrachtet werden, da sie diese metabolisieren können. Dies kann jedoch auch mit einer Giftung einhergehen, wie es für Aflatoxin B_1 (Schimmelpilzgift) der Fall ist, welches über CYP3A3 zu einem Metaboliten mit starkem kanzerogenen Potential (Epoxid) umgewandelt wird.

Reduktionen und Hydrolysen

Neben den Oxidationen spielen Reduktionen und Hydrolysen die größte Rolle bei den Funktionalisierungsreaktionen. Reduktionen können z. B. an Aldehyden und Ketonen sowie an Nitro- und Azoverbindungen erfolgen. Hydrolasen, die z. B. Ester und Amide spalten sind überwiegend relativ unspezifische Enzyme, die sich in hoher Aktivität gelöst im Plasma, in zahlreichen Geweben wie Niere und Darm sowie im Darmlumen finden. Als Beispiel für eine sehr effektive Esterhydrolyse kann die Spaltung des Procains in *para*-Aminobenzoesäure und Diethylaminoethanol genannt werden, woraus sich die sehr kurze Wirkdauer dieses Lokalanaesthetikums erklärt. Aus dem Prodrug Dexamethasonphosphat wird durch Hydrolyse das eigentlich wirksame Dexamethason freigesetzt.

Hydrolytisch aktive Proteasen und Peptidasen, die in vielen Geweben und im Darmlumen vorkommen, führen zum Wirkungsverlust von Peptid-Arzneistoffen oder strukturell ähnlichen Verbindungen. Nur wenn es gelingt, diese Enzyme zu hemmen oder die sensiblen Molekülstrukturen durch den Einbau von speziellen chemischen Gruppen dem Angriff der Hydrolasen zu entziehen (man spricht von maskieren), kann der Hydrolyse-bedingte Wirkungsverlust solcher Arzneistoffe verhindert oder zumindest verzögert werden.

5.3.2 Konjugationsreaktionen

> **Merke**
> Konjugationen sind synthetisierende (aufbauende) Reaktionen bei denen endogene polare Moleküle an die in der sog. Phase I funktionalisierten Gruppen der Arzneistoffe kovalent gekoppelt werden. Die wesentlichen Konjugationsreaktionen sind Glucuronidierung, Kopplung mit Glutathion, Sulfatierung und Acetylierung.

Diese Kopplungen werden durch Vertreter der folgenden Enzymfamilien katalysiert: Glucuronyltransferasen, Glutathion-*S*-Transferasen, Sulfotransferasen und *N*-Acetyltransferasen. Prinzipiell entstehen dabei Metaboliten, die hydrophiler (polarer) als die Muttersubstanz bzw. deren Primärmetaboliten sind (❐ Tab. 5.4).

Polare Konjugate

Eine besonders hohe Polarität zeigen Glucuronide und Sulfate, da sie als starke Säuren bei physiologischen pH-Werten ionisiert vorliegen. Durch Konjugationen wird die Ausscheidung über die Nieren erleichtert. Zusätzlich befördert das relativ hohe Molekulargewicht der Konjugate deren Ausscheidung in die Gallenflüssigkeit (biliäre Elimination). Konjugate können von den Enzymen der Darmflora wieder gespalten werden und damit steht der Arzneistoff für eine erneute Resorption aus

5.3.2 Konjugationsreaktionen

Tab. 5.4 Konjugationsreaktionen (Auswahl)

Reaktion	Struktur
Glucuronidierung	(Glucuronsäure-Ringstruktur mit COO⁻, OH, OH, HO und —O—R); R = O—R', O—C(=O)—R', NH—R', S—R'
Konjugation mit Glycin	R—C(=O)—NH—CH$_2$—COO$^\ominus$
Konjugation mit Glutamin	R—C(=O)—NH—CH(COO$^\ominus$)—CH$_2$—CH$_2$—COO$^\ominus$
Konjugation mit Glutathion	R—S—CH$_2$—CH(NH—C(=O)—CH$_2$—CH$_2$—CH(⁺NH$_3$)—COO$^\ominus$)—C(=O)—NH—CH$_2$—COO$^\ominus$
Sulfatierung	R—O—SO$_3^\ominus$
Methylierung	R—S—CH$_3$ R—O—CH$_3$ R—NH—CH$_3$
Acetylierung	R—NH—C(=O)—CH$_3$

dem Darm zur Verfügung. Dieses Phänomen (sog. enterohepatische Zirkulation) führt zu einer verzögerten Ausscheidung und einer Verlängerung des pharmakologischen Effekts (s. Kap. 6.2).

Durch die Übertragung von Methyl- oder Acetylgruppen auf den Arzneistoff (*N*- oder *O*-Methylierung bzw. *N*-Acetylierung) können Metabolite entstehen, die weniger polar sind als die Muttersubstanz.

In Tab. 5.5 sind Beispiele für wichtige Konjugationsreaktionen aufgeführt.

◻ **Tab. 5.5** Beispiele für Arzneistoffe, die durch Konjugationsreaktionen metabolisiert werden (vgl. Tab 5.4)

Konjugationsreaktion	Arzneistoff
Glucuronidierung	Chloramphenicol, Morphin, Buprenorphin, Clofibrat, Ibuprofen, Imipramin, Ketoprofen, Ketotifen, Lamotrigin, Naproxen, Oxazepam, Paracetamol, Propranolol, Propofol, Valproat, Bilirubin (endogene Substanz)
Kopplung mit Glutathion	Paracetamol, Etacrynsäure, Parathion (Insektizid)
Sulfatierung	Minoxidil, Salbutamol, Terbutalin, Isoprenalin, Paracetamol, Steroide (z. B. Estrogene), Methyldopa
Acetylierung	Isoniazid, Sulfonamide, Hydralazin, Procainamid, Dapson, Clonazepam

Die Glucuronidierung ist die häufigste Konjugationsreaktion und wird bei zahlreichen klinisch häufig genutzten Arzneistoffen beobachtet (◻ Tab. 5.5).

Glucuronide

Mindestens fünf Isoenzyme der Glucuronyltransferase katalysieren beim Menschen die Übertragung (Transfer) der Glucuronsäure von der (energiereichen) Uridin-Diphospho-Glucuronsäure auf das Substrat. Als funktionelle Gruppen zum Ankoppeln müssen vorhanden sein (entweder primär oder durch Funktionalisierung): -OH, -COOH, -NH$_2$ (aromatische Amine), -NHSO$_2$ (Sulfonamide) oder -SH. Eine direkte Glucuronidierung ohne vorherige Funktionalisierung erfolgt z. B. an der OH-Gruppe in der Seitenkette des Pindolols. Die Glucuronidierungskapazität ist induzierbar (s. Kap. 5.4.2).

Im Allgemeinen sind Glucuronide deutlich weniger pharmakologisch wirksam als die Muttersubstanzen. Eine Ausnahme ist das Morphin-6-Glucuronid, das analgetisch zumindest gleich wirksam ist wie die Muttersubstanz.

Abfangen reaktiver Zwischenprodukte

Die Konjugation mit dem Tripeptid Glutathion stellt einen effektiven Mechanismus zum Abfangen insbesondere von elektrophilen Metaboliten und reaktiven Zwischenprodukten während der Biotransformation, aber auch von Karzinogenen dar.

Glutathion-Konjugate werden zumeist in Cystein-Derivate umgewandelt. Diese wiederum werden (hauptsächlich in der Niere) zu Acetylcystein-Konjugaten metabolisiert (Mercaptursäure) und in dieser Form in den Urin ausgeschieden.

Metabolismus und Giftung von Paracetamol

Die Bedeutung der Glutathion-Kopplung für die Elimination reaktiver Intermediärmetabolite kann am Beispiel des Metabolismus des Analgetikums Paracetamol beschrieben werden (○ Abb. 5.1).

Hauptwege der Biotransformation sind die direkte Sulfatierung und Glucuronidierung an der phenolischen OH-Gruppe des Moleküls (ohne Funktionalisierungsreaktion). Außerdem erfolgt aber eine oxidative Umwandlung von etwa 5–8 % der Dosis via CYP2E1 in ein reaktives Zwischenprodukt (*N*-Acetyl-*p*-benzoquinonimin, NAPQI). Reaktiv bedeutet, dass dieser Metabolit spontan ohne Vermittlung eines Enzyms direkt mit biologischen Strukturen reagieren kann. Bei therapeutischen Paracetamol-Dosen reichen die endogenen Glutathion-Reserven aus, um dieses Zwischenprodukt vollständig abzufangen und als entsprechende Mercaptursäure auszuscheiden. Bei hohen Dosen (schon nach einmaliger Überdosierung) wird dieser Mechanismus überfahren, es mangelt an Glutathion und

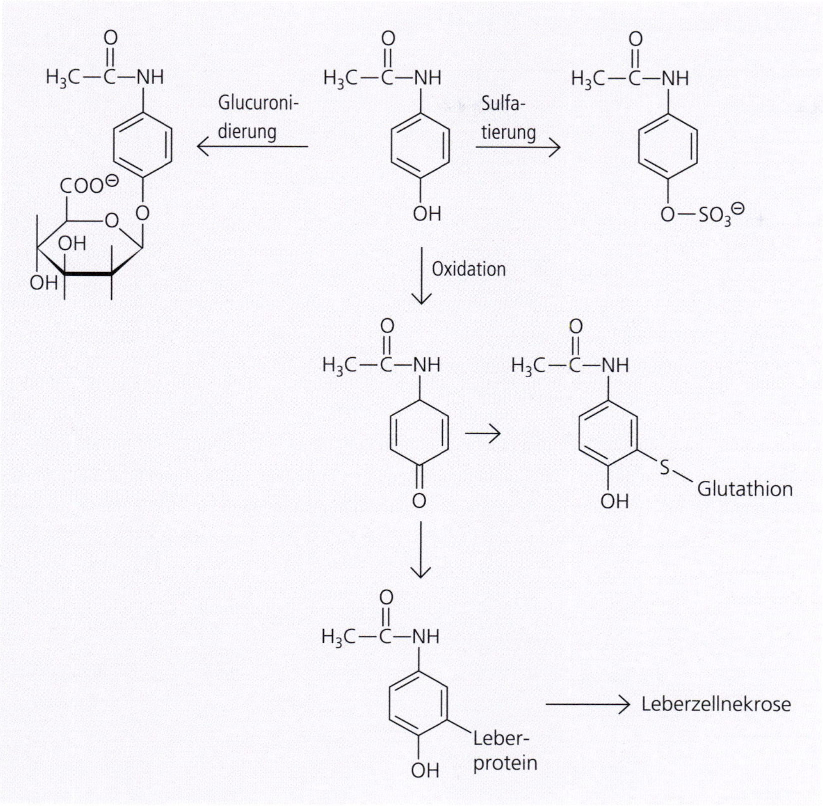

○ **Abb. 5.1** Zusammenhang zwischen Paracetamol-Metabolismus und Leberzellnekrosen

der reaktive Metabolit bindet kovalent an Makromoleküle der Leberzellen (z. B. an Proteine). Dies führt über Funktionsausfälle zu Leberzellnekrosen bis hin zum Leberkoma. Diese Besonderheiten im Metabolismus führten zur Wiedereinführung der Rezeptpflicht für große Packungen von Paracetamol-Tabletten in Deutschland im Jahre 2009.

Einflüsse auf die Biotransformation

Zahlreiche Faktoren beeinflussen die Biotransformation von Arzneistoffen und können eine erheblich unterschiedliche Pharmakokinetik beim einzelnen Patienten verursachen (s. Kap. 7). Hier werden die Einflüsse besprochen, welche direkt über eine individuell unterschiedliche Biotransformationsaktivität zu klinisch relevanten Unterschieden in der Pharmakokinetik und Wirksamkeit führen können.

5.4.1 Genetisch bedingte Einflüsse

Die Aktivität der einzelnen Enzyme ist für jedes Individuum im Erbgut fixiert. Diese durch den Genotyp festgelegte Enzymaktivität kann deutliche Unterschiede in der individuellen metabolischen Leistungsfähigkeit der einzelnen Patienten bedingen (s. Kap. 7).

> **Merke**
>
> Für viele Enzyme lassen sich anhand ihrer Aktivität (sog. Phänotyp) zwei Gruppen unterscheiden: zum einen die Individuen mit normaler Enzymaktivität (schnelle Metabolisierer; extensive metabolizer, EM) und zum anderen die mit verminderter Enzymaktivität (langsame Metabolisierer; poor metabolizer, PM).

Da man beim Vorliegen mehrerer Phänotypen von genetischem Polymorphismus spricht, sagt man: Dieses spezielle Enzym ist polymorph exprimiert. Dieser Polymorphismus ist bedeutsam für die individuelle metabolische Aktivität z. B. von CYP2D6 und CYP2C19 sowie der *N*-Acetyltransferase und der Glucuronyltransferase.

CYP2D6-katalysierte Hydroxylierung

Das am intensivsten studierte Beispiel eines genetisch bedingten Defizits eines Cytochrom-Enzyms ist die von CYP2D6 katalysierte Hydroxylierung von Debrisoquin. Während einer klinischen Prüfung in den 1970er Jahren wurden Patienten beobachtet, die auf diese antihypertensive Substanz mit wesentlich stärkerer Blutdrucksenkung reagierten als die anderen. Es konnte gezeigt werden, dass diesem Phänomen ein genetisch bedingtes Defizit in der CYP2D6-Aktivität zugrunde liegt. Die verminderte Metabolisierung des Debrisoquins führt bei diesen Patienten zu einer intensiveren und länger anhaltenden Blutdrucksenkung durch die unveränderte Muttersubstanz. 5–20 % der Europäer sind bezüglich des Enzyms CYP2D6 als Poor Metabolizer einzustufen. Heute können Patienten vor Behandlung mit einem Arzneistoff, der hauptsächlich über CYP2D6 metabolisiert wird (z. B. trizyklische Antidepressiva, selektive Serotonin-Reuptake-Hemmer und Tamoxifen), auf ihre individuelle metabolische Leistungsfähigkeit geprüft werden, indem man nach Gabe einer einmaligen Standarddosis eines CYP2D6-Substrats das Verhältnis aus den Mengen an gebildetem Hauptmetaboliten und der unveränderten Muttersubstanz im Urin bestimmt. Allgemein spricht man von Phänotypisierung des Patienten bezüglich eines speziellen polymorph exprimierten Enzyms. Neuerdings kann der Metabolisierungstyp auch direkt durch Genotypisierung bestimmt werden (z. B. an weißen Blutkörperchen).

Generell tragen Patienten mit genetisch bedingter verminderter Aktivität eines Enzyms ein höheres Risiko für das Auftreten von unerwünschten Wirkungen, da bei ihnen trotz gleicher Dosierung höhere Arzneistoffkonzentrationen über längere Zeiträume erreicht werden als bei Extensive Metabolizern. Patienten mit einem CYP2D6-Defizit stellen eine spezielle Risikogruppe für das Auftreten unerwünschter Wirkungen dar.

5.4.1 Genetisch bedingte Einflüsse

Ein besonderes Gefährdungspotential ergibt sich z. B. aus dem Polymorphismus des CYP2D6 beim Gebrauch von Ecstasy (Methylendioxymethamphetamin, MDMA).
  Ecstasy und CYP2D6

Dieses relativ häufig missbräuchlich eingenommene Stimulans wird überwiegend durch CYP2D6 demethyliert. Die Metabolite wirken toxisch auf die serotoninerge und dopaminerge Neurotransmission. Extensive Metabolizer zeigen besonders ausgeprägte Langzeitschäden durch die intensive Bildung der neurotoxischen Metabolite. Demgegenüber unterliegen Poor Metabolizer einem besonders hohen Risiko durch die akute Toxizität der Muttersubstanz. Werden dazu noch Substanzen eingenommen, die das CYP2D6 in seiner Aktivität hemmen (z. B. HIV-Protease-Inhibitoren oder Fluoxetin) resultiert eine extrem hohe akute Giftwirkung von Ecstasy.

Ein weiteres klinisch relevantes Beispiel ist die polymorph exprimierte Aktivität der *N*-Acetyltransferase.
  Langsam-Acetylierer

Langsam-Acetylierer zeigen z. B. unter der Therapie mit dem Tuberkulostatikum Isoniazid häufiger typische periphere Neuropathien bzw. bei Gabe von Hydralazin (Vasodilatator) eine spezifische Hepatitisform oder das Bild eines Lupus erythematodes. Aus epidemiologischen Studien ergaben sich Hinweise auf eine größere Häufigkeit von Harnblasen- und Dickdarmkarzinomen bei Langsam-Acetylierern. Dies beruht möglicherweise auf dem Umstand, dass karzinogene Amine Substrate der *N*-Acetyltransferase sind.

Die Häufigkeit des Auftretens von Poor Metabolizern ist geographisch unterschiedlich. So sind Eskimos und Asiaten überwiegend schnelle Acetylierer, während Mittelmeeranwohner sehr häufig Langsam-Acetylierer sind.
  Ethnische Unterschiede

Bei Japanern ist ein defizitäres CYP2C19 wesentlich häufiger (etwa 20 %) als bei Europäern (etwa 4 %). Solche Unterschiede müssen sich in den Dosierungsempfehlungen und Warnhinweisen für Arzneistoffe, die Substrate dieses Enzyms sind (z. B. für Protonenpumpen-Hemmer wie Omeprazol oder für Mephenytoin), niederschlagen. Die Kapazität zahlreicher Enzyme ist altersabhängig (s. Kap. 7.2.3).

> **Merke**
> Genetische Polymorphismen im Arzneistoffmetabolismus sind sowohl eine Ursache für individuelle Unterschiede in der Pharmakokinetik als auch für ethnische Differenzen in der Dosierung, der Wirksamkeit und der Nebenwirkungsrate von Arzneistoffen.

5.4.2 Enzyminduktion

Eine Besonderheit des Biotransformationssystems ist seine Fähigkeit, die Leistungsfähigkeit den Erfordernissen anpassen zu können.

> **Merke**
>
> Unter Enzyminduktion versteht man das Phänomen, dass die Aktivität von Enzymen unter der Gabe von Substanzen zunimmt. Dabei kann es sein, dass eine Substanz ihren eigenen Abbau verstärkt (induziert) oder dass sie den Metabolismus eines gleichzeitig verabreichten Stoffes beschleunigt; man spricht dementsprechend von Autoinduktion oder von Fremdinduktion.

Grundlage einer Enzyminduktion ist die gesteigerte Synthese der entsprechenden Enzymproteine. Neben der Induktion der mikrosomalen Enzyme in der Leber können auch Enzyme in anderen Geweben (z. B. Darm, Niere) induziert werden. Gut untersucht ist die Induktion von Cytochrom-P450-Isoenzymen sowie von Glucuronyltransferasen und Glutathiontransferasen.

Wirkungsverlust durch Induktion

Bekannte Arzneistoffe, die induzierend wirken, sind z. B. Barbiturate, Rifampicin, Phenytoin, Carbamazepin, Griseofulvin, Phenylbutazon und Tolbutamid. So führt eine mehrwöchige Therapie mit Rifampicin zu einem beschleunigten Metabolismus von Estrogenen und Gestagenen. Damit ist die empfängnisverhütende Wirksamkeit der Kontrazeptiva nicht mehr gewährleistet.

Eine neuntägige Gabe von Rifampicin induziert die *N*-Dealkylierung und die Glucuronidierung des Antiarrhythmikums Propafenon. Die Folge ist eine unzureichende Wirksamkeit aufgrund der verminderten Bioverfügbarkeit der Muttersubstanz. Nach 18-tägiger gleichzeitiger Gabe von Rifampicin ist die Bioverfügbarkeit des Immunsuppressivums Tacrolimus auf etwa die Hälfte reduziert. Dies ist auf eine CYP3A4-Induktion im Dünndarm und in der Leber zurückzuführen. Das Ausmaß der Induktion zeigte erhebliche Unterschiede von Patient zu Patient und vergrößerte so die ohnehin schon große Variabilität in der Pharmakokinetik des Tacrolimus.

Bei der Therapie mit Antikoagulantien vom Cumarin-Typ (Phenprocoumon, Warfarin) kann die gleichzeitige Gabe von induzierenden Arzneistoffen dazu führen, dass nicht genügend wirksame Muttersubstanz im Organismus zur Verfügung steht; die Folge ist eine mangelhafte oder gänzlich fehlende Gerinnungshemmung trotz üblicher Dosierung. Wird deshalb die Dosis erhöht, besteht die Gefahr plötzlich auftretender (innerer) Blutungen (Lebensgefahr!), falls die Dosis nicht rechtzeitig wieder erniedrigt wird.

Die Antiepileptika Carbamazepin und Phenytoin induzieren ihren eigenen Abbau. So ist die Halbwertszeit von Carbamazepin bei Dauertherapie mit etwa 20 Stunden erheblich kürzer als nach der ersten Gabe (ca. 35 Stunden). Die Steady-State-Plasmakonzentrationen sind nur etwa halb so hoch wie aus den Konzentrationen nach Einmalgabe berechnet. Bei einer Dauerinfusion nimmt die Carbamazepinkonzentration bereits nach einem Tag aufgrund der Enzyminduktion ab (O Abb. 5.2).

Bei gleich bleibender Dosierung fällt die Phenytoin-Plasmakonzentration während der ersten Behandlungstage beträchtlich ab. Die notwendige individuelle Dosiserhöhung muss anhand der klinischen Wirksamkeit und der gemessenen

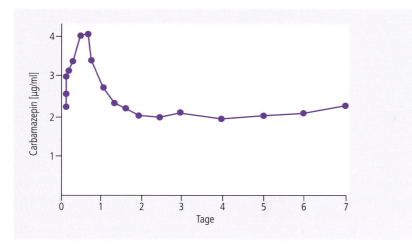

Abb. 5.2 Carbamazepin-Konzentration im Serum während einer Dauerinfusion über 7 Tage. Trotz kontinuierlicher Infusion sinkt – aufgrund von Autoinduktion – die Serumkonzentration bereits am Tag 2. Nach Pitlick und Levy

Plasmakonzentrationen (Therapeutisches Drug Monitoring) festgelegt werden. Beide Antiepileptika können auch Fremdinduktion bewirken, wenn sie gleichzeitig mit anderen Arzneistoffen verabreicht werden, die dem gleichen Metabolisierungsweg unterliegen (z. B. Chinidin).

Eine beträchtliche Kapazität zur Enzyminduktion haben auch zahlreiche Chemikalien, Umweltgifte, Herbizide und Pestizide. Polyzyklische Aromaten (z. B. aus Industrieabgasen, aus Zigarettenrauch oder gegrilltem Fleisch) führen zu einer drastischen Induktion von Enzymen der CYP1A-Familie sowie der Hydroxylase-Aktivität in der Plazenta. Chronischer Missbrauch großer Alkoholmengen (> 200 g/Tag) induziert CYP2E1 und erniedrigt z. B. die Halbwertszeit von Tolbutamid innerhalb von 2 Wochen auf die Hälfte.

Enzyminhibition

Werden zwei oder mehrere Stoffe durch das gleiche Enzym metabolisiert, so kann der Stoff mit der höchsten Affinität zu diesem Enzym den Zugang der anderen Stoffe zu diesem Enzym teilweise oder ganz blockieren; man spricht von Enzymhemmung oder Enzyminhibition.

> **Merke**
>
> Enzyminhibition führt zu einer verlangsamten Metabolisierung; dadurch steigt die Konzentration der betroffenen Muttersubstanz an. Es resultiert ein verlängerter pharmakologischer Effekt. Eine Zunahme der Häufigkeit von unerwünschten Arzneistoffwirkungen ist möglich.

Ob und in welchem Ausmaß Arzneistoffe um ein Enzym konkurrieren und sich durch Enzyminhibition in ihrem Metabolismus beeinflussen, hängt von der jeweiligen Enzymaffinität und der Konzentration der beteiligten Stoffe ab.

Klinisch relevante Wechselwirkungen

Cholesterol-Synthese-Hemmer (sog. Statine) unterliegen einem ausgeprägten CYP3A4-vermittelten Metabolismus. Starke Inhibitoren dieses Isoenzyms (wie Ketoconazol, Itraconazol, Erythromycin, Clarithromycin, Protease-Hemmer) erhöhen die Statinspiegel und steigern daher dosisabhängig das Risiko von Nebenwirkungen.

Über den gleichen Mechanismus wird z. B. auch der Metabolismus von Theophyllin – einem Arzneistoff mit geringer therapeutischer Breite – vermindert. Es resultieren leicht zu hohe Plasmakonzentrationen, die sich durch typische unerwünschte Wirkungen bemerkbar machen (Übelkeit, Erbrechen, Erregung, Krämpfe, Tachykardie, Herzrhythmusstörungen).

Neben der kompetitiven Enzymhemmung ist auch eine irreversible Bindung von Arzneistoffen an Enzyme möglich, die damit nicht mehr für die Verstoffwechselung anderer Arzneistoffe zur Verfügung stehen. Auch Nahrungsbestandteile können Enzyme des Arzneistoffmetabolismus inhibieren (s. Kap. 2.4.7).

Das Prinzip der Enzymhemmung kann auch zur gezielten Beeinflussung der Verteilung von Arzneistoffen im Organismus eingesetzt werden.

Klinische Nutzung einer Enzymhemmung

So wird das L-Enantiomer der Aminosäure 3,4-Dihydroxyphenylalanin (L-DOPA) zur Therapie der Parkinson-Krankheit in Kombination mit einem Decarboxylase-Hemmer (Carbidopa, Benserazid) gegeben, der die Decarboxylierung von DOPA zu Dopamin im Plasma und in den peripheren Geweben verhindern soll. Dadurch ist die DOPA-Menge, die für den Übertritt in das ZNS zur Verfügung steht, wesentlich größer. Somit kann die erforderliche Dosis gering gehalten werden und außerdem treten in der Peripherie weniger unerwünschte Dopamin-Wirkungen auf. ● Abb. 5.3 veranschaulicht den Mechanismus der Decarboxylierungs-Hemmung durch Carbidopa. In diesem System ist DOPA als Prodrug anzusehen (s. Kap. 5.2).

5.4.4 Stereospezifische Wirksamkeit und Biotransformation

Arzneistoffe mit einem asymmetrisch substituierten Atom, das heißt mit einem Atom, das an jeder Bindung einen anderen Partner trägt, können unter räumlicher Betrachtung in zwei verschiedenen Formen vorliegen, die sich wie Bild und Spiegelbild verhalten. Dieses Phänomen nennt man Chiralität (griech.: cheir – die Hand).

Chiralität

So wie die rechte und die linke Hand unter Beachtung ihrer räumlichen Aspekte nicht zur Deckung zu bringen sind, sind chirale Moleküle nicht deckungsgleich. Deshalb zeigen chirale Moleküle unterschiedliche Bindungseigenschaften an Proteinen (Rezeptoren, Enzymen, Transportproteinen/Carriern). Aufgrund ihrer Eigenschaft, die Ebene des linear polarisierten Lichts um gleiche Beträge, aber in entgegen gesetzte Richtung zu drehen, können die chiralen Molekülformen unterschieden werden in zwei sog. Enantiomere, das linksdrehende (mit negativem Vorzeichen gekennzeichnet) und das rechtsdrehende Enantiomer (mit einem Pluszeichen versehen). Es sind auch andere Bezeichnungsprinzipien möglich (*S*- und *R*-Enantiomere). Für Monosaccharide und Aminosäuren nutzt man noch heute das von Emil Fischer 1891 aufgestellte System der D- und L-Enantiomere, z. B. L-DOPA (● Abb. 5.3). Unberührt von diesen verschiedenen Bezeichnungsregeln bleibt die Tatsache, dass das eine Enantiomer linksdrehend und das andere rechtsdrehend ist.

5.4.4 Stereospezifische Wirksamkeit und Biotransformation

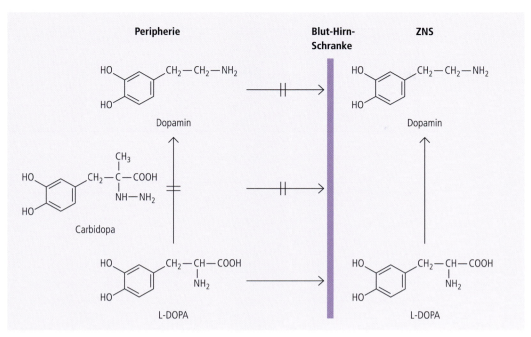

Abb. 5.3 Schematische Darstellung des Mechanismus einer Kombination von L-DOPA (3,4-Dihydroxyphenylalanin) und Carbidopa bei der Behandlung der Parkinson-Krankheit (funktioneller Mangel an Dopamin in den Basalganglien des ZNS). Carbidopa verhindert die Decaboxylierung (Hemmung der Decarboxylase) von DOPA zu Dopamin im Plasma und in den peripheren Geweben, kann aber die Blut-Hirn-Schranke nicht überwinden, so dass im ZNS DOPA rasch zum wirksamen Dopamin umgewandelt werden kann.

> **Merke**
> Aufgrund ihrer unterschiedlichen Affinität zu Rezeptoren können Enantiomere unterschiedliche Wirkungen bzw. Wirksamkeiten aufweisen. Oft ist es so, dass nur eines der beiden Enantiomere die gewünschte pharmakologische Wirkung zeigt (Eutomer), während das andere Enantiomer keine oder unerwünschte Wirkungen hat (Dystomer).

So ist z. B. die β-Rezeptoren-blockierende Wirkung bei β-Rezeptorenblockern für das *S*-Enantiomer wenigstens 50–100-fach größer als für das *R*-Enantiomer. Das heißt, der blutdrucksenkende Effekt der β-Blocker und die Wirkung auf die Herzfrequenz werden durch das *S*-Enantiomer vermittelt. Man spricht bezüglich dieser Wirkung von einem hohen Grad der Enantioselektivität (oder: Stereoselektivität) der β-Blocker. Die unterschiedliche Wirksamkeit von Enantiomeren bezogen auf unterschiedliche klinische Effekte kann man z. B. auch beim Timolol nutzen.

Beide Timolol-Enantiomere senken effektiv den Augeninnnendruck beim Weitwinkelglaukom. Das Enantiomer ohne β-Rezeptoren blockierende Eigenschaften – das *R*-Timolol also – kann demnach auch bei Patienten eingesetzt werden, bei denen β-Blocker eigentlich kontraindiziert sind.

Enantioselektive Augentropfen

□ **Tab. 5.6** Enantioselektive Wirkungen des Calcium-Antagonisten Verapamil

Wirkung	Verhältnis der Wirkstärke S-/R-Enantiomer
Steigerung des koronaren Blutflusses	2
Blutdrucksenkung	4
Verlängerung der PQ-Zeit im EKG	> 10

□ **Tab. 5.7** Hauptsächlich wirksames Enantiomer ausgewählter Arzneistoffe (enantioselektive Wirkungen)

Arzneistoff	Wirkung	Hauptsächlich wirksames Enantiomer (Eutomer)
Baclofen	Antispastisch	R(−)-Form
Ketamin	Hypnotisch, sedativ, analgetisch	S(+)-Form
Ofloxacin	Bacterizid	S(−)-Form
Salbutamol	Bronchospasmolytisch	R(−)-Form
Vigabatrin	Hemmung der GABA-Aminotransferase	S(+)-Form

Auch für die klinisch wichtige Gruppe der Calcium-Antagonisten sind enantiospezifische Unterschiede in der Wirksamkeit an ihrer Zielstruktur, dem Calcium-Kanal beschrieben. Bezüglich ihrer kardiovaskulären Effekte sind die S-Enantiomere potenter als ihre R-Formen (□ Tab. 5.6).

Weitere Beispiele für unterschiedliche Wirksamkeiten von Enantiomeren sind in □ Tab. 5.7 zusammengestellt.

Auch für die große Gruppe der nicht steroidalen Antirheumatika (nonsteroidal antiinflammatory drugs, NSAID) spielt die Stereoselektivität eine Rolle in der Wirksamkeit. Alle Arzneistoffe, die sich von der 2-Arylpropionsäure ableiten, also die, die mit der Leitstruktur Ibuprofen strukturverwandt sind, sind chirale Moleküle. Mit Ausnahme des Naproxens werden alle diese Arzneistoffe als Racemate eingesetzt, obwohl bekannt ist, dass die Hemmung des Zielenzyms Cyclooxygenase (COX) extrem enantioselektiv für die S-Form ist; d. h. die entzündungshemmende Wirksamkeit ist ausschließlich an das S-Enantiomer gebunden.

First-Pass-Metabolismus von Enantiomeren

Der wahrscheinlich wichtigste stereoselektive Prozess in der Pharmakokinetik von chiralen Arzneistoffen ist der sog. enantioselektive First-Pass-Metabolismus. Dazu stelle man sich folgendes Szenario vor: Zwei Enantiomere mit unterschiedlicher pharmakologischer Wirksamkeit unterliegen in unterschiedlichem Ausmaß einer metabolischen Umwandlung, z. B. bei ihrer ersten Leberpassage nach erfolgter Resorption aus dem Magen-Darm-Kanal. Dies hat zur Folge, dass sich bei oraler Gabe im Plasma ein Enantiomerenverhältnis einstellen wird, das deutlich von 1 verschieden ist. Das bevorzugt im First Pass metabolisierte Enantiomer wird niedrigere Plasmakonzentrationen erreichen, als die weniger metabolisierte Molekülform. Im Gegensatz

Zusammenfassung

> dazu wird sich bei intravenöser Gabe des gleichen Racemats ein Plasmakonzentrationsverhältnis von nahe 1 einstellen, weil der First Pass bei diesem Applikationsweg umgangen wird. In der Konsequenz heißt das: Wenn ein Enantiomer bevorzugt im First Pass metabolisiert wird, dann ist das Konzentrationsverhältnis im Plasma vom Applikationsweg abhängig. Haben die Enantiomere dann auch noch verschiedene pharmakologische Effekte oder sind sie unterschiedlich stark wirksam, dann hängt die Effektivität der Wirkung dieses Racemats (und gegebenenfalls auch seine Verträglichkeit) vom Applikationsweg ab.

Dieser Mechanismus erklärt z. B. die klinische Beobachtung, wonach etwa dreimal höhere Verapamil-Plasmakonzentrationen benötigt werden, um nach oraler Gabe dieses Arzneistoffs eine etwa 15-prozentige Verlängerung der PQ-Zeit im EKG zu erzielen, als wenn man das Verapamil intravenös appliziert. Das S-Enantiomer des Verapamils, welches für die kardialen Effekte überwiegend verantwortlich ist (□ Tab. 5.6) wird im First Pass nach oraler Gabe bevorzugt metabolisiert. In diesem Fall betrifft dies alle wesentlichen, von CYPs katalysierten Metabolisierungswege des Verapamils (*N*-Demethylierung, *N*-Dealkylierung und *O*-Demethylierung).

Fragen

1. Was bedeutet der Begriff Enzyminduktion und was ist ihr physiologischer Zweck?
2. Welche Cytochrom-Familien sind entscheidend für den Metabolismus von Arzneistoffen beim Menschen?
3. Durch welche Reaktionen entstehen prinzipiell hydrophile Primärmetabolite?
4. Warum ist Ecstasy für CYP2D6 Poor Metabolizer akut besonders toxisch?

Zusammenfassung

- Unter Metabolismus versteht man alle biochemischen Prozesse, die zu einer Änderung der chemischen Struktur von Arzneistoffen führen, um ihnen ausreichend hydrophile Eigenschaften zu verleihen. Dadurch wird ihre Elimination über die Ausscheidungsorgane ermöglicht.

- Die größte Rolle beim Metabolismus spielen die Leber (nach erfolgter Resorption) und die Darmschleimhaut (während der Resorption). Aber auch andere Gewebe weisen eine hohe metabolische Kapazität auf.

- Metabolite können schwächer wirksam sein als die Muttersubstanz, sie können unwirksam sein, sie können wirksamer sein als die Muttersubstanz, sie können eine andere Wirkung haben als die Muttersubstanz oder sie können toxisch sein. Auch Kombinationen dieser Auflistung sind möglich.

- Unter Phase-I-Reaktionen versteht man Funktionalisierungsreaktionen wie Oxidationen, Reduktionen und Hydrolysen. Phase-II-Reaktionen sind Konjugationsreaktionen bei denen endogene polare Moleküle an die in Phase I funktionalisierten Gruppen der Arzneistoffe gekoppelt werden. Meist handelt es sich hierbei um Glucuronidierungen, Kopplungen mit Gluthation, Sulfatierungen und Acetylierungen.

- Der größte Teil der Oxidationsreaktionen wird von Enzymen der Cytochrom-P450-Familie katalysiert.
- Die Glucuronidierung ist die häufigste Konjugationsreaktion und wird bei zahlreichen klinisch häufig genutzten Arzneistoffen beobachtet.
- Die Aktivität der einzelnen Enzyme ist genetisch festgelegt und kann zu erheblichen interindividuellen Enzymaktivitäten führen (genetischer Polymorphismus).
- Die Aktivität von Enzymen kann unter Gabe von Substanzen zunehmen; man spricht von Enzyminduktion. Es kann sich hierbei um eine Autoinduktion (der eigene Abbau wird verstärkt) oder eine Fremdinduktion (der Metabolismus einer gleichzeitig verabreichten Substanz wird beschleunigt) handeln.
- Werden zwei oder mehrere gleichzeitig applizierte Substanzen durch dasselbe Enzym metabolisiert, so kann die Substanz mit der höchsten Affinität zu diesem Enzym den Zugang der anderen Stoffe zu diesem Enzym teilweise oder ganz blockieren. Man spricht dann von Enzyminhibition. Dadurch können unerwünschte Arzneimittelwirkungen zunehmen.
- Enantiomere können unterschiedliche Rezeptoraffinität aufweisen, was zu unterschiedlicher Wirkung bzw. Wirksamkeit führen kann. Auch das Ausmaß der metabolischen Umwandlung kann unterschiedlich sein, man spricht von enantioselektivem Metabolismus.

Ausscheidung

6

Die wichtigsten Ausscheidungswege aus dem Organismus sind die

- renale Ausscheidung (über die Nieren mit dem Urin),
- biliäre Ausscheidung (über die Galle mit den Fäzes),
- intestinale Ausscheidung (über die Darmschleimhaut mit den Fäzes),
- pulmonale Ausscheidung (über die Lunge).

Andere, weniger wichtige Ausscheidungswege führen über Schweiß, Muttermilch oder Speichel.

Inhaltsvorschau

Renale Ausscheidung

6.1

Renale Ausscheidungsmechanismen

6.1.1

Die renale Elimination ist der wichtigste Ausscheidungsweg für Arzneistoffe und deren Metaboliten. Der Harnbereitungsprozess im Nephron (○ Abb. 6.1) kann in drei Phasen gegliedert werden:
- glomeruläre Filtration,
- tubuläre Rückresorption,
- tubuläre Sekretion.

Wichtigster Ausscheidungsweg

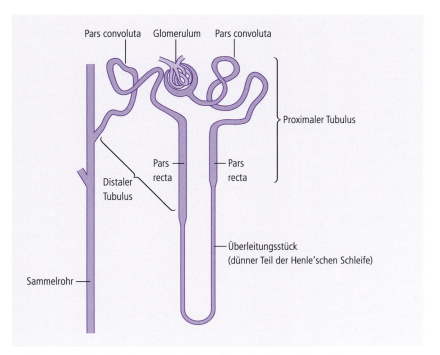

○ **Abb. 6.1** Nephron in schematischer Darstellung. Aus Mutschler et al.

Glomeruläre Filtration

In den Glomeruli des Nephrons werden täglich etwa 180 Liter Primärharn aus dem Blut abgefiltert. Große Moleküle (z. B. Proteine) können den Nierenfilter nicht passieren und werden im Blut zurückgehalten. Dies gilt auch für Arzneistoffe, die an diese Proteine gebunden sind. Es kommt zu keiner Verschiebung des Gleichgewichts zwischen gebundenem und freiem Anteil, da sich während der glomerulären Filtration die Konzentration an freiem Arzneistoff in der unmittelbaren Umgebung der Proteinmoleküle nicht ändert.

Der renale Plasmafluss *(RPF)* beträgt etwa 650 ml/min, der renale Blutfluss *(Q_R)* beträgt etwa 1200 ml/min. RPF und Q_R können durch den Hämatokrit miteinander in Beziehung gesetzt werden.

$$Q_R = \frac{RPF}{1-HC} \quad\quad\quad \text{Gl. 6.1}$$

Etwa 20 % des renalen Plasmaflusses wird glomerulär filtriert, so dass die glomeruläre Filtrationsrate *(GFR)* etwa 125 ml/min beträgt.

> **Merke**
> Bei der glomerulären Filtration wird der Primärharn aus dem Blut abgefiltert. An Plasmaproteine gebundene Arzneistoffe können den Filter nicht passieren.

Tubuläre Rückresorption

Durch Rückresorption von Wasser wird im Tubulus der Primärharn konzentriert. Für die Rückresorption einiger körpereigener Stoffe (Natrium-Ionen, Glukose) bestehen aktive Transportsysteme. Körperfremde Arzneistoffe werden meist durch einfache Diffusion wieder aufgenommen. Für die Rückresorption ins Blut gelten die gleichen Regeln wie für die enterale Resorption, d. h. unpolare Substanzen werden gut, polare Substanzen schlecht rückresorbiert. Auch der pH-Wert des Harns spielt dabei eine Rolle. So ist die Rückresorption von Basen aus saurem Harn und die von Säuren aus alkalischem Harn stark vermindert und damit die Ausscheidungsrate erhöht. Dieses Prinzip kann man ausnutzen, indem bei einer Vergiftung mit einem sauren Arzneistoff durch Alkalisieren des Harnes (mit Bicarbonat-Infusion) die Ausscheidungsrate erhöht wird. Umgekehrt kann durch Gabe von Ammoniumchlorid der Urin angesäuert werden und dadurch die Ausscheidung von Basen beschleunigt werden. Gleichzeitige Gabe von Natriumhydrogencarbonat verhindert dagegen die renale Ausscheidung von Basen und erhöht deren Blutspiegel. Es wurde berichtet, dass dieser Zusammenhang von Sportlern missbraucht wurde, die Amphetamine in Kombination mit Bicarbonat einnahmen, um so zu verstärkten Effekten zu gelangen und gleichzeitig die Urinkonzentration unterhalb der analytischen Nachweisgrenze zu halten. Der pH-Wert des Urins schwankt normalerweise zwischen pH 5 und 8. Nahrungsmittel, Arzneimittel und Krankheitszustände haben Einfluss auf den pH-Wert des Urins. Dies bedeutet, dass für Säuren und Basen, die tubulär rückresorbiert werden, Schwankungen in deren renaler Clearance auftreten können. ○ Abb. 6.2 zeigt ein Beispiel für die pH-Abhängigkeit der renalen Clearance.

6.1.1 Renale Ausscheidungsmechanismen

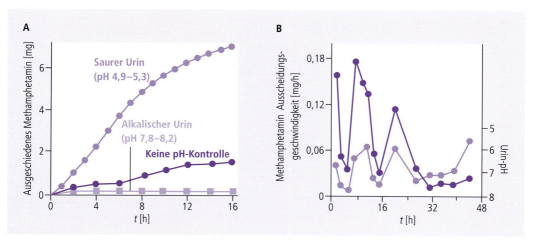

Abb. 6.2 Einfluss des pH-Werts des Urins auf die renale Clearance von Methamphetamin. A. Kumulativ ausgeschiedene Menge als Funktion des Urin-pH-Werts. B. Korrelation zwischen Urinausscheidungsgeschwindigkeit und Urin-pH. Nach Beckett et al.

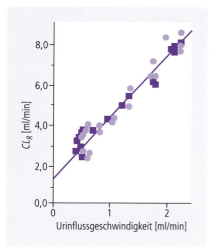

Abb. 6.3 Einfluss der Urinflussgeschwindigkeit auf die renale Clearance von Sulmazol. Nach Garrett und Roth

Weiterhin hat auch die Urinflussrate Einfluss darauf, welches Ausmaß die tubuläre Rückresorption annimmt. Ein Beispiel ist in ● Abb. 6.3 gezeigt. Ein vermehrter Urinfluss erhöht die renale Clearance von Substanzen mit ausgeprägter tubulärer Rückresorption, da die Konzentration im Urin vermindert ist und somit der Konzentrationsgradient zum Plasma abnimmt.

Urinflussrate

> **Merke**
> Bei der tubulären Rückresorption wird der Primärharn konzentriert durch Rückresorption von Wasser. Unpolare Substanzen können leicht resorbiert werden, polare hingegen schwer.

Tubuläre Sekretion

Durch aktiven Transport können im Tubulus auch noch Stoffe nachträglich vom Blut in den Harn sezerniert werden. Es sind dafür Carriersysteme bekannt, die aber nur eine geringe Kapazität haben, wodurch es leicht zu Kompetition kommt. So verlängert z. B. das Anti-Gichtmittel Probenecid die Wirkung von Penicillinen, indem es die aktive Ausscheidung von Penicillin durch Besetzung des entsprechenden Carriersystems vermindert. Andere Säuren, die von diesem Carrier ausgeschieden werden, sind Indometacin, Ethacrynsäure und *p*-Aminohippursäure. Die Letztere wird diagnostisch zur Bestimmung des renalen Plasmaflusses verwendet. Basen, die durch tubuläre Sekretion ausgeschieden werden, sind z. B. Ranitidin, Neostigmin, Dopamin und Dihydromorphin. Bei der tubulären Sekretion kann auch der an Plasmaprotein gebundene Arzneistoffanteil ausgeschieden werden, da sich hier (im Gegensatz zur glomerulären Filtration) die Konzentration im Plasmawasser verändert und es somit zu einer unverzüglichen Neueinstellung des Gleichgewichtes zwischen freier und eiweißgebundener Form kommt.

> **Merke**
> Bei der tubulären Sekretion werden Stoffe mittels Carrier in den Harn sezerniert.

6.1.2 Renale Clearance

> **Definition**
> Die renale Clearance ist ein Maß für das Ausmaß der renalen Elimination. Sie gibt an, wie viel ml Plasma pro Zeiteinheit von dem untersuchten Arzneistoff vollständig geklärt werden.

Nierenfunktionsdiagnostik

Wird eine Substanz z. B. ausschließlich durch glomeruläre Filtration eliminiert, beträgt ihre renale Clearance 125 ml/min. Dies trifft aber nur zu, wenn keine Plasmaproteinbindung vorliegt, da ja nur der freie Arzneistoffanteil im Glomerulum abgepresst wird. Ist ein Arzneistoff zu 80 % an Plasmaprotein gebunden und ist sein ausschließlicher renaler Eliminationsmechanismus glomeruläre Filtration, so beträgt seine renale Clearance nur 25 ml/min, da der Clearancewert sich auf die Gesamtplasmakonzentration bezieht. Die Bestimmung der renalen Clearance kann auch umgekehrt zur Diagnostik der Nierenfunktion herangezogen werden. So wird z. B. Inulin nicht an Plasmaprotein gebunden und ausschließlich glomerulär filtriert. Die Ermittlung der renalen Inulin-Clearance entspricht daher der Bestimmung der glomerulären Filtrationsrate, also etwa 125 ml/min beim Gesunden. Statt der Inulin-Clearance, bei deren Bestimmung eine Inulinlösung infundiert werden muss, wird häufiger die Creatinin-Clearance bestimmt. Creatinin ist eine körpereigene Substanz, die ebenfalls ausschließlich glomerulär filtriert wird. Hier ist keine Verabreichung der Testsubstanz mehr nötig, es reicht die Bestimmung der Creatininkonzentration im Plasma und im Urin. Für Fälle von extremem Nierenversagen zeigt diese Methode aber unsichere Ergebnisse, da auch andere Eliminationswege signifikant werden können. Geht man von einer konstant

6.1.2 Renale Clearance

bleibenden Creatinin-Produktionsrate k_0 im Körper aus, ist die Creatinin-Clearance umgekehrt proportional zum Creatinin-Plasmaspiegel Cp_{Cr} (Gl. 6.2), (s. Kap. 1.2.1).

$$CL_{Cr} = \frac{k_0}{Cp_{Cr}} \qquad \text{Gl. 6.2}$$

Es ist daher möglich, dass die Creatinin-Clearance aus der alleinigen Bestimmung des Creatinin-Plasmaspiegels berechnet werden kann. Die Produktion von Creatinin ist aber in Wirklichkeit nicht völlig konstant, sondern hängt von Geschlecht, Körpergewicht und Alter ab. Diese Einflussfaktoren sind in den empirisch gewonnenen Gleichungen Gl. 6.3 und Gl. 6.4 (Cockcroft-Gault-Gleichungen) zur Abschätzung der Creatinin-Clearance für Männer und Frauen mitberücksichtigt.

$$CL_{Cr_{\text{männlich}}}[\text{ml/min}] = \frac{(140 - \text{Alter [Jahre]}) \cdot \text{Gewicht [kg]}}{72 \cdot Cp_{Cr}[\text{mg/dl}]} \qquad \text{Gl. 6.3}$$

Cockcroft-Gault-Gleichung

$$CL_{Cr_{\text{weiblich}}}[\text{ml/min}] = \frac{(140 - \text{Alter [Jahre]}) \cdot \text{Gewicht [kg]}}{85 \cdot Cp_{Cr}[\text{mg/dl}]} \qquad \text{Gl. 6.4}$$

Normale Creatinin-Spiegel liegen im Bereich von 0,6–1 mg/dl für Frauen und 0,8–1,3 mg/dl für Männer.

> **Merke**
> Die Creatinin-Clearance kann zur Nierenfunktionsdiagnostik herangezogen werden.

Wird eine Substanz tubulär sezerniert, kann der renale Clearance-Wert sehr viel größer sein und im Extremfall dem renalen Plasmafluss (etwa 650 ml/min) gleichkommen. *p*-Aminohippursäure (PAH) wird zu etwa 90 % renal unter Beteiligung tubulärer Sekretion eliminiert. Die PAH-Clearance kann daher zur Ermittlung des renalen Plasmaflusses herangezogen werden.

p-Aminohippursäure (PAH)-Clearance

Übersteigt die renale Clearance 125 ml/min, kann normalerweise von tubulärer Sekretion ausgegangen werden. So beträgt die renale Clearance von Ranitidin etwa 500 ml/min. Bei der Interpretation eines renalen Eliminationsmechanismus darf nicht vergessen werden, dass im Gegensatz zur glomerulären Filtration für die tubuläre Sekretion keine Korrektur für die Plasmaproteinbindung erfolgen darf. Bei der tubulären Rückresorption wird schließlich der renale Clearance-Wert erniedrigt. Beträgt er nach Korrektur für die Proteinbindung weniger als die *GFR*, kann von tubulärer Rückresorption ausgegangen werden. So beträgt die renale Clearance von Phenytoin 5 ml/min und die Plasmaproteinbindung etwa 90 %. Daraus ergibt sich eine renale Clearance des freien Phenytoins von 50 ml/min. Dies ist weniger als die glomeruläre Filtrationsrate, also muss auf tubuläre Rückresorption geschlossen werden. Zur ausführlichen Interpretation von Clearance-Daten s. Kap. 1.4.1. Bei Säuglingen und alten Menschen ist die Nierenfunktion herabgesetzt. In der nachstehenden Übersicht (Tab. 6.1) sind die physiologischen Werte für die glomeruläre Filtrationsrate für verschiedene Altersstufen gegeben.

☐ **Tab. 6.1** Glomeruläre Filtrationsrate in Abhängigkeit vom Alter

Alter		Glomeruläre Filtrationsrate *(GFR)* in ml/min
1–10	Tage	15–45
1	Monat	30–60
1	Jahr	80–120
1–70	Jahre	80–140
70–80	Jahre	70–110
80–90	Jahre	45–85

> **Merke**
> Auch bei verschiedenen Krankheitszuständen (Nierenerkrankungen, Herzinsuffizienz) kann die glomeruläre Filtrationsrate erheblich herabgesetzt sein.

6.1.3 Pharmakokinetik bei Niereninsuffizienz

Es leuchtet ein, dass bei herabgesetzter Nierenfunktion die Gesamtkörperclearance eines Arzneistoffs, der hauptsächlich renal eliminiert wird, erheblich erniedrigt sein kann, so dass sich sehr viel höhere Arzneistoffspiegel ergeben als bei Patienten mit normaler Nierenfunktion. Diese Patienten müssen daher mit niedrigeren Dosen der jeweiligen Substanz behandelt werden. Um diese Dosierungsänderungen durchführen zu können, muss das Ausmaß des Nierenschadens quantifiziert werden. Hierzu wird meist die Creatinin-Clearance bestimmt. Der Quotient RF aus Creatinin-Clearance des Patienten, $CL_{R(P)}$, und normaler Creatinin-Clearance, $CL_{R(N)}$, ist ein Index für die Nierenfunktion (Gl. 6.5).

$$RF = \frac{CL_{R(P)}}{CL_{R(N)}} \qquad \text{Gl. 6.5}$$

Nun stellt die renale Clearance in der Regel nur einen Teil der Gesamtkörperclearance dar (Gl. 6.6). Daraus ergeben sich für die renale und nichtrenale Clearance (CL_{NR}) die beiden Ausdrücke in Gl. 6.7 und Gl. 6.8

$$f_R = \frac{CL_R}{CL} \qquad \text{Gl. 6.6}$$

$$CL_{R(N)} = f_R \cdot CL_{(N)} \qquad \text{Gl. 6.7}$$

$$CL_{NR(N)} = (1 - f_R) \cdot CL_{(N)} \qquad \text{Gl. 6.8}$$

Gilt die Voraussetzung, dass die nichtrenale Elimination nicht durch einen Nierenschaden beeinflusst wird, dann beträgt die Gesamtkörperclearance für den Patienten mit Nierenschaden (Gl. 6.9).

$$CL_{(P)} = CL_{(N)} \cdot (1 - f_R \cdot (1 - RF)) \qquad \text{Gl. 6.9}$$

Bei Beeinträchtigung der Nierenfunktion kann also die Dosis für einen nierengesunden Patienten (D_N) in die eines nierengeschädigten Patienten (D_P) umgerechnet werden (Gl. 6.10).

$$D_P = D_N \cdot (1 - f_R \cdot (1 - RF)) \qquad \text{Gl. 6.10}$$

Zur Veranschaulichung ein Beispiel: Das Cephalosporin Cephazolin wird zu etwa 80 % renal eliminiert und normalerweise in einer Dosis von 3 g/Tag eingesetzt. Wie hoch muss die Dosis für einen Patienten gewählt werden, dessen Creatinin-Clearance auf 40 % des Normalwertes herabgesetzt ist? Die benötigte Dosis kann nach Gl. 6.10 berechnet werden und beträgt 3·(1−0,8·(1−0,4))= 1,56 g/Tag.

Die Voraussetzung, dass die nichtrenale Clearance nicht durch Nierenschäden beeinflusst wird, trifft nicht immer zu. Der Grund scheint in der Beeinflussung der Bindungseigenschaften und der Kumulation von Substanzen, die normalerweise renal ausgeschieden werden, zu liegen. Es ist durchaus möglich, dass bei konjugierten Metaboliten, die wegen des Nierenschadens nicht in den Urin ausgeschieden werden können, durch Hydrolyse der Arzneistoff aus dem Metabolit zurückgeneriert wird (z. B. Lorazepam, Clofibrat).

> **Merke**
> Bei einer Niereninsuffizienz muss die Dosierung geändert werden, da die Gesamtkörperclearance des Arzneistoffs erniedrigt sein kann.

Ausscheidung mit den Fäzes

6.2

Biliäre Ausscheidung

Die Fäzes-Ausscheidung kann man in biliäre und intestinale Ausscheidung gliedern. Bei der biliären Ausscheidung wird der Arzneistoff nach seiner Metabolisierung oder auch unverändert über die Galle in den Dünndarm abgegeben und von da aus mit den Fäzes ausgeschieden. Wird der Stoff im Darm erneut resorbiert, spricht man vom enterohepatischen Kreislauf. Bromsulphthalein (BSP) wird nur biliär eliminiert und dient zur Leberfunktionsprüfung. In vielen Fällen wird durch Metabolismus in der Leber ein polares Arzneistoffkonjugat gebildet, das dann über die Galle in den Darm ausgeschieden wird. Bei Morphin konnte gezeigt werden, dass nur neu gebildetes Morphinglucuronid in die Galle ausgeschieden wird. Nach intravenöser Gabe des Metaboliten konnte dagegen kein Konjugat in der Galle gefunden werden. In den meisten Fällen kann das polare Konjugat selbst nicht rückresorbiert werden und wird über die Fäzes ausgeschieden. Es ist aber möglich, dass das Konjugat im Darm enzymatisch gespalten wird und der freigesetzte Arzneistoff dann erneut resorbiert wird.

Allgemein gilt, dass der Mechanismus der biliären Elimination nicht so gründlich untersucht ist wie der der renalen Ausscheidung. Aktiver Transport spielt sicherlich eine große Rolle. Das kann daraus geschlossen werden, dass häufig in der Galle sehr viel höhere Arzneistoffkonzentrationen auftreten als im Blut und dass kompetitive Inhibition möglich ist. So hemmt Probenecid nicht nur die renale

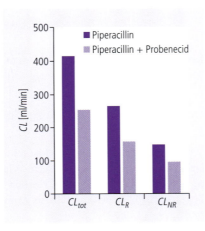

Abb. 6.4 Abnahme der Gesamtkörperclearance CL_{tot}, der renalen Clearance CL_R und der nichtrenalen Clearance CL_{NR} von Piperacillin in Gegenwart von Probenecid. Nach Tjandramaga

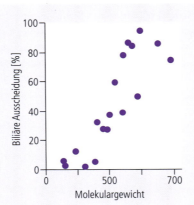

Abb. 6.5 Zusammenhang zwischen Molekulargewicht und biliärer Exkretion für einige Cephalosporine. Nach Wright et al.

Elimination von Piperacillin, sondern auch dessen nichtrenale Clearance (**Abb. 6.4**).

Einfluss des Molekulargewichts auf die biliäre Elimination

Der natürliche Gallefluss beträgt zwischen 0,5 und 0,8 ml/min. Biliäre Clearancewerte von über 500 ml/min. sind berichtet worden. Das bedeutet, dass die Arzneistoffkonzentration in der Gallenflüssigkeit bis zum Tausendfachen höher sein kann als im Plasma. Es besteht ein Zusammenhang zwischen dem Ausmaß der biliären Elimination und dem Molekulargewicht.

> **Merke**
> Substanzen mit einem Molekulargewicht unter 300 Da werden meist vornehmlich renal eliminiert, während größere Moleküle in die Galle ausgeschieden werden.

Abb. 6.5 zeigt diesen Zusammenhang zwischen biliärer Elimination und Molekulargewicht für eine Reihe von Cephalosporinen in Ratten.

Ist der Gallefluss gestört, kann dies Einfluss auf die Pharmakokinetik haben. So ist die Halbwertszeit von Rifampicin bei Patienten mit Galleflussstörungen von 2,6 auf 5,7 Stunden erhöht. Auf Grund der herabgesetzten biliären Clearance werden bei Mehrfachdosierung erheblich höhere Rifampicin-Spiegel erzeugt.

Bei der intestinalen Ausscheidung wird der Stoff durch die Darmschleimhaut in den Darm ausgeschieden. Dies ist z. B. bei Substanzen der Fall, die Substrate des Carriers p-Glykoprotein sind.

Ausscheidung über die Lunge 6.3

Über die Lunge und die Atemluft können Substanzen ausgeschieden werden, die pulmonal resorbiert werden (z. B. Inhalationsnarkotika), aber auch solche, die auf andere Weise aufgenommen wurden (z. B. Ethanol, Paraldehyd, Knoblauch). Die Eliminationsgeschwindigkeit wird dabei stark von der Ventilation und der Lungendurchblutung gesteuert.

Ausscheidung in den Speichel 6.4

Die Ausscheidung von Arzneistoffen in den Speichel als Eliminationsprozess ist nicht so sehr von Bedeutung, da die im Speichel auftretenden Arzneistoffmengen gering sind und der Arzneistoff nach Schlucken des Speichels erneut resorbiert werden kann. Die Speichelspiegel selbst sind aber von Bedeutung, da sie zur Untersuchung der Pharmakokinetik von Arzneistoffen herangezogen werden können. Die Entnahme von Speichelproben ist nicht invasiv und somit sehr viel unproblematischer als die von Blutproben. Allgemein gilt, dass der Speichelspiegel von neutralen lipophilen Substanzen dem freien, nicht an Plasmaprotein gebundenen Plasmaspiegel entspricht. O Abb. 6.6 zeigt als Beispiel die Gesamtplasmaspiegel und Speichelspiegel von Methylprednisolon und Prednisolon. Die bei Prednisolon vorliegende nichtlineare Plasmaproteinbindung wird durch die im Vergleich zum Plasma unterschiedliche Eliminationshalbwertszeit im Speichel ersichtlich.

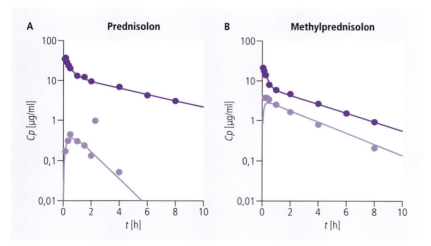

O **Abb. 6.6** Korrelation zwischen Plasma- (●) und Speichelspiegel (●). A: Für Prednisolon werden in Plasma und Speichel unterschiedliche Halbwertszeiten gemessen. Der Grund ist eine nichtlineare Eiweißbindung des Prednisolons. B: Für Methylprednisolon verlaufen die Plasma- und Speichelspiegel in der Postdistributionsphase parallel. Der Speichelspiegel entspricht der freien Methylprednisolonkonzentration im Plasma. Nach Barth et al.

Bei Methylprednisolon liegt dagegen keine nichtlineare Eiweißbindung vor, so dass Plasma- und Speichelspiegel unabhängig von der jeweils vorliegenden Konzentration in einem konstanten Verhältnis stehen.

Da der pH des Speichels normalerweise etwas unterhalb des pH-Werts des Plasmas liegt, gilt weiterhin, dass die Speichelspiegel von schwachen Säuren unterhalb und die von schwachen Basen oberhalb der freien Konzentration im Plasma liegen.

Zusammenfassung

- Bei der glomerulären Filtration wird der Primärharn aus dem Blut abgefiltert. An Plasmaproteine gebundene Arzneistoffe können den Filter nicht passieren.
- Bei der tubulären Rückresorption wird der Primärharn durch Rückresorption von Wasser konzentriert. Unpolare Substanzen können leicht resorbiert werden; polare hingegen schwer.
- Bei der tubulären Sekretion werden Stoffe mittels Carrier in den Harn sezerniert.
- Die Creatinin-Clearance kann zur Nierenfunktionsdiagnostik herangezogen werden.
- Bei verschiedenen Krankheitszuständen (Nierenerkrankungen, Herzinsuffizienz) kann die glomeruläre Filtrationsrate erheblich herabgesetzt sein.
- Bei einer Niereninsuffizienz muss die Dosierung geändert werden, da die Gesamtkörperclearance des Arzneistoffs erniedrigt sein kann.
- Substanzen mit einem Molekulargewicht unter 300 Da werden vornehmlich renal eliminiert, während größere Moleküle in die Galle ausgeschieden werden.

Individuelle Einflussfaktoren auf die Pharmakokinetik 7

Bisher wurden in diesem Buch pharmakokinetische Eigenschaften von Arzneimitteln unter der Voraussetzung betrachtet, dass die Eigenschaften des Patienten als konstant anzusehen sind. Dies ist aber in Wirklichkeit nicht der Fall. Wird verschiedenen Patienten die gleiche Dosis des gleichen Arzneimittels gegeben, können große Unterschiede in den Arzneistoffspiegeln und den erzielten Wirkungen auftreten. Dies bezeichnet man als interindividuelle Variabilität. Aber auch, wenn demselben Patienten die gleiche Dosis mehrmals verabreicht wird, können Unterschiede auftreten (intraindividuelle Variabilität).

Inhaltsvorschau

Einführung

7.1

Diese individuellen Unterschiede in den erzeugten Effekten nach Gabe der gleichen Dosis des gleichen Arzneimittels können prinzipiell zwei Ursachen haben, die man als pharmakokinetische und pharmakodynamische Variabilität bezeichnet:

- **Pharmakokinetische Variabilität:** Die gleiche Dosis des gleichen Arzneistoffs erzeugt individuell unterschiedliche Arzneistoffspiegel.
- **Pharmakodynamische Variabilität:** Die gleiche Arzneistoffkonzentration im Patienten erzeugt individuell unterschiedliche Effekte.

Pharmakokinetische und pharmakodynamische Variabilität

Es konnte gezeigt werden, dass der pharmakokinetischen Variabilität weitaus größere Bedeutung zukommt als der pharmakodynamischen Variabilität. Einige Beispiele pharmakokinetischer Variabilität:

- Nach Gabe der gleichen Dosis Chlorthalidon (50 mg täglich) wurden durchschnittliche Steady-State-Plasmaspiegel zwischen 211 und 1138 ng/ml gemessen.
- ○ Abb. 7.1 zeigt den Zusammenhang zwischen Dosis und Plasmaspiegel für Phenytoin. Mit der gleichen Dosis (6 mg/kg am Tag) wurden Phenytoinspiegel zwischen 2 und 50 µg/ml gemessen.
- ○ Abb. 7.2 zeigt die Verteilungshäufigkeit der Steady-State-Plasmaspiegel von Nortriptylin bei 263 Patienten nach Gabe von 25 mg Nortriptylin dreimal täglich. Auch hier wurden zum Teil mehr als zehnfache individuelle Unterschiede gesehen.
- Nach Gabe von 150 mg/kg Ampicillin täglich über 5 Tage an 24 Patienten betrugen die gemessenen Plasmaspiegel zwischen 9 und 92 µg/ml.
- Nach oraler Gabe von 80 mg Propranolol wurden bis zu fünffache Unterschiede in den Plasmaspiegeln beobachtet (○ Abb. 7.3). Nach intravenöser Gabe von 10 mg an dieselben Probanden war die Variabilität erheblich vermindert.

7.1 Einführung

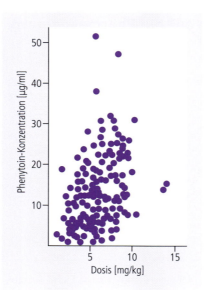

Abb. 7.1 Interindividuelle Variabilität in der Beziehung zwischen Phenytoin-Dosis und erzielten Plasmaspiegeln. Nach Lund

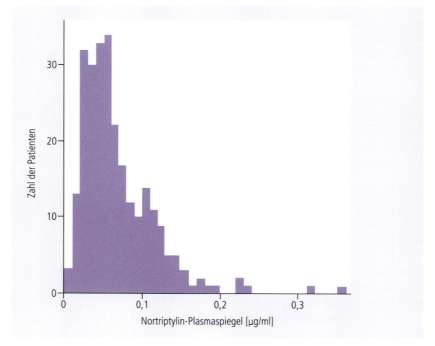

Abb. 7.2 Interindividuelle Variabilität des Steady-State-Plasmaspiegels nach Gabe von 25 mg Nortriptylin dreimal täglich. Nach Sjoquist et al.

7.1 Einführung

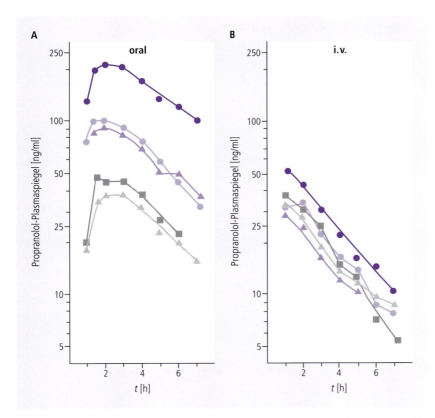

Abb. 7.3 Propranolol-Plasmaspiegel nach Gabe von 80 mg oral (A) oder 10 mg i. v. (B). Nach intravenöser Gabe ist weniger Variabilität zu beobachten. Nach Shand et al.

> **Merke**
> Wir können nicht davon ausgehen, dass mit der gleichen Dosis des gleichen Arzneistoffs bei allen Patienten der gleiche Arzneistoffspiegel und der gleiche Effekt erzielt wird.

Es ist wichtig zu erkennen, dass diese Variabilität nicht zufallsbedingt ist, sondern physiologische oder andere Gründe hat. Bioverfügbarkeit, Alter, Körpergröße und Gewicht können Einfluss auf Verteilung, Metabolismus und Elimination haben. Es können auch genetisch bedingte Unterschiede vorliegen. Krankheitszustände, andere eingenommene Arzneistoffe und Nahrungsmittel können die Pharmakokinetik beeinflussen. Der in der Praxis wichtigste Einflussfaktor, der für einen großen Teil der beobachteten Variabilität verantwortlich ist, ist die häufig mangelnde Compliance des Patienten, die Arzneimittel nach Anweisung einzunehmen.

Es ist der Gegenstand dieses Kapitels, einige dieser Einflussfaktoren systematisch zu betrachten. Falls das Ausmaß der Veränderung kinetischer Eigenschaften durch solche Einflussfaktoren bekannt ist, können diese bei der Dosisfindung mitberücksichtigt werden und somit die Variabilität erheblich verringert werden.

7.2 Gewicht und Körpergröße

Arzneistoffkonzentrationen hängen direkt mit dem Verteilungsvolumen zusammen.

Die im Körper nach Gabe von Arzneimitteln auftretenden Konzentrationen hängen direkt mit dem vorliegenden Verteilungsvolumen zusammen. Dieses Verteilungsvolumen hängt von dem wahren Volumen der entsprechenden Körperflüssigkeiten (s. Kap. 4.1) sowie vom Ausmaß der Bindung in Plasma und Gewebe ab. Für Patienten mit normaler Konstitution besteht eine direkte Proportionalität zwischen Körpergewicht und Gesamtkörperwasser. Für Arzneistoffe mit relativ geringer Bindung bedeutet dies daher eine Proportionalität zwischen Körpergewicht und Verteilungsvolumen. Daraus kann aber nicht geschlossen werden, dass die Gesamtkörperclearance im gleichen Ausmaß verändert ist. Der Zusammenhang zwischen Körpergewicht und Gesamtkörperclearance hängt von vielen Einflussfaktoren wie Gewebebindung, Organdurchblutung und Eliminationskapazität ab. Verändert sich das Verteilungsvolumen, nicht aber die Gesamtkörperclearance, so bedeutet dies, dass eine andere Startdosis gewählt werden sollte, während die Erhaltungsdosis unverändert bleibt. Verändert sich aber auch die Gesamtkörperclearance, so muss auch die Erhaltungsdosis angepasst werden. In der Praxis werden gewichtsabhängige Dosisveränderungen nur bei signifikanten Abweichungen vom Normalgewicht durchgeführt, z. B. bei Kindern, extrem kleinen Patienten und Übergewichtigen.

7.2.1 Pharmakokinetik und Übergewicht

Ideal Body Weight, IBW

Von Übergewicht spricht man, wenn das ideale Körpergewicht um mehr als 20 % überschritten wird. Das ideale Körpergewicht (ideal body weight, *IBW*) hängt von Geschlecht und Körpergröße ab und kann mit Hilfe von Gl. 7.1 abgeschätzt werden.

$$IBW[\text{kg}] = 50_m (45_w) + 0{,}9 \cdot (\text{cm} > 150) \qquad \text{Gl. 7.1}$$

Dosisveränderungen in der Startdosis sind in der Regel nur nötig, wenn das ideale Körpergewicht um mehr als 50 % überschritten wird. Die Gewichtszunahme bedeutet eine Veränderung der Gewebeverteilung, da bei Übergewichtigen relativ mehr Fettgewebe und weniger Muskelgewebe und Körperwasser vorliegt. Fettgewebe enthält weniger Extrazellulärflüssigkeit, wodurch das Verteilungsvolumen für polare Arzneistoffe beeinflusst wird. Wird die Dosis von diesen Substanzen (z. B. Antibiotika) auf das Körpergewicht bezogen (mg/kg), so sollte die Dosis bei übergewichtigen Patienten herabgesetzt sein. Die absolut gegebene Dosis braucht in diesen Fällen nur geringfügig erhöht oder gar unverändert belassen werden. Anders liegt der Fall für lipophile Arzneistoffe, die gut im Fett verteilt werden. Das Verteilungsvolumen ist hier beim übergewichtigen Patienten erhöht, sowohl absolut als auch gewichtsbezogen. Dies bedeutet, dass eine Dosiserhöhung angebracht ist. Das Bild wird allerdings dadurch kompliziert, dass beim Übergewichtigen auch häufig Arzneistoffbindung, Metabolismus und Elimination verändert sind, so dass allgemeingültige Voraussagen schwierig sind. Der Metabolismus kann beeinflusst sein, wenn Lebererkrankungen vorliegen. Diabetes und Leberblutflussveränderungen sind bei Übergewichtigen häufig und können die Biotransformation verändern. Auch die renale Elimination von Arzneistoffen und Metaboliten kann beeinflusst sein, da sich bei Übergewichtigen renaler Blutfluss und glomeruläre Filtrationsrate ändern können. Weiterhin kann die Ausscheidung in die Galle beeinträchtigt sein, da Gallensteine und Pankreatitis bei Übergewichtigen häufige Komplikationen darstellen. Schließlich kann auch die Plasmaproteinbindung beeinträchtigt sein, da Hyperlipoproteinämien vermehrt auftreten. Im Folgenden sind einige Beispiele zur Dosierung bei übergewichtigen Patienten vorgestellt.

> **Merke**
> Bei übergewichtigen Personen ist mehr Fettgewebe und weniger Muskelgewebe sowie Körperwasser vorhanden. Dies muss bei der Gabe von polaren und lipophilen Arzneistoffen beachtet werden.

Digoxin

Digoxin wird bei übergewichtigen Patienten kaum ins überschüssige Fettgewebe verteilt. Verteilungsvolumen, Clearance und terminale Halbwertszeit bleiben im Vergleich zum Normalgewichtigen unverändert. In einer Studie, in der 0,5 mg Digoxin an fünf Patienten vor und nach einer Gewichtsreduktion von durchschnittlich 46 kg gegeben wurde, konnten keine Unterschiede in den pharmakokinetischen Parametern gefunden werden. Ähnliche Ergebnisse konnten in einer anderen Studie mit 16 übergewichtigen und 13 normalgewichtigen Patienten gefunden werden. Das Verteilungsvolumen war in beiden Gruppen identisch (etwa 950 l); auch Halbwertszeit (35 bis 40 Stunden) und Clearance (etwa 300 ml/min) waren unverändert. Wird das Verteilungsvolumen dagegen gewichtsbezogen in l/kg angegeben, ergeben sich signifikante Unterschiede. Diese Studien lassen schließen, dass übergewichtige Patienten die gleiche Digoxindosis (Start- und Erhaltungsdosis) erhalten sollten wie normalgewichtige Patienten. Wird die Dosis pro kg berechnet, sollte das Idealgewicht und nicht das tatsächliche Gewicht zur Dosisberechnung verwendet werden, da es sonst zu lebensbedrohlichen Überdosierungen bei übergewichtigen Patienten kommen kann.

Antipyrin

Antipyrin gilt als Marker für das Gesamtkörperwasser. Die Pharmakokinetik von Antipyrin wurde in einer Studie in zwei Gruppen (normal- und übergewichtig) miteinander verglichen. Das Verteilungsvolumen war bei den Übergewichtigen leicht erhöht (45 l gegenüber 40 l), aber nicht proportional zum Körpergewicht. Wurde das Verteilungsvolumen in l/kg ausgedrückt, ergaben sich signifikante Unterschiede (0,46 l/kg gegenüber 0,63 l/kg). Dies bedeutet, dass sich Antipyrin nur schlecht ins zusätzliche Körpergewicht verteilt. Das zusätzliche Verteilungsvolumen bei Übergewicht beträgt etwa 30 % des aus dem idealen Körpergewicht berechenbaren Verteilungsvolumens. ○ Abb. 7.4 veranschaulicht diesen Zusammenhang.

Antipyrin als Marker für das Gesamtkörperwasser

Aminoglykoside

Die Pharmakokinetik von Gentamicin, Tobramycin und Amikacin ist bei übergewichtigen Patienten untersucht worden. Gentamicin wurde an normal- (55 kg) und übergewichtige (104 kg) Patienten appliziert. Das Verteilungsvolumen war

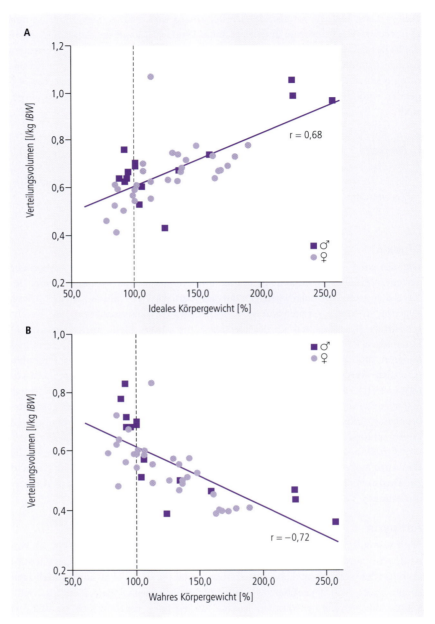

Abb. 7.4 Zusammenhang zwischen Körpergewicht und dem Verteilungsvolumen von Antipyrin, das entweder für ideales Körpergewicht (A) oder wahres Körpergewicht (B) korrigiert wurde. Nach Abernethy et al.

größer bei den übergewichtigen Patienten (19 l gegenüber 13 l), aber wiederum nicht proportional zum Körpergewicht (0,185 l/kg gegenüber 0,244 l/kg). Daraus ist zu schließen, dass Gentamicin im Vergleich zur normalen Verteilung nur zu 40 % ins überschüssige Körpergewicht verteilt wird. Dies konnte auch für Tobramycin und Amikacin bestätigt werden. Bei der Dosisberechnung für übergewichtige Patienten sollte dies berücksichtigt werden. Wird die Dosis bezogen auf das Idealgewicht berechnet, ergibt sich eine zu niedrige Dosis für Übergewichtige. Wird pro kg dosiert, ist die berechnete Dosis zu hoch. Zur Kompensation sind empirisch ermittelte Gleichungen vorgeschlagen worden (Gl. 7.2).

$$Vd = 0{,}25 \cdot (IBW + 0{,}4 \cdot (TBW - IBW))$$
Gl. 7.2

IBW ist das ideale Körpergewicht, TBW das wahre Körpergewicht (total body weight). So berechnet sich für einen Patienten, der 130 kg wiegt und dessen Idealgewicht 65 kg betrüge, ein Verteilungsvolumen von 23 l, während ein normalgewichtiger Patient ein Verteilungsvolumen von 16 l aufweist. Die Aminoglykosiddosis für den Übergewichtigen sollte daher etwa 40 % höher sein als für den Normalgewichtigen.

Vancomycin
Auch für Vancomycin wurde bei übergewichtigen Patienten ein höheres Verteilungsvolumen gefunden als bei normalgewichtigen (50 l gegenüber 33 l). Wiederum war der Anstieg nicht proportional zum Körpergewicht, so dass pro kg das Verteilungsvolumen für Übergewichtige niedriger war als für Normalgewichtige. Auch für Vancomycin erfolgt daher die Verteilung in das überschüssige Körpergewicht schlechter als in das Idealkörpergewicht. Die Startdosis sollte daher bei Übergewichtigen auf Grund des erhöhten Verteilungsvolumens erhöht werden. Signifikanter als die Erhöhung des Verteilungsvolumens ist die Erhöhung der Gesamtkörperclearance von Vancomycin bei Übergewicht (190 ml/min gegenüber 80 ml/min). Dieser Befund konnte auf die erhöhte glomeruläre Filtrationsrate der übergewichtigen Patienten zurückgeführt werden. Daraus ergibt sich, dass die Erhaltungsdosis etwa proportional zum Körpergewicht zu wählen ist.

Paracetamol
Auch für Paracetamol konnte ein erhöhtes Verteilungsvolumen bei Übergewicht gezeigt werden, das nicht proportional zum Körpergewicht ist. Die Verteilung in das überschüssige Körpergewicht erfolgt zu etwa 30 bis 40 % im Vergleich zum idealen Körpergewicht.

Diazepam
Eine andere Situation als für die bisher betrachteten Substanzen liegt bei lipophilem Diazepam vor. In einer Studie mit 17 normal- und übergewichtigen Patienten konnte gezeigt werden, dass das Verteilungsvolumen bei Übergewicht erheblich höher war (292 l gegenüber 91 l). Auch bei einer Kompensation pro kg war bei Übergewicht immer noch ein erhöhtes Verteilungsvolumen zu beobachten (2,8 l/kg gegenüber 1,5 l/kg). Dies bedeutet, dass Diazepam besser ins überschüssige Körpergewicht verteilt wird, was sicherlich auf seine Lipophilie zurückzuführen ist.

○ Abb. 7.5 zeigt die Plasmaspiegel von Diazepam und seinem aktiven Metaboliten Nordiazepam bei einer normal- und einer übergewichtigen Patientin. Die terminale Halbwertszeit von Diazepam war von 34 Stunden auf 99 Stunden erhöht. Das gleiche Verteilungsverhalten konnte auch für den Metaboliten Nordiazepam gezeigt werden, für den ebenfalls bei Vorliegen von Übergewicht erhöhte Verteilungsvolumina gezeigt werden konnten.

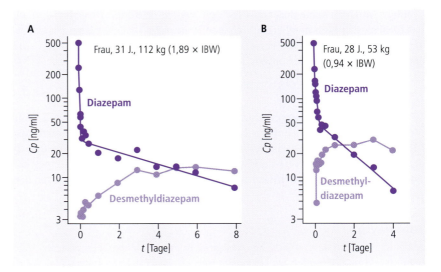

○ **Abb. 7.5** Plasmaspiegel von Diazepam und Desmethyldiazepam nach intravenöser Gabe von Diazepam an eine übergewichtige Frau (A) und eine Frau gleichen Alters mit normalem Gewicht (B). Nach Abernethy und Greenblatt

Theophyllin

Auch Theophyllin zeigt bei Übergewicht eine Erhöhung des Verteilungsvolumens, die nahezu proportional zum Körpergewicht ist (0,38 l/kg bei übergewichtigen Patienten gegenüber 0,48 l/kg bei normalgewichtigen Patienten). Die Gesamtkörperclearance ist aber unverändert. Die Startdosis von Theophyllin sollte daher auf das wahre Körpergewicht bezogen sein, während die Erhaltungsdosis auf das ideale Körpergewicht bezogen werden sollte. Normal- und übergewichtige Patienten sollten daher die gleiche Erhaltungsdosis bekommen. Durch die gleich bleibende Clearance bei erhöhtem Verteilungsvolumen verlängert sich die Halbwertszeit bei Übergewichtigen. Es ist daher möglich, bei diesen Patienten längere Dosierungsintervalle zu verwenden.

7.2.2 Pharmakokinetik und Untergewicht

Kinder und Säuglinge

Die meisten Dosisempfehlungen sind auf 70 kg schwere Durchschnittspatienten bezogen. Wie bei den besprochenen Einflüssen von Übergewicht auf die Pharmakokinetik kann auch bei Untergewicht eine Dosisanpassung nötig sein. Dies trifft natürlich vor allem auf Säuglinge und Kinder zu. An dieser Stelle werden nur die durch das Gewicht bedingten Faktoren der pädiatrischen Dosisfindung besprochen, eine Diskussion der anderen Einflussfaktoren findet sich in Abschnitt 7.3.1.

Es ist nicht einfach, Dosierungsrichtlinien für Kinder festzulegen. Kinder benötigen in der Regel höhere mg/kg-Dosen als Erwachsene. So beträgt die übliche Digoxindosis für Kinder zwischen 4 Wochen und 2 Jahren 15 bis 20 µg/kg, zwischen 2 und 12 Jahren 10 bis 15 µg/kg und für Jugendliche und Erwachsene 45 µg/kg am Tag. In allen Fällen werden Plasmaspiegel von etwa 1 bis 1,5 ng/ml erzielt. Häufig werden Gewicht und Körpergröße über die Körperoberfläche SA in die pädiatrische Dosisberechnung eingebracht (Gl. 7.3).

7.2.2 Pharmakokinetik und Untergewicht

$$SA = \text{Gewicht}^{0{,}5378} \cdot \text{Größe}^{0{,}3964} \cdot 0{,}024265 \qquad \text{Gl. 7.3}$$

Dosisberechnung über die Körperoberfläche

Gl. 7.3 ist eine empirische Beziehung. Das Gewicht geht in kg, die Körpergröße in cm ein, die Körperoberfläche wird in m² erhalten.

Alternativ kann die Oberfläche auch nach Gl. 7.4 ermittelt werden.

$$SA = \left(\frac{\text{Gewicht}}{70}\right)^{0{,}7} \cdot 1{,}73 \qquad \text{Gl. 7.4}$$

Die durchschnittliche Körperoberfläche eines Erwachsenen beträgt 1,73 m².

Wird auf die Körperoberfläche bezogen dosiert, ergibt sich aus Gl. 7.3, dass ein drei Monate alter Säugling (6 kg) etwa die doppelte Dosis erhalten sollte wie ein Erwachsener, wogegen ein Fünfjähriger (20 kg) etwa die anderthalbfache Erwachsenendosis in mg/kg bekommen sollte. Diese Regeln dürfen allerdings nicht verallgemeinert werden, da auch altersbedingte Unterschiede im Metabolismus substanzspezifisch Einfluss haben können.

Ein Beispiel für die Anwendung von körperoberflächenbezogener Dosierung ist eine Studie, in der Gentamicin an Patienten im Alter zwischen 6 Monaten und 42 Jahren bezogen auf ihr Körpergewicht (1 mg/kg) oder auf ihre Körperoberfläche (30 mg/m²) appliziert wurde. Bei der oberflächenbezogenen Dosierung wurde weniger Variabilität in den erzeugten Plasmaspiegeln beobachtet. Die gleiche mg/m²-Dosis erzeugte mehr oder weniger gleiche Plasmaspiegel in allen Gewichts- und Größenklassen.

Ein Grund, dass Kinder höhere mg/kg-Dosierungen benötigen als Erwachsene, ist die Tatsache, dass Kinder prozentual mehr Gesamtkörperwasser und Extrazellularwasser haben. So besitzen Neugeborene etwa 80 % ihres Körpergewichts an Gesamtkörperwasser (Erwachsene 60 %) und 45 % an Extrazellularwasser (Erwachsene 20 %). Die gleiche freie Arzneistoffmenge/kg erzeugt daher beim Kind niedrigere freie Arzneistoffspiegel als beim Erwachsenen. Auch im Alter nimmt der relative Anteil an Gesamtkörperwasser ab. Ein Beispiel ist die Gabe von Ethanol, der nahezu ungebunden vorliegt und im Gesamtkörperwasser verteilt wird. Nach Gabe der gleichen Ethanoldosis in Form einer intravenösen Infusion wurden mit zunehmendem Alter ansteigende Peakkonzentrationen gemessen (○ Abb. 7.6). Dies ist auf die relative Abnahme der Gesamtkörperwassermenge zurückzuführen.

Höherer Gesamtkörper- und Extrazellularwasseranteil bei Kindern

> **Merke**
> In der Regel benötigen Kinder höhere mg/kg-Dosen als Erwachsene, da Kinder prozentual mehr Gesamtkörperwasser und Extrazellularwasser besitzen.

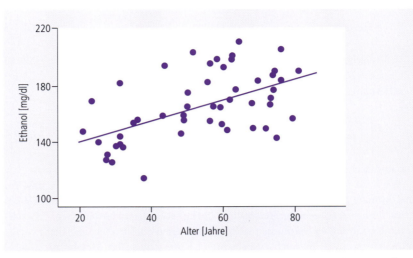

○ **Abb. 7.6** Blutalkoholspiegel nach Gabe der gleichen Dosis in Abhängigkeit vom Alter. Nach Vestal et al.

7.3 Alter

> **Merke**
> Die Pharmakokinetik vieler Arzneistoffe ändert sich als Funktion des Alters des Patienten. Dies liegt an Änderungen der Verteilung, des Metabolismus und der Ausscheidung.

Allgemein gilt, dass in vielen Fällen die Eliminationsrate bei Säuglingen herabgesetzt ist, mit zunehmendem Alter zunimmt und dann wieder bis ins hohe Alter abnimmt.

Nur wenige Studien liegen vor, in der die Pharmakokinetik als Funktion des Alters systematisch untersucht wurde. Eine Ausnahme stellt eine Studie von Sulfamethoxypyridazin in fünf Altersgruppen dar. Die Eliminationshalbwertszeit variierte zwischen 51 und 135 Minuten; die Altersverteilung ist in ○ Abb. 7.7 gezeigt.

○ Abb. 7.8 zeigt die Halbwertszeit von Diazepam als Funktion des Alters.

Zum besseren Verständnis werden verschiedene Altersstufen definiert. Man unterscheidet zwischen Frühgeborenen (Geburt nach weniger als 36 Wochen Schwangerschaft), Neugeborenen (< 30 Tage), Säuglingen (1–12 Monate), Kindern (1–10 Jahre), Jugendlichen (10–15 Jahre) und Erwachsenen (> 15 Jahre).

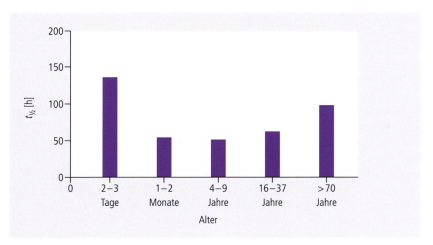

○ **Abb. 7.7** Halbwertszeit von Sulfamethoxypyridazin als Funktion des Alters. Nach Sereni et al.

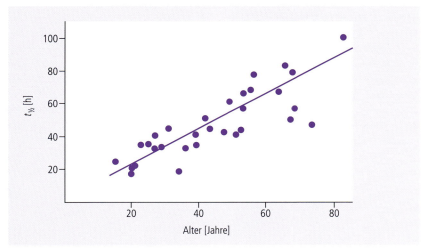

○ **Abb. 7.8** Zusammenhang zwischen Halbwertszeit von Diazepam und Alter. Nach Klotz et al.

Pharmakokinetik bei Neugeborenen und Säuglingen 7.3.1

> **Merke**
> Bei Säuglingen sind die Eliminationsgeschwindigkeit und Plasmaproteinbindung herabgesetzt sowie die Eliminationshalbwertszeit verlängert, was eine Dosisanpassung erforderlich macht.

Bei Säuglingen sind die renalen und hepatischen Eliminationswege noch nicht vollständig entwickelt (s. Kap. 6.1). Dies bedeutet eine herabgesetzte Eliminationsgeschwindigkeit und die Notwendigkeit einer Dosisverminderung. Da die Entwicklungsstadien der Eliminationswege so rasch durchlaufen werden, ist es nicht

Die Eliminationsgeschwindigkeit ist bei Säuglingen herabgesetzt.

möglich, exakte Voraussagen für die kinetischen Eigenschaften von Arzneistoffen bei Säuglingen zu machen. Große Vorsicht ist grundsätzlich angebracht. Für viele Arzneistoffe mit geringer therapeutischer Breite müssen Plasmaspiegelbestimmungen durchgeführt werden.

Normalerweise ist die Eliminationshalbwertszeit bei Säuglingen erheblich verlängert. So beträgt die Halbwertszeit für Indometacin 11 bis 20 Stunden (bei Erwachsenen etwa 5 Stunden), für Tolbutamid 10 bis 40 Stunden (Erwachsene etwa 6 Stunden) und für Pethidin 22 Stunden (Erwachsene etwa 3 Stunden). Diese Veränderungen sind auf die noch nicht entwickelten Metabolisierungsmechanismen beim Neugeborenen zurückzuführen. Ist die Mutter mit Antiepileptika behandelt worden (Phenytoin, Carbamazepin), kann es beim Säugling zu einer angeborenen Enzyminduktion kommen. So sind für Phenytoin in einer solchen Situation identische Eliminationshalbwertszeiten bei Säuglingen und Erwachsenen gemessen worden.

Die relativ hohe Variabilität bei der Eliminationsgeschwindigkeit von Indometacin kann therapeutisch signifikant sein. Indometacin wird bei Frühgeborenen zum Schließen des Ductus arteriosus eingesetzt. Es konnte gezeigt werden, dass Neugeborene, die nicht auf diese Therapie ansprachen, niedrigere Plasmaspiegel hatten als erfolgreich behandelte Babys. Große Unterschiede wurden auch für die Elimination von Coffein beschrieben. So beträgt die Halbwertszeit von Coffein bei Neugeborenen etwa 4 Tage, während sie bei Erwachsenen etwa 4 Stunden beträgt. Erwachsene scheiden nur etwa 2 % des Coffeins unverändert in den Urin aus und metabolisieren den weitaus größten Teil. Bei Neugeborenen ist diese Metabolisierung noch nicht möglich, so dass sie bis zu 90 % unverändert in den Urin ausscheiden. ○ Abb. 7.9 zeigt Coffein-Plasmaspiegel beim gleichen Säugling im Alter von 6 und 10 Wochen. Die Halbwertszeit ändert sich während dieser vier Wochen von 41 auf 16 Stunden.

> Die Eliminationshalbwertszeit ist bei Säuglingen verlängert.

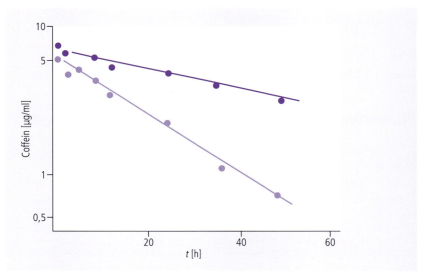

○ **Abb. 7.9** Coffein-Plasmaspiegel nach intravenöser Gabe an denselben Säugling im Alter von 1,5 Monaten (●, $t_{1/2}$ = 41 h) und 2,5 Monaten (●, $t_{1/2}$ = 16 h). Nach Aranda.

Erst im Alter von 7–9 Monaten ist die Entwicklung der Eliminationswege abgeschlossen, so dass Urinausscheidungswerte erhalten werden, die denen von Erwachsenen entsprechen.

Auch die Plasmaproteinbindung ist beim Säugling herabgesetzt. So beträgt die freie Fraktion von Phenytoin im Säuglingsplasma etwa 20 %, während beim Erwachsenen nur etwa 10 % frei vorliegen. Sowohl die Albuminkonzentration als auch die Bindungsaffinität zahlreicher Arzneistoffe (Ampicillin, Diazepam, Lidocain, Theophyllin) an Albumin ist herabgesetzt. Auf die unterschiedliche Zusammensetzung der Körpermasse wurde im vorherigen Kapitel eingegangen. Herabgesetzte Plasmaproteinbindung und relativ vermehrtes Gesamtkörperwasser können niedrigere Plasmaspiegel nach Gabe gleicher mg/kg-Dosierungen beim Säugling bewirken. Schließlich ist auch die renale Eliminationsfähigkeit beim Neugeborenen vermindert (◻ Tab. 6.1). So ist die renale Clearance von Aminoglykosiden, Indometacin und Digoxin bei Säuglingen herabgesetzt. Auch die tubuläre Sekretion von Penicillin ist bei Säuglingen vermindert.

Die Plasmaproteinbindung ist beim Säugling herabgesetzt.

Pharmakokinetik bei Kindern

7.3.2

> **Merke**
> Im Gegensatz zu Neugeborenen und Säuglingen metabolisieren Kinder viele Arzneistoffe schneller als Erwachsene. Sie benötigen häufig höhere mg/kg-Dosen, um vergleichbare Arzneistoffspiegel zu erzielen.

Kinder weisen eine schnellere Metabolisierung auf als Erwachsene.

So konnte gezeigt werden, dass die Clearance von Theophyllin bei Kindern etwa 90 ml/h/kg beträgt (Erwachsene 60 ml/h/kg) (◯ Abb. 7.10). Die Halbwertszeit bei Kindern betrug 3,7 Stunden im Vergleich zu 5,5 Stunden bei Erwachsenen.

In einer anderen Studie wurde vorgeschlagen, dass die therapeutische Dosis für Theophyllin 24 mg/kg für Kinder bis zum 9. Lebensjahr sein sollte, dann bis zum 16. Lebensjahr auf 18 mg/kg vermindert werde und schließlich für Patienten über 16 Jahren 13 mg/kg betragen solle.

Eine Umrechnung von Erwachsenendosen (Gesamtdosis, nicht pro kg) auf Gesamtkinderdosis kann allgemein mit Hilfe der Körperoberfläche *SA* (s. Kap. 7.2.2) und Gl. 7.5 erfolgen.

$$\text{Kinderdosis} = \frac{SA}{1{,}73} \cdot \text{Erwachsenendosis} \qquad \text{Gl. 7.5}$$

Die Körperoberfläche *SA* kann auch graphisch aus dem Nomogramm in ◯ Abb. 7.11 ermittelt werden, das auf Gl 7.4 basiert.

Im Folgenden sollen einige Beispiele zur Arzneistoffdosierung bei Kindern vorgestellt werden.

Arzneistoffdosierung bei Kindern

Digoxin

Digoxin wird beim Neugeborenen vor allem renal durch glomeruläre Filtration ausgeschieden. Die renale Clearance ändert sich daher während der ersten Lebenswochen dramatisch. ◯ Abb. 7.12 zeigt die Änderung der Digoxinspiegel nach Gabe der gleichen Dosis (8 µg/kg) als Funktion des Geburtsgewichts. Nach Gabe der gleichen Dosis Digoxin (12 µg/kg/Tag) an Neugeborene wurden im ersten Lebens-

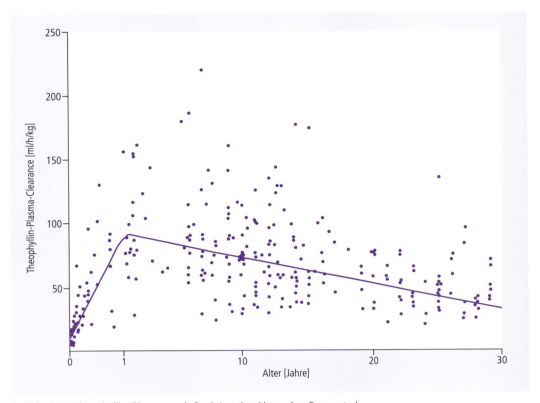

o **Abb. 7.10** Theophyllin-Clearance als Funktion des Alters. Aus Evans et al.

monat Plasmaspiegel von 2,1 ng/ml und im 2. bis 12. Monat von durchschnittlich 1,2 ng/ml gemessen.

Die Halbwertszeit bei Kindern ist kürzer als bei Erwachsenen. Es scheint daher angebracht, Digoxin bei Kindern individuell mit Hilfe von Digoxinplasmaspiegelbestimmungen zu dosieren. Der Plasmaspiegel sollte zwischen 1 und 2 ng/ml liegen.

Theophyllin

Theophyllin wird häufig zur Asthmabehandlung bei Säuglingen und Kindern eingesetzt. Der therapeutische Plasmaspiegelbereich liegt zwischen 10 und 20 µg/ml. Die durchschnittliche Gesamtkörperclearance ist altersabhängig und kann, bezogen auf die Körperoberfläche, ◻ Tab. 7.1 entnommen werden.

Auch bei Theophyllin sollte unbedingt individuelles Plasmaspiegelmonitoring mit entsprechender Dosierungsanpassung erfolgen.

Chloramphenicol

Chloramphenicol wird durch Glucuronidierung eliminiert. Der therapeutische Plasmaspiegelbereich liegt bei etwa 10 bis 25 µg/ml. Ein Überschreiten dieses Bereichs führt zu Toxizität (Gray-Syndrom, aplastischer Anämie).

Chloramphenicol wird häufig parenteral in der Form seines Hemisuccinates eingesetzt, das erst durch Hydrolyse im Körper in seine aktive freie Form überführt

7.3.2 Pharmakokinetik bei Kindern

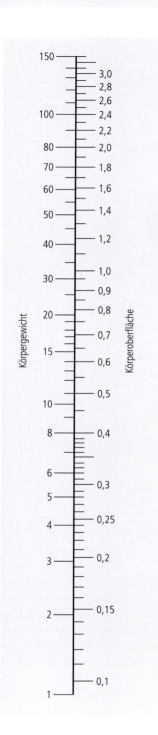

Abb. 7.11 Nomogramm zur Bestimmung der Körperoberfläche (in m²) aus dem Körpergewicht (in kg). Aus Rowland und Tozer

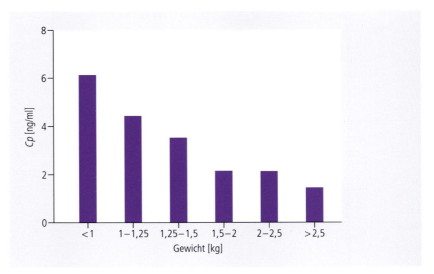

○ **Abb. 7.12** Digoxin-Plasmaspiegel bei Frühgeborenen in Abhängigkeit vom Geburtsgewicht. Nach Pinsky et al.

□ **Tab. 7.1** Abhängigkeit der Theophyllin-Clearance vom Alter

Altersgruppe		Clearance [ml/min/1,73 m^2]
Frühgeborene		28
0–6	Monate	48
6–12	Monate	120
1–4	Jahre	100
4–17	Jahre	85
Erwachsene		40

werden muss. Die Hydrolysegeschwindigkeit ist altersabhängig und bei Neugeborenen verlangsamt. Das unveränderte Hemisuccinat kann in den Urin ausgeschieden werden, so dass die Bioverfügbarkeit in diesen Fällen erheblich herabgesetzt ist. Beim Frühgeborenen ist die Bioverfügbarkeit trotz langsamer Hydrolyserate höher als bei älteren Säuglingen, da die renale Elimination des Hemisuccinats vermindert ist. Für die orale Anwendung wird das Chloramphenicolpalmitat verwendet, das ebenfalls ein Prodrug darstellt und zunächst in seine aktive Form überführt werden muss. Bei Säuglingen beträgt die Bioverfügbarkeit zwischen 25 und 60 %.

Die Elimination von Chloramphenicol selbst ist bei Neugeborenen auf Grund der verminderten Glucuronidierungskapazität verlängert (Halbwertszeit 27 Stunden im Vergleich zu 9 Stunden bei Kindern). Auch hier sollte daher individuell dosiert werden, um effektive therapeutische Spiegel zu erzielen und Nebenwirkungen zu vermeiden.

Gentamicin

Ein weiteres Beispiel für altersabhängige pharmakokinetische Änderungen sind Aminoglykoside. Auf Grund ihrer schlechten Bioverfügbarkeit können sie nur parenteral verabreicht werden. Da die Substanz nur glomerulär filtriert wird, entspricht sie der glomerulären Filtrationsrate. Das Verteilungsvolumen verringert sich von der Geburt bis ins Erwachsenenalter um etwa die Hälfte. Wegen der hohen und teilweise irreversiblen Oto- und Nephrotoxizität müssen Aminoglykoside in jedem Fall altersabhängig individuell dosiert werden. Ein Drug-Level-Monitoring muss ebenfalls durchgeführt werden (s. Kap. 8.1.2).

Pharmakokinetik im Alter

> **Merke**
> Altern hat physiologische Folgen, die unter anderem zu Änderungen von pharmakokinetischen und pharmakodynamischen Parametern führen und die Wirkung von Arzneimitteln beim alternden Patienten verändern können.

Änderungen pharmakokinetischer und pharmakodynamischer Parameter im Alter

Die richtige Dosierung und das richtige Dosierungsschema für ältere Patienten zu finden, ist eine Herausforderung für alle, die im Gesundheitswesen tätig sind.

Ändert sich im Alter die Arzneistoffkonzentration bei gleicher Dosis, ist dies ein eindeutiger Nachweis für eine pharmakokinetische Veränderung. Pharmakodynamische Veränderungen sind bei weitem schwerer nachzuweisen, denn eine Veränderung der Wirkung des Arzneistoffs kann entweder rein pharmakokinetisch, bedingt durch veränderte Konzentrationen, zustande kommen oder aber pharmakodynamisch bedingt so zu erklären sein, dass die gleiche Konzentration nun eine veränderte Wirkungsintensität produziert. Der Nachweis einer pharmakodynamischen Veränderung ist also nur bei gleichzeitiger Untersuchung der Pharmakokinetik möglich.

Viele pharmakodynamische Veränderungen im Alter sind durch die veränderte Physiologie beim älteren Patienten erklärbar. Allerdings sind die genaue Ursache und der Mechanismus für Desensibilisierungen des Herzkreislaufsystems oder Erhöhungen der Sensibilität im Zentralnervensystem in der Regel unklar. Demnach besteht ein großer Bedarf an Studien, die zur Sicherheit von Arzneimitteltherapien bei dieser Patientengruppe beitragen. Es gilt herauszufinden, für welche Arzneimittel Art, Dauer und Dosis bei älteren Patienten geändert werden muss, damit es nicht zu Über- oder Unterdosierung kommt und die Anzahl und der Schweregrad an Nebenwirkungen nicht zunimmt.

Veränderte Physiologie bei älteren Patienten

Es gilt also festzustellen, welche Arzneimittel unterschiedlich bei älteren Patienten wirken, ob es nun pharmakokinetische, pharmakodynamische oder eine Kombination beider Mechanismen ist, und schlussendlich, welche therapeutische Konsequenz aus diesen Erkenntnissen zu ziehen ist.

Pharmakokinetische Veränderungen im Alter

Die pharmakokinetischen Eigenschaften von Arzneistoffen hängen ab von deren Resorption, Verteilung, Metabolismus und Ausscheidung.

Resorption

Verlangsamte Mobilität des Magen-Darm-Trakts im Alter

Die Resorption von Arzneistoffen ist in der Regel im Alter nur unwesentlich verändert, da sie hauptsächlich von den physikochemischen Eigenschaften der eingesetzten Substanzen abhängt. Der im Alter erhöhte pH-Wert des Mageninhalts und die verlangsamte Mobilität des Magen-Darm-Trakts können die Absorption von Arzneimitteln beeinträchtigen. Die Magenentleerungszeit kann im Alter etwas länger dauern, und die resorbierende Oberfläche des Darms kann verringert sein. Der größte Alterseffekt auf die Resorption tritt bei Substanzen mit hohem First-Pass-Effekt auf, bei denen die Bioverfügbarkeit auf Grund eines herabgesetzten Metabolismus erhöht sein kann, wie z. B. beim L-Dopa.

Verteilung

Zunahme des Körperfettanteils und Abnahme des Gewebewassers im Alter

Im Alter nimmt das Volumen des Gewebewassers ab, was zu einer Verringerung des Verteilungsvolumens hydrophiler Substanzen führt. Das hat zur Folge, dass hydrophile Arzneistoffe ein geringeres Verteilungsvolumen zur Verfügung haben und deshalb eine höhere Konzentration des Arzneistoffs am Wirkort vorliegen kann. Auch die Muskelmasse nimmt ab, das Körperfett dagegen zu. Für lipophile Arzneistoffe gilt daher genau das Gegenteil, ihre Konzentration am Wirkort kann verringert sein. Lipophile Substanzen können daher ein erhöhtes Verteilungsvolumen haben, was zu verlängerten Halbwertszeiten führt. Es dauert länger bis der Arzneistoff eliminiert ist und es besteht Akkumulationsgefahr. Dies ist der Fall für Diazepam, bei dem die Halbwertszeit direkt vom Alter her abgeschätzt werden kann: Ein 20-jähriger Patient hat eine Halbwertszeit von etwa 20 Stunden, ein 70-jähriger Patient eine Halbwertszeit von etwa 70 Stunden (○ Abb. 7.8).

Die Albuminkonzentration nimmt im Alter ab.

Ein weiterer Aspekt der Pharmakokinetik im Alter ist eine Abnahme der Plasmaproteinbindung. Die Albuminkonzentration nimmt mit zunehmendem Alter ab, weshalb viele Arzneimittel eine erhöhte Konzentration von ungebundenem, und damit pharmakologisch aktivem Arzneistoff zeigen. Dies ist vor allem bei den Antiepileptika von Bedeutung. Eine Erhöhung von pharmakologisch aktivem Arzneimittel kann die Gefahr der Nebenwirkungen und toxischen Wirkungen auf das ZNS verstärken. So konnte für Phenytoin gezeigt werden, dass die freie Fraktion im Plasma im Alter um 50 % erhöht ist. Da für Phenytoin die Gesamtkörperclearance direkt proportional zur freien Fraktion ist, ändern sich die ungebundenen Konzentrationen bei Veränderung der Proteinbindung nur wenig. Die Gesamtkonzentrationen, die normalerweise beim Drug-Level-Monitoring untersucht werden, sind dagegen umgekehrt proportional zur freien Fraktion, so dass bei Untersuchung des Gesamtplasmaspiegels, wie es routinemäßig geschieht, eine falsche Dosierungsempfehlung resultieren kann. Eine direkte analytische Bestimmung der ungebundenen Phenytoinkonzentrationen kann diesen Fehler vermeiden.

Auch Carbamazepin und Valproinsäure sind stark an Albumin gebunden. ○ Abb. 7.13 zeigt deutlich, wie ausgeprägt diese altersbedingte veränderte Proteinbindung bei Valproinsäure sein kann.

Wie bei Phenytoin, sollte man bei älteren Patienten beim Drug-Level-Monitoring statt der Gesamtplasmakonzentration die Menge an ungebundenem Wirkstoff messen und die Dosis dementsprechend anpassen. Das Nebenwirkungsprofil und der Metabolismus der neuen Antikonvulsiva erscheint in vielerlei Hinsicht günstiger für ältere Menschen. Bis auf Tiagabin sind alle neuen Antikonvulsiva wenig

7.3.3 Pharmakokinetik im Alter

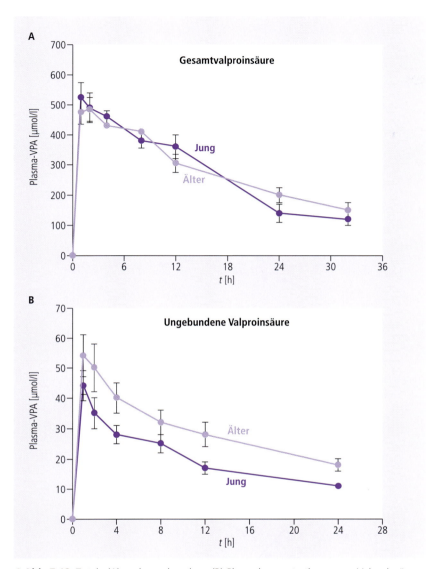

Abb. 7.13 Totale (A) und ungebundene (B) Plasmakonzentrationen von Valproinsäure bei sechs jungen (●) und älteren (●) Patienten nach oraler Gabe von 800 mg Natriumvalproat. Nach Perucca et al.

proteingebunden, d. h. eine Erhöhung von pharmakologisch aktivem Arzneistoff, wie bei Carbamazepin und Valproinsäure, ist nicht zu erwarten.

Metabolismus

Auch die metabolische Clearance ist im Alter vermindert. ○ Abb. 7.14 zeigt trotz hoher individueller Variabilität die signifikante Abnahme der metabolischen Antipyrin-Clearance im Alter.

Die altersbedingte Abnahme der metabolischen Clearance ist bei Männern manchmal ausgeprägter als bei Frauen. Ein Beispiel für die im Alter verlängerte

> Die metabolische Clearance ist im Alter vermindert.

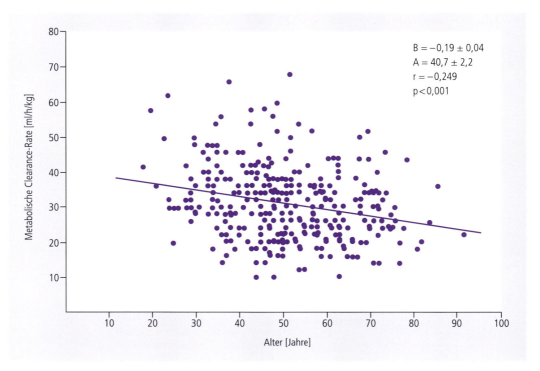

o **Abb. 7.14** Antipyrin-Clearance in Abhängigkeit vom Alter. Nach Vestal et al.

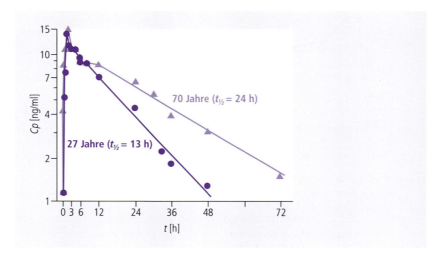

o **Abb. 7.15** Alprazolam-Plasmaspiegel nach Gabe einer 1 mg-Dosis bei einem jungen (●) und einem älteren (▲) repräsentativen Probanden. Nach Greenblatt et al.

Elimination zeigt o Abb. 7.15. Die Halbwertszeit von Alprazolam, das durch hepatische Oxidation eliminiert wird, ist von 13 Stunden bei jungen Probanden auf 24 Stunden bei 70-jährigen Probanden erhöht.

Metabolische Konjugationsreaktionen sind nicht so sehr altersabhängig wie Oxidationen. So bleibt die metabolische Clearance von Oxazepam und Paracetamol im Alter relativ unverändert.

Phenytoin weist eine nichtlineare Pharmakokinetik auf, die auf einen sättigbaren Metabolismus zurückzuführen ist. Studien ergaben, dass die Konzentration bei halbmaximaler Kapazität (k_M) altersunabhängig konstant bleibt, jedoch die maximale enzymatische Kapaziät (V_{max}) mit zunehmendem Alter abnimmt. Der Grund hierfür liegt wahrscheinlich in der Abnahme der Kapazität des Cytochrom-P450-Systems, das für den Metabolismus von Phenytoin zuständig ist. Es ist deswegen wichtig, die Therapie mit Phenytoin mit niedrigen Dosen zu beginnen und die Dosis nur langsam zu erhöhen. Denn sobald der Metabolismus gesättigt vorliegt, steigt der Plasmaspiegel unproportional und es kann zu neurotoxischen Nebenwirkungen kommen. Neuere Antiepileptika sind für die Dosierung bei älteren Patienten weniger problematisch. Lamotrigin wird stark metabolisiert. Bei Patienten mit eingeschränkter Leberfunktion sollte eine Dosisreduktion erfolgen. Eine Dosisreduktion ausschließlich auf Grund des vorangeschrittenen Alters scheint nicht nötig zu sein. Bei Felbamat konnte eine veränderte Pharmakokinetik mit zunehmendem Alter bisher nicht eindeutig nachgewiesen werden, sie ist aber zu vermuten. Gabapentin dagegen wird unmetabolisiert renal ausgeschieden, ist nicht an Protein gebunden und deswegen sicher in der Anwendung bei älteren Patienten. Allerdings müssen Patienten mit einer Creatinin-Clearance von < 60 ml/min eine reduzierte Dosis erhalten. Oxcarbazepin ist ein schwächerer Enzyminduktor als Carbamazepin und weist deswegen ein freundlicheres Wechselwirkungsprofil auf.

Auch die Gesamtkörperclearance von Theophyllin ist unabhängig vom Alter, während die von Propranolol im Alter abnimmt. Dies scheint auf eine Abnahme des Leberblutflusses zurückzuführen zu sein. Eine durch Rauchen hervorgerufene Induktion des hepatischen Metabolismus von Propranolol ist nur bei jungen Patienten, nicht aber im Alter zu beobachten. Dies steht im Gegensatz zu Theophyllin, wo eine erhöhte Clearance sowohl bei jungen als auch bei älteren Rauchern auftritt.

Auch für Nortriptylin sind im Alter erhöhte Plasmaspiegel, verlängerte Halbwertszeiten (43 gegenüber 25 Stunden) und eine herabgesetzte Clearance (19 l/h gegenüber 50 l/h) bestimmt worden, so dass diese Substanzen im Alter niedriger dosiert werden sollten als bei jüngeren Patienten, um Nebenwirkungen zu vermeiden.

Ausscheidung

Vor allem die Ausscheidung von Arzneistoffen ist im Alter verändert. Es ist durch viele Studien belegt, dass die Nierenfunktion mit zunehmendem Alter abnimmt. Glücklicherweise kann die Nierenfunktion jedoch einfach an Hand der Creatinin-Clearance überprüft werden. Arzneimittel, die renal ausgeschieden werden, können in ihrer Dosierung der Nierenfunktion angepasst werden.

Die Nierenfunktion nimmt im Alter ab.

Durch den Abfall von glomerulärer Filtrationsrate und tubulärer Sekretionsrate im Alter wird die Clearance von Arzneistoffen, die hauptsächlich renal eliminiert werden, herabgesetzt. Dies ist von Bedeutung bei Substanzen wie Digoxin, Cimetidin, Ranitidin, Lithium und Aminoglykosiden. So konnte für Digoxin bei 70- bis 80-jährigen Patienten eine renale Clearance von 53 ml/min bestimmt werden. In der Vergleichsgruppe der 20- bis 30-Jährigen betrug die renale Clearance 83 ml/

min. Der Unterschied konnte auf die im Alter herabgesetzte glomeruläre Filtrationsrate zurückgeführt werden, was zu einer Erhöhung der Digoxinplasmakonzentrationen führt. Ältere Patienten leiden daher im Gegensatz zu jüngeren Patienten öfter an neurotoxischen Störungen während der Behandlung mit Digoxin. Hinzu kommt, dass die Muskelmasse der größte Speicher für Digoxin ist, diese jedoch mit zunehmendem Alter abnimmt. Ebenso tragen die zu Grunde liegenden Krankheiten des Patienten (z. B. Bluthochdruck, Herzinsuffizienz, Schilddrüsenunterfunktion, Elektrolytverlust etc.) dazu bei, den Plasmaspiegel von Digoxin zu erhöhen.

Es sei an dieser Stelle darauf hingewiesen, dass eine Serumcreatininbestimmung zur Bestimmung der glomerulären Filtrationsrate (s. Kap. 6.1.1) im Alter zu keinen verlässlichen Ergebnissen führt, da die Creatininbildung aus Muskelmasse im Alter abnimmt. Das Alter des Patienten muss daher unbedingt bei der Berechnung der glomerulären Filtrationsrate berücksichtigt werden (Gl. 6.3 und Gl. 6.4). Trotz abnehmender Creatinin-Clearance bleibt im Alter der Creatinin-Plasmaspiegel wegen der verminderten Bildungsrate relativ konstant (○ Abb. 7.16).

Auch Metaboliten können von diesen Veränderungen betroffen sein. Das pharmakokinetische Profil von Risperidon ist ähnlich bei älteren und jüngeren Patienten. Der aktive Metabolit, 9-Hydroxyrisperidon, wird jedoch hauptsächlich renal ausgeschieden und zeigt mit zunehmendem Alter eine geringere Clearance und damit eine verlängerte Halbwertszeit. Hierdurch kann es zur Akkumulation und dadurch gegebenenfalls zu neurotoxischen Nebenwirkungen kommen.

Kombination von unterschiedlichen Einflüssen
Bei einigen Substanzen muss an mehrere gleichzeitig auftretende Veränderungen gedacht werden. So wurde oben bereits erwähnt, dass bei Phenytoin sowohl die Proteinbindung als auch der Metabolismus im Alter verändert ist.

> **Merke**
> Beim älteren Patienten ist das Risiko von Arzneimittelinteraktionen erhöht, da diese häufiger gleichzeitig mehrere Arzneimittel einnehmen. Mit steigender Anzahl an Arzneimitteln nimmt auch die Gefahr der pharmakokinetischen Wechselwirkungen zu.

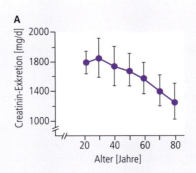 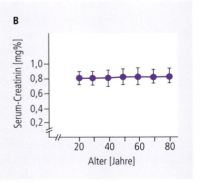

○ **Abb. 7.16** Creatinin-Ausscheidungsgeschwindigkeit (A) und Creatinin-Serumspiegel (B) in Abhängigkeit vom Alter. Nach Rowe et al.

Pharmakodynamische Veränderungen im Alter

Die Pharmakodynamik beschäftigt sich mit den Wirkungen und Nebenwirkungen von Arzneimitteln in Abhängigkeit von deren Konzentration. Das bedeutet, dass pharmakodynamische Veränderungen eine Erhöhung oder Verminderung der Reaktion bei älteren Menschen im Gegensatz zu jüngeren Menschen hervorrufen, obwohl der gleiche Plasmaspiegel vorliegt. Der genaue Mechanismus, der zu solchen Veränderungen führt, ist meist nicht bekannt. Man vermutet, dass sich entweder die Bindungskapazität und -affinität zum Rezeptor verändert und/oder die Reaktionen in der Zelle, die einer Bindung folgen, sich mit zunehmendem Alter verändern.

Allgemein kann festgestellt werden, dass die Zahl der Studien, die pharmakodynamische Veränderungen im Alter untersucht haben, sehr gering ist. Im Folgenden werden einige Arzneimittel vorgestellt, bei denen die Pharmakodynamik im Alter verändert erscheint, und dadurch bei älteren Patienten eine von jüngeren Patienten unterschiedliche Reaktion hervorgerufen wird. Wie bereits dargelegt, ist dies erst dann sauber nachzuweisen, wenn in der jeweiligen Studie gleichzeitig die entsprechende Pharmakokinetik bestimmt wurde, um auszuschließen, dass evtl. Konzentrationsveränderungen für die veränderten Effekte verantwortlich sind.

Benzodiazepine

Benzodiazepine gehören zu den Arzneimitteln, die häufig im Alter verschrieben werden. Ältere Patienten erfahren bei gleicher Dosierung eine schwerwiegendere Sedierung und motorische Einschränkung als jüngere Patienten. Diese Effekte können zu Stürzen führen, die im Alter u. U. fatal sind. Für Alprazolam konnte gezeigt werden, dass ältere Patienten bei gleichem Plasmaspiegel eine stärkere Einschränkung des Reaktionsvermögens und Gedächtnisses erfuhren. Es konnte weiterhin nachgewiesen werden, dass die Wirkung auf das Reaktionsvermögen bei jüngeren Patienten früher nachließ. Das bedeutet, dass sich bei diesen schneller eine Toleranz einstellte. Eine neuere Studie kam allerdings zu dem Schluss, dass sich Pharmakokinetik und Pharmakodynamik von Alprazolam im Alter nicht signifikant ändern.

Ein sehr sauberer Nachweis einer unterschiedlichen Pharmakodynamik von Midazolam im Alter wurde kürzlich publiziert. Es konnte nachgewiesen werden, dass ältere Patienten geringere Konzentrationen von Midazolam bedürfen, um die gleiche Sedierung zu erfahren wie jüngere Patienten (○ Abb. 7.17). Weiterhin wurde eine Toleranzentwicklung ersichtlich, da die Patienten für die gleiche Sedierung beim zweiten Durchgang eine höhere Konzentration benötigten. Weitere Studien konnten ebenfalls eine im Alter erhöhte Empfindlichkeit des ZNS (pharmakodynamische Veränderungen) gegenüber Midazolam feststellen. Es wurde gezeigt, dass obwohl die Älteren eine geringere Dosis erhielten, eine genügende wenn nicht sogar größere Sedierung zu verzeichnen war, die ausreichte, um einen kleinen chirurgischen Eingriff durchzuführen. Daraus wurde gefolgert, dass es sicher und ethisch vertretbar sei, älteren Patienten eine niedrigere Dosis zu geben, wenn Midazolam als Prämedikation gegeben werden soll.

Für Triazolam konnten dagegen keine signifikanten Unterschiede in der Pharmakodynamik gezeigt werden. Da sich aber die Pharmakokinetik änderte und die alten Patienten bei gleicher Dosis höhere Wirkspiegel aufwiesen, war auch hier die Wirkung der gleichen Dosis im Alter verstärkt. Es ist bekannt, dass ältere Men-

Ältere Menschen zeigen eine verstärkte Reaktion auf Benzodiazepine.

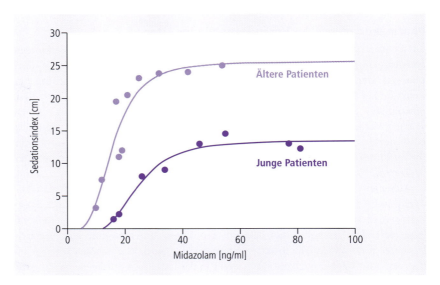

Abb. 7.17 Beziehung zwischen Pharmakokinetik (Plasmakonzentration) und Pharmakodynamik (Sedationsindex) bei einem jungen (●) und einem älteren (●) Patienten nach intravenöser Gabe von Midazolam. Nach Platten et al.

schen öfter ihr Gleichgewicht verlieren als jüngere. Wenn ältere Patienten zusätzlich Benzodiazepine (z. B. Triazolam) einnehmen, wird der Gleichgewichtssinn zusätzlich vermindert und die Gefahr von Stürzen im Alter noch weiter erhöht.

Man kann also bei den Benzodiazepinen davon ausgehen, dass sich sowohl die pharmakokinetischen als auch die pharmakodynamischen Parameter bei älteren Patienten verändern können, so dass ältere Menschen verstärkte Wirkungen zeigen. Um eine Akkumulation und dadurch Überdosierung zu vermeiden, sollten ältere Patienten eine niedrigere Dosis erhalten und die Anwendung von langzeitwirksamen Benzodiazepinen mit einer Vielzahl aktiver Metaboliten vermieden werden.

Antidepressiva

Trizyklische Antidepressiva sollten bei älteren Patienten nicht verschrieben werden.

Obwohl sich die pharmakokinetischen Parameter der trizyklischen Antidepressiva mit zunehmendem Alter verändern, sind es die Veränderungen der pharmakodynamischen Eigenschaften, die zu der Empfehlung geführt haben, diese Substanzen älteren Patienten nicht mehr unkritisch zu verschreiben. Neben ihrer Hauptwirkung, der Erhöhung der Noradrenalin- und Serotoninkonzentration im synaptischen Spalt, haben die meisten trizyklischen Antidepressiva auch eine mehr oder weniger starke Affinität zu histaminergen, muscarinergen und adrenergen Rezeptoren. Die antagonistische Aktivität an muscarinergen Rezeptoren kann zur Verschlechterung von Engwinkelglaukomen oder benigner Prostatahyperplasie führen. Der antagonistische Effekt an α-Rezeptoren kann orthostatische Störungen zur Folge haben, was wiederum die Gefahr von Stürzen erhöht. Die Affinität zu H_1-Rezeptoren führt zur Sedierung und kann ebenfalls die Sturzgefahr erhöhen. Die Lipophilie der trizyklischen Antidepressiva führt auf Grund des erhöhten Fettgewebes im Alter zu einem erhöhten Verteilungsvolumen, wodurch die Substanzen langsamer eliminiert werden. Die Akkumulation des Arzneistoffs erhöht also das

7.3.3 Pharmakokinetik im Alter

Risiko für die oben beschriebene Nebenwirkung. Weiterhin wird vermutet, dass die hydroxylierten Metaboliten zur Kardiotoxizität von trizyklischen Antidepressiva beitragen. Aus den genannten Gründen, unterstützt durch die Tatsache, dass inzwischen andere Antidepressiva mit einem günstigeren Nebenwirkungsprofil zur Verfügung stehen, sollten trizyklische Antidepressiva älteren Patienten nur in Ausnahmefällen, wie z. B. bei Therapieversagen, verschrieben werden.

Bei Lithium liegen sowohl Änderungen der Kinetik als auch der Dynamik vor. Als Ion zählt es zu den hydrophilen Arzneimitteln, welchen im Alter ein geringeres Verteilungsvolumen zur Verfügung steht. In der Folge ist die Konzentration am Rezeptor/Wirkort erhöht. Hinzu kommt, dass Lithium ausschließlich renal ausgeschieden wird. Mit der im Alter reduzierten Nierenfunktion, kann es zu Akkumulation von Lithium und damit zu neurotoxischen Effekten kommen. Wichtig ist daher bei älteren Patienten die Creatinin-Clearance zu überprüfen und die Dosierung dementsprechend anzupassen. Es wird derzeit empfohlen, eine Plasmakonzentration von 0,3 bis 0,5 mMol/l bei Patienten über 65 Jahren nicht zu überschreiten.

β-Blocker

Der Grund und die Mechanismen, weswegen ältere Menschen weniger empfindlich auf Wirkstoffe, die auf $β_1$-Rezeptoren wirken, reagieren, wird bislang noch kontrovers diskutiert. Es konnte gezeigt werden, dass die Plasmakonzentration von Noradrenalin bei älteren Menschen durchgehend höher ist. Eine mögliche Desensibilisierung wird diskutiert, da diese erhöhten Konzentrationen keine entsprechende Erhöhung von inotropen oder chronotropen Reaktionen nach sich ziehen. Es wird vermutet, dass die Erhöhung der Konzentration von Noradrenalin nicht durch eine erhöhte Produktion, sondern eher durch eine verminderte Clearance zustande kommt. Diese Vermutung wird mit der Tatsache unterstützt, dass man trotz erhöhter Noradrenalinkonzentrationen keine erhöhten Plasmaspiegel von Synthesevorläufern gefunden hat. Auf Grund der verminderten Empfindlichkeit von $β_1$-Rezeptoren ist die Wirksamkeit von β-Blockern gegen Bluthochdruck bei älteren Patienten herabgesetzt.

Die Wirksamkeit von β-Blockern ist bei älteren Patienten vermindert.

> **Merke**
> Bei pharmakodynamischen Veränderungen im Alter treten unterschiedliche Wirkungen und Nebenwirkungen auf, obwohl gleiche Plasmaspiegel vorliegen wie bei jüngeren Menschen.

Dosierung im Alter

Obwohl in diesem Beitrag bei weitem nicht alle Arzneistoffe besprochen werden konnten, nicht zuletzt aus Mangel an Studien, soll er doch dazu anregen, das Interesse an Studien auf diesem Gebiet zu erhöhen. Nur durch weitere Studien können die richtigen Dosierungsvorschriften für ältere Patienten gefunden und unerwünschte Arzneimittelwirkungen reduziert werden. Dies wird in den kommenden Jahren auf Grund der zunehmenden Lebenserwartung ein immer relevanteres Thema. Es wäre wünschenswert, wenn sich die Resultate solcher Studien in Dosierungsempfehlungen wieder finden, damit die Therapie im Alter sicherer wird.

Ziel neuer Studien: Dosisfindung bei älteren Patienten und Reduktion von UAWs

7.4 Geschlecht

Geschlechtsspezifische Unterschiede in der Pharmakokinetik

Geschlechtsspezifische Unterschiede in der Pharmakokinetik wurden in den letzten Jahren vermehrt untersucht, da in vielen Ländern gesetzlich vorgeschrieben wurde, bei der Arzneimittelprüfung sowohl Männer als auch Frauen in die Studien einzuschließen. Allgemein kann festgestellt werden, dass in der Literatur nur relativ wenige geschlechtsspezifische pharmakokinetische Unterschiede beim Menschen beschrieben sind. Treten Unterschiede auf, sind diese in der Regel gering. Männer besitzen eine etwas höhere Aktivität der P450-Enzyme CYP1A2 und CYP2E1 sowie einiger Phase-II-Enzyme. Dagegen ist bisher keine Geschlechtsabhängigkeit von CYP2D6, CYP2C19 sowie CYP3A4 beschrieben. Männer haben aber eine etwas höhere Aktivität des Transporterproteins P-gp (s. Kap. 2.4.2), was auf Grund der niedrigeren Leberzellkonzentrationen zu einer geringeren hepatischen Clearance bei Männern führen kann. Dies ist für Verapamil und Erythromycin beschrieben. Die erhöhte Expression von P-gp bei Männern führt dagegen in der Darmzelle zum umgekehrten Resultat und einem höheren First-Pass-Effekt, da die Transitzeit durch die Darmwand bei Männern verlängert ist. So wurde für Verapamil eine höhere Bioverfügbarkeit bei Frauen als bei Männern gemessen. Neben diesen biochemischen Geschlechtsunterschieden gibt es eine Reihe von anderen, physiologischen Gründen, dass die pharmakokinetischen Parameter bei Frauen anders sein können als bei Männern. Frauen haben im Schnitt ein geringeres Körpergewicht, prozentual mehr Körperfett, eine geringere glomeruläre Filtrationsrate und eine etwas andere Magenentleerungsgeschwindigkeit. Nur in seltenen Fällen konnte allerdings gezeigt werden, dass diese Unterschiede zu einer veränderten Pharmakodynamik führten.

Eine Reihe von Studien liegt für Benzodiazepine vor, bei deren Bewertung aber genau hingesehen werden muss. So ist es zum Beispiel wichtig, dass auf den Raucherstatus geachtet wird. Es scheint so zu sein, dass die Clearance von Diazepam und Midazolam bei Frauen höher ist als bei Männern. Im Gegensatz dazu ist die von Temazepam, Oxazepam und Chlordiazepoxid bei Männern höher, so dass diese drei Benzodiazepine bei Frauen langsamer metabolisiert werden als bei Männern. Keine Unterschiede waren bei Nitrazepam, Bromazepam, Triazolam und Lorazepam nachzuweisen.

Geschlechtsspezifische Unterschiede wurden auch für den aktiven Metaboliten von Cefotaxim, Desacetylcefotaxim, beobachtet, dessen Spiegel nach Gabe von 1 g Cefotaxim bei weiblichen Probanden signifikant erhöht war (○ Abb. 7.18).

Ein besonders interessantes Beispiel einer geschlechtsabhängigen Wirkung ist Tirilazad, das zur Behandlung von Rückenmarksverletzungen und Schlaganfall entwickelt wurde. In der klinischen Prüfung erwies sich die Substanz nur bei Männern wirksam, was zunächst auf die vorliegenden pharmakokinetischen Unterschiede zurückgeführt wurde (○ Abb. 7.19). Eine neuere Analyse der Daten konnte aber zeigen, dass es in erster Linie pharmakodynamische Unterschiede sind, die zu dem Ausgang der klinischen Prüfung geführt haben.

Für Doxorubicin wurde berichtet, dass Männer eine höhere Clearance haben als Frauen (○ Abb. 7.20). Allerdings handelte es sich in dieser Studie um Krebspatienten, die gleichzeitig mit verschiedenen anderen Zytostatika behandelt wurden, so dass Interaktionen nicht auszuschließen sind.

7.4 Geschlecht

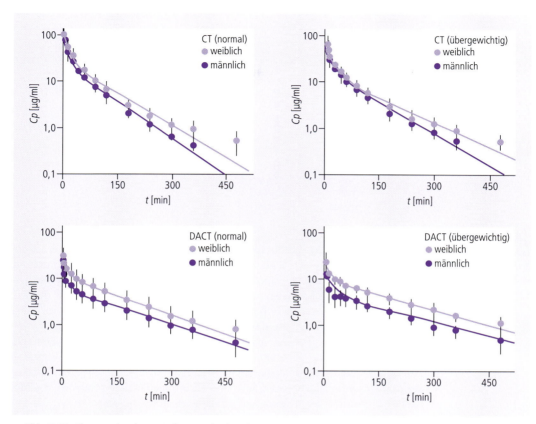

Abb. 7.18 Plasmaspiegel von Cefotaxim (CT) und seinem Metaboliten Desacetylcefotaxim (DACT) nach intravenöser Gabe von 1 g Cefotaxim, bei normalen (links) und übergewichtigen (rechts) Probanden. Nach Yost und Derendorf

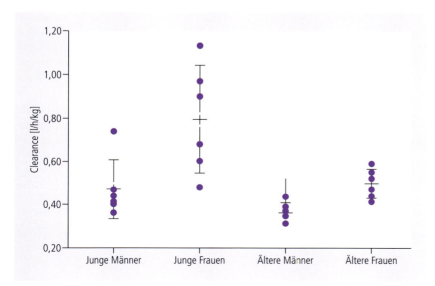

Abb. 7.19 Tirilazad-Clearance (Mittelwert ± Standardabweichung) in Abhängigkeit von Alter und Geschlecht nach intravenöser Gabe von 3 mg/kg Tirilazadmesylat. Nach Hulst et al.

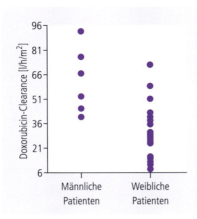

Abb. 7.20 Doxorubicin-Clearance bei männlichen und weiblichen Patienten mit normaler Leberfunktion. Die höhere Clearance bei Männern resultiert aus einer höheren Aldoketoreduktaseaktivität mit vermehrter Bildung des Metaboliten Doxorubicinol. Nach Dobbs et al.

Einfluss einer Schwangerschaft auf pharmakokinetische Parameter

Ein Aspekt geschlechtsspezifischer Unterschiede in der Pharmakokinetik ist die Arzneistoffdisposition während der Schwangerschaft. Diese kann Einfluss auf Resorption, Verteilung, Metabolismus und Elimination haben. In der späten Schwangerschaft ist die Magenentleerungsrate häufig herabgesetzt, was die Resorption beeinflussen kann (s. Kap. 2.4.7). Das Verteilungsvolumen nimmt während der Schwangerschaft zu, da das Blutvolumen und das Volumen des Extrazellulärwassers zunehmen und häufig die Plasmaproteinkonzentration abfällt, was zu verminderter Plasmaeiweißbindung führen kann. Die glomeruläre Filtrationsrate ist während der Schwangerschaft häufig erhöht, so dass die renale Elimination der Arzneistoffe beschleunigt ist. So konnte für Ampicillin gezeigt werden, dass die renale Clearance in der Schwangerschaft um etwa 50 % erhöht ist und dadurch bei Schwangeren niedrigere Plasmaspiegel erzeugt werden. Die Ampicillin-Dosis sollte hier also erhöht werden. Für Lithium und Digoxin empfiehlt es sich, während der Schwangerschaft sorgfältig die Plasmaspiegel zu kontrollieren, um sicherzustellen, dass der therapeutische Bereich erreicht ist. Auch für Antiepileptika ist während der Schwangerschaft eine erhöhte Gesamtkörperclearance beobachtet worden, so dass eine Dosiserhöhung nötig ist. Zur Vermeidung von teratogenen Effekten muss vorsichtig dosiert werden. Die erhöhten Clearance-Werte während der Schwangerschaft sind vermutlich auf eine Enzyminduktion durch die erhöhten Progesteronspiegel zurückzuführen. Die Dosierungen sollten monatlich mit Hilfe von Plasmaspiegelbestimmungen optimiert werden.

Veränderung pharmakokinetischer Parameter in der Menopause

Auch die Menopause kann zu einer Veränderung der pharmakokinetischen Eigenschaften führen. So ist die Clearance von Prednisolon und Alfentanil bei postmenopausalen Patientinnen niedriger als die von Frauen vor der Menopause.

> **Merke**
>
> In der Schwangerschaft nimmt das Verteilungsvolumen zu und die Plasmaproteinkonzentration ab. Die renale Elimination ist erhöht und somit der Plasmaspiegel erniedrigt.

Genetische Einflüsse

7.5 Pharmakogenetik und -genomik

Ein Grund für das Vorliegen von interindividueller Variabilität von Arzneimittelwirkungen sind angeborene Unterschiede in Pharmakokinetik und Pharmakodynamik. Der Wissenschaftszweig, der diese Zusammenhänge beforscht, wird als Pharmakogenetik bezeichnet. Wird die gesamte Erbmasse (Genom) eines Individuums betrachtet, spricht man von Pharmakogenomik. Häufig werden diese Begriffe gleichbedeutend verwendet. Das weite Feld der Pharmakogenetik und -genomik versucht, die vererblichen Grundlagen für die unterschiedlichen Reaktionen zweier Individuen auf die Gabe eines Arzneistoffs oder einer anderen Fremdsubstanz zu verstehen.

Genetischer Polymorphismus des Arzneistoffmetabolismus

7.5.1

> **Merke**
> Einer der wichtigsten Faktoren für interindividuelle Unterschiede bei Metabolisierungsvorgängen ist der genetisch regulierte polymorphe Metabolismus.

Genetischer Polymorphismus

Bestimmte Metabolisierungsvorgänge unterliegen innerhalb einer Population einer polymorphen Verteilung, wobei die Vererbung der Enzymaktivität von einem einzelnen genetischen Locus bestimmt wird. Der folgende Abschnitt befasst sich mit einigen Beispielen ausgewählter polymorpher Enzyme:
- Cytochrom P 450 Enzym 2D6 (CYP2D6),
- Cytochrom P 450 Enzym 2C9 (CYP2C9),
- Cytochrom P 450 Enzym 2C19 (CYP2C19),
- N-Acetyltransferase (NAT),
- Thiopurin-S-methyltransferase (TPMT),
- Uridindiphosphat-5'-Glukuronosyltransferase 1A1 (UGT1A1).

CYP2D6

Der Metabolismus von Debrisoquin ist einer der am besten erforschten genetischen Polymorphismen eines Cytochrom-P450-Enzyms. Das Auftreten von stark unterschiedlich blutdrucksenkenden Effekten von Debrisoquin bei verschieden Individuen führte 1977 zu dessen Entdeckung. Durch genotypische Untersuchungsmethoden und Studien mit kompetitiven Inhibitoren konnte gezeigt werden, dass die auftretenden Polymorphismen sich in unterschiedlichen Aktivitäten desselben Cytochrom-P450-Enzyms, nämlich Cytochrom-P450 2D6 (CYP2D6), äußern.

Ein geringer Anteil (3 %) der Population wird als Poor Metabolizer (PM) bezeichnet. Diese Individuen oxidieren Debrisoquin nur sehr langsam zu 4-Hydroxydebrisoquin und inaktivieren diese Substanz daher nur sehr schlecht, so dass bei ihnen sowohl der pharmakologische Effekt als auch die unerwünschten Nebenwirkungen bei üblicher Dosierung stärker ausgeprägt sind (verlängerte Blutdrucksenkung), während die Mehrheit der Bevölkerung, als Extensive Metabolizer (EM) bezeichnet, diese toleriert. Der Quotient von renal ausgeschiedenen Mengen an

Metabolic Ratio

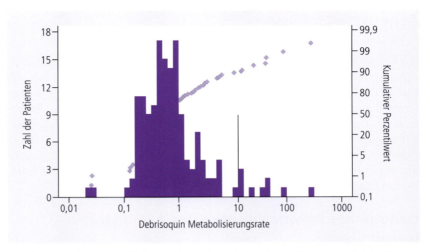

○ **Abb. 7.21** Histogramm (linke Skala) und kumulativer Perzentilwert der Metabolisierungsrate von Debrisoquin. Nach Kunicki et al.

Muttersubstanz und Metabolit (metabolic ratio) ermöglicht es, die Population in seine beiden Phänotypen (EM und PM) zu unterteilen. Während EM nach Gabe von Debrisoquin etwa gleiche Mengen Muttersubstanz und Metabolit ausscheiden (Metabolic Ratio ~1), ist die Menge an Metabolit im Urin bei PM auf weniger als 10 % der Muttersubstanz reduziert (Metabolic Ratio > 10, ○ Abb. 7.21).

Inzwischen ist eine Reihe weiterer Arzneistoffe bekannt, welche ebenfalls von CYP2D6 oxidiert werden (z. B. Codein, Fluoxetin, Haloperidol, Metoprolol, Timolol). Die große Anzahl der Arzneistoffe und ihre teilweise stark unterschiedliche Disposition machen CYP2D6 für die Klinik und die Arzneimittelentwicklung besonders relevant. Hier ist auch entscheidend, ob sowohl die Muttersubstanz als auch der Metabolit pharmakologisch aktiv ist. Einige Beispiele werden im Folgenden besprochen.

Antidepressiva

Amitriptylin wird zu Nortriptylin demethyliert und beide Substanzen werden mittels CYP2D6 hydroxyliert. Es wird davon ausgegangen, dass beide Komponenten antidepressive Aktivität besitzen. Es konnten daher keine klinisch signifikanten Unterschiede beim antidepressiven Effekt von EM zu PM festgestellt werden, obwohl PM geringere Mengen an hydroxylierten Metaboliten bilden. Allerdings wird der Metabolismus von Amitriptylin auch von CYP2C9, CYP2C19 und CYP3A4 beeinflusst.

Die Demethylierung von Imipramin zu Desipramin wird nicht von CYP2D6 katalysiert, sie wird nicht durch den Debrisoquin-Hydroxylase-Inhibitor Quinidin gehemmt. Die Hydroxylierung zu 2-Hydroxyimipramin und 2-Hydroxydesipramin läuft dagegen über CYP2D6 (○ Abb. 7.22).

Es ist daher sinnvoll, dass PM durchschnittlich geringere Tagesdosen Imipramin (~30 %) als EM erhalten, um therapeutische Plasmakonzentrationen von Imipramin und Desipramin zu erreichen. Tatsächlich haben PM nach intravenöser Gabe von Imipramin verlängerte Desipramin-Plasmakonzentrationen verglichen mit EM, die durchschnittliche Halbwertszeit beträgt 125 h (PM) und 22 h (EM). Im

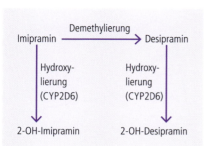

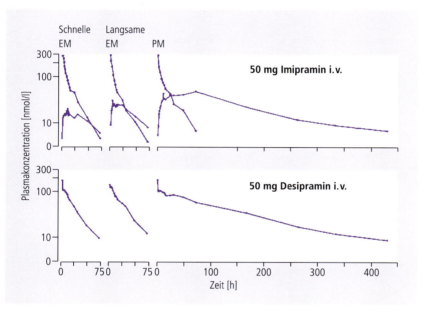

Abb. 7.22 Metabolisierungsschema von Imipramin und Desipramin. Nach Brosen et al.

Abb. 7.23 Plasmaspiegelprofile von Imipramin und Desipramin bei langsamen und schnellen EM sowie bei PM nach intravenöser Gabe von 50 mg Imipramin (oben) sowie Desipraminspiegel nach intravenöser Gabe von 50 mg Desipramin bei den gleichen Probanden (unten). Nach Brosen et al.

Gegensatz dazu unterscheidet sich die Halbwertszeit von Imipramin nicht signifikant, da die Demethylierung zu Desipramin nicht verändert ist (Abb. 7.23).

β-Blocker

Auch bei β-Blockern kann ein genetischer Polymorphismus des Metabolismus vorliegen. Hierbei ist oft eine Reihe von Cytochrom-P450-Enzymen beteiligt, so dass die therapeutischen Konsequenzen unterschiedlich stark ausgeprägt sein können. Schließlich liegen β-Blocker als Stereoisomere vor und die einzelnen Enantiomere können stereoselektiv durch CYP2D6 metabolisiert werden.

Abb. 7.24 stellt die pharmakodynamischen Unterschiede zwischen EM und PM für vier β-Blocker dar.

Metoprolol wird durch CYP2D6 zu α-Hydroxymetoprolol metabolisiert, das nur noch geringe β-Rezeptor-blockierende Aktivität besitzt. Daher erfahren PM eine stärkere β-Blockade durch Metoprolol als EM. Die stark unterschiedliche

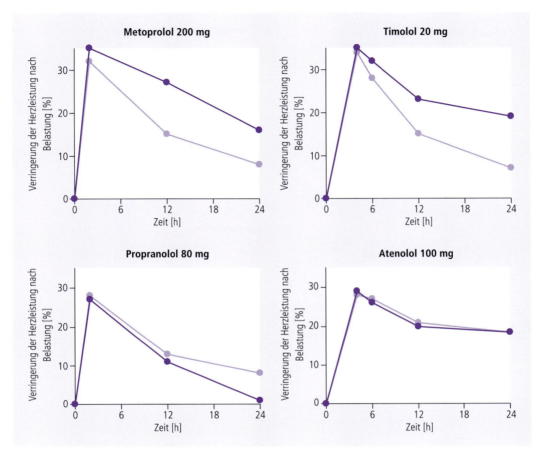

Abb. 7.24 Zeitlicher Verlauf der kardialen Belastungsleistung bei EM (●) und PM (●) für CYP2D6 nach Gabe von vier unterschiedlichen β-Blockern. Nach Lennard et al.

Plasmakonzentration zwischen EM und PM kann nicht lediglich auf die α-Hydroxylierung zurückgeführt werden, vor allem da nur 10 % des Metoprolols in EM über diesen Metabolisierungsweg eliminiert werden. Mit Hilfe von einer Quinidin-Inhibition in vitro konnte gezeigt werden, dass auch die quantitativ bedeutendere O-Demethylierung partiell durch CYP2D6 katalysiert wird. PM katalysieren die O-Demethylierung von S(–)-Metoprolol stereoselektiv schneller als von R(+)-Metoprolol. Bei EM ergibt sich ein komplizierteres Bild, da CYP2D6 stereoselektiv das R(+)-Enantiomer O-demethyliert und weitere Enzyme an der O-Demethylierung beteiligt sind, dagegen die α-Hydroxylierung nicht stereoselektiv ist. Klinisch neigen EM dazu R(+)-Metoprolol schneller zu eliminieren als S(–)-Metoprolol.

Timolol wird als S-Enantiomer verabreicht, von daher spielt stereoselektive Metabolisierung keine Rolle. Das Verhältnis Timolol zu Timololethanolamin im Urin entspricht dem Debrisoquin-Phänotyp, obwohl es einige Überschneidungen dieses Verhältnisses in EM gegenüber PM gibt. Des Weiteren unterliegt die metabolische Verteilung von Timolol innerhalb einer Population eher einer unimodalen als bimodalen Verteilung. Es ist aber offensichtlich, dass PM eine stärkere β-Blockade erfahren als EM.

Atenolol zeigt diese Unterschiede nicht, da es vornehmlich renal ausgeschieden wird.

Die 4-Hydroxlierung von **Propranolol** wird durch CYP2D6 katalysiert. Propranolol unterliegt aber auch zusätzlichen alternativen Metabolisierungen durch weitere Enzyme. Dies resultiert in einem nahezu äquivalenten Plasmakonzentrations-Zeit-Profil für EM und PM.

Inhibitoren

Debrisoquinhydroxylase kann sowohl von spezifischen CYP2D6-Inhibitoren als auch relativ unspezifischen Cytochrom-P450-Inhibitoren gehemmt werden. **Quinidin** ist ein potenter, relativ spezifischer CYP2D6-Inhibitor und selbst kein Substrat für CYP2D6. **Cimetidin** ist ein unspezifischer Inhibitor von Cytochrom-P450.

Induktoren

Die Aktivität von CYP2D6 ist induzierbar, z. B. mit **Rifampicin.** So erhöht die siebentägige Gabe von 1200 mg/d Rifampicin deutlich die metabolische Clearance von Spartein bei EM. Sie hat dagegen keinen signifikanten Effekt bei PM. Der mangelnden Metabolisierungsleistungen bei PM liegen genetische Defekte zugrunde, so dass eine Induktion bei diesen Patienten in der Regel nicht möglich ist.

Methoden zur Phänotypisierung

Die Bestimmung des Phänotypen erfolgt generell durch orale Applikation des Arzneistoffs (z. B. Debrisoquin), sammeln des Urins über einen definierten Zeitraum (4 bis 24 Stunden), Gehaltsbestimmung der gebildeten Metaboliten und des Ausgangsarzneistoffs und Berechnung der Metabolic Ratio. Hierbei wird das molare Verhältnis des Ausgangsarzneistoffs zu dem Metaboliten verwendet, so dass EM die kleinste Metabolic Ratio aufweisen. Falls beispielsweise die Menge an eliminierten Metaboliten im Urin in dem Maße zunimmt, wie die Menge an Ausgangsarzneistoff abnimmt, kann mit Hilfe der Metabolic Ratio eine relativ sichere Aussage bezüglich des vorliegenden Phänotypen getroffen werden.

Phänotypisierung

CYP2C9

Ein anderes Enzym mit ausgeprägtem Polymorphismus ist CYP2C9. Substrate für CYP2C9 sind Phenytoin, Diclofenac, Losartan und Warfarin.

CYP2C9 wird durch Amiodaron, Isoniazid und Fluconazol gehemmt.

Warfarin

Warfarin wird als Racemat verabreicht. CYP2C9 metabolisiert *S*-Warfarin, welches drei- bis fünfmal aktiver als *R*-Warfarin ist. Warfarin besitzt eine geringe therapeutische Breite und zahlreiche Wechselwirkungen mit anderen Arzneimitteln und Nahrungsmitteln (z. B. mit Vitamin K). Selbst unter Einbeziehung von Alter und Gewicht des Patienten in die individuelle Dosierung treten jährlich bei 7,6 bis 16,5 % der Patienten schwere Blutungen auf. Die unterschiedliche Verträglichkeit von Warfarin wird zu ungefähr 15 % durch *CYP2C9* (kursiv geschrieben: Gen)-Polymorphismen beeinflusst. Die häufigsten Allele sind *CYP2C9**2 und *3. Die normale Form oder der Wildtyp wird als *1 bezeichnet. Da die Chromosomen 1 bis 22 jeweils doppelt im Zellkern vorliegen, kann ein Patient auf beiden

Chromsomen den Wildtyp oder auch ein bestimmtes Allel besitzen (homozygot, z. B. *1/*1 oder *2/*2) oder auf beiden Chromosomen verschiedene *CYP2C9*-Allele besitzen (heterozygot, z. B. *1/*2 oder *2/*3). Ungefähr 20 % der Europäer haben mindestens ein verändertes *CYP2C9*-Allel. Diese Patienten erreichen eine konstante Thromboplastinzeit (INR-Wert, international normalized ratio) langsamer und sind einem erhöhtem Blutungsrisiko ausgesetzt. Sie benötigen daher eine geringere Warfarindosis um therapeutische INR-Werte zu erreichen und zu erhalten.

An dieser Stelle soll auch erwähnt sein, dass auch Polymorphismen im Gen des Wirkorts von Warfarin, dem Vitamin-K-Epoxid-Reduktase-Komplex-1-Gen (*VKORC1*) großen Einfluss auf die Wirksamkeit von Warfarin haben. So können *VKORC1*-Polymorphismen ungefähr 25 % der interindividuell unterschiedlichen Wirksamkeit von Warfarin erklären. Diese Polymorphismen treten relativ häufig auf (37 % bei Europäern). Patienten mit bestimmten Varianten benötigen geringere Warfarindosen, da sie sonst einem erhöhten Blutungsrisiko ausgesetzt sind. Hier scheint vor allem ein Single-Nucleotid-Polymorphismus (SNP) in der *VKORC1* Promoter-Region verantwortlich zu sein. Die amerikanische Zulassungsbehörde FDA veranlasste bereits die Packungsbeilage von Warfarin zu ändern. Dort befindet sich seit Januar 2010 der Hinweis, dass eine niedrigere Anfangsdosis für Patienten mit bestimmten *CYP2C9*- und *VKORC1*-Allelen zu wählen ist. So sollten Patienten mit der Genotypkombination *CYP2C9*3/*3* und *VKORC1* A/A die niedrigste Anfangsdosis (0,5–2 mg) erhalten; Patienten mit *CYP2C9*1/*1* und *VKORC1* G/G dagegen 5–7 mg. Ein entsprechender Gentest wurde zugelassen. Algorithmen, die neben Faktoren wie Rauchen, Ethnizität, Körperoberfläche oder Komedikation auch genetische Information berücksichtigen, existieren bereits (www.WarfarinDosing.org, University of Washington Medical Center).

CYP2C19

Das Thienopyridin Clopidogrel muss als Prodrug in die aktive Form überführt werden. Die Unterschiede in der Aktivierung dieses Thrombozytenaggregationshemmers wirken sich stark auf die Wirksamkeit aus. Clopidogrel wird neben *CYP3A4* und *CYP3A5* hauptsächlich durch *CYP2C19* aktiviert, und Patienten die mindestens ein *CYP2C19*2- oder *3-Allel besitzen, zeigen geringere Metabolitenbildung mit der Folge einer verminderten Wirksamkeit. Für diese Patienten kann Prasugrel als Alternative in Betracht gezogen werden.

N-Acetyltransferase

Drastische genetisch bedingte Unterschiede sind auch für die Acetylierung von Arzneistoffen berichtet worden. ○ Abb. 7.25 zeigt eine bimodale Verteilung der Plasmaspiegel von Isoniazid (INH) nach 6 Stunden.

Es sind zwei deutliche Maxima in der Verteilung erkennbar, mit Spiegeln von etwa 1 µg/ml bei einer Gruppe und 4 bis 5 µg/ml bei einer anderen. Diese beiden Gruppen werden als schnelle und langsame Acetylierer bezeichnet. Der Unterschied ist auf eine genetische Disposition zurückzuführen: Langsame Acetylierer besitzen weniger Acetyltransferase. Die INH-Halbwertszeit bei langsamen Acetylierern beträgt etwa 2,5 bis 3,5 Stunden im Vergleich zu einer Stunde bei schnellen Acetylierern. Es werden daher bei gleichem Dosierungsschema unterschiedlich hohe Steady-State-Plasmaspiegel erzeugt. Nebenwirkungen sind häufiger bei langsamen Acetylierern, während Therapieversagen häufiger bei schnellen Acetylierern

Schnelle und langsame Acetylierer

7.5.1 Genetischer Polymorphismus des Arzneistoffmetabolismus

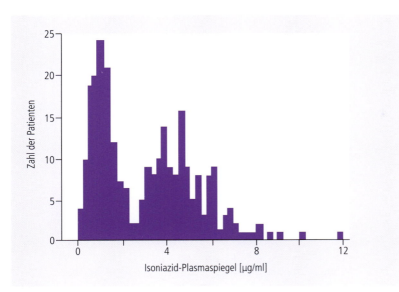

Abb. 7.25 Bimodale Verteilung der Isoniazid-Plasmaspiegel 6 Stunden nach oraler Gabe von 9,8 mg/kg Isoniazid. Nach Evans

auftritt. Isoniazid hemmt weiterhin den Metabolismus von Phenytoin, so dass sich diese genetischen Unterschiede auch auf die Spiegel anderer, gleichzeitig applizierter Substanzen auswirken können. Die Verteilung von schnellen und langsamen Acetylierern ist geographisch unterschiedlich. Eskimos und Asiaten sind hauptsächlich schnelle Acetylierer, während Mittelmeeranwohner in der Regel langsam acetylieren. Auch andere Arzneistoffe, die durch Acetylierung metabolisiert werden, zeigen ein ähnliches Verhalten. Procainamid wird zu einem *N*-Acetyl-Metaboliten biotransformiert. Das Auftreten von Nebenwirkungen (z. B. Lupus erythematodes) ist vermehrt bei langsamen Acetylierern anzutreffen. Im Steady-State-Zustand beträgt der Quotient Metabolit/Muttersubstanz 1,3 für schnelle und 0,5 für langsame Acetylierer. Auch das Antihypertensivum Hydralazin wird durch Acetylierung metabolisiert. Schnelle Acetylierer benötigen eine höhere Dosis zur Blutdrucksenkung als langsame Acetylierer.

TPMT
Die Thiopuri-*S*-methyltransferase (TPMT) methyliert Thiopurine (Azathioprin, Mercaptopurin) und Thioguaninnukleotide (TGN) und inaktiviert sie dadurch. Bei Patienten mit mangelnder TPMT-Enzymaktivität können gravierend erhöhte TGN-Plasmaspiegel auftreten, wenn sie Standarddosis erhalten und es besteht das Risiko einer schweren, manchmal auch tödlichen Myelosuppression. TPMT-Allele mit mangelnder Enzymaktivität sind beispielsweise *TPMT**2, *TPMT**3A und *TPMT**3C (**Abb. 7.26**).

UGT1A1
UGT1A1 inaktiviert durch Glucuronidierung SN–38, den aktiven Metaboliten des Topoisomerase-I-Hemmers Irinotecan. SN–38 ist zugleich für unerwünschte Nebenwirkungen wie Diarrhö oder Neutropenie verantwortlich, die bei ungefähr 20 bis 35 % der Patienten auftreten. SN–38-Glucuronidierungsraten können sich bis

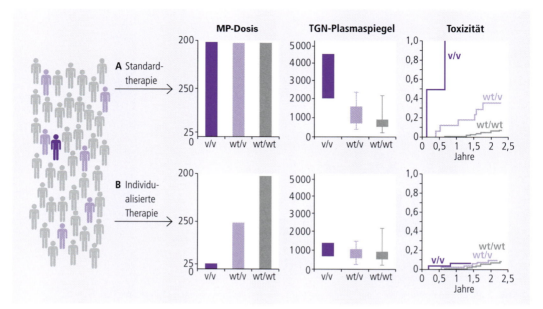

○ **Abb. 7.26** Auswirkung des TPMT-Polymorphimus auf den Metabolismus von Mercaptopurin (MP). Die MP-Standarddosis ist für Patienten mit Wildtyp-TPMT (wt) berechnet. Bei Patienten mit Allelen (v) muss die Dosis angepasst werden. Im Fall A erreichen Patienten mit TPMT-Allelen auf beiden Chromosomen (v/v) und diesbezüglich heterozygote Patienten (wt/v) vielfach bzw. zweifach höhere Plasmaspiegel aktiver Thioguaninnucleotide als Patienten mit normalem TPMT-Genotyp (wt/wt). Im Fall B erreichen alle Patienten ähnliche TGN-Plasmaspiegel. Nach Lobmeyer et al.

zum Faktor 50 voneinander unterscheiden. Das relativ häufige Allel *28, das bei bis zu 16 % der Patienten auftritt, führt zu einer niedrigeren UGT1A1-Expression und folglich zu einer verminderten SN-38-Glucuronidierung. Patienten mit *28 auf beiden Chromosomen sind einem höheren Neutropenierisiko bei Irinothecantherapie ausgesetzt, falls die Dosis nicht deutlich erniedrigt wird.

7.5.2 Genetischer Polymorphismus der renalen Ausscheidung

Im Gegensatz zum Metabolismus scheint die renale Elimination nur wenig von der genetischen Disposition abzuhängen. Eine Ausnahme ist die angeborene Produktion von alkalischem Urin, die die tubuläre Rückresorption von Säuren verhindert (s. Kap. 6.1.1).

7.5.3 Genetischer Polymorphismus von Rezeptoren

Rezeptorpolymorphismus

Auch die Empfindlichkeit von β-Rezeptoren ist genetisch bestimmt, so dass manche Patienten trotz Vorliegen normaler therapeutischer Konzentrationen keine entsprechenden Wirkungen erfahren. Die Diagnostik zur Bestimmung dieser Non-Responder mit Hilfe von Genchips macht derzeit eine rasante Entwicklung durch, so dass in Kürze damit zu rechnen ist, dass genetische Faktoren bei der Arzneimittelauswahl routinemäßig berücksichtigt werden.

Krankheiten

7.6

In der Vergangenheit wurden die meisten pharmakokinetischen Studien an gesunden, jungen Probanden durchgeführt. Arzneimittel sind aber dazu bestimmt, bei Patienten mit verschiedenen Krankheiten eingesetzt zu werden. Diese Krankheiten können die Pharmakokinetik der Arzneistoffe beeinflussen. Daher wird in letzter Zeit mehr und mehr darauf geachtet, die Pharmakokinetik von Arzneistoffen nicht nur bei gesunden Probanden, sondern auch bei der zu behandelnden Patientengruppe zu untersuchen. Die pharmakokinetische Variabilität bei dieser Gruppe ist naturgemäß größer als bei gesunden Probanden.

> **Merke**
>
> Krankheiten können Resorption, Verteilung, Metabolismus und Elimination beeinflussen. Nierenerkrankungen wirken sich auf die renale Elimination aus, können aber auch die Plasmaproteinbindung verändern. Lebererkrankungen können den Metabolismus mancher Arzneistoffe verändern und Kreislauferkrankungen können den Blutfluss durch die Ausscheidungsorgane und somit deren Clearance beeinflussen.

Nierenerkrankungen

7.6.1

Die Pharmakokinetik bei Niereninsuffizienz ist bereits im Kapitel 6 besprochen worden. Mit Hilfe der Bestimmung der Creatinin-Clearance ist es möglich, das Ausmaß der Niereninsuffizienz zu quantifizieren. Für Substanzen, die nahezu ausschließlich renal eliminiert werden, besteht eine lineare Beziehung zwischen Creatinin-Clearance und ihrer Gesamtkörperclearance (○ Abb. 7.27).

Quantifizierung des Ausmaßes einer Niereninsuffizienz

Je geringer die Fraktion eines Arzneistoffs ist, die in den Urin ausgeschieden wird, desto weniger wirkt sich eine Niereninsuffizienz auf die Gesamtpharmako-

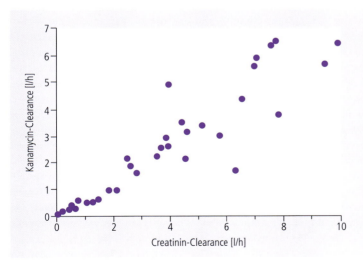

○ **Abb. 7.27** Direkte Proportionalität von Creatinin-Clearance und Kanamycin-Clearance. Nach Orme et al.

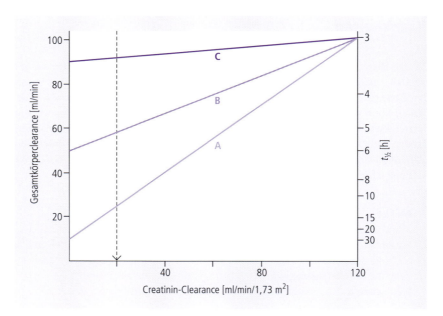

Abb. 7.28 Zusammenhang zwischen Gesamtkörperclearance, Nierenfunktion (Creatinin-Clearance) und Halbwertszeit für drei Substanzen, die bei normalen Patienten zu 90 % (A), 50 % (B) oder 10 % (C) in den Urin ausgeschieden werden. Nach Gibaldi et al.

kinetik aus. Ein Beispiel: Die Substanzen A, B und C werden zu 90, 50 und 10 % renal eliminiert. Fällt die glomeruläre Filtrationsrate bzw. die Creatinin-Clearance auf 20 ml/min, so vermindert dies die Gesamtkörperclearance von A um 75 %, von B um 42 % und von C nur um 8,5 % (Abb. 7.28).

Die Halbwertszeit von A ist dadurch verzehnfacht und die von B verdoppelt, während die von C nur geringfügig ansteigt. Beispiele für Substanzen, die wie A hauptsächlich in den Urin eliminiert werden, sind Penicilline, Cephalosporine, Aminoglykoside, Vancomycin, Lithium und die meisten Diuretika. Hier wirken sich Nierenerkrankungen drastisch auf die Pharmakokinetik aus. Substanzen mit moderater renaler Elimination (40 bis 75 %) wie B sind Digoxin und Cimetidin, auch hier ist eine Dosisanpassung bei Niereninsuffizienz sinnvoll. Substanzen mit geringer renaler Elimination wie C sind die meisten Antiepileptika, Neuroleptika, Antidepressiva sowie Digitoxin, Chloramphenicol und Theophyllin. Dosisanpassungen sind hier in der Regel nicht nötig. Wie in den Fällen A und B die Dosisanpassung zu erfolgen hat, ist an anderer Stelle (s. Kap. 6.1.3) dargestellt.

Halbwertszeit bei Niereninsuffizienz abschätzen

Es ist möglich, unter Kenntnis des Ausmaßes der Niereninsuffizienz und der Pharmakokinetik einer Substanz bei normaler Nierenfunktion die erwartete Halbwertszeit bei Niereninsuffizienz abzuschätzen. Dies sei an einem Beispiel erläutert: Ampicillin hat eine Halbwertszeit von etwa 1,3 Stunden ($k_e = 0{,}53\,h^{-1}$). 70 % werden unverändert in den Urin ausgeschieden. Ein Patient mit einer Creatinin-Clearance von 10 ml/min soll Ampicillin erhalten. Wie lang ist die zu erwartende Halbwertszeit? Da k_e die Summe aus renaler (k_R) und nichtrenaler (k_{NR}) Eliminationskonstante ist, und weiterhin $k_R/k_e = 0{,}7$ ist (s. Kap. 1.2.1), ergibt sich für k_R $0{,}37\,h^{-1}$ und für k_{NR} $0{,}16\,h^{-1}$ bei Patienten mit normaler Nierenfunktion. In unserem Beispiel beträgt die renale Ausscheidung nur 1/12 des Normalwertes,

k_R beträgt also nur $0{,}03\,h^{-1}$. Nimmt man an, dass sich die nichtrenale Elimination nicht verändert, dann gilt bei Patienten mit Niereninsuffizienz $k_e = 0{,}19\,h^{-1}$. Die zu erwartende Halbwertszeit ist also $0{,}693/0{,}19 = 3{,}6$ Stunden: nahezu dreimal so lang wie im Normalfall.

Bei Patienten mit Niereninsuffizienz müssen also in diesen Fällen Dosierungsveränderungen vorgenommen werden. Die Startdosis ist allerdings normalerweise unverändert, während die Erhaltungsdosis proportional zur Gesamtkörperclearance erniedrigt wird. Dies kann in der Praxis durch Erniedrigung der Einzeldosis oder Verlängerung des Dosierungsintervalls erfolgen. Häufig wird eine Kombination von beidem vorgenommen. So ist das normale Dosierungsschema von Carbenicillin 1 g alle 4 Stunden. Bei Niereninsuffizienz (Creatinin-Clearance 10 ml/min) werden alle 8 Stunden 0,4 g gegeben.

Zur Bedeutung der Veränderung der Plasmaproteinbindung bei Niereninsuffizienzen s. Kap. 4.2.7. Auf diese Weise kann auch die Pharmakokinetik von Arzneistoffen beeinflusst werden, die selbst nicht über die Nieren ausgeschieden werden.

Lebererkrankungen 7.6.2

Während bei Nierenerkrankungen eine Quantifizierung und Kompensation durch Dosisveränderung relativ leicht möglich ist, ist die Situation bei Lebererkrankungen sehr viel komplizierter. Da die Leber das Hauptorgan für den Metabolismus darstellt, wäre zu erwarten, dass bei eingeschränkter Leberfunktion besonders vorsichtig dosiert werden muss.

Überraschenderweise liegen bisher nur wenige klinische Studien vor, die diese These bestätigen. Ein Beispiel zeigt, dass die Clearance von Zidovudin bei Zirrhose auf ein Viertel der Normalwerte abfällt (O Abb. 7.29).

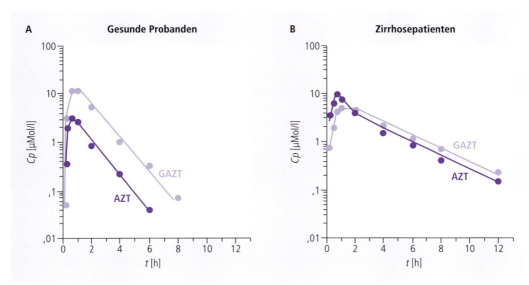

Abb. 7.29 Plasmakonzentrationen von Zidovudin (AZT, ●) und seinem Glucuronid-Metaboliten (GAZT, ●) bei gesunden Probanden (A) und Patienten mit Leberzirrhose (B) nach oraler Gabe von 200 mg Zidovudin. Nach Taburet et al.

Komplexizität der Leber

Der Grund dafür, dass es so schwierig ist, den Einfluss von Lebererkrankungen auf die Pharmakokinetik vorhersagen zu können, liegt in der Komplexizität der Leber. Immerhin kann man sagen, dass bei chronischen Lebererkrankungen (z. B. bei Zirrhose) häufig eine Erniedrigung der Gesamtkörperclearance beobachtet wird, während bei akuten Lebererkrankungen (z. B. bei akuter Hepatitis) nur bei einem Teil der untersuchten Arzneistoffe Unterschiede in der Clearance aufgezeigt werden konnten. Korrelationsversuche zwischen hepatischer Clearance und verschiedensten Leberfunktionsparametern (Bilirubin, SGOT, SGPT, LDH) waren in der Regel nicht erfolgreich.

Wird bei der Betrachtung der hepatischen Clearance das physiologische Modell verwendet (s. Kap. 1.4), kann die hepatische Clearance als Funktion von intrinsischer Clearance CL_{int} (=maximale hepatische Clearance, limitiert durch enzymatische Aktivität, V_{max}/K_M) und Leberblutfluss Q_H angesehen werden. Bei einer hohen intrinsischen Clearance (High-extraction-Drugs wie Propranolol, Lidocain, Nortriptylin, Hydrocortison, Imipramin, Verapamil) ist die hepatische Clearance nahezu identisch mit dem Leberblutfluss, bei einer niedrigen intrinsischen Clearance (Low-extraction-Drugs wie Warfarin, Tolbutamid, Diazepam, Phenylbutazon, Phenytoin, Antipyrin) ist sie dagegen nahezu gleich der intrinsischen Clearance (s. Kap. 1.4.1) und daher unabhängig von Veränderungen der Leberdurchblutung. In diesem Fall können Veränderungen in der Pharmakokinetik beobachtet werden, wenn die jeweiligen Metabolisierungswege von der Erkrankung beeinflusst werden.

Einfluss von Lebererkrankungen auf enzymatische Systeme

Nun wirkt sich eine Lebererkrankung allerdings nicht gleichmäßig auf alle enzymatischen Systeme aus. Daher wird z. B. bei Warfarin und Phenytoin kaum eine Veränderung der Pharmakokinetik gesehen, während bei anderen Substanzen Einflüsse einer Lebererkrankung festgestellt werden können. So ist die Clearance von Diazepam bei Patienten mit Leberzirrhose nur halb so groß wie die entsprechenden Normalwerte. Beim Zirrhotiker ist die Halbwertszeit vervierfacht, das Verteilungsvolumen erhöht und die Plasmaproteinbindung herabgesetzt. Ähnliche Befunde wurden für Chlordiazepoxid erhalten, nicht aber für Oxazepam und Lorazepam. Der Grund hierfür liegt darin, dass Diazepam und Chlordiazepoxid primär durch Oxidation metabolisiert werden, während Oxazepam und Lorazepam hauptsächlich konjugiert werden. Daher sollte diesen Substanzen bei Lebererkrankungen der Vorzug gegeben werden.

Auch die Theophyllin-Clearance ist bei Zirrhose herabgesetzt. Die Halbwertszeit ist von 7 auf 26 Stunden verlängert. Die Erhaltungsdosis von Theophyllin sollte daher bei diesen Patienten vermindert werden. Die Pharmakokinetik von Substanzen mit hoher intrinsischer Clearance (High-extraction-Drugs) wird zusätzlich durch den bei Lebererkrankungen herabgesetzten Leberblutfluss beeinflusst. So wird bei oraler Gabe durch die herabgesetzte intrinsische Clearance der First-Pass-Effekt vermindert und somit die orale Bioverfügbarkeit erhöht. Gleichzeitig wird durch die verringerte Leberdurchblutung auch die systemische Clearance herabgesetzt, was zu einer weiteren Erhöhung der Plasmaspiegel führt. So ist die orale Bioverfügbarkeit von Propranolol bei Leberzirrhose von 38 % auf 54 % erhöht. Die Gesamtkörperclearance war von 580 ml/min auf 860 ml/min erhöht. Schließlich war auch noch die Plasmaproteinbindung herabgesetzt. Eine Kombination dieser Effekte führte zu einer Verdreifachung der freien Propranololspiegel im Steady-State-Zustand. Ähnliche Ergebnisse sind auch für Metoprolol beobachtet worden. Noch dramatischer sind die Veränderungen, die bei Zirrhosepatienten nach der Gabe von Analgetika festgestellt wurden. So war für Pentazocin die Gesamtkörperclearance um die Hälfte vermindert und die Bioverfügbarkeit etwa vervierfacht, so dass mit einem Achtel der Normaldosis beim Zirrhotiker der gleiche Effekt erzielt werden konnte. Für Pethidin war die Clearance um ein Drittel vermindert und die Bioverfügbarkeit etwa verdoppelt, so dass beim Zirrhotiker ein Drittel der Normaldosis ausreicht. Diese Substanzen müssen daher bei Zirrhose mit Vorsicht dosiert werden.

Auch Cholestase kann sich auf die Pharmakokinetik auswirken. So ist die Halbwertszeit von Rifampicin bei Patienten mit Verschlussikterus etwa doppelt so lang wie normal. Auch die Elimination von Meprobamat, Pentobarbital, Tolbutamid und Pancuronium kann beeinflusst sein.

Kreislauferkrankungen

Kreislauferkrankungen wie Bluthochdruck, Herzinsuffizienz oder Schock können den Blutfluss durch die Eliminationsorgane verändern und somit Einfluss auf Elimination und Verteilung haben. So ist die Clearance von Lidocain proportional zum Herzminutenvolumen (○ Abb. 7.30), da dies den Leberblutfluss reguliert.

Das Herzminutenvolumen bei Lidocainpatienten kann um das dreifache variieren, ebenso die Lidocain-Clearance. Da Lidocain einen niedrigen therapeutischen Index hat, ist eine Individualisierung der Dosis auf der Basis des Herzminutenvolumens sinnvoll (s. Kap. 8.5.1). Um einen gewünschten Spiegel von 3 µg/ml zu erzielen, muss einem Patienten mit normalem Herzminutenvolumen (80 ml/min/kg) eine Dosis von 2 mg/min infundiert werden, während bei Herzversagen und Herabsetzung des Herzminutenvolumens auf nur 40 ml/min/kg eine Dosisverminderung auf 0,8 mg/min angebracht ist.

Auch die Elimination von β-Blockern (Propranolol, Metoprolol) hängt von der Herzfunktion ab. Patienten mit leichtem Hochdruck haben häufig ein hohes Herzminutenvolumen, wohingegen sich bei andauerndem Hochdruck das Herz-

Ein veränderter Blutfluss durch die Eliminationsorgane hat Folgen für Elimination und Verteilung.

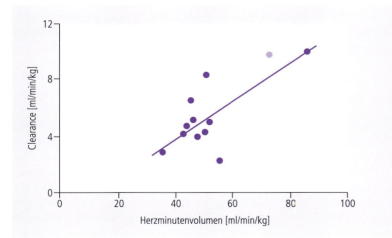

○ **Abb. 7.30** Zusammenhang zwischen Herzminutenvolumen und Clearance von Lidocain. Der hellere Kreis entspricht etwa dem Normalwert bei gesunden Probanden. Nach Thomson et al.

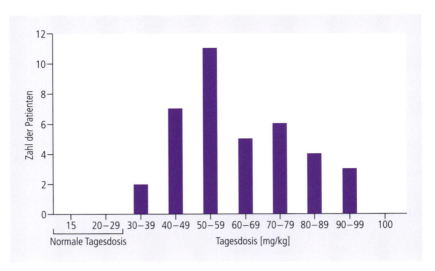

Abb. 7.31 Histogramm der zur Erzielung therapeutischer Spitzenkonzentrationen nötigen Amikacin-Dosierungen bei Kindern mit schweren Verbrennungen. Wegen des erhöhten Verteilungsvolumens sind erheblich höhere Dosierungen nötig als bei normalen Patienten. Nach Kopcha et al.

minutenvolumen wieder normalisiert. Die Propranolol-Clearance wird daher nur bei Patienten mit leichtem Hochdruck erhöht sein.

Die Clearance von Prazosin ist bei Herzinsuffizienz herabgesetzt. Die Halbwertszeit ist etwa verdoppelt. Ähnliche Ergebnisse wurden auch für Theophyllin berichtet. Die Gesamtkörperclearance war bei Patienten mit Herzinsuffizienz auf die Hälfte reduziert, so dass diese Patienten nur etwa 50 % der normalen Erhaltungsdosen erhalten sollten, um toxische Nebenwirkungen zu vermeiden.

Schock und Sepsis Bei Schock und Sepsis ist vor allem das erhöhte Verteilungsvolumen therapeutisch relevant, da zur Erzielung ausreichend hoher Spitzenspiegel die Dosis erhöht werden muss. Dies ist vor allem bei Aminoglykosidtherapie zu beachten. **Abb. 7.31** zeigt die Dosiserhöhung von Amikacin, die benötigt wurde, um bei Sepsispatienten Spitzenspiegel im therapeutischen Bereich zu erzeugen.

Auch bei Verbrennungen ist das Verteilungsvolumen häufig massiv erhöht.

7.6.4 Andere Krankheiten

Der Einfluss von Krankheiten auf die Pharmakokinetik der zu ihrer Behandlung eingesetzten Substanzen ist vielfältig, so dass hier nur ein kleiner Einblick gegeben werden kann. Neben den bisher aufgeführten Krankheitseffekten sind auch bei vielen anderen Erkrankungen Interaktionen mit der Arzneistoffkinetik berichtet worden. So ist die Propranolol-Clearance bei Hyperthyreose erhöht und bei Hypothyreose vermindert. Weiter konnte gezeigt werden, dass die Theophyllin-Halbwertszeit während einer Grippe erhöht ist und Antipyrin von Patienten mit Fieber langsamer ausgeschieden wird. Bei Traumapatienten erhöht sich der α_1-saure Glykoproteinspiegel, so dass die ungebundenen Konzentrationen von basischen Substanzen, die an dieses Protein binden (z. B. Lidocain), verändert sein können (**Abb. 7.32**).

7.6.4 Andere Krankheiten

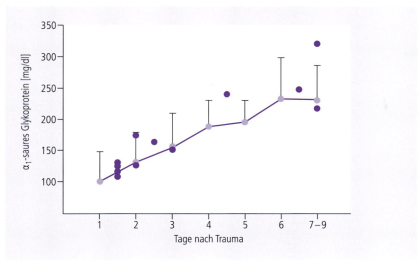

Abb. 7.32 Anstieg der α_1-sauren Glykoproteinkonzentration bei Traumapatienten. Gleichzeitig zu diesem Anstieg nahm die ungebundene Fraktion von Lidocain von 28 % auf 15 % ab. Nach Slaughter and Hassett

Schließlich bleibt noch anzumerken, dass die verschiedenen Krankheiten nicht nur auf die Pharmakokinetik, sondern auch auf die Pharmakodynamik Einfluss haben können. Wenn, wie beschrieben, die unspezifische Bindung an Transportproteine im Krankheitszustand verändert sein kann, darf vermutet werden, dass dies auch für Rezeptorproteine zutreffen kann. Dieses Gebiet der quantifizierbaren Interaktionen zwischen Erkrankungen und Pharmakodynamik steht zurzeit noch am Anfang; man wird in den nächsten Jahren viel zu diesem Thema erwarten dürfen.

Zusammenfassung

- Wir können nicht davon ausgehen, dass mit der gleichen Dosis des gleichen Arzneistoffs bei allen Patienten der gleiche Arzneistoffspiegel und der gleiche Effekt erzielt werden.
- Bei übergewichtigen Personen ist mehr Fettgewebe und weniger Muskelgewebe und Körperwasser vorhanden, dies muss bei der Gabe von polaren und lipophilen Arzneistoffen beachtet werden.
- In der Regel benötigen Kinder höhere mg/kg-Dosen als Erwachsene, da Kinder prozentual mehr Gesamtkörperwasser und Extrazellularwasser besitzen.
- Die Pharmakokinetik vieler Arzneistoffe ändert sich als Funktion des Alters des Patienten. Dies liegt an Änderungen der Verteilung, des Metabolismus und der Ausscheidung.
- Bei Säuglingen sind die Eliminationsgeschwindigkeit und Plasmaproteinbindung herabgesetzt sowie die Eliminationshalbwertszeiten verlängert, was eine Dosisanpassung erforderlich macht.
- Altern hat physiologische Folgen, die unter anderem zu Änderungen von pharmakokinetischen und pharmakodynamischen Parametern führen und die Wirkung von Arzneimitteln beim alternden Patienten verändern können.
- Beim älteren Patienten ist das Risiko von Arzneimittelinteraktionen erhöht, da diese häufiger gleichzeitig mehrere Arzneimittel einnehmen. Mit steigender Anzahl an Medikamenten nimmt auch die Gefahr der pharmakokinetischen Wechselwirkungen zu.
- Bei pharmakodynamischen Veränderungen im Alter treten unterschiedliche Wirkungen und Nebenwirkungen auf, obwohl gleiche Plasmaspiegel vorliegen wie bei jüngeren Menschen.
- In der Schwangerschaft nimmt das Verteilungsvolumen zu und die Plasmaproteinkonzentration ab. Die renale Elimination ist erhöht und somit der Plasmaspiegel erniedrigt.
- Einer der wichtigsten Faktoren für interindividuelle Unterschiede bei Metabolisierungsvorgängen ist der genetisch regulierte polymorphe Metabolismus.
- Auch die Pharmakodynamik kann genetisch vorbestimmt sein.
- Krankheiten können Resorption, Verteilung, Metabolismus und Elimination beeinflussen. Nierenerkrankungen wirken sich auf die renale Elimination aus, können aber auch die Plasmaproteinbindung verändern. Lebererkrankungen können den Metabolismus mancher Arzneistoffe verändern und Kreislauferkrankungen können den Blutfluss durch die Ausscheidungsorgane und somit deren Clearance beeinflussen.

Drug-Level-Monitoring in der klinischen Praxis

8

Ziel des Drug-Level-Monitorings ist, die Arzneitherapie gezielt an den Patienten anzupassen. Dabei soll der therapeutische Effekt erzielt und unerwünschte Arzneimittelwirkungen nach Möglichkeit vermieden werden. Anwendung findet diese Methode besonders bei Arzneistoffen mit geringer therapeutischer Breite oder bei Problempatienten. In diesem Kapitel sollen einige Arzneistoffe besprochen werden, bei denen ein Drug-Level-Monitoring sinnvoll ist und sich bewährt hat.

Inhaltsvorschau

> **Definition**
> Unter Drug-Level-Monitoring versteht man die analytische Bestimmung eines Plasmaspiegels bei einem Patienten und die sich aus ihrem Ergebnis ableitende individuelle Festsetzung der Dosierung, um einen angestrebten, gewünschten Arzneistoffspiegel zu erzielen.

Noch 1972 konnte in einer Studie gezeigt werden, dass über 90 % aller Epileptiker, die mit Phenytoin behandelt wurden, eine feste Dosierung von 300 mg/Tag erhielten. Wie bereits im letzten Kapitel gezeigt wurde (s. Kap. 7), gibt es bei Phenytoin nur eine sehr schlechte Korrelation zwischen applizierter Dosis und dem erreichten Plasmaspiegel, so dass die gleiche Dosis bei verschiedenen Patienten extrem unterschiedliche Plasmaspiegel produzieren kann (○ Abb. 7.1).

Mit Hilfe neuer analytischer Techniken ist es heute möglich, die individuell vorliegenden Plasmaspiegel rasch zu messen und als Entscheidungskriterium für Dosierungsänderungen mitzuverwerten. Es sei ausdrücklich betont, dass Drug-Level-Monitoring nicht als ausschließliche Methode zur Therapieoptimierung dienen sollte. Die Erzielung des therapeutischen Effekts und die Vermeidung von Nebenwirkungen haben immer höchste Priorität. Es hat sich aber in den letzten Jahren gezeigt, dass die Ermittlung der Plasmakonzentration für viele Arzneistoffe mit geringer therapeutischer Breite klinisch sehr hilfreich und erfolgreich war. Liegen bei Therapiebeginn keine Informationen über individuelle pharmakokinetische Eigenschaften des Patienten vor, wird zunächst von den aus der Literatur bekannten Durchschnittswerten ausgegangen, um die erste Dosis zu wählen. Alle weiteren Dosierungsänderungen können dann an Hand der analytisch ermittelten Plasmaspiegel erfolgen.

Plasmaspiegel als Entscheidungskriterium

An dieser Stelle kann nur ein kleiner Einblick an Hand einiger Beispiele gegeben werden, um die Problemstellung in der klinischen Pharmakokinetik zu veranschaulichen und Lösungsvorschläge anzubieten. Um dem Leser das Auffinden der am häufigsten eingesetzten pharmakokinetischen Gleichungen zu erleichtern, sind diese noch einmal in ▢ Tab. 8.1 systematisch zusammengefasst.

Weiterhin sind in ▢ Tab. 8.2 die durchschnittlichen pharmakokinetischen Parameter der Substanzen aufgelistet, bei denen in der Praxis am häufigsten ein Drug-Level-Monitoring durchgeführt wird. Es sei betont, dass diese Werte nur Populationsrichtwerte sind, da gerade diese Arzneistoffe große interindividuelle Variabi-

◻ **Tab. 8.1** Die wichtigsten Gleichungen zum Drug-Level-Monitoring auf einen Blick

Allgemeine Gleichungen		
Eliminationskonstante	$k_e = \dfrac{CL}{Vd} = \dfrac{\ln\left(\dfrac{C_1}{C_2}\right)}{(t_2 - t_1)} = \dfrac{\ln C_1 - \ln C_2}{(t_2 - t_1)}$	Gl. 8.1
Halbwertszeit	$t_{1/2} = \dfrac{0{,}693 \cdot Vd}{CL_T} = \dfrac{\ln(2)}{k_e} = \dfrac{0{,}693}{k_e}$	Gl. 8.2
Ideales Körpergewicht	$IBW\,[\text{kg}] = 50_m\,(45_w) + 0{,}9 \cdot (\text{cm} > 150)$	Gl. 8.3
Creatinin-Clearance	$CL_{Cr} = \dfrac{(140 - \text{Alter}\,[\text{Jahre}]) \cdot IBW\,[\text{kg}]}{72_m (85_w) \cdot Cp_{Cr}\,[\text{mg/dl}]}$	Gl. 8.4
Körperoberfläche	$BSA = \dfrac{TBW\,[\text{kg}]}{70} \cdot 1.73\,[\text{m}^2]$	Gl. 8.5
Intravenöse Bolusinjektion		
Initialkonzentration	$Cp_0 = \dfrac{D}{Vd}$	Gl. 8.6
Startdosis	$D_L = Cp_{(\text{gewünscht})} \cdot Vd$	Gl. 8.7
Plasmaspiegel (Einmalgabe)	$Cp = Cp_0 \cdot e^{-k_e \cdot t}$	Gl. 8.8
Spitzenspiegel (Steady State)	$Cp_{max(ss)} = \dfrac{Cp_0}{\left(1 - e^{-k_e \cdot \tau}\right)}$	Gl. 8.9
Talspiegel (Steady State)	$Cp_{min(ss)} = \dfrac{Cp_0 \cdot e^{-k_e \cdot \tau}}{\left(1 - e^{-k_e \cdot \tau}\right)}$	Gl. 8.10

Durchschnittlicher Spiegel (Steady State)	$Cp_{av(ss)} = \dfrac{D}{CL \cdot \tau}$	Gl. 8.11
Dosierungsintervall	$\tau = \dfrac{\ln\left(\dfrac{Cp_{max(ss)(\text{gewünscht})}}{Cp_{min(ss)(\text{gewünscht})}}\right)}{k_e}$	Gl. 8.12
Dosis	$D = Cp_{av(ss)(\text{gewünscht})} \cdot CL \cdot \tau$	Gl. 8.13

Orale Gabe

Plasmaspiegel (Einmalgabe)	$Cp = \dfrac{F \cdot D \cdot k_a}{(k_a - k_e) \cdot Vd} \cdot \left(e^{-k_e \cdot t} - e^{-k_a \cdot t}\right)$	Gl. 8.14
Zeitpunkt des Spitzenspiegels (Einmalgabe)	$t_{max} = \dfrac{\ln\left(\dfrac{k_a}{k_e}\right)}{(k_a - k_e)}$	Gl. 8.15
Plasmaspiegel (Steady State)	$Cp = \dfrac{F \cdot D \cdot k_a}{(k_a - k_e) \cdot Vd} \cdot \left(\dfrac{e^{-k_e \cdot t}}{(1 - e^{-k_e \cdot \tau})} - \dfrac{e^{-k_a \cdot t}}{(1 - e^{-k_a \cdot \tau})}\right)$	Gl. 8.16
Durchschnittlicher Spiegel (Steady State)	$Cp_{av(ss)} = \dfrac{F \cdot D}{CL \cdot \tau}$	Gl. 8.17
Dosis	$D = \dfrac{Cp_{av(ss)(\text{gewünscht})} \cdot CL \cdot \tau}{F}$	Gl. 8.18

Dauerinfusion

Plasmaspiegel (während der Infusion)	$Cp = \dfrac{R_0}{CL} \cdot \left(1 - e^{-k_e \cdot t}\right)$	Gl. 8.19
Plasmaspiegel (Steady State)	$Cp_{ss} = \dfrac{R_0}{CL}$	Gl. 8.20

Clearance (Chiou-Gleichung)	$$CL = \frac{2 \cdot R_0}{(Cp_1 + Cp_2)} + \frac{2 \cdot Vd \cdot (Cp_1 - Cp_2)}{(Cp_1 + Cp_2) \cdot (t_2 - t_1)}$$	Gl. 8.21
Kurzinfusion		
Spitzenspiegel (Einmalgabe)	$$Cp_{max(1)} = \frac{D}{CL \cdot T} \cdot \left(1 - e^{-k_e \cdot T}\right)$$	Gl. 8.22
Talspiegel (Einmalgabe)	$$Cp_{min(1)} = Cp_{max(1)} \cdot e^{-k_e \cdot (\tau - T)}$$	Gl. 8.23
Spitzenspiegel (Steady State)	$$Cp_{max(ss)} = \frac{D}{CL \cdot T} \cdot \frac{\left(1 - e^{-k_e \cdot T}\right)}{\left(1 - e^{-k_e \cdot \tau}\right)}$$	Gl. 8.24
Talspiegel (Steady State)	$$Cp_{min(ss)} = Cp_{max(ss)} \cdot e^{-k_e \cdot (\tau - T)}$$	Gl. 8.25
Verteilungsvolumen	$$Vd = \frac{D}{k \cdot T} \cdot \frac{\left(1 - e^{-k_e \cdot T}\right)}{\left(Cp_{max} - Cp_{min} \cdot e^{-k_e \cdot T}\right)}$$	Gl. 8.26
Dosierungsintervall	$$\tau = \frac{\ln\left(\frac{Cp_{max(ss)(gewünscht)}}{Cp_{min(ss)(gewünscht)}}\right)}{k_e} + T$$	Gl. 8.27
Dosis	$$D = Cp_{max(ss)(gewünscht)} \cdot k_e \cdot Vd \cdot T \cdot \frac{\left(1 - e^{-k_e \cdot \tau}\right)}{\left(1 - e^{-k_e \cdot T}\right)}$$	Gl. 8.28

Symbole: D = Dosis; τ = Dosierungsintervall; CL = Clearance; Vd = Verteilungsvolumen; k_e = Eliminationskonstante; k_a = Resorptionskonstante; F = Bioverfügbarkeit; R_0 = Infusionsgeschwindigkeit; T = Infusionsdauer; TBW = Gesamtkörpergewicht

8 Drug-Level-Monitoring in der klinischen Praxis

Tab. 8.2 Pharmakokinetische Parameter der wichtigsten Substanzen, für die ein Drug-Level-Monitoring durchgeführt wird

	V_d [l/kg]	CL [l/h/kg]	$t_{1/2}$ [h]	f_R [%]	F_{oral} [%]	f_b [%]	C_{max} (gewünscht) [mg/ml]	C_{min} (gewünscht) [mg/ml]
Amikacin	0,25[1]	CL_{Cr}	2–3	100	<1	<10	8–10·MHK	<10
Carbamazepin	1,4	0,064[2]	15[2]	<1	80	74	<12	>4
Chinidin	2,7[3]	0,28[4]	7	20	70	87	<4	>1
Ciclosporin	3–5	0,35	6	<1	30	93	<0,4[5]	>0,1[5]
Digoxin	7,3[6]	0,16[7]	39	60	70	25	<0,002	>0,0008
Gentamicin	0,25[1]	CL_{Cr}	2–3	100	<1	<10	8–10·MHK	<2
Lidocain	1,3[8,9]	0,6[10]	1,7	2	40	70	<5	>1
Methotrexat	0,7[11]	1,6·CL_{Cr}	3(10)[12]	80[13]	70	34	<10 µM	>0,1 µM
Phenobarbital	0,7	0,004[14]	60[15]	25	100	51	<30	>10
Procainamid	2	3·CL_{Cr}+0,23[16]	3	70	85	16	<8	>4
Theophyllin	0,5	0,04[17]	8[18]	18	100	56	<20	>10
Tobramycin	0,25[1]	CL_{Cr}	2–3	100	<1	<10	8–10·MHK	<2
Valproinsäure	0,14	0,008[19]	11[20]	2	100	93	<100	>50
Vancomycin	0,7	0,65·CL_{Cr}	7	80	<1	30	<40	10–15

[1] $DW = IBW + 0,4 \cdot (TBW-IBW) + 4 \cdot TSF$
[2] nach Autoinduktion
[3] 1,8 l/kg bei Herzinsuffizienz; 3,8 l/kg bei Leberinsuffizienz
[4] 0,2 l/h/kg bei Herzinsuffizienz
[5] in Blut
[6] $3,8 \cdot IBW + 3,1 \cdot CL_{Cr}$
[7] $0,8 \cdot IBW + CL_{Cr}$; $0,33 \cdot IBW + 0,9 \cdot CL_{Cr}$ bei Herzinsuffizienz
[8] 0,9 l/kg bei Herzinsuffizienz; 2,3 l/kg bei Leberzirrhose
[9] $V_c = 0,5$ l/kg; 0,3 l/kg bei Herzinsuffizienz; 0,6 l/kg bei Leberzirrhose
[10] 0,36 l/h/kg bei Herzinsuffizienz und bei Leberzirrhose
[11] $V_c = 0,2$ l/kg
[12] $t_{1/2} = 3$ h für $C_p > 0,5$ µM; $t_{1/2} = 10$ h für $C_p < 0,5$ µM
[13] 48 % bei niedriger Dosierung (10 mg/m²)
[14] 0,008 l/h/kg bei Kindern
[15] 120 h bei Kindern
[16] genetisch prädisponiert
[17] 0,08 l/h/kg bei Kindern
[18] 4 h bei Kindern
[19] 0,013 l/h/kg bei Kindern
[20] 7 h bei Kindern

lität zeigen. Dies ist ja auch der Grund, weswegen diese Substanzen Kandidaten für ein Drug-Level-Monitoring sind.

Im Weiteren sollen nun einige ausgewählte Praxisbeispiele besprochen werden, wobei jeweils kurz die wichtigsten pharmakokinetischen Parameter der jeweiligen Substanz vorgestellt werden, die dann in einem Fallbeispiel angewandt werden.

> **Merke**
> Beim Drug-Level-Monitoring wird der Plasmaspiegel des Patienten ermittelt, um die Dosierung optimal anzupassen. Ziel ist hierbei den therapeutischen Effekt zu erreichen und Nebenwirkungen möglichst gering zu halten bzw. zu vermeiden.

8.1 Aminoglykoside

Der antibiotische Effekt der Aminoglykoside ist konzentrationsabhängig.

Aminoglykoside stellen die Gruppe von Arzneistoffen dar, bei der heute am häufigsten ein Drug-Level-Monitoring vorgenommen wird. Aminoglykoside sind sehr effektive Antibiotika mit geringer Resistenzentwicklung, aber auch mit potentiell schweren Nebenwirkungen wie Nephro- und Ototoxizität. Die wichtigsten Vertreter dieser Gruppe sind Gentamicin, Tobramycin und Amikacin. Diese drei Substanzen verhalten sich pharmakokinetisch sehr ähnlich. Gentamicin und Tobramycin sind auch pharmakodynamisch äquivalent, während Amikacin eine geringere Aktivität zeigt und daher höher dosiert wird. Da Aminoglykoside nicht oral resorbiert werden, werden sie ausschließlich parenteral eingesetzt. Die häufigste Anwendungsart ist eine Kurzzeitinfusion über 30 Minuten. Für die Wirkung der Aminoglykoside ist wichtig, dass ausreichend hohe Spitzenspiegel erzielt werden, da der antibiotische Effekt konzentrationsabhängig ist. Es konnte gezeigt werden, dass 8–10-faches Überschreiten der minimalen Hemmkonzentration (*MHK*) zu maximalem Effekt führt (Abb. 8.1). Sind *MHK*-Werte des Erregers unbekannt, geht man bei konventioneller Dosierung von einer *MHK* von 1 µg/ml aus, so dass der Spitzenspiegel zwischen 8–10 µg/ml liegt.

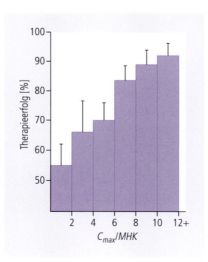

Abb. 8.1 Zusammenhang zwischen dem Quotienten von Spitzenspiegel C_{max} und minimaler Hemmkonzentration *MHK* sowie dem Therapieerfolg von Aminoglykosiden. Nach Moore et al.

Es konnte weiterhin gezeigt werden, dass die Höhe des Spitzenspiegels nicht mit der Toxizität der Aminoglykoside korreliert, sondern dass diese in erster Linie durch eine langsame Kumulation in einem tiefen Gewebekompartment (s. Kap. 1.2.4) resultiert. Zu diesem tiefen Kompartiment gehören auch die Haarzellen des Ohres sowie die Tubuluszellen der Niere, woraus nach Erreichen toxischer Konzentrationen reversible und irreversible Hörschäden, Gleichgewichtsstörungen und Niereninsuffizienz resultieren können. Um diese Kumulation zu vermeiden, wird versucht, Aminoglykoside so zu dosieren, dass ein möglichst niedriger Talspiegel erzeugt wird ($< 2\,\mu g/ml$), um so das Konzentrationsgefälle zwischen tiefem Kompartiment und Plasma zu beeinflussen.

Toxizität der Aminoglykoside durch Kumulation im tiefen Gewebekompartiment

Pharmakokinetik der Aminoglykoside

8.1.1

Alle Aminoglykoside werden nahezu ausschließlich renal über die glomeruläre Filtration eliminiert. Weiterhin gilt, dass Aminoglykoside nur eine sehr geringe Proteinbindung aufweisen, woraus verständlich wird, dass ihre Clearance der Creatinin-Clearance entspricht (s. Kap. 6.1.2). Man kann also aus der Creatinin-Clearance, die mit Hilfe der empirischen Cockcroft-Gault-Gleichung (Gl. 6.3 und 6.4) abgeschätzt werden kann, die Aminoglykosid-Clearance abschätzen. Ein anderer Ansatz zur Abschätzung der pharmakokinetischen Parameter der Aminoglykoside aufgrund der Creatinin-Clearance ist die sog. Dettli-Beziehung, die die Creatinin-Clearance und die Eliminationsgeschwindigkeitskonstante k_e des Aminoglykosids empirisch korreliert (Gl. 8.29).

Abschätzung der Aminoglykosid-Clearance

$$k_e\left[h^{-1}\right] = 0{,}0026 \cdot CL_{Cr}\left[ml/min\right] + 0{,}014 \qquad \text{Gl. 8.29}$$

Dettli-Beziehung

Das durchschnittliche Verteilungsvolumen der Aminoglykoside ist 0,25 l/kg. Als Gewicht sollte in diese Beziehung das sogenannte Dosierungsgewicht (dose weight, *DW*) eingehen, das aus Idealgewicht (ideal body weight, *IBW*) und Gesamtgewicht (total body weight, *TBW*) berechnet werden kann (Gl. 8.30).

$$DW = IBW + 0{,}4 \cdot (TBW - IBW) \qquad \text{Gl. 8.30}$$

Dosierungsgewicht

Diese Beziehung geht davon aus, dass die Verteilung der Aminoglykoside ins überschüssige Körpergewicht *(TBW–IBW)* nur zu 40 % der ins Idealgewicht entspricht. Weiterhin muss in manchen Fällen auch noch zusätzlich angesammeltes Gewebewasser (Aszites, Ödeme) als Verteilungsraum berücksichtigt werden (third space fluids, *TSF*), die man direkt aus der Gewichtszunahme des Patienten abschätzt (1 kg = 1 l) und dem berechneten Verteilungsvolumen zuaddiert. Dies ist von großer Relevanz bei Schockpatienten, die auf Grund des erheblich größeren Verteilungsvolumens leicht unterdosiert werden können. Alternativ kann auch $4 \cdot TSF$ zum Dosierungsgewicht hinzuaddiert und mit diesem Gewicht dann das Verteilungsvolumen abgeschätzt werden.

Third Space Fluids, TSF

Die normale Halbwertszeit bei nierengesunden Patienten beträgt etwa 2–3 Stunden.

8.1.2 Drug-Level-Monitoring der Aminoglykoside

Aus den vorgestellten pharmakokinetischen und pharmakodynamischen Eigenschaften ergibt sich, dass Aminoglykoside so dosiert werden sollten, dass sie einen ausreichend hohen Spitzenspiegel und einen möglichst niedrigen Talspiegel haben. Dies kann mit zwei unterschiedlichen Dosierungsansätzen erreicht werden, der
- konventionellen Dosierung (zwei- oder dreimal tägliche Gabe),
- oder der Pulsdosierung (einmal tägliche Gabe).

Konventionelle Dosierung

Dosierungsintervalle von 8 oder 12 Stunden

Bei der konventionellen Dosierung werden in der Regel Dosierungsintervalle von 8 oder 12 Stunden gewählt. In der Vergangenheit wurde häufig eine Standarddosis von 80 mg dreimal täglich empfohlen. Zur Erreichung eines Spitzenspiegels von 8 µg/ml ist aber eine i. v. Dosis von etwa 2 mg/kg nötig (V_d 0,25 l/kg). Man sieht daraus, dass die früher häufig propagierte Dosis von 80 mg nicht ausreichend hoch sein kann, um eine optimale Wirkaktivität zu erzeugen.

Beim Drug-Level-Monitoring wird versucht, den komplexen Kurvenverlauf der Aminoglykoside mit einem Ein-Kompartiment-Modell zu beschreiben. Der Spitzenspiegel wird allgemein 30 Minuten nach Ende einer 30-minütigen Kurzinfusion abgenommen (gemessener Spitzenspiegel, Cp_{max}^*). Zu diesem Zeitpunkt ist die initiale Verteilungsphase nahezu komplett abgeschlossen (○ Abb. 8.2).

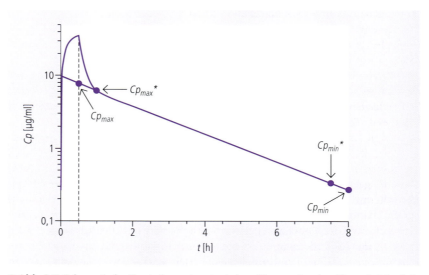

○ **Abb. 8.2** Schematische Darstellung eines typischen Plasmaspiegelprofils nach 30-minütiger Kurzzeitinfusion eines Aminoglykosids. Der Spitzenspiegel am Ende der Infusion ist sehr hoch und nicht repräsentativ für die entsprechenden Gewebespiegel, so dass die experimentelle Bestimmung des Spitzenspiegels (Cp_{max}^*) erst nach Ende der Verteilungsphase (30 Minuten nach Ende der Infusion) durchgeführt wird. Anschließend kann der Spitzenspiegel Cp_{max} durch Heraufextrapolation bis an den Infusionsbeginn berechnet werden. Der experimentelle Talspiegel (Cp_{min}^*) wird aus organisatorischen Gründen häufig 30 Minuten vor Ende des Dosierungsintervalls gemessen und dann mathematisch auf den wahren Talspiegel Cp_{min} heruntertextrapoliert.

8.1.2 Drug-Level-Monitoring der Aminoglykoside

Aus dem gemessenen Spitzenspiegel lässt sich dann durch Extrapolation der hypothetische Spitzenspiegel am Ende der Infusion (Cp_{max}) berechnen (Gl. 8.31).

Hypothetischer Spitzenspiegel

$$Cp_{max} = \frac{Cp_{max}^*}{e^{-k_e \cdot (t_{max}^* - T)}} \qquad \text{Gl. 8.31}$$

t_{max}^* ist hierbei die Zeit zwischen Infusionsbeginn und Abnahme des Spitzenspiegels (in der Regel 1 h), und T ist die Infusionsdauer (in der Regel 30 Minuten). Der Spitzenspiegel kann auch zu etwas späteren Zeitpunkten gemessen und durch Extrapolation in den korrekten Cp_{max}-Wert umgerechnet werden.

Für die Vermeidung von Oto- und Nephrotoxizität ist ein niedriger Talspiegel essentiell, der mindestens < 2 µg/ml und besser < 1 µg/ml sein sollte. Der gemessene Talspiegel (Cp_{min}^*) wird in der Regel 30 Minuten vor Ende des Dosierungsintervalls bestimmt und dann auf den Talspiegel am Dosierungsende herunter extrapoliert.

$$Cp_{min} = Cp_{min}^* \cdot e^{-k_e \cdot (\tau - t_{min}^*)} \qquad \text{Gl. 8.32}$$

t_{min}^* ist hierbei die Zeit zwischen Infusionsbeginn und Abnahme des Spitzenspiegels (in der Regel 7,5 oder 11,5 h), und τ ist das Dosierungsintervall (in der Regel 8 oder 12 h).

Die Eliminationskonstante k_e kann direkt aus den gemessenen Spitzen- und Talspiegeln mit Gl. 8.1 bestimmt werden. Gl. 8.26 erlaubt dann die individuelle Berechnung des Verteilungsvolumens. Mit Hilfe von Gl. 8.27 und Gl. 8.28 können schließlich Dosiskorrekturen berechnet werden, wenn die gemessenen Plasmaspiegel nicht mit den angestrebten übereinstimmen.

Pulsdosierung

In den letzten Jahren hat sich die Dosierungsstrategie von Aminoglykosiden sehr gewandelt. Hierzu trugen vier Erkenntnisse bei:

- Aus pharmakodynamischen Untersuchungen war bekannt, dass Aminoglykoside einen postantibiotischen Effekt produzieren. Das bedeutet, dass es nach Elimination der Substanzen mehrere Stunden dauert, bis die Bakterien wieder in der gleichen Geschwindigkeit wie vor der Arzneistoffgabe wachsen. *Postantibiotischer Effekt*
- Weiterhin konnte in In-vitro-Studien gezeigt werden, dass die Bakterien nach Kontakt mit Aminoglykosiden eine kurzzeitige adaptive Resistenz entwickeln, die über mehrere Stunden anhält und dafür verantwortlich ist, dass bei Einsatz von Aminoglykosiden mit zu kurzen Dosierungsintervallen die zweite Dosis deutlich schlechter wirkt als die erste. Der Mechanismus dieser adaptiven Resistenz scheint eine Hemmung des aktiven Aufnahmemechanismus der Bakterienzelle zu sein. *Adaptive Resistenz*
- Studien zur Gewebeverteilung lassen wahrscheinlich erscheinen, dass die Aufnahme der Aminoglykoside in die tiefen Kompartimente mit Hilfe eines aktiven, sättigbaren Transportmechanismus erfolgt. Ist dieser Transporter gesättigt, unterscheiden sich die nach Gabe geringer und höherer Dosierungen kumulierenden Mengen nur unwesentlich.
- Studien zur Toxizität der Aminoglykoside bestätigen, dass ein hoher Spitzenspiegel nötig ist, um eine optimale Wirkung zu erzielen, und dass möglichst niedrige Talspiegel das toxische Potential deutlich verringern. *Einmal tägliche Gabe einer Pulsdosis*

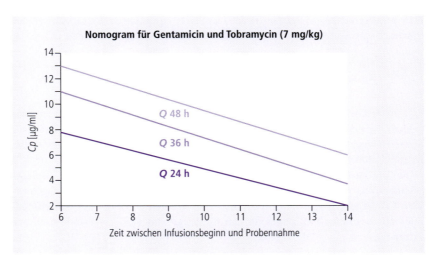

○ **Abb. 8.3** Graphische Bestimmung des Dosierungsintervalls (Q) für die Pulsdosierung von Gentamicin und Tobramycin (Dosis 7 mg/kg). Die gemessene Konzentration wird gegen den Zeitpunkt der Messung aufgetragen und das entsprechende Dosierungsintervall abgelesen.

Aus diesen Gründen wurde abgeleitet, dass eine einmal tägliche Gabe einer Pulsdosis eines Aminoglykosids von therapeutischem Vorteil ist. Dies wurde inzwischen in zahlreichen Studien bestätigt. Als Dosisempfehlung dient zurzeit eine einstündige Kurzinfusion von 7 mg/kg Gentamicin und Tobramycin bzw. 15 mg/kg Amikacin alle 24 h, woraus sich Spitzenspiegel von 25–30 µg/ml (Gentamicin und Tobramycin) bzw. 50–60 µg/ml (Amikacin) ergeben. Für die Dosisberechnung wird das Dosierungsgewicht (Gl. 8.30) verwendet. Das Dosierungsintervall richtet sich nach der Creatinin-Clearance: 24 h für $CL_{Cr} > 60$ ml/min, 36 h für CL_{Cr} 40–59 ml/min und 48 h für CL_{Cr} 30–39 ml/min. Das Drug-Level-Monitoring kann im Prinzip ähnlich wie bei der konventionellen Dosierung erfolgen, wobei allerdings der Talspiegel zu einem Zeitpunkt gemessen werden muss, an dem noch Aminoglykosid nachweisbar ist. Da man davon ausgehen kann, dass mit diesen hohen Dosen ein ausreichend hoher Spitzenspiegel erzeugt wird, kann man das Monitoring oft auf eine Einzelbestimmung begrenzen. Es wird empfohlen, eine Spiegelbestimmung zwischen 6 und 14 h nach Infusionsbeginn durchzuführen. Statt pharmakokinetischer Berechnung wird dann ein Nomogramm eingesetzt, aus dem man rasch ablesen kann, ob eine Veränderung des Dosierungsintervalls nötig ist (○ Abb. 8.3).

Die Pulsdosierung von Aminoglykosiden hat sich inzwischen klinisch hervorragend bewährt und kann bei fast allen Patienten eingesetzt werden. Ausnahmen sind Kinder (unter 18 Jahre) und ältere Patienten (über 70 Jahre), schwangere Patientinnen, Patienten mit Endocarditis sowie schwerer Niereninsuffizienz ($CL_{Cr} < 30$ ml/min).

Praxisbeispiel: Konventionelle Dosierung von Aminoglykosiden

8.1.3

Ein 25-jähriger männlicher Patient, 94 kg, 180 cm, Cp_{Cr} 1,1 mg/dl mit einer *Klebsiella*-Infektion (*MHK* 1 µg/ml) soll mit Gentamicin behandelt werden.

Mit welcher Dosis sollte die Therapie begonnen werden?

Zunächst wird mit Gl. 8.3 das ideale Körpergewicht berechnet (77 kg) und mit Gl. 8.4 die Creatinin-Clearance (CL_{Cr}= 112 ml/min oder 6,7 l/h). Das Dosierungsgewicht beträgt nach Gl. 8.2 83,8 kg. Das Verteilungsvolumen kann dann mit 21 l (83,3 kg · 0,25 l/kg) abgeschätzt werden. Die entsprechende Halbwertszeit ist nach Gl. 8.2 dann 2,2 Stunden (k_e= 6,7 Lh^{-1}/21 l = 0,32 h^{-1}). Der angestrebte Spitzenspiegel am Ende der Kurzinfusion sei 8 µg/ml (8 · *MHK*), der entsprechende Talspiegel am Ende des Dosierungsintervalls sei 1 µg/ml. Daraus lässt sich mit Gl. 8.12 ein Dosierungsintervall von 7 Stunden ableiten, was aber in der Praxis aus organisatorischen Gründen nicht sinnvoll ist und auf 8 Stunden aufgerundet wird. Schließlich kann mit Gl. 8.13 dann die zu applizierende Dosis bestimmt werden (168 mg), die auf 160 mg abgerundet wird. Die Dosierungsempfehlung mit konventioneller Dosierung lautet daher 160 mg dreimal täglich.

Am dritten Therapietag werden ein Spitzenspiegel (30 Minuten nach Ende der Kurzinfusion) von 7,2 µg/ml und ein Talspiegel (30 Minuten vor Ende des Dosierungsintervalls) von 2,8 µg/ml gemessen.

Wie sollte das Dosierungsschema verändert werden?

Zunächst wird aus den gemessenen Werten die Eliminationskonstante k_e für den Patienten bestimmt (Gl. 8.1), sie beträgt k_e= 0,145 h^{-1}. Die entsprechende Halbwertszeit ist mit 4,8 Stunden deutlich länger als erwartet. Dann werden die gemessenen Spitzen- und Talspiegel auf die jeweiligen Werte am Infusionsbeginn (Gl. 8.31) und -ende (Gl. 8.32) extrapoliert. Es ergibt sich ein Cp_{max} von 7,7 µg/ml und ein Cp_{min} von 2,6 µg/ml. Der Spitzenspiegel liegt im gewünschten Bereich, während der Talspiegel deutlich zu hoch ist. Nun kann die Dosisberechnung mit den individuellen kinetischen Parametern des Patienten wiederholt werden. Gl. 8.26 erlaubt die Berechnung des individuellen Verteilungsvolumens (29,3 l). Mit der neuen Eliminationsgeschwindigkeitskonstanten lässt sich mit Gl. 8.27 ein Dosierungsintervall von 14 Stunden ableiten, was aus Gründen der Compliance auf 12 Stunden abgerundet wird. Schließlich kann mit Gl. 8.28 die zu applizierende Dosis bestimmt werden (200 mg). Die korrigierte Dosierungsempfehlung mit konventioneller Dosierung lautet somit 200 mg zweimal täglich.

Praxisbeispiel: Pulsdosierung von Aminoglykosiden

8.1.4

Ein 59-jähriger männlicher Patient, 77 kg, 168 cm, Cp_{Cr} 1,1 mg/dl mit einer postoperativen Wundinfektion soll mit Gentamicin behandelt werden.

Kann bei diesem Patienten eine Pulsdosierung durchgeführt werden?

Zunächst wird mit Gl. 8.3 das ideale Körpergewicht berechnet (66,2 kg) und mit Gl. 8.4 die Creatinin-Clearance (68 ml/min oder 4,1 l/h). Das Dosierungsgewicht beträgt nach Gl. 8.30 70,5 kg. Das Verteilungsvolumen kann dann mit 17,6 l abgeschätzt werden. Die entsprechende Halbwertszeit ist nach Gl. 8.2 dann 3,0 Stunden (k_e = 0,23 h^{-1}). Der Patient kann mit einer einmal täglichen Gabe von 7 mg/kg (494 mg, abgerundet zu 480 mg, appliziert als einstündige Kurzinfusion) behandelt werden.

Welche Spitzen- und Talspiegel können mit dieser Behandlung erwartet werden?

Der zu erwartende Spitzenspiegel im Steady State kann mit Gl. 8.24 berechnet werden und beträgt 24,4 µg/ml. Der entsprechende Talspiegel (Gl. 8.25) beträgt 0,1 µg/ml.

Wann sollte ein Drug-Level-Monitoring vorgenommen werden?

Zur Kontrolle sollte ein Plasmaspiegel 6–14 Stunden nach Infusionsbeginn gemessen werden. In unserem Beispiel ergab die Bestimmung des 9-Stunden-Werts einen Gentamicinspiegel von 6,5 µg/ml. Ein Vergleich mit dem Nomogramm (O Abb. 8.3) zeigt, dass dieser Wert höher ist als erwartet und daher eine Verschlechterung der Nierenfunktion signalisiert. Das Dosierungsintervall sollte bei Beibehaltung der Dosis auf 36 Stunden verlängert werden und weitere Spiegelkontrollen sollten fortgeführt werden.

8.2 Vancomycin

Die antibiotische Wirkung von Vancomycin ist zeitabhängig.

Vancomycin ist ein Reserveantibiotikum, das nur bei schweren Infektionen und bei Versagen anderer Antibiotika gewählt werden sollte. Es ist ein Glykopeptid und – trotz des ähnlichen Namens – kein Aminoglykosid. Es hat einen vollkommen anderen Wirkmechanismus. Seine antibiotische Wirkung ist zeitabhängig, so dass im Gegensatz zu den Aminoglykosiden hohe Spitzenspiegel nicht von Vorteil sind. Der therapeutische Bereich liegt zwischen 10 und 40 µg/ml.

8.2.1 Pharmakokinetik von Vancomycin

Vancomycin ist oral nicht bioverfügbar und wird nur intravenös eingesetzt. Es wird zu 80 % renal eliminiert, so dass seine Clearance eng mit der Creatinin-Clearance korreliert. Ähnlich wie bei den Aminoglykosiden gibt es zwei Ansätze für die Umrechnung der Creatinin-Clearance in Vancomycin-Kinetikparameter. Der einfachere ist ein Faktor von 0,65 ($CL = 0,65 \cdot CL_{Cr}$), der andere schätzt die Eliminationskonstante (Gl. 8.33):

$$k_e \left[\text{h}^{-1} \right] = 0,00083 \cdot CL_{Cr} \left[\text{ml/min} \right] + 0,0044 \qquad \text{Gl. 8.33}$$

Das Verteilungsvolumen beträgt in der Regel 0,7 l/kg. Daraus ergibt sich eine durchschnittliche Halbwertszeit von 7 Stunden beim nierengesunden Patienten. Bei vielen Patienten ist der Kurvenverlauf während eines Dosierungsintervalls biexponential, so dass die Bestimmung der Halbwertszeit aus zwei Werten zu fehlerhafter Interpretation führen kann. Da der Spitzenspiegel therapeutisch nicht sehr relevant ist und das Verteilungsvolumen interindividuell weniger variiert als die Clearance, beschränkt man sich heute in der Regel auf die Bestimmung des Talspiegels oder eines Spiegels in der Mitte des Dosierungsintervalls unter Einsatz eines Nomogramms (O Abb. 8.4).

8.2.2 Praxisbeispiel: Vancomycin

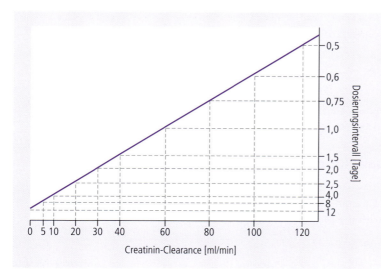

Abb. 8.4 Graphische Bestimmung des Dosierungsintervalls für Vancomycin. Die empfohlene Startdosis beträgt 25 mg/kg, die Erhaltungsdosis 19 mg/kg. Das Dosierungsintervall kann basierend auf der Creatinin-Clearance aus dem Nomogramm abgelesen werden. Die zu erwartenden Spitzen- und Talspiegel betragen 30 bzw. 7,5 µg/ml. Nach Matzke et al.

Die in diesem Nomogramm empfohlene Startdosis beträgt 25 mg/kg, die entsprechende Erhaltungsdosis beträgt 19 mg/kg. Das entsprechende Dosierungsintervall kann dann aus dem Nomogramm abgelesen werden. Zur Vermeidung allergischer Unverträglichkeitssymptome (red-man's syndrome) sollte die Dosis über eine Stunde langsam infundiert werden. Bei Überdosierung können Oto- und Nephrotoxizität auftreten. Allgemein kann man feststellen, dass auf Grund der erhöhten Reinheit der verfügbaren Vancomycinpräparate das Auftreten von Nebenwirkungen bei Vancomycintherapie erheblich zurückgegangen ist.

Praxisbeispiel: Vancomycin

Ein 70 kg schwerer Patient (CL_{Cr} 30 ml/min) soll mit Vancomycin behandelt werden.

Welche Werte sind für Clearance, Verteilungsvolumen und Halbwertszeit zu erwarten?

Die Clearance beträgt 0,65 · 30 ml/min = 19,5 ml/min oder 1,2 l/h. Das Verteilungsvolumen beträgt 0,7 l/kg · 70 kg = 49 l, die Halbwertszeit 29 h. Nach Gl. 8.33 errechnet sich eine Halbwertszeit von 24 h.

Was ist ein geeignetes Dosierungsschema für diesen Patienten?

Das Dosierungsintervall für einen Spitzenspiegel von 40 µg/ml und einen Talspiegel von 10 µg/ml entspricht zwei Halbwertszeiten (Gl. 8.12), abgerundet zu 2 Tagen. Die entsprechende Dosis, basierend auf einer durchschnittlichen Konzentration von 20 µg/ml, beträgt nach Gl. 8.13: 20 µg/ml · 1,2 l/h · 48 h = 1152 mg oder 16,5 mg/kg. Das Nomogramm (Abb. 8.4) empfiehlt für Patienten mit einer

Creatinin-Clearance von 30 ml/min ein Dosierungsintervall von 2 Tagen (48 h). Die Dosis beträgt 19 mg/kg.

8.3 Digoxin

Digoxin ist ein Herzglykosid mit geringer therapeutischer Breite. Der angestrebte Plasmaspiegel beträgt 0,8–2,0 ng/ml.

8.3.1 Pharmakokinetik von Digoxin

Digoxin hat eine relativ hohe Clearance und wird zu etwa 60 % renal ausgeschieden. Die Clearance hängt ab von der Nierenfunktion und kann mit einer empirischen Beziehung abgeschätzt werden (Gl. 8.34).

$$CL = 0{,}8 \cdot IBW + CL_{Cr} \, [\text{ml}/\text{min}] \qquad \text{Gl. 8.34}$$

Verminderte Clearance bei Herzinsuffizienz

Bei Herzinsuffizienz ist die Clearance deutlich vermindert und kann nach Gl. 8.35 berechnet werden.

$$CL = 0{,}33 \cdot IBW + 0{,}9 \cdot CL_{Cr} \, [\text{ml}/\text{min}] \qquad \text{Gl. 8.35}$$

Das Verteilungsgewicht von Digoxin ist auf Grund der hohen Gewebebindung extrem hoch und beträgt beim nierengesunden Patienten etwa 7,3 l/kg. Bei Patienten mit eingeschränkter Nierenfunktion nimmt das Verteilungsvolumen auf Grund der herabgesetzten Gewebebindung ab. Es kann mit Gl. 8.36 aus Gewicht und Creatinin-Clearance abgeschätzt werden.

$$Vd = 3{,}8 \cdot IBW + 3{,}1 \cdot CL_{Cr} \, [\text{ml}/\text{min}] \qquad \text{Gl. 8.36}$$

Die nierenfunktionsbedingte Veränderung des Verteilungsvolumens von Digoxin ist beträchtlich: So hat ein 70 kg schwerer Patient mit normaler Nierenfunktion (CL_{Cr}= 100 ml/min) ein Verteilungsvolumen von 576 l, bei eingeschränkter Nierenfunktion (CL_{Cr}= 25 ml/min) beträgt dieses bei gleichem Körpergewicht nur noch 344 l.

Digoxin hat eine sehr lange Halbwertszeit.

Die Halbwertszeit von Digoxin ist auf Grund des hohen Verteilungsvolumens sehr lang, im Schnitt über 40 Stunden. Dies wird oft fälschlich als ein Resultat einer niedrigen Clearance interpretiert und ist ein gutes Beispiel dafür, dass die Halbwertszeit sowohl von der Clearance als auch vom Verteilungsvolumen abhängt (s. Kap. 1.1.5). Bei eingeschränkter Nierenfunktion ändert sich die Halbwertszeit wegen der gleichgerichteten Veränderungen von Clearance und Verteilungsvolumen nur wenig. Für unser Beispiel von oben (CL_{Cr} 100 und 25 ml/min) verlängert sich die Halbwertszeit nur unwesentlich von 43 auf 49 h, obwohl sich die Clearance nahezu halbiert (156 und 81 ml/min).

Die orale Bioverfügbarkeit von Digoxin liegt in Abhängigkeit von der Arzneiform bei 70–100 %.

Wegen der langen Halbwertszeit ist es nicht nötig, mehr als eine Plasmaprobe zu entnehmen. Ähnlich wie bei den Aminoglykosiden ist es auch bei Digoxin wichtig, mit der Probennahme zu warten, bis die Verteilungsphase abgeschlossen ist. Dies ist etwa vier Stunden nach intravenöser und sechs Stunden nach oraler Gabe erreicht.

Bei Hyperthyreose sind Clearance und Verteilungsvolumen um etwa 30 % erhöht, bei Hypothyreose sind sie um 30 % erniedrigt. In beiden Fällen bleibt aber die Halbwertszeit von Digoxin unverändert. Gleichzeitige Gabe von Chinidin verringert die Digoxin-Clearance um etwa 50 % und das Verteilungsvolumen um etwa 30 %.

Praxisbeispiel: Digoxin

Eine 65-jährige Patientin (IBW 55 kg, Cp_{Cr} 1,5 mg/dL) mit Herzinsuffizienz soll mit Digoxintabletten (70 % bioverfügbar) behandelt werden. Die Digoxin-Zielkonzentration sei 1,5 ng/ml.

Was ist eine geeignete Startdosis?

Zunächst wird mit Gl. 8.4 die Creatinin-Clearance berechnet (32 ml/min). Das Verteilungsvolumen dieser Patientin kann dann mit Gl. 8.36 berechnet werden und beträgt 3,8 · 55 kg + 3,1 · 32 ml/min = 308 l. Daraus berechnet sich eine Startdosis von 1,5 ng/ml · 308 l/0,7 = 660 µg. Diese Startdosis sollte aus Toxizitätsgründen in mehreren Inkrementen im Abstand von sechs Stunden gegeben werden, z. B. 300 µg, 150 µg und 150 µg. Ist keine Akutbehandlung nötig, kann aus den gleichen Gründen auch ganz auf sie verzichtet werden. Man sollte dann daran denken, dass es etwa eine Woche dauert, bis der Steady-State-Digoxinspiegel erreicht ist.

Startdosis für Digoxin

Was ist eine geeignete Erhaltungsdosis?

Die Digoxin-Clearance kann mit Gl. 8.35 abgeschätzt werden, sie beträgt 0,33 · 55 kg + 0,9 · 32 ml/min = 47 ml/min oder 68 l/d. Daraus ergibt sich dann eine Erhaltungsdosis von 1,5 ng/ml · 68 l/d/0,7 = 145 µg/d, aufgerundet zu 150 µg pro Tag.

Welche Halbwertszeit hat Digoxin bei dieser Patientin?

Die Halbwertszeit berechnet sich nach Gl. 8.2 aus Clearance und Verteilungsvolumen und beträgt 76 Stunden.

Welche Erhaltungsdosis wäre angebracht, wenn die Patientin an Schilddrüsenüberfunktion leidet?

Bei Hyperthyreose wäre die Clearance um 30 % erhöht (88 l/d), und somit muss die Dosis um 30 % erhöht werden (188 µg/d, aufgerundet auf 200 µg pro Tag).

Erhaltungsdosis bei Hyperthyreose

Theophyllin

Theophyllin ist ein Antiasthmatikum, das sowohl intravenös im Notfall als auch oral zur chronischen Asthmatherapie eingesetzt werden kann. Obwohl sein Einsatz heute vielfach durch die inhalativen β-Sympathomimetika und Corticosteroide verdrängt wurde, ist Theophyllin immer noch eine sehr wirksame Substanz, allerdings mit geringer therapeutischer Breite. Der therapeutische Bereich liegt bei 10–20 µg/ml.

Theophyllin zeigt eine geringe therapeutische Breite.

8.4.1 Pharmakokinetik von Theophyllin

Theophyllin wird gut ins Gewebe verteilt, sein Verteilungsvolumen ist relativ konstant und liegt bei 0,5 l/kg.

Theophyllin wird nahezu vollständig metabolisiert, nur eine geringe Menge wird renal ausgeschieden. Seine Pharmakokinetik ist daher relativ unabhängig von der Nierenfunktion. Die durchschnittliche Clearance beträgt etwa 0,04 l/h/kg und ist bei Kindern und Rauchern auf 0,08 l/h/kg erhöht. Daraus ergeben sich durchschnittliche Halbwertszeiten von 8 Stunden für erwachsene Nichtraucher und 4 Stunden für Kinder und Raucher. Plasmaspiegel werden bei intravenöser Infusion nach 2 und 8 Stunden nach Infusionsbeginn abgenommen (Gl. 8.21) sowie nach Erreichen des Steady States. Nach oraler Gabe wird in der Regel nur einmal ein Talspiegel gemessen. Bei Retardpräparaten kann auch ein durchschnittlicher Plasmaspiegel in der Mitte des Dosierungsintervalls abgenommen werden.

8.4.2 Praxisbeispiel: Theophyllin (intravenöse Gabe)

Ein 8 Monate alter, 8 kg schwerer kleiner Junge mit chronischem Asthma wird im Status asthmaticus auf die Notfallstation eingeliefert. Leber- und Kreislauffunktionen sind normal. Der Junge soll sofort intravenös mit Theophyllin behandelt werden. Er erhält keine anderen Arzneimittel.

Was ist eine geeignete Startdosis?

Berechnung von Startdosis und Erhaltungsdosis

Die Startdosis berechnet sich als Produkt aus gewünschtem Plasmaspiegel (10 µg/ml) und Verteilungsvolumen (etwa 0,5 l/kg). Sie beträgt also 5 mg/kg oder 40 mg. Diese Startdosis wird als Kurzinfusion über 30 Minuten gegeben und anschließend der Plasmaspiegel gemessen. In unserem Beispiel betrug dieser 10,5 µg/ml.

Was ist eine geeignete Erhaltungsdosis?

Die Erhaltungsdosis berechnet sich als Produkt aus gewünschtem Plasmaspiegel und Gesamtkörperclearance (etwa 0,0475 l/kg/h für ein 8 Monate altes Kind). Die Infusionsrate wird daher zunächst auf 0,475 mg/kg/h oder 3,8 mg/h festgesetzt. Wird Aminophyllin (entspricht 80 % Theophyllin) für die i. v. Infusion verwendet, muss die Dosis auf 4,75 mg/h Aminophyllin festgesetzt werden. Die Infusionsgeschwindigkeit beträgt dann 4,75 mg/h · 100/28,5 = 16,7 ml/h. Nach 8 Stunden wird erneut der Plasmaspiegel gemessen. Er betrug in unserem Beispiel 13 µg/ml. Dieser Wert ist höher als der bei durchschnittlicher Gesamtkörperclearance vorhergesagte von 10 µg/ml. Die tatsächliche Clearance kann man nun aus dem Plasmaspiegelanstieg von 10,5 µg/ml auf 13 µg/ml nach achtstündiger Infusion berechnen (Gl. 8.37). Die applizierte Arzneistoffmenge $R_0 \cdot t$ ist dabei gleich der Summe aus während der Infusionsdauer eliminierter Arzneistoffmenge $CL_{tot} \cdot AUC_t$ und der den Plasmaspiegel erhöhenden Arzneistoffmenge $(Cp_2 Cp_1) \cdot Vd$ gesetzt werden kann (Chiou-Gleichung).

$$CL = \frac{2 \cdot (R_0 \cdot \Delta t - (Cp_2 - Cp_1) \cdot Vd)}{(Cp_1 + Cp_2) \cdot \Delta t} = \frac{2 \cdot R_0}{(Cp_1 + Cp_2)} + \frac{2 \cdot Vd \cdot (Cp_1 - Cp_2)}{(Cp_1 + Cp_2) \cdot (t_2 - t_1)} \quad \text{Gl. 8.37}$$

In unserem Beispiel ergibt sich $CL = 2 \cdot (30{,}410)/188 = 0{,}217$ l/h, also 0,027 l/kg/h. Dieser Wert ist deutlich niedriger als der Durchschnittswert von 0,0475 l/kg/h für diese Altersgruppe. Es kann nun vorhergesagt werden, welcher Plasmaspiegel bei Erreichen des Steady State vorliegen wird ($Cp_{ss}=R_0/CL$= 17,5 µg/ml). Da dieser Wert noch im therapeutischen Bereich liegt (10–20 µg/ml), ist eine Dosiserhöhung nicht nötig. Bei allen Berechnungen wurde von einem Verteilungsvolumen von 0,5 l/kg ausgegangen. Die Mehrzahl der Patienten fallen in den Bereich von 0,4–0,55 l/kg, in seltenen Fällen gibt es Werte zwischen 0,3 und 0,7 l/kg. Eine weitere Plasmaspiegelbestimmung nach 12 oder 24 Stunden ist anzuraten.

Praxisbeispiel: Theophyllin (orale Gabe)

8.4.3

Ein 21-jähriger Asthmapatient (85 kg) wird mit einem Theophyllin-Retardpräparat (600 mg einmal täglich) behandelt. Die Wirkung ist nicht zufriedenstellend. Bei einer Theophyllinspiegelbestimmung in der Dosierungsmitte wird eine Konzentration von 7,3 µg/ml gemessen.

Welche Clearance hat dieser Patient?
Die Clearance kann aus Gl. 8.17 nach Umformung berechnet werden. Es gilt $CL = 1 \cdot 600$ mg/(7,3 mg/l · 24 h) = 3,4 l/h = 0,04 l/kg unter Annahme einer oralen Bioverfügbarkeit von 100 %.

Welches Verteilungsvolumen hat dieser Patient?
Das Verteilungsvolumen kann als 0,5 l/kg · 85 kg = 42,5 l abgeschätzt werden.

Welche Halbwertszeit hat dieser Patient?
Die Theophyllin-Halbwertszeit beträgt bei diesem Patienten ln(2) · 42,5 l/3,4 l/h = 8,7 h. Diese Eliminationshalbwertszeit darf nicht mit der terminalen Halbwertszeit nach Gabe eines Retardpräparats verwechselt werden (Flip-flop-Fall, s. Kap. 1.2.1).

Wie sollte die Dosis verändert werden?
Der Patient zeigt keine ungewöhnlichen pharmakokinetischen Parameter für Theophyllin. Die bisher applizierte Dosis ist zu niedrig. Zur Erzeugung eines Durchschnittsspiegels von 15 µg/ml ergibt sich nach Gl. 8.18, dass eine Dosis von D = 15 mg/l · 3,4 l/h · 24 h = 1224 mg benötigt wird. Die bisher verabreichte Dosis von 600 mg einmal täglich sollte daher auf die doppelte Dosis, am besten 600 mg zweimal täglich, erhöht werden.

Lidocain

8.5

Lidocain ist ein Antiarrhythmikum mit geringer therapeutischer Breite, der therapeutische Plasmaspiegelbereich beträgt 1–5 µg/ml.

Pharmakokinetik von Lidocain

8.5.1

Lidocain wird fast ausschließlich metabolisiert und stellt eine typische High-extraction Drug dar. Dies erklärt, dass die Clearance von Lidocain mit dem Leberblutfluss korreliert. Die normale Clearance von Lidocain beträgt 10 ml/min/kg bzw. 0,6 l/h/kg. Bei Patienten mit Herzinsuffizienz und verringertem Herzminutenvolumen ist sie herabgesetzt auf durchschnittlich 6 ml/min/kg bzw. 0,36 l/h/kg.

Lidocain als High-extraction Drug

Diese hohe hepatische Clearance erklärt auch die geringe orale Bioverfügbarkeit von 40 %. Aus diesem Grund wird Lidocain ausschließlich intravenös eingesetzt.

Lidocain weist eine rasche Gewebeverteilung auf. Das initiale zentrale Verteilungsvolumen (V_c) beträgt 0,5 l/kg. Es ist bei Patienten mit Herzinsuffizienz erniedrigt (0,3 l/kg), und bei Patienten mit Leberzirrhose erhöht (0,6 l/kg). Die Berechnung der Startdosis erfolgt mit Hilfe von V_c. Auch wenn die Dauerinfusion unmittelbar nach der Startdosis angelegt wird, kommt es wegen der raschen Gewebeverteilung zu einem Abfall der Plasmaspiegel. Dies kann durch zusätzliche Bolusinjektionen nach 20 und 40 Minuten kompensiert werden, die jeweils die Hälfte der ursprünglichen Startdosis betragen sollten. Das Gesamtverteilungsvolumen im Steady State beträgt 1,3 l/kg. Es ist bei Patienten mit Herzinsuffizienz erniedrigt (0,9 l/kg) und bei Leberzirrhose erhöht (2,3 l/kg).

Die durchschnittliche Halbwertszeit von Lidocain beträgt 1,7 h. Die Verteilungshalbwertszeit (α-Phase) ist etwa 8 Minuten.

8.5.2 Praxisbeispiel: Lidocain

Ein 63-jähriger männlicher Patient, 75 kg, 178 cm, mit Herzinsuffienz und ventrikulärer Arrhythmie soll mit Lidocain behandelt werden.

Was ist eine geeignete Startdosis?

Die Startdosis zur Einstellung eines Plasmaspiegels von 3 µg/ml berechnet sich wie folgt: 0,3 l/kg · 75 kg · 3 mg/l = 68 mg, aufgerundet auf 70 mg. Nach 20 und 40 Minuten werden zwei weitere Bolusinjektionen von 35 mg verabreicht.

Was ist eine geeignete Erhaltungsdosis?

Die durchschnittliche Clearance für Patienten mit Herzinsuffizienz beträgt 6 ml/kg/min. Die entsprechende Erhaltungsdosis für diesen Patienten lautet daher 6 ml/kg/min · 75 kg · 3 mg/l = 1,35 mg/min oder 81 mg/h, abgerundet auf 80 mg/h.

8.6 Procainamid

Procainamid ist ein Antiarrhythmikum zur Behandlung ventrikulärer Tachyarrhythmien. Der therapeutische Bereich liegt bei 4–8 µg/ml.

8.6.1 Pharmakokinetik von Procainamid

N-Acetylprocainamid als Metabolit mit antiarrythmischer Aktivität

Procainamid wird zu etwa 70 % renal ausgeschieden. Die renale Clearance beträgt etwa das Dreifache der Creatinin-Clearance. Der Rest wird metabolisiert, wobei als Metabolit unter anderem *N*-Acetylprocainamid (NAPA) entsteht, das selbst antiarrhytmische Aktivität hat. Diese metabolische Acetylierung ist genetisch vorprogrammiert und erfolgt bei Patienten mit schnellem Metabolismus mit einer Clearance von 0,19 l/kg/h und bei Patienten mit langsamem Metabolismus mit einer Clearance von 0,07 l/kg/h. Schließlich werden noch weitere Metaboliten gebildet mit einer durchschnittlichen Clearance von 0,1 l/kg/h. Dies erlaubt, die Clearance bei Patienten mit schnellem und langsamem Metabolismus abzuschätzen (Gl. 8.38).

8.6.2 Praxisbeispiel: Procainamid

$$CL_{schnell} = 3 \cdot CL_{Cr} + 0{,}19 \cdot IBW + 0{,}1 \cdot IBW$$
$$CL_{langsam} = 3 \cdot CL_{Cr} + 0{,}07 \cdot IBW + 0{,}1 \cdot IBW$$

Gl. 8.38 — Clearance bei schneller und langsamer Acetylierung

Ist der Acetyliererstatus unbekannt, kann man als Kompromiss den Faktor 0,13 verwenden, so dass sich folgende Beziehung ergibt:

$$CL = 3 \cdot CL_{Cr} + 0{,}23 \cdot IBW$$

Gl. 8.39

Das Verteilungsvolumen beträgt 2 l/kg. Als Körpergewicht sollte hier das Idealgewicht eingesetzt werden. Die Startdosis kann auf Grund des Gesamtverteilungsvolumens berechnet werden. Wegen der Gefahr eines massiven Blutdruckabfalls wird die Startdosis nicht als einmalige i.v. Bolusinjektion, sondern als mehrfach wiederholte Injektion im Abstand von 5–10 Minuten durchgeführt.

Procainamid hat eine Halbwertszeit von etwa 3 Stunden. Es ist oral gut bioverfügbar ($F = 0{,}85$), sollte aber wegen seiner kurzen Halbwertszeit oral bevorzugt als Retardpräparat eingesetzt werden. Die Halbwertszeit des Metaboliten NAPA beträgt etwa 6 Stunden.

Praxisbeispiel: Procainamid

8.6.2

Eine 56-jährige Patientin, 60 kg IBW, Cp_{Cr} 1,5 mg/dl, soll mit Procainamid i.v. behandelt werden.

Was ist eine geeignete Startdosis für eine intravenöse Therapie?

Das Verteilungsvolumen beträgt 2 l/kg · 60 kg = 120 l. Die entsprechende Startdosis orientiert sich am oberen Ende des therapeutischen Bereichs (8 µg/ml) und beträgt 8 mg/l · 120 l = 960 mg, aufgerundet zu 1 g. Diese Startdosis wird in mehrfachen Injektionen im 5–10-minütigem Abstand injiziert, z. B. einmal 400 mg und dreimal 200 mg.

Was ist eine geeignete Erhaltungsdosis?

Mit Gl. 8.4 kann die Creatinin-Clearance berechnet werden (39,5 ml/min oder 2,4 l/h). Ist der Acetyliererstatus nicht bekannt, wird die Clearance mir Gl. 8.11 abgeschätzt (21 l/h). Zur Einstellung eines durchschnittlichen Plasmaspiegels von 6 µg/ml ergibt sich daraus eine Erhaltungsdosis von 6 µg/ml · 21 l/h = 126 mg/h. Die Halbwertszeit bei dieser Patientin beträgt nach Gl. 8.2 etwa 4 h, so dass bei einem angestrebten Plasmaspiegelbereich von 4–8 µg/ml ein Dosierungsintervall von 4 Stunden resultiert (Gl. 8.12). Die abschließende Dosierungsempfehlung lautet also 500 mg i.v. alle vier Stunden. Soll die Patientin auf ein orales Präparat umgestellt werden, ist daran zu denken, dass die orale Bioverfügbarkeit nicht vollständig sein kann und je nach ausgewähltem Produkt daher eine proportional höhere Dosis gegeben werden muss.

— Dosierung bei unbekanntem Acetyliererstatus

Zum Drug-Level-Monitoring werden in der Regel die Talspiegel gemessen. Weichen die gemessenen Spiegel von den gewünschten Zielspiegeln ab, kann dies durch eine proportionale Dosierungsanpassung korrigiert werden.

8.7 Chinidin

Chinidin ist ein weiteres Antiarrhythmikum mit geringer therapeutischer Breite, der angestrebte Plasmaspiegelbereich beträgt 1–4 µg/ml. Chinidin kann sowohl intravenös als auch oral eingesetzt werden.

8.7.1 Pharmakokinetik von Chinidin

Startdosis als Kurzinfusion

Chinidin hat ein initiales Verteilungsvolumen (V_c) von 1 l/kg und eine rasche Verteilungsphase mit einer Halbwertszeit $(t_{½(α)})$ von 5–10 Minuten. Die Startdosis wird als Kurzinfusion über 20–30 Minuten appliziert. Das gesamte Verteilungsvolumen im Steady State beträgt 2,7 l/kg. Es ist bei Patienten mit Herzinsuffizienz verringert (1,8 l/kg) und bei Leberpatienten erhöht (3,8 l/kg). Der Grund für diese Veränderungen sind Änderungen in der Proteinbindung, die mit 80–90 % relativ hoch ist.

Chinidin wird hauptsächlich metabolisiert und nur zu etwa 20 % renal eliminiert. Die durchschnittliche Clearance kann mit 0,28 l/h/kg abgeschätzt werden. Sie ist bei Herzinsuffizienz erniedrigt (0,2 l/h/kg). Nifedipin kann die Clearance von Chinidin erniedrigen, ebenso Amiodaron und Cimetidin. Phenytoin induziert den Chinidinmetabolismus und führt somit zu einer erhöhten Clearance von Chinidin. Die durchschnittliche Halbwertszeit von Chinidin beträgt etwa 7 Stunden. Zum Drug-Level-Monitoring werden die jeweiligen Talspiegel gemessen.

Die orale Bioverfügbarkeit von Chinidin beträgt etwa 70 %. Bei Einsatz von Chinidingluconat ist zu berücksichtigen, dass dieses nur zu 62 % Chinidin enthält und eine entsprechende Umrechnung nötig sein kann. Nach intramuskulärer Anwendung von Chinidingluconat wird dieses komplett resorbiert.

8.7.2 Praxisbeispiel: Chinidin

Dosierungsschema für orale Chinidintherapie

Ein Patient, 80 Jahre, männlich, der unter Herzinsuffizienz mit Vorhofflimmern leidet, soll mit Chinidin oral therapiert werden.

Welches Dosierungsschema empfiehlt sich für die orale Therapie?

Das Verteilungsvolumen beträgt 1,8 l/kg · 80 kg = 144 l für diesen Patienten mit Herzinsuffizienz. Die entsprechende Clearance beträgt 0,2 l/h/kg · 80 kg = 16 l/h. Dies führt zu einer erwarteten Halbwertszeit von 6,2 h (k_e = 0,11 h^{-1}). Bei der oralen Therapie gibt es zwei Alternativen, schnell freisetzende Präparate oder Retardpräparate mit geringerer Fluktuation. Der angestrebte durchschnittliche Plasmaspiegel liegt bei 2 µg/ml. Daraus ergibt sich als Dosis 16 l/h · 2 µg/ml · 6 h/0,7 = 274 mg alle 6 Stunden, aufgerundet zu 300 mg. Bei intravenöser Gabe kann die Dosis auf 200 mg alle 6 Stunden verringert werden.

Methotrexat 8.8

Methotrexat ist ein Folsäureantagonist, der als Zytostatikum eingesetzt wird. Traditionell werden Methotrexatkonzentrationen als molare Größen bestimmt, die Dosis aber in mg/m² berechnet, so dass eine doppelte Umrechnung nötig ist. Das Molekulargewicht von Methotrexat beträgt 454 g/mol. Die Körperoberfläche kann mit Gl. 8.5 aus dem Körpergewicht abgeleitet werden. Die therapeutisch angestrebte Konzentration liegt bei etwa 10 µM über 36 Stunden, die mit einer Dauerinfusion erzielt wird. Nach 36-stündiger Dauerinfusion wird dann die Dosierung von Methotrexat eingestellt und zur Toxizitätsbegrenzung das Antidot Leucovorin appliziert (10 mg/m² alle 4–6 Stunden). Ist 12 Stunden nach Ende der Infusion der Methotrexatspiegel oberhalb von 1 µM, wird die Leucovorin-Dosis auf 50–100 mg/m² erhöht. Leucovorin wird mindestens für 72 Stunden gegeben und länger, wenn der Methotrexatspiegel zu diesem Zeitpunkt (108 Stunden nach Beginn der Methotrexatinfusion) noch nicht unter 0,1 µM abgefallen ist.

Pharmakokinetik von Methotrexat 8.8.1

Die Pharmakokinetik von Methotrexat ist komplex. Niedrige Dosen von unter 30 mg/m² werden oral gut resorbiert, während die Bioverfügbarkeit bei höheren oralen Dosen herabgesetzt ist. Das initiale Verteilungsvolumen beträgt 0,2 l/kg, das Gesamtverteilungsvolumen 0,7 l/kg, wobei aber eine ausgeprägte Nichtlinearität zu beachten ist. Bei Patienten mit Third Space Fluids (s. Kap. 8.1.1) ist das Verteilungsvolumen erhöht und die Halbwertszeit verlängert.

Methotrexat weist eine komplexe Pharmakokinetik auf.

Methotrexat wird hauptsächlich renal eliminiert, die Clearance kann mit $1,6 \cdot CL_{Cr}$ abgeschätzt werden. Der Metabolit 7-OH-Methotrexat ist von großer Bedeutung, da er nur schlecht wasserlöslich ist, in der Niere ausfallen und nephrotoxisch sein kann. Dies kann durch Alkalisieren des Urins mit Natriumbicarbonat sowie mit ausreichender Flüssigkeitszufuhr vermieden werden.

Nach Abbruch einer Dauerinfusion zeigt Methotrexat ein biphasisches Plasmaspiegelprofil, das eigentlich den Einsatz eines pharmakokinetischen Ein-Kompartiment-Modells nicht erlaubt. Dies wird aber in der Praxis so umgangen, dass von zwei unterschiedlichen Phasen mit konstanten Halbwertszeiten ausgegangen wird: Ist die Methotrexatkonzentration über 0,5 µM, beträgt die Halbwertszeit 10 h. Unterhalb von 0,5 µM beträgt sie dann 3 h. Dieser kinetisch sicher nicht ganz saubere Ansatz hat sich in der Praxis jedoch gut bewährt und erlaubt eine Beurteilung der Dosierung mit monoexponentialen Gleichungen.

Biphasisches Plasmaspiegelprofil nach Abbruch einer Dauerinfusion

Beim Drug-Level-Monitoring werden in der Regel drei Plasmaspiegel gemessen, alle Zeitangaben beziehen sich auf den Beginn der Methotrexatinfusion:

- Nach 24 h–36 h. Dieser Spiegel beschreibt den Steady-State-Plasmaspiegel von Methotrexat.
- Nach 48 h. Dieser Spiegel evaluiert die Ausscheidungsgeschwindigkeit von Methotrexat. Ist die Methotrexatkonzentration > 1 µM, wird die Leucovorindosis erhöht.
- Nach 60 h. Dieser Spiegel erlaubt abzuschätzen, wann die Methotrexatkonzentration unter 0,1 µM abfallen wird. Leucovorin sollte über 108 h hinaus gegeben werden, wenn die Methotrexatkonzentration zu diesem Zeitpunkt > 0,1 µM liegt.

8.8.2 Praxisbeispiel: Methotrexat

Ein 60-jähriger Patient, 70 kg, Cp_{Cr} 1,2 mg/dL, soll mit Methotrexat behandelt werden.

Wie lautet die Start- und Erhaltungsdosis zur Einstellung eines Plasmaspiegels von 10 µM?

Die Startdosis sollte 10 µM · 0,2 l/kg · 70 kg = 140 µMol = 64 mg (abgerundet 60 mg) betragen (molare Masse Methotrexat: 454 g/mol). Diese kann in zwei Bolusinjektionen von 30 mg über jeweils 10–15 Minuten appliziert werden. Die Creatinin-Clearance dieses Patienten, berechnet mit Gl. 8.4, beträgt 64,8 ml/min oder 3,9 l/h. Die Methotrexat-Clearance beträgt daher 6,24 l/h. Die Erhaltungsdosis ergibt sich aus 10 µM · 6,24 l/h · 0,454 mg/mol = 28,3 mg/h (aufgerundet 30 mg/h).

Wie sind die Methotrexatspiegel nach 24, 48 und 60 h zu erwarten?

Der Plasmaspiegel nach 24 h ergibt sich als Quotient von Infusionsgeschwindigkeit und Clearance, also 30 mg/h/(6,24 l/h · 0,454 mg/mol) = 10,57 µM.

Der Spiegel nach 48 h beträgt 12 Stunden nach Beendigung der Infusion, die Halbwertszeit nach Ende der Infusion kann mit 10 h (k_e = 0,231 h^{-1}) abgeschätzt werden. Der Plasmaspiegel nach 48 h lautet dann:

$$Cp_{48h} = 10{,}57 \cdot e^{-0{,}231 \cdot 12} = 0{,}66 \, \mu M \qquad \text{Gl. 8.40}$$

Zur Berechnung des Spiegels nach 60 h muss zunächst der Zeitpunkt ermittelt werden, an dem 0,5 µM erreicht sind, da sich dann die Halbwertszeit von 10 auf 3 Stunden verkürzt. Dies kann wie folgt berechnet werden (Gl. 8.41):

$$t = \frac{\ln \frac{10{,}57}{0{,}5}}{0{,}231} = 13 \, h \qquad \text{Gl. 8.41}$$

Die Konzentration 0,5 µM ist also 13 Stunden nach Infusionsende (t = 49 h) erreicht. Die Halbwertszeit beträgt 10 h (k_e = 0,0693 h^{-1}). Nun kann die Konzentration nach 60 h berechnet werden:

$$Cp_{60h} = 0{,}5 \cdot e^{-0{,}0693 \cdot 11} = 0{,}23 \, \mu M \qquad \text{Gl. 8.42}$$

Weiterhin kann abgeschätzt werden, wann die Methotrexatkonzentration unter 0,1 µM fallen wird:

$$t = \frac{\ln\left(\frac{0{,}23}{0{,}1}\right)}{0{,}0693} = 12 \, h \qquad \text{Gl. 8.43}$$

Der Methotrexatspiegel sollte 0,1 µM nach weiteren 12 Stunden, also 72 h nach Infusionsbeginn erreicht haben. Eine Leucovoringabe bis zum Zeitpunkt 108 h nach Infusionsbeginn ist also ausreichend.

Nach Messung der jeweiligen Methotrexatplasmaspiegel können diese Berechnungen mit den gemessenen Werten wiederholt werden. Die Leucovoringabe wird bei Bedarf angepasst.

Ciclosporin

8.9

Ciclosporin wirkt immunsupprimierend und wird bei Transplantationspatienten eingesetzt. Auf Grund der hohen Bindung an Blutzellen sind die Vollblutkonzentrationen von Ciclosporin höher als die entsprechenden Plasmakonzentrationen, weswegen das Drug-Level-Monitoring häufig mit Vollblut durchgeführt wird. Der therapeutische Bereich ist noch nicht eindeutig definiert, liegt aber etwa bei 150–400 ng/ml Blut (Talspiegel). Bei Überschreiten dieser Spiegel kann es nephrotoxisch wirken.

Drug-Level-Monitoring von Ciclosporin mit Vollblut

Pharmakokinetik von Ciclosporin

8.9.1

Ciclosporin hat ein großes Verteilungsvolumen von 3–5 l/kg. Die durchschnittliche Clearance ist gering (5–10 ml/min/kg). Sie kann durch Phenytoin und Rifampicin induziert werden. Die Halbwertszeit liegt zwischen 6 und 12 Stunden. Ciclosporin wird nicht vollständig oral resorbiert, die Bioverfügbarkeit liegt bei 30–50 %. Bei der Resorption findet ein signifikanter First-Pass-Effekt in den Darmwandzellen und in der Leber statt. Erythromycin, Ketoconazol und Grapefruitsaft hemmen diesen First-Pass-Effekt und führen so zu einer erhöhten Bioverfügbarkeit von Ciclosporin.

Praxisbeispiel: Ciclosporin

8.9.2

Eine 39-jährige Patientin (51 kg) wird nach einer Nierentransplantation mit Ciclosporin behandelt (125 mg zweimal täglich). Ihr Ciclosporin-Talspiegel wird gemessen und beträgt 100 ng/ml.

Welche Dosierung ist notwendig, um den Ciclosporinspiegel auf 200 ng/ml zu erhöhen?

Die Dosisanpassung erfolgt proportional: Um den Talspiegel zu verdoppeln, muss auch die Dosis verdoppelt werden. Die neue Dosis beträgt daher 250 mg zweimal täglich. Der neue Spitzenspiegel kann abgeschätzt werden mit Hilfe des Verteilungsvolumens von etwa 4 l/kg und unter Annahme rascher Resorption. Eine Dosis von 250 mg wird einen Plasmaspiegelanstieg von $F \cdot D / Vd = 0{,}3 \cdot 250$ mg/204 l = 0,368 mg/l oder 368 ng/ml erzeugen, so dass der neue Spitzenspiegel bei etwa 570 ng/ml liegen wird. Weiterhin ist es möglich, die Halbwertszeit abzuschätzen, denn k_e entspricht $\ln(570 \text{ ng/ml}/200 \text{ ng/ml})/12 \text{ h} = 0{,}087 \text{ h}^{-1}$ und $t_{½}$ daher 8 Stunden.

Phenobarbital

8.10

Phenobarbital ist ein Barbiturat, das als Antiepileptikum eingesetzt wird. Der therapeutische Bereich liegt zwischen 10–30 µg/ml, Konzentrationen über 100 µg/ml können tödlich sein.

8.10.1 Pharmakokinetik von Phenobarbital

Phenobarbital hat eine lange Halbwertszeit.

Phenobarbital hat ein Verteilungsvolumen von etwa 0,7 l/kg. Es wird hauptsächlich metabolisiert. Die Clearance von Phenobarbital ist altersabhängig 0,004 l/h/kg bei Erwachsenen und 0,008 l/h/kg bei Kindern. Daraus resultieren Halbwertszeiten von etwa 5 Tagen bei Erwachsenen und 2,5 Tagen bei Kindern. Wegen der langen Halbwertszeiten ist eine Startdosis zu Beginn der Therapie sinnvoll. Die orale Bioverfügbarkeit beträgt nahezu 100 %. Der Probenahmezeitpunkt für das Drug-Level-Monitoring ist wenig kritisch, da wegen der langen Halbwertszeit die Spiegel über den Tag nur wenig schwanken.

8.10.2 Praxisbeispiel: Phenobarbital

Eine 37-jährige Patientin, 65 kg, soll mit Phenobarbital behandelt werden.

Welche Startdosis ist geeignet?

Für einen angestrebten Spiegel von 20 µg/ml beträgt die Startdosis nach Gl. 8.7 D_L = 20 mg/l · 0,7 l/kg · 65 kg = 910 mg (aufgerundet zu 1 g). Diese Startdosis wird aus Toxizitätsgründen in der Regel in drei Portionen über mehrere Stunden appliziert, z. B. initial 500 mg und zweimal 250 mg nach 6 und 12 Stunden.

Wie lautet eine geeignete Erhaltungsdosis?

Die Erhaltungsdosis beträgt nach Gl. 8.18 D = 20 mg/l · 0,004 l/h/kg · 65 kg = 5,2 mg/h oder 125 mg/d.

8.11 Valproinsäure

Valproinsäure ist ein Antiepileptikum mit einem engen therapeutischen Bereich von 50–100 µg/ml.

8.11.1 Pharmakokinetik von Valproinsäure

Valproinsäure zeigt nichtlineare Plasmaproteinbindung und nichtlineares Verteilungsvolumen.

Valproinsäure hat nichtlineare Plasmaproteinbindung und ein nichtlineares Verteilungsvolumen (0,1–0,5 l/kg). Im engen therapeutischen Bereich ist die Proteinbindung (etwa 93 %) und das Verteilungsvolumen (0,14 l/kg) allerdings relativ konstant. Valproinsäure wird fast ausschließlich metabolisiert, nur etwa 2 % werden renal eliminiert. Seine Clearance liegt bei 0,008 l/h/kg bei Erwachsenen und 0,013 l/h/kg bei Kindern. Dies führt zu Halbwertszeiten von etwa 10–12 h bei Erwachsenen und 6–8 h bei Kindern. Valproinsäure wird nach oraler Gabe rasch und vollständig resorbiert. Beim Drug-Level-Monitoring wird der Talspiegel gemessen.

8.11.2 Praxisbeispiel: Valproinsäure

Ein 10-jähriges Mädchen, 37 kg, soll mit einer Dosis von 250 mg Valproinsäure alle 12 Stunden behandelt werden.

Welcher Talspiegel kann im Steady State für diese Patientin erwartet werden?

Das Verteilungsvolumen dieser Patientin beträgt 0,14 l/kg · 37 kg = 5,2 l. Die abgeschätzte Clearance für ein Kind beträgt 13 ml/h/kg · 37 kg = 481 ml/h oder 0,48 l/h. Die zu erwartende Halbwertszeit ist nach Gl. 8.2 etwa 7,5 h. Die entsprechende Eliminationskonstante k_e ist 0,092 h^{-1}. Mit Gl. 8.10 kann nun der zu erwartende Talspiegel berechnet werden (23,8 µg/ml). Diese Konzentration liegt unterhalb des therapeutischen Bereichs.

Welche Dosis und welches Dosierungsintervall sind für diese Patientin sinnvoll?

Das optimale Dosierungsintervall kann mit Gl. 8.12 bestimmt werden und beträgt ln(100 µg/ml/50 µg/ml)/0,092 h^{-1} = 7,5 h (aufgerundet auf 8 h). Die entsprechende Dosis ergibt sich aus Gl. 8.13 als D = 75 mg/l · 0,48 l/h · 8 h = 288 mg (aufgerundet auf 300 mg). Die Dosierungsempfehlung lautet also 300 mg dreimal täglich.

Carbamazepin

8.12

Carbamazepin ist ein Antiepileptikum, das pharmakokinetisch vor allem wegen seiner hohen Enzymautoinduktion hervorzuheben ist. Dies bedeutet, dass sich seine Clearance unter der Therapie verändert. Der therapeutische Bereich liegt bei 4–12 µg/ml.

Hohe Enzymautoinduktion von Carbamazepin

Pharmakokinetik von Carbamazepin

8.12.1

Das Verteilungsvolumen von Carbamazepin ist mit etwa 1,4 l/kg angegeben. Seine Clearance im Steady State beträgt etwa 0,064 l/h/kg, ist aber bei der ersten Gabe erheblich niedriger (0,2–0,3 l/h/kg). Der Grund für diesen Unterschied ist die Tatsache, dass Carbamazepin seinen eigenen Metabolismus induziert (Autoinduktion). Diese Induktion findet an den ersten 3–5 Behandlungstagen statt und endet dann, so dass schlussendlich ein induziertes Steady State erzielt wird. Weiterhin kann die Clearance von Carbamazepin durch andere Substanzen (z. B. Phenytoin, Phenobarbital) weiter induziert werden, so dass bei diesen Kombinationen Werte von 0,1 l/h/kg normal sind. Die Halbwertszeit von Carbamazepin beträgt daher etwa 30 h nach der ersten Gabe, 15 Stunden im Steady State und 10 h im Steady State in Gegenwart von induzierenden Begleitmedikationen. Die orale Bioverfügbarkeit beträgt etwa 80 %. Beim Drug-Level-Monitoring werden in der Regel Talspiegel gemessen.

Praxisbeispiel: Carbamazepin

8.12.2

Ein 45-jähriger Epileptiker, 70 kg, soll mit einer Carbamazepin-Monotherapie behandelt werden.

Welche Dosierung erzeugt einen therapeutischen Spiegel von 4–8 µg/ml?

Die Clearance bei diesem Patienten beträgt 0,064 l/h/kg · 70 kg = 4,5 l/h. Das Verteilungsvolumen kann mit 1,4 l/kg · 70 kg = 98 l abgeschätzt werden. Daraus ergibt sich eine Halbwertszeit von 0,693 · 98 l/4,5 l/h = 15 h. Das optimale Dosierungsintervall ist nach Gl. 8.12 $\ln(8\,\mu g/ml/4\,\mu g/ml)/0{,}046\,h^{-1} = 15\,h$ (abgerundet zu 12 Stunden). Wegen der relativ langen Halbwertszeit kann der durchschnittliche Plasmaspiegel als Zielparameter verwendet werden. Nach Gl. 8.18 ergibt sich für die Tagesdosis 6 µg/ml · 0,064 l/h/kg · 70 kg · 12 h/0,8 = 403 mg. Die Dosierungsempfehlung lautet also 400 mg alle 12 Stunden.

8.13 Phenytoin

Phenytoin als Beispiel für Substanzen mit nichtlinearer Pharmakokinetik

Das letzte Beispiel soll einer Substanz gelten, die nichtlineare Pharmakokinetik aufweist. Phenytoin ist ebenfalls ein Antiepileptikum mit einem engen therapeutischen Bereich von 10–20 µg/ml.

8.13.1 Pharmakokinetik von Phenytoin

Phenytoin hat ein Verteilungsvolumen von etwa 0,65 l/kg. Die Plasmaproteinbindung ist normalerweise etwa 90 %, hängt aber sehr stark von der Albuminkonzentration im Plasma ab. Dies ist von großer Relevanz, da ja nur die ungebundenen Konzentrationen pharmakologisch aktiv sind, der therapeutische Bereich aber in der Regel auf Gesamtkonzentrationen bezogen ist. Die normale Albuminkonzentration beträgt 4,4 g/dl. Man kann unter Kenntnis der Albuminkonzentration bei einem Patienten *(C_{Alb})* die gemessene Phenytoinkonzentration *($Cp_{Patient}$)* in den entsprechenden Wert bei normaler Albuminkonzentration *(Cp_{normal})* umrechnen (Gl. 8.44).

$$Cp_{normal} = \frac{Cp_{Patient}}{\left(0{,}9 \cdot \dfrac{C_{Alb}}{4{,}4}\right) + 0{,}1} \qquad \text{Gl. 8.44}$$

Bei Patienten mit Nierenversagen kann sich die Plasmaproteinbindung bis auf 65 % verringern. In diesen Fällen ist es nötig, dass experimentell die ungebundenen Phenytoinkonzentrationen gemessen und als Zielbereich ungebundene Phenytoinkonzentrationen zwischen 1 und 2 µg/ml angestrebt werden.

Die Clearance von Phenytoin ist konzentrationsabhängig.

Die Clearance von Phenytoin ist konzentrationsabhängig, so dass nichtlineare Pharmakokinetik vorliegt, die mit Hilfe der Michaelis-Menten-Gleichung (s. Kap. 1.2.5) beschrieben werden kann (Gl. 8.45).

Michaelis-Menten-Gleichung

$$CL = \frac{V_{max}}{K_M + Cp} \qquad \text{Gl. 8.45}$$

V_{max} ist die maximale Eliminationsgeschwindigkeit, die bei Erwachsenen bei etwa 7 mg/d/kg liegt, aber individuell zwischen 5 und 15 mg/d/kg schwanken kann. Bei Kindern bis zu sechs Jahren liegt V_{max} im Durchschnitt bei etwa 11 mg/d/kg, bei

8.13.1 Pharmakokinetik von Phenytoin

Kindern zwischen sieben und zwölf Jahren bei etwa 9 mg/d/kg. K_M ist die Konzentration, bei der die halbmaximale Ausscheidungsgeschwindigkeit erreicht ist. K_M liegt im Durchschnitt bei etwa 4 µg/ml, kann aber individuell über einen Bereich von 1–20 µg/ml stark variieren. Bei Kindern liegt der Durchschnittswert von K_M bei etwa 7 µg/ml.

Die Halbwertszeit von Phenytoin ist konzentrationsabhängig (Gl. 8.46).

$$t_{1/2} = \frac{0{,}693 \cdot Vd \cdot (K_M + Cp)}{V_{max}} \quad \text{Gl. 8.46}$$

Die Halbwertszeit von Phenytoin ist konzentrationsabhängig.

Innerhalb des therapeutischen Bereiches (10–20 µg/ml) ergeben sich daraus Halbwertszeiten von 22 (für 10 µg/ml) bis zu 37 Stunden (für 20 µg/ml).

Phenytoin wird nach oraler Gabe vollständig resorbiert, die Resorptionsgeschwindigkeit ist allerdings langsam.

Wegen der langen Halbwertszeit werden zum Drug-Level-Monitoring von Phenytoin in der Regel Steady-State-Gleichungen eingesetzt (Gl. 8.47):

$$Cp_{ss} = \frac{R_0 \cdot K_M}{V_{max} - R_0} = \frac{F \cdot D \cdot K_M}{V_{max} \cdot \tau - F \cdot D} \quad \text{Gl. 8.47}$$

In dieser Gleichung ist R_0 die Dosierungsrate (Dosis/Dosierungsintervall). Man kann aus Gl. 8.48 leicht ersehen, dass eine Dosierung in Exzess von V_{max} zu negativen Werten führt, was darauf zurückzuführen ist, dass für diese Situation nie ein Steady State erreicht werden kann, da die zugeführte Phenytoinmenge die Ausscheidungskapazität überschreitet. Es kommt daher zu einer unendlichen Kumulation. Für einen durchschnittlichen Patienten liegt V_{max} bei etwa 500 mg/Tag. Die Dosis darf also auf keinen Fall V_{max} erreichen oder überschreiten.

V_{max} und K_M können individuell beim Patienten bestimmt werden, wenn zwei Plasmakonzentrationen nach zwei unterschiedlichen Tagesdosierungen vorliegen.

$$V_{max} = \frac{D_1 \cdot D_2 \cdot (Cp_1 - Cp_2)}{Cp_2 \cdot D_1 - Cp_1 \cdot D_2} \quad \text{Gl. 8.48}$$

$$K_M = \frac{Cp_1 \cdot (V_{max} - D_1)}{D_1} = \frac{Cp_2 \cdot (V_{max} - D_2)}{D_2} \quad \text{Gl. 8.49}$$

Weiterhin können V_{max} und K_M mit einer graphischen Methode bestimmt werden.

Die Dosisberechnung kann mit Gl. 8.50 erfolgen:

$$R_0 = \frac{F \cdot D}{\tau} = \frac{V_{max} \cdot Cp}{K_M + Cp} \quad \text{Gl. 8.50}$$

Zum Drug-Level-Monitoring wird in der Regel der Talspiegel verwendet.

8.13.2 Praxisbeispiel: Phenytoin

Ein Patient, 27 Jahre, 82 kg, erhielt 300 und 400 mg Phenytoin täglich. Die gemessenen Plasmaspiegel betrugen 5,3 und 9,2 µg/ml.

Wie lauten die Parameter V_{max} und K_M für diesen Patienten?

Werden V_{max} und K_M berechnet, ergibt sich nach Gl. 8.48 und Gl. 8.49 ein V_{max} von 731 mg/d und K_M von 7,6 µg/ml.

Welche Dosierung erzeugt einen Plasmaspiegel von 15 mg/ml?

Die mit Gl. 8.50 berechnete Tagesdosis zur Erzielung eines Plasmaspiegels von 15 µg/ml beträgt 485 mg, aufgerundet auf 500 mg. Die Anwendung erfolgt in der Regel zweimal täglich, also 250 mg alle zwölf Stunden.

Lässt sich dieselbe Dosierung mit Hilfe der graphischen Methode abschätzen?

Mit Hilfe der graphischen Methode (Mullen-Plot, s. Kap. 1.2.5) ist es leicht, die für einen Plasmaspiegel von 15 µg/ml benötigte Dosis mit 485 mg/Tag abzuschätzen.

Wie steigen Dosis und Konzentration bei Erhöhung der Tagesdosis von 400 auf 500 mg prozentual an?

Die Dosis wurde in unserem Fall auf 500 mg täglich erhöht, der gemessene Plasmaspiegel betrug 16,3 µg/ml. Eine Erhöhung der täglichen Dosis von 400 auf 500 mg (25 % Anstieg) erhöht also den Plasmaspiegel von 9,2 auf 16,3 µg/ml (77 % Anstieg). Dosierungen von über 550 mg täglich können bereits zu Überdosierungserscheinungen führen. Im Beispiel werden der kleine therapeutische Index von Phenytoin und die klinische Problematik nichtlinearer Pharmakokinetik deutlich.

Zusammenfassung

- Unter Drug-Level-Monitoring versteht man die analytische Bestimmung eines Plasmaspiegels bei einem Patienten und die sich aus ihrem Ergebnis ableitende individuelle Festsetzung der Dosierung, um einen angestrebten, gewünschten Arzneistoffspiegel zu erzielen.

- Der antibiotische Effekt der sehr potenten Aminoglykoside ist konzentrationsabhängig, d. h. ausreichend hohe Spitzenspiegel müssen erreicht werden. Um schwere Nebenwirkungen wie Nephro- und Ototoxizität zu vermeiden, ist es wichtig, möglichst niedrige Talspiegel zu erzeugen. Dadurch wird die Kumulation des Aminoglykosids im tiefen Gewebekompartiment verhindert und somit die schweren Nebenwirkungen umgangen. Weiterhin produzieren Aminoglykoside einen postantibiotischen Effekt.

- Vancomycin ist ein Reserveantibiotikum, dessen antibiotische Wirkung zeitabhängig ist.

- Digoxin ist ein Herzglykosid mit geringer therapeutischer Breite und einer sehr langen Halbwertszeit von über 40 Stunden.

- Auch Theophyllin weist eine geringe therapeutische Breite auf. Es kann sowohl intravenös (im Notfall) als auch oral zur chronischen Asthmatherapie eingesetzt werden.

- Lidocain stellt eine typische High-extraction Drug dar. Weitere wichtige Merkmale von Lidocain sind seine geringe therapeutische Breite und seine rasche Gewebeverteilung.

- *N*-Acetylprocainamid (NAPA) ist ein Metabolit von Procainamid und weist selbst auch antiarrhythmische Aktivität auf. Man kann die Clearance bei schnell und langsam acetylierenden Patienten abschätzen und entsprechend dosieren.

- Ein weiteres Antiarrhythmikum, das wegen seiner geringen therapeutischen Breite überwacht wird, ist Chinidin. Es kann sowohl intravenös als auch oral eingesetzt werden.

- Das Zytostatikum Methotrexat weist eine komplexe Pharmakokinetik auf, z. B. werden niedrige Dosen unter 30 mg/m^2 gut oral resorbiert, wohingegen die Bioverfügbarkeit bei höheren oralen Dosen herabgesetzt ist. Dosiert wird Methotrexat in mg/m^2, während die Konzentration in molaren Größen bestimmt wird.

- Das Drug-Level-Monitoring des Immunsuppresivums Ciclosporin wird aufgrund der hohen Bindung an Blutzellen mit Vollblut durchgeführt.

- Phenobarbital weist eine altersabhängige Clearance auf (Erwachsene 0,004 l/h/kg, Kinder 0,008 l/h/kg). Das hat unterschiedliche Halbwertszeiten zur Folge.

- Valproinsäure zeigt nichtlineare Plasmaproteinbindung und nichtlineares Verteilungsvolumen, wobei im therapeutischen Bereich beide relativ konstant sind.

- Das Antiepileptikum Carbamazepin weist eine hohe Enzymautoinduktion auf. Die Folge ist, dass sich seine Clearance während der Therapie verändert.

- Phenytoin ist ein Beispiel für Substanzen mit nichtlinearer Pharmakokinetik. Die Clearance von Phenytoin ist konzentrationsabhängig, ebenso wie die Halbwertszeit.

9 Pharmakokinetik und Pharmakodynamik

Inhaltsvorschau

Der Hauptteil dieses Buches ist der Beschreibung der Pharmakokinetik gewidmet, die sich damit beschäftigt, welche Konzentrationsprofile nach Gabe eines Arzneimittels im Körper zu erwarten sind (what the body does to the drug). Es ist aber wichtig, nie zu vergessen, dass das Endziel einer Arzneimitteltherapie nicht das Erstellen von Konzentrationsprofilen ist, sondern die erfolgreiche Behandlung von Patienten. Es ist daher wichtig, den Zusammenhang zwischen Konzentration und Wirkung des Arzneimittels gut zu kennen. Die Untersuchung dieses Zusammenhangs (what the drug does to the body) ist Gegenstand der Pharmakodynamik. Bei der Beurteilung einer Arzneimitteltherapie wird meist die Beziehung zwischen erwünschten und unerwünschten Wirkungen und der Zeit betrachtet, die durch Pharmakokinetik und Pharmakodynamik des Arzneistoffs beeinflusst wird (O Abb. 9.1).

Quantitative Verknüpfung von PK und PD

Für diese Gesamtbetrachtung der Arzneimitteltherapie ist es also nötig, pharmakokinetische und pharmakodynamische Eigenschaften des Arzneistoffs quantitativ zu verknüpfen. Im Falle der Pharmakokinetik werden hierbei in der Regel die im ersten Kapitel dieses Buches besprochenen Kompartimentmodelle verwendet, die erlauben, komplette Konzentrations-Zeit-Profile mathematisch zu beschreiben. Diese werden dann mit einem jeweilig geeigneten pharmakodynamischen Modell verknüpft, von denen die wichtigsten im Folgenden kurz vorgestellt sind.

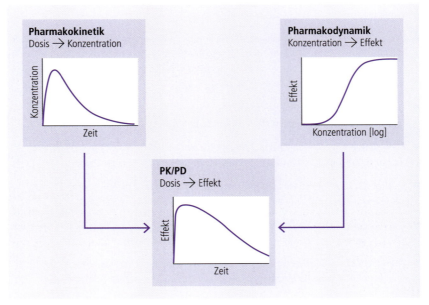

O **Abb. 9.1** Schematische Darstellung des Zusammenhangs von Pharmakokinetik, Pharmakodynamik und PK-PD-Modellen

Pharmakodynamische Modelle 9.1

> **Merke**
> Pharmakodynamische Modelle beschreiben den Zusammenhang zwischen der Arzneistoffkonzentration am Wirkort und der gemessenen Wirkung oder Nebenwirkung.

Wirkung und Nebenwirkung werden auch als erwünschte und unerwünschte Effekte bezeichnet. Ein Effekt ist eine Veränderung eines therapeutischen, physiologischen oder biochemischen Messparameters, die von der entsprechenden Messgröße ohne Arzneistoffgabe oder nach Gabe eines Placebos abweicht. Man unterscheidet zwei Typen von Messparametern bei der Effektquantifizierung, die man Biomarker und Surrogatmarker nennt.

Biomarker: Ein Biomarker ist eine physiologische (z. B. Blutdruck, EEG) oder biochemische (z. B. Blutglukose) Messgröße, die sich unter Arzneimittelgabe quantitativ verändert. Diese Veränderung muss nicht unbedingt mit dem gewünschten Therapieziel korrelieren, spiegelt aber die biologische Aktivität des Arzneistoffs wider.

Biomarker und Surrogatmarker

Surrogatmarker: Ein Surrogatmarker ist eine Untergruppe der Biomarker, für den eine Korrelation mit dem Therapieziel gezeigt werden konnte. Ein solcher Surrogatparameter hat also prädiktiven Wert und kann in vielen Fällen eine aufwändige klinische Prüfung ersetzen. Ein Beispiel für einen Surrogatmarker ist der Effekt von Virustatika auf die Virenzahl im Blut (viral load).

> **Merke**
> Zur Verknüpfung von Konzentration und Wirkintensität haben sich die folgenden mathematischen Modelle in der Praxis bewährt: Fixed-effect-Modelle, lineare Modelle, log-lineare Modelle, E_{max}-Modelle, sigmoidale E_{max}-Modelle.

Fixed-effect-Modelle 9.1.1

Fixed-effect-Modelle beschreiben die statistische Wahrscheinlichkeit, bei Vorliegen einer bestimmten Arzneistoffkonzentration eine bestimmte definierte Wirkung zu erzielen. Diese Modelle eignen sich in der Praxis, um therapeutische Bereiche von Arzneistoffen zu definieren. So kann man z. B. bei einer Digoxin-Plasmakonzentration von 2 ng/ml bei 50 % der Patienten mit dem Auftreten unerwünschter Symptome rechnen. Beim Vorliegen eines Plasmaspiegels von 4,1 ng/ml erhöht sich die Wahrscheinlichkeit auf 90 %.

Statistische Wahrscheinlichkeit

Zur Charakterisierung von Effekt-Zeit-Beziehungen sind Fixed-effect-Modelle weniger geeignet.

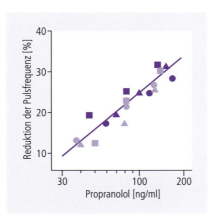

Abb. 9.2 Der pharmakodynamische Effekt von Propranolol (Reduktion der Pulsfrequenz) ist proportional zum Logarithmus der Plasmakonzentration (log-lineares Modell). Nach McDevitt and Shand

9.1.2 Lineare Modelle

Lineare Modelle postulieren, dass Effekt und Konzentration direkt proportional sind (Gl. 9.1).

$$E = E_0 + m \cdot C \qquad \text{Gl. 9.1}$$

Effekt und Konzentration sind direkt proportional.

9.1.3 Log-lineare Modelle

Die Beziehung zwischen Effekt und Logarithmus der Konzentration ist linear.

Viel häufiger als die linearen Modelle beschreiben log-lineare Modelle den Zusammenhang zwischen Konzentration und Wirkung, wobei die Beziehung zwischen Effekt und Logarithmus der Konzentration linear ist.

$$E = m \cdot \log C + b \qquad \text{Gl. 9.2}$$

m und b stellen in dieser Gleichung die Steigung und das Interzept der entsprechenden Geraden dar. Diese Beziehung lässt sich vor allem häufig im Intensitätsbereich zwischen 20 und 80 % des Maximaleffekts einsetzen.

Ein Beispiel für diese Beziehung ist der Effekt von Propranolol auf die Pulsfrequenz (Abb. 9.2).

9.1.4 E_{max}-Modelle

Es gibt eine maximale Wirkintensität.

Eine Limitierung der log-linearen Modelle besteht darin, dass sie bei hohen Konzentrationen unbegrenzt hohe Wirkintensitäten postulieren, die aber in Realität nicht beobachtet werden. Es ist in Wirklichkeit eher so, dass es eine maximale Wirkintensität gibt, die auch bei weiterer Erhöhung der Arzneistoffkonzentration nicht mehr zunimmt. Dieser Tatsache trägt das E_{max}-Modell Rechnung (Gl. 9.3).

$$E = \frac{E_{max} \cdot C}{EC_{50} + C} \qquad \text{Gl. 9.3}$$

In dieser Gleichung bezeichnet E_{max} die maximal erreichbare Wirkintensität und EC_{50} ist die Konzentration, bei der genau die Hälfte dieser maximalen Wirkintensität beobachtet wird (Abb. 9.3).

9.1.4 E_{max}-Modelle

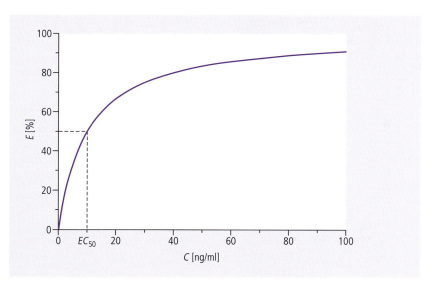

Abb. 9.3 E_{max}-Modell: Bei Vorliegen der Konzentration EC_{50} ist die Wirkung halbmaximal (50 % von E_{max}).

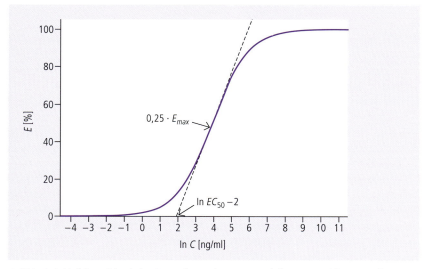

Abb. 9.4 Halblogarithmische Darstellung des E_{max}-Modells. Im Bereich von 20 bis 80 % der Maximalwirkung entspricht das E_{max}-Modell dem log-linearen Modell, die Steigung in diesem Bereich beträgt $E_{max}/4$.

Die entsprechenden Konzentrations-Wirkungs-Kurven werden häufig halblogarithmisch dargestellt (● Abb. 9.4):

In ● Abb. 9.4 fällt auf, dass die Beziehung zwischen Logarithmus der Konzentration und Wirkintensität im Bereich von 20 bis 80 % der Maximalwirkung linear ist. In diesem Bereich sind also das log-lineare Modell und das E_{max}-Modell identisch. Es kann gezeigt werden, dass bei logarithmischer Darstellung mit Hilfe des natürlichen Logarithmus die Steigung in diesem Bereich dem Quotienten

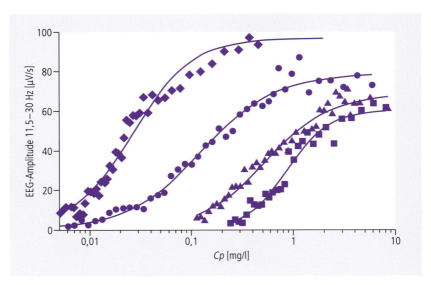

Abb. 9.5 Beziehung zwischen der Plasmakonzentrationen verschiedener Benzodiazepine und ihrem Effekt auf die Amplitude von EEG-Signalen bei Ratten. ♦ Flunitrazepam, ● Midazolam, ▲ Oxazepam, ■ Clobazam. Nach Mandema und Danhof

$E_{max}/4$ entspricht, und der Achsenabschnitt auf der Konzentrationsachse $\ln EC_{50}-2$. Die entsprechende Geradengleichung für diesen linearen Teil der Kurve lautet daher

$$E = \frac{E_{max}}{4} \cdot \ln C + \frac{E_{max}}{4} \cdot (2 - \ln EC_{50}) \qquad \text{Gl. 9.4}$$

Das E_{max}-Modell hat sich in der Praxis sehr bewährt und beschreibt die Wirkung vieler Substanzen. Ein Beispiel ist die Konzentrations-Wirkungsbeziehung einer Reihe von Benzodiazepinen (Abb. 9.5).

Eine Erklärung dafür, dass dieses Modell so häufig für pharmakologisch ganz unterschiedliche Substanzen einsetzbar ist, ist die Tatsache, dass es quantitativ das Ausmaß der Besetzung von Bindungsstellen widerspiegelt. Nach dem Massenwirkungsgesetz ist die Konzentration der besetzten Bindungsstellen *(DP)*, die bei Wechselwirkungen von Arzneistoff *(D)* und Bindungsstelle *(R)* wie z. B. Rezeptor, Enzym, Transportsystem, Ionenkanal vorliegen, mit Gl. 9.5 beschreibbar.

> Das E_{max}-Modell spiegelt das Ausmaß der Besetzung der Bindungsstellen wider.

$$[DR] = \frac{[R_{tot}] \cdot [D]}{K_d + [D]} \qquad \text{Gl. 9.5}$$

In Gl. 9.5 ist K_d die Dissoziationsgleichgewichtskonstante des Rezeptor-Arzneistoff-Komplexes. Ist die Intensität der Wirkung nun direkt proportional zur Konzentration der besetzten Bindungsstellen *[DR]*, kann man bei Vergleich von Gl. 9.3 und Gl. 9.5 leicht erkennen, dass das E_{max}-Modell diesen Zusammenhang ideal widerspiegelt. Die Bindungskonstante K_d entspricht dann der pharmakodynamischen Konstante EC_{50}.

9.1.5 Sigmoidale E_{max}-Modelle

Aus Gl. 9.3 wird auch deutlich, dass beim Vorliegen sehr niedriger Konzentrationen $(C \ll EC_{50})$ das E_{max}-Modell dem linearen Modell entspricht (Gl. 9.6):

$$E = \frac{E_{max}}{EC_{50}} \cdot C \qquad \text{Gl. 9.6}$$

Sigmoidale E_{max}-Modelle

Eine weitere Verfeinerung des E_{max}-Modells ist das sigmoidale E_{max}-Modell, bei dem ein Exponent (Hill-Faktor, Slope-Faktor) die Steigung der Konzentrations-Wirkungskurve modifiziert (Gl. 9.7):

Hill-Faktor, Slope-Faktor

$$E = \frac{E_{max} \cdot C^n}{EC_{50}^n + C^n} \qquad \text{Gl. 9.7}$$

Die Steigung im linearen Teil der logarithmischen Konzentrations-Wirkungskurve ist direkt proportional zum Hill-Faktor (○ Abb. 9.6).

Dies wird auch aus der entsprechenden Geradengleichung deutlich:

$$E = \frac{n \cdot E_{max}}{4} \cdot \ln C + \frac{E_{max}}{4} \cdot (2 - n \cdot \ln EC_{50}) \qquad \text{Gl. 9.8}$$

Ein hoher Hill-Faktor bedeutet also einen Alles-oder-Nichts-Effekt, während bei einem niedrigen Hill-Faktor die Wirkungsintensität nur geringfügig auf Konzentrationsänderungen reagiert.

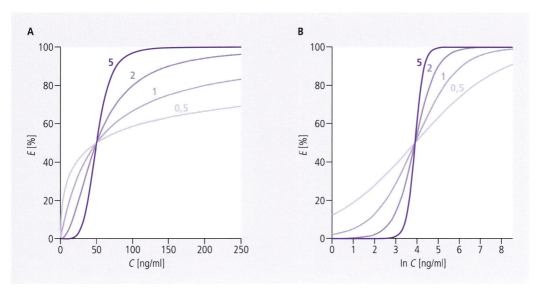

○ **Abb. 9.6** Sigmoidales E_{max}-Modell in normaler (A) und halblogarithmischer (B) Darstellung mit vier unterschiedlichen Hill-Faktoren zwischen 0,5 und 5. Die Steigung im log-linearen Bereich zwischen 20 und 80 % der Maximalwirkung ist direkt proportional zum Hill-Faktor n und beträgt $n \cdot E_{max}/4$.

9.1.6 Andere pharmakodynamische Modelle

Je nach Wirkungsmechanismus des untersuchten Arzneistoffs und der jeweiligen pharmakodynamischen Messgröße sind viele andere pharmakodynamische Modelle möglich. Hierin unterscheidet sich die Pharmakodynamik prinzipiell von der Pharmakokinetik, wo in der Regel Konzentrationen und Zeit miteinander in Bezug gesetzt werden und die Zahl der möglichen Modelle begrenzt ist. In der Pharmakodynamik gibt es dagegen eine sehr viel größere Zahl von Messgrößen und Modellen, von denen jeweils die optimale ausgewählt werden muss. Die vorgestellten Modelle, vor allem das E_{max}-Modell und das sigmoidale E_{max}-Modell, sind allerdings die heute am häufigsten eingesetzten Ansätze zur PK-PD-Modellierung.

9.2 PK-PD-Modelle

Erstellung von Effekt-Zeit-Profilen

Nachdem das geeignete pharmakodynamische Modell für eine bestimmte Substanz und Indikation bestimmt wurde, gilt es nun im Weiteren, dieses mit dem entsprechenden pharmakokinetischen Modell zu verknüpfen, um so zu den entsprechenden Effekt-Zeit-Profilen zu gelangen. Je nach pharmakodynamischer Messgröße gibt es hierbei eine Reihe von Möglichkeiten:
- Direct-link-Modelle,
- Indirect-link-Modelle,
- Indirect-response-Modelle,
- zeitabhängige Modelle.

9.2.1 Direct-link-Modelle

> **Merke**
> Bei den Direct-link-Modellen wird die gemessene Plasmakonzentration direkt in das entsprechende pharmakodynamische Modell eingespeist. ○ Abb. 9.7 gibt ein Beispiel.

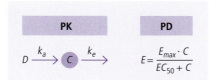

○ **Abb. 9.7** Direct-link-PK-PD-Modell. Die Konzentration C wird mit einem pharmakokinetischen Kompartimentmodell (z. B. linearen Ein-Kompartiment-Modell mit Resorption erster Ordnung) beschrieben und direkt in ein entsprechendes pharmakodynamisches Modell eingespeist (z. B. ein E_{max}-Modell). Auf diese Weise wird die Intensität des Effektes (E) als Funktion der Zeit beschrieben. Das Wirkungsmaximum tritt am Zeitpunkt des Konzentrationsmaximums ein. D = Dosis, k_a = Resorptionsgeschwindigkeitskonstante, k_e = Eliminationsgeschwindigkeitskonstante, E_{max} = Maximalwirkung, EC_{50} = Konzentration bei halbmaximaler Wirkung.

9.2.1 Direct-link-Modelle

Diese Modelle sind immer dann geeignet, wenn die Arzneistoffkonzentration im Plasma proportional ist zur Konzentration am Wirkort, und weiterhin die Wirkung ohne zeitliche Verzögerung unmittelbar auftritt. Es ist charakteristisch für diese Modelle, dass zum Zeitpunkt der höchsten Konzentration gleichzeitig auch die maximale Wirkung auftritt. Ein einfacher Fall eines solchen Modells ist der eines pharmakokinetischen Ein-Kompartiment-Modells nach intravenöser Bolusinjektion und eines pharmakodynamischen E_{max}-Modells. Für diesen Fall lassen sich dann aus den entsprechenden Gleichungen eine Beziehung zwischen Wirkintensität E und der Zeit t erstellen (Gl. 9.9).

Direct-link-Modelle: Bei höchster Konzentration zeigt sich eine maximale Wirkung.

$$C = C_0 \cdot e^{-k_e \cdot t}$$
$$E = \frac{E_{max} \cdot C}{EC_{50} + C} = \frac{E_{max} \cdot C_0 \cdot e^{-k_e \cdot t}}{EC_{50} + C_0 \cdot e^{-k_e \cdot t}} = \frac{E_{max} \cdot D \cdot e^{-k_e \cdot t}}{EC_{50} \cdot Vd + D \cdot e^{-k_e \cdot t}}$$
Gl. 9.9

Es ist interessant, sich zu überlegen, wie die entsprechenden Wirkprofile für unterschiedliche Dosierungen aussehen. ○ Abb. 9.8 zeigt eine Simulation der Wirkprofile für einen Arzneistoff, bei dem die Dosis jeweils um das Zehnfache erhöht wurde. Die entsprechenden Kurven wurden mit Gl. 9.9 berechnet.

Aus den gezeigten Abbildungen wird deutlich, dass die kumulative Wirkung der unterschiedlichen Dosierungen nicht proportional zur Dosismenge ist. Diese kumulative Wirkung kann quantitativ durch die Fläche unter der Wirkungs-Zeit-Kurve (area under the effect curve, $AUEC$) bestimmt werden. Integration von Gl. 9.9 erlaubt die Berechnung von $AUEC$ (Gl. 9.10).

$$AUEC = \int_0^\infty E \cdot dt = \frac{E_{max}}{k_e} \cdot \left(\ln 1 + \frac{D}{EC_{50} \cdot Vd} \right)$$
Gl. 9.10

Bestimmung von AUEC

Aus dieser Gleichung lässt sich ableiten, dass für höhere Dosierungen die Fläche unter der Wirkungs-Zeit-Kurve proportional zum Logarithmus der Dosis ist. Dieser Zusammenhang ist also fundamental anders als der in der linearen Pharmakokinetik, bei der Dosis und Fläche unter der Konzentrations-Zeit-Kurve direkt proportional sind.

Interessant ist auch die Betrachtung der Steigung der Kurvenschar in ○ Abb. 9.8. Aus Gl. 9.4 ist bekannt, dass im Bereich von 20–80 % der Maximalwirkung das log-lineare Modell anwendbar ist. Für diesen Bereich kann daher Gl. 9.9 vereinfacht werden (Gl. 9.11).

$$E = \frac{E_{max}}{4} \cdot \ln C + \frac{E_{max}}{4} \cdot (2 - \ln EC_{50})$$
$$\ln C = \ln C_0 - k_e \cdot t$$
$$E = \frac{E_{max}}{4} \cdot \left[2 + \ln\left(\frac{C_0}{EC_{50}}\right) \right] - \frac{E_{max} \cdot k_e}{4} \cdot t$$
Gl. 9.11

Diese Gleichung zeigt, dass der Abfall der Wirkungsintensität im Bereich von 80 auf 20 % der Maximalwirkung mit einer Kinetik nullter Ordnung erfolgt und die Steigung $0{,}25 \cdot E_{max} \cdot k_e$ beträgt. Die Wirkungsintensität fällt also nicht mit einer Kinetik erster Ordnung ab, weswegen der häufig eingesetzte Begriff der biologischen Halbwertszeit nicht sinnvoll ist. Aus Gl. 9.11 lässt sich weiter ableiten, dass es etwa 3,5 pharmakokinetische Halbwertszeiten dauert ($2{,}4/k_e$), bis die Wirkung von

Direct-link-Modelle: Der Abfall der Wirkungsintensität erfolgt nach einer Kinetik nullter Ordnung.

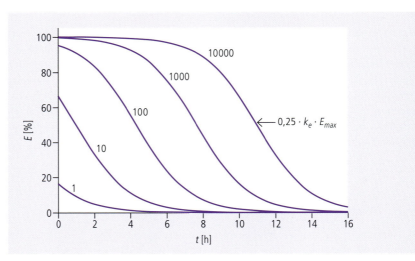

Abb. 9.8 Graphische Simulation des zeitlichen Verlaufs der Wirkung bei jeweils zehnfacher Dosiserhöhung in einem Direct-link-PK-PD-Modell. Die Flächen unter den Effekt-Zeit-Profilen sind nicht proportional zur Dosis. Der Abfall der Wirkungsintensität im Bereich von 80 auf 20 % der Maximalwirkung erfolgt nach einer Kinetik nullter Ordnung, die Steigung beträgt $k_e \cdot E_{max}/4$.

80 auf 20 % der Maximalwirkung abgeklungen ist. **Abb. 9.9** bestätigt diesen Zusammenhang experimentell. Die Wirkung von Dexamphetamin auf die lokomotorische Aktivität von Ratten wurde dosisabhängig untersucht, die Wirkungsabnahme erfolgt nach einer Kinetik nullter Ordnung.

Bei Vorliegen eines sigmoidalen E_{max}-Modells gelten analoge Zusammenhänge. Die Steigung im abfallenden Teil der Wirkungs-Zeit-Kurve zwischen 80 und 20 % der Maximalwirkung beträgt $n \cdot 0{,}25 \cdot E_{max} \cdot k_e$. Die Zeitspanne zum Abfallen der Wirkung von 80 auf 20 % der Maximalwirkung beträgt $3{,}5/n$ pharmakokinetische Halbwertszeiten ($2{,}4/(n \cdot k_e)$).

Abb. 9.10 zeigt ein weiteres Beispiel eines Direct-link-Modells für Midazolam. Hierbei wurde als pharmakodynamische Messgröße ein Frequenzbereich des Elektroenzephalogramms (EEG) verwendet. Es ist deutlich zu erkennen, dass am Zeitpunkt der höchsten Midazolamkonzentration im Plasma auch die maximale Wirkung eintritt. Während die Konzentration mit einer Kinetik erster Ordnung abfällt (halblogarithmische Darstellung), nimmt die Wirkintensität mit einer Kinetik nullter Ordnung ab.

Solche Direct-link-Modelle sind leider in der Realität nur selten anzutreffen, da es häufig zu einer zeitlichen Verschiebung zwischen Konzentrations- und Wirkprofil kommt.

9.2.1 Direct-link-Modelle

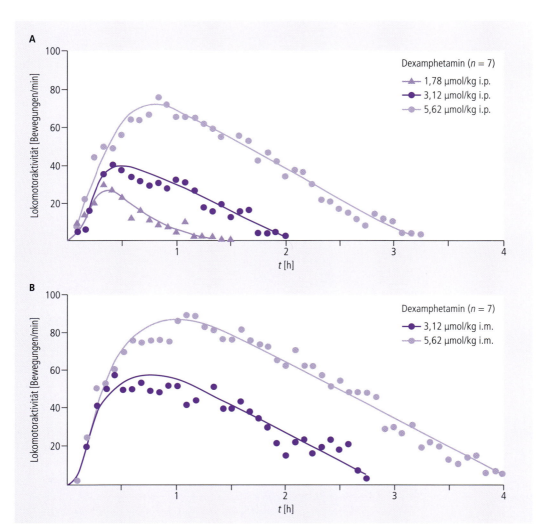

Abb. 9.9 Zeitlicher Verlauf der pharmakodynamischen Wirkung von Dexamphetamin nach intraperitonealer (A) und intramuskulärer Injektion (B) an Ratten. Der Abfall der Wirkungsintensität erfolgt nach einer Kinetik nullter Ordnung. Nach van Rossum und van Koppen

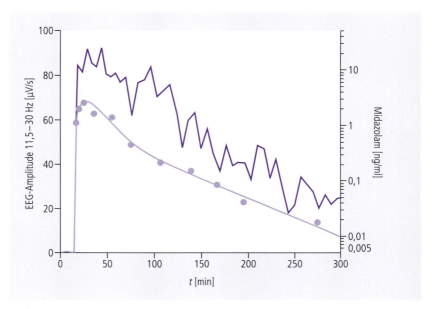

Abb. 9.10 Pharmakokinetik (Plasmakonzentration, rechte Achse) und Pharmakodynamik (EEG-Veränderung, linke Achse) von Midazolam nach oraler Applikation von 15 mg/kg Midazolam als ein Beispiel eines Direct-link-Modells. Der Zeitpunkt der maximalen Konzentration entspricht dem des Wirkungsmaximums. Der Abfall der Konzentration erfolgt nach einer Kinetik erster Ordnung, der der Wirkung nach einer Kinetik nullter Ordnung. Nach Mandema et al.

9.2.2 Indirect-link-Modelle

Hysterese

> **Merke**
> Bei Indirect-link-Modellen laufen Plasmakonzentration und Wirkintensität nicht mehr zeitlich kongruent. Werden diese Messgrößen gegeneinander aufgetragen, kommt es dann zu den typischen Hysteresekurven (O Abb. 9.11).

Die in O Abb. 9.11 gezeigte Hysteresekurve verläuft im Gegenuhrzeigersinn, was durch Pfeile auf der Kurve angedeutet ist. Verglichen werden Plasmakonzentrationen des Anästhetikums Alfentanil mit den entsprechenden pharmakodynamischen Veränderungen im EEG. Obwohl initial rasch hohe Konzentrationen auftreten, ist die Wirkung zunächst gering, nimmt dann aber zu und bleibt auch bei abnehmender Plasmakonzentration erhalten. Ein Alfentanil-Plasmaspiegel ist daher nicht mehr eindeutig einer Wirkintensität zuzuordnen, ohne dass der Zeitpunkt der Messung bekannt ist.

Zeitliche Verschiebung von PK-PD-Effekten

Die Gründe für eine solche zeitliche Versetzung sind entweder pharmakokinetischer oder pharmakodynamischer Natur. Ist der Wirkort des Arzneistoffs (z. B. im Gewebe) nicht identisch mit dem Messort (in der Regel im Plasma), so kann es eine Weile dauern, bis dieser dort hinverteilt ist, so dass die Gewebekonzentration der Plasmakonzentration initial zeitlich hinterherhinkt. Dies ist ein rein pharmakokinetisches Phänomen. Eine andere Erklärung für eine zeitliche Verschiebung

9.2.2 Indirect-link-Modelle

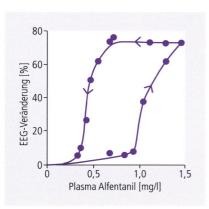

Abb. 9.11 Hystereseschleife im Gegenuhrzeigersinn nach Gabe von Alfentanil. Für eine bestimmte Konzentration (z. B. 0,6 mg/l) kann die entsprechende Wirkung (EEG-Veränderung) je nach Zeitpunkt gering oder sehr hoch sein, so dass ein Indirect-link-Modell angebracht ist. Nach Scott et al.

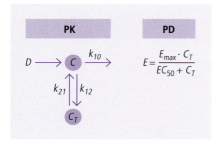

Abb. 9.12 Indirect-link-Modell mit einem pharmakokinetischen Zwei-Kompartiment-Modell, von dem die Konzentration im peripheren Kompartiment (C_T) in das pharmakodynamische Modell (E_{max}-Modell) eingespeist wird. D = Dosis, k_{10}, k_{12}, k_{21} = pharmakokinetische Geschwindigkeitskonstanten für Elimination und Verteilung, C = Konzentration im zentralen Kompartiment, E_{max} = Maximalwirkung, EC_{50} = Konzentration bei halbmaximaler Wirkung

ist ein zeitaufwändiger pharmakodynamischer Wirkmechanismus. Nachdem der Arzneistoff am Wirkort vorliegt, dauert es eine Weile, bis sich die gemessenen pharmakodynamischen Effekte einstellen, z. B. nach einer arzneimittelinduzierten Proteinsynthese. Auch hier führt ein Vergleich von Plasmaspiegel und Wirkintensität zu einer gegen den Uhrzeigersinn gerichteten Hysteresekurve.

Es gibt zwei Ansätze, wie man diese zeitliche Verschiebung modellhaft beschreiben kann, indem man abgeleitete Konzentrationsprofile mit dem jeweiligen pharmakodynamischen Modell verknüpft.

Der erste Ansatz ist das Einsetzten des Konzentrationsprofils in einem anderen pharmakokinetischen Kompartiment als dem Messort, z. B. die Konzentration in einem peripheren Gewebekompartiment (Abb. 9.12).

Auf diese Weise geht dann die Wirkung zeitlich parallel mit dem Gewebespiegel und ist gegenüber dem Plasmaspiegel verzögert.

Einführung eines Effektkompartiments an der Schnittstelle zwischen PK und PD

Ein allgemeiner Ansatz, der den gleichen Effekt erzeugt, ist die Einführung eines Effektkompartiments an der Schnittstelle zwischen Pharmakokinetik und Pharmakodynamik (o Abb. 9.13).

Dieses Effektkompartiment beinhaltet die Biophase, also den Wirkort. Die Geschwindigkeitskonstante, die den Transfer vom pharmakokinetischen Kompartiment ins Effektkompartiment beschreibt, nennt man k_{1e} (für das zentrale Kompartiment) bzw. k_{2e} (für ein peripheres Kompartiment). Die Konstante, die das Abfluten aus dem Effektkompartiment quantifiziert, heißt k_{e0}. Geht man davon aus, dass für das eigentliche Erzeugen der Wirkung nur ein verschwindend kleiner Anteil der applizierten Arzneistoffmenge verantwortlich ist, so gilt, dass in o Abb. 9.13 k_{10} sehr viel größer ist als k_{1e}. Da die absolute Menge Arzneistoff im Effektkompartiment daher sehr gering ist, kann auch der Rücktransfer aus dem Effektkompartiment ins zentrale Kompartiment vernachlässigt werden und die Exitkonstante k_{e0} direkt nach außen gerichtet sein. Dies hat sich in der Praxis als extrem hilfreich erwiesen, da es erlaubt, das Abklingen der Wirkung unabhängig von der Pharmakokinetik zu modellieren.

Die Konzentration im Effektkompartiment C kann dann mit Gl. 9.12 einfach beschrieben werden.

$$\frac{dC_e}{dt} = k_{e0} \cdot (C - C_e) \qquad \text{Gl. 9.12}$$

Es ist nun möglich, für die jeweiligen pharmakokinetischen Modelle die entsprechenden Gleichungen der Effektkompartimentkonzentrationen abzuleiten. Hierbei ergibt sich, dass k_{1e} vernachlässigbar ist und in den Konzentrationsgleichungen nicht mehr auftritt. Für ein Ein-Kompartiment-Modell gilt bei

- intravenöser Einmalinjektion

Konzentration im Effektkompartiment

$$C_e = \frac{D \cdot k_{e0}}{Vd \cdot (k_{e0} - k_e)} \cdot (e^{-k_e t} - e^{-k_{e0} t}) \qquad \text{Gl. 9.13}$$

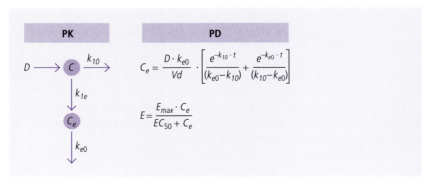

o **Abb. 9.13** Indirect-link-Modell mit einem pharmakokinetischen Ein-Kompartiment-Modell und einem Effektkompartiment, dessen Konzentration (C_e) in das pharmakodynamische Modell (E_{max}-Modell) eingespeist wird. D = Dosis, k_{10}, k_{1e}, k_{e0} = Eliminations- und Verteilungsgeschwindigkeitskonstanten, C = Konzentration im zentralen Kompartiment, E_{max} = Maximalwirkung, EC_{50} = Konzentration bei halbmaximaler Wirkung

9.2.2 Indirect-link-Modelle

- intravenöser Mehrfachinjektion (Steady State)

$$C_e = \frac{D \cdot k_{e0}}{Vd \cdot (k_{e0} - k_e)} \cdot \left(\frac{e^{-k_e t}}{1 - e^{-k_e \tau}} - \frac{e^{-k_{e0} t}}{1 - e^{-k_{e0} \tau}}\right) \quad \text{Gl. 9.14}$$

- Einmalgabe mit Resorption erster Ordnung

$$C_e = \frac{D \cdot k_a \cdot k_{e0}}{Vd} \cdot \left(\frac{e^{-k_e t}}{(k_a - k_e) \cdot (k_{e0} - k_e)} + \frac{e^{-k_a t}}{(k_e - k_a) \cdot (k_{e0} - k_a)} + \frac{e^{-k_{e0} t}}{(k_e - k_{e0}) \cdot (k_a - k_{e0})}\right)$$

$$\text{Gl. 9.15}$$

- Mehrfachgabe mit Resorption erster Ordnung (Steady State)

$$C_e = \frac{D \cdot k_a \cdot k_{e0}}{Vd} \cdot \left(\begin{array}{c} \frac{e^{-k_e t}}{(k_a - k_e) \cdot (k_{e0} - k_e) \cdot (1 - e^{-k_e \tau})} + \frac{e^{-k_a t}}{(k_e - k_a) \cdot (k_{e0} - k_a) \cdot (1 - e^{-k_a \tau})} \\ + \frac{e^{-k_{e0} t}}{(k_e - k_{e0}) \cdot (k_a - k_{e0}) \cdot (1 - e^{-k_{e0} \tau})} \end{array}\right)$$

$$\text{Gl. 9.16}$$

- Dauerinfusion mit Resorption nullter Ordnung (Dauer-T)

$$C_e = \frac{R_0}{k_e \cdot Vd \cdot (k_{e0} - k_e)} \cdot \left(k_{e0} \cdot (e^{k_e T} - 1) \cdot e^{-k_e t} - k_e \cdot (e^{k_{e0} T} - 1) \cdot e^{-k_{e0} t}\right) \quad \text{Gl. 9.17}$$

Für ein Zwei-Kompartiment-Modell gilt bei
- intravenöser Einmalinjektion

$$C_e = \frac{D \cdot k_{e0}}{Vd} \cdot \left(\frac{(k_{21} - \alpha) \cdot e^{-\alpha t}}{(\beta - \alpha) \cdot (k_{e0} - \alpha)} + \frac{(k_{21} - \beta) \cdot e^{-\beta t}}{(\alpha - \beta) \cdot (k_{e0} - \beta)} + \frac{(k_{21} - k_{e0}) \cdot e^{-k_{e0} t}}{(\alpha - k_{e0}) \cdot (\beta - k_{e0})}\right) \quad \text{Gl. 9.18}$$

- Einmalgabe mit Resorption erster Ordnung

$$C_e = \frac{D \cdot k_a \cdot k_{e0}}{Vd} \cdot \left(\begin{array}{c} \frac{(k_{21} - \alpha) \cdot e^{-\alpha t}}{(k_a - \alpha) \cdot (\beta - \alpha) \cdot (k_{e0} - \alpha)} + \frac{(k_{21} - \beta) \cdot e^{-\beta t}}{(k_a - \beta) \cdot (\alpha - \beta) \cdot (k_{e0} - \beta)} \\ + \frac{(k_{21} - k_a) \cdot e^{-k_a t}}{(\alpha - k_a) \cdot (\beta - k_a) \cdot (k_{e0} - k_a)} + \frac{(k_{21} - k_{e0}) \cdot e^{-k_{e0} t}}{(\alpha - k_{e0}) \cdot (\beta - k_{e0}) \cdot (k_a - k_{e0})} \end{array}\right)$$

$$\text{Gl. 9.19}$$

Ein Beispiel für ein Indirect-link-Modell ist in ◯ Abb. 9.14 gezeigt. Ranitidin erhöht den pH-Wert der Magenflüssigkeit, das Wirkungsmaximum ist im Vergleich zum Konzentrationsmaximum verzögert.

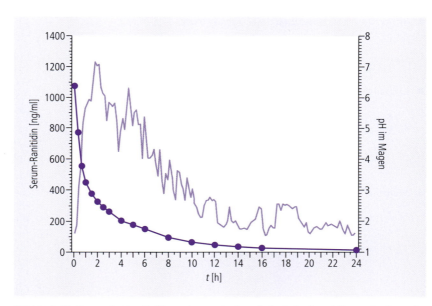

Abb. 9.14 Pharmakokinetik (Serumkonzentration, linke Achse) und Pharmakodynamik (pH-Wert im Magen, rechte Achse) von Ranitidin nach intravenöser Applikation von 50 mg Ranitidin an Patienten mit Niereninsuffizienz als ein Beispiel eines Indirect-link-Modells. Der Zeitpunkt der maximalen Konzentration ist früher als der des Wirkungsmaximums. Nach Koch et al.

9.2.3 Indirect-response-Modelle

In den bisher vorgestellten PK-PD-Modellen lag immer ein so genannter „direct response" vor, bei dem eine gemessene oder abgeleitete Konzentration mit der zum gleichen Zeitpunkt vorliegenden Wirkintensität in Bezug gesetzt wurde.

> **Merke**
>
> Ein anderer, flexiblerer Ansatz ist, die Konzentration mit der Änderungsgeschwindigkeit des jeweiligen Biomarkers zu korrelieren. Solche Modelle bezeichnet man als Indirect-response-Modelle.

Die meisten Biomarker (Messgröße R) liegen vor der Arzneistoffgabe bereits in einem physiologischen Gleichgewicht im Organismus vor, wo sie durch endogene Vorgänge reguliert werden. Ein häufig verwendeter Ansatz ist es, eine Geschwindigkeitskonstante nullter Ordnung für die Simulation des Biomarkers zu postulieren (k_{in}) und weiterhin eine Hemmungskonstante erster Ordnung anzunehmen (k_{out}). Mit Hilfe dieser Konstanten kann nun die Änderungsgeschwindigkeit des Biomarkers mathematisch beschrieben werden (Gl. 9.20).

Änderungsgeschwindigkeit des Biomarkers

$$\frac{dR}{dt} = k_{in} - k_{out} \cdot R \qquad \text{Gl. 9.20}$$

Im Steady State bleibt der Biomarker dann auf einem konstanten Niveau (Gl. 9.21).

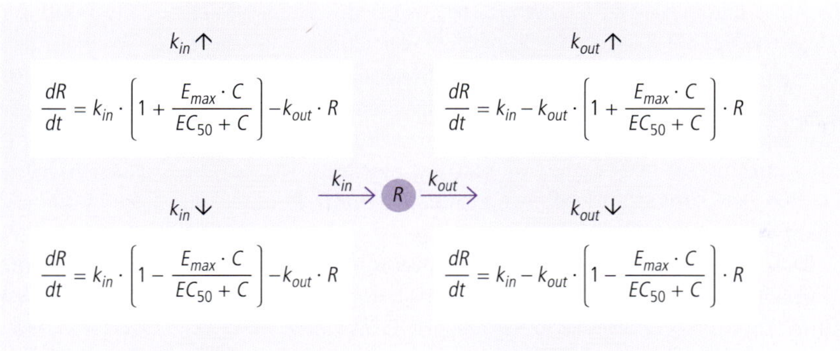

9.2.3 Indirect-response-Modelle

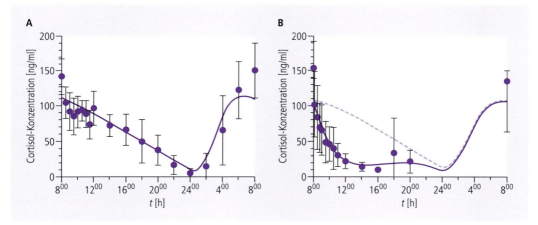

Abb. 9.15 Schematische Darstellung der vier möglichen Typen eines Indirect-response-Modells. Ein endogener Biomarker (R) wird durch eine induzierende (k_{in}) und hemmende (k_{out}) Stellgröße physiologisch reguliert. Der Arzneistoff kann diese Stellgrößen positiv und negativ beeinflussen. dR/dt ist die Änderungsgeschwindigkeit des gemessenen Biomarkers, C = Arzneistoffkonzentration am Wirkort, E_{max} = Maximalwirkung, EC_{50} = Konzentration bei halbmaximaler Wirkung

Abb. 9.16 Cortisolsuppression nach intravenöser Gabe von 2 mg Triamcinolonacetonidphosphatester. Cortisol unterliegt physiologisch einem ausgeprägten Circadianrhythmus (Kontrollgruppe, A). Die Suppression durch Triamcinolonacetonid kann mit einem Indirect-response-Modell gut vorausgesagt werden (behandelte Gruppe, B, gestrichelte Linie entspricht Cortisolprofil vor Arzneistoffgabe). Nach Rohatagi et al.

$$R_{ss} = \frac{k_{in}}{k_{out}} \qquad \text{Gl. 9.21}$$

Der Arzneistoff kann nun dadurch wirken, dass er die Stellgrößen k_{in} und/oder k_{out} entweder positiv oder negativ beeinflussen kann. Es gibt daher vier unterschiedliche Szenarien für ein entsprechendes Indirect-response-Modell (Abb. 9.15).

In Abb. 9.15 wurde das pharmakodynamische E_{max}-Modell verwendet, um die PK-PD-Verknüpfung vorzunehmen. Solche Modelle haben sich als sehr hilfreich und vielseitig verwendbar herausgestellt. Ein Beispiel ist in Abb. 9.16 gezeigt, bei der die systemische Wirkung von Triamcinolonacetonid auf die endogene Cortisolsuppression modelliert wurde. Hierzu wurde zunächst die circadiane

E_{max}-Modell

Baseline mathematisch charakterisiert, wobei die Stellgröße k_{in} als Funktion der Tageszeit definiert wird. Das Maximum der Cortisolausschüttung erfolgt in den Morgenstunden und geht am späten Abend auf nahezu 0 zurück. Die Stellgröße k_{out} entspricht der Eliminationskonstante von Cortisol, die getrennt in einer pharmakokinetischen Studie nach Suppression der endogenen Cortisolausschüttung und intravenöser Gabe von Cortisol bestimmt wurde. Die Cortisol-Baseline (Abb. 9.16, links) und deren Circadianrhythmik konnten auf diese Weise gut charakterisiert werden.

Das exogene Steroid Triamcinolonacetonid supprimiert nun die endogene Cortisolausschüttung, was durch eine Hemmung von k_{in} modelliert werden kann. Das entsprechende Modell entspricht also dem in Abb. 9.15 links unten gezeigten Ansatz. Auf diese Weise ist es möglich, das Ausmaß und den zeitlichen Verlauf der Cortisolsuppression von Triamcinolonacetonid gut zu beschreiben (Abb. 9.16, B) und den Effekt für andere Dosierungen vorherzusagen.

9.2.4 Zeitabhängige PK-PD-Modelle

EC_{50} und E_{max} nicht als Konstanten

In allen bisher betrachteten PK-PD-Modellen bleibt der Zusammenhang zwischen Konzentration und Wirkung über den Untersuchungszeitraum konstant. Dies ist aber nicht immer gegeben. Es kann zum Auftreten von Toleranz durch Rezeptordesensibilisierung oder endogene Gegenregulationsmechanismen kommen, so dass eine gegebene Arzneistoffkonzentration nach einer Weile nicht mehr die gleiche Wirkintensität produziert wie zuvor. Dies ist z. B. bei der Anwendung von Kokain der Fall. Trägt man die Wirkintensität gegen die Konzentration graphisch auf, erhält man bei Toleranzentwicklung Hystereseschleifen im Uhrzeigersinn (Abb. 9.17).

In diesen Fällen ist es nötig, die entsprechenden pharmakodynamischen Parameter (EC_{50}, E_{max}) nicht mehr als Konstanten, sondern als Funktion der Zeit- und/oder Arzneistoffkonzentration zu modellieren.

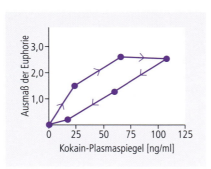

Abb. 9.17 Hystereschleife im Uhrzeigersinn zur Beschreibung der Toleranzentwicklung nach Kokaingebrauch. Nach van Dyke

Deskriptive und mechanistische PK-PD-Modelle

PK-PD-Modelle haben in den letzten Jahren dazu beigetragen, dass die Suche nach neuen Arzneimitteln und deren optimiertem Einsatz zielstrebig und rational durchgeführt wird und weniger auf Empirie beruht. Vor allem die Dosisfindung ist durch die Kenntnis des quantitativen Zusammenhangs zwischen Arzneistoffkonzentration und -wirkung beschleunigt. Es hat sich gezeigt, dass PK-PD-Modelle vor allem immer dann besonders hilfreich sind, wenn der Mechanismus der Arzneimittelwirkung bekannt ist und bei der Modellfindung berücksichtig wird. Werden verwandte Substanzen mit gleichem Wirkmechanismus untersucht, ist es häufig möglich, Informationen von einer Substanz auf die andere zu übertragen. Auch hierbei ist die Kenntnis des Wirkmechanismus essentiell.

Man kann nun je nach Informationsstand zwischen zwei unterschiedlichen PK-PD-Modellarten unterscheiden:
- deskriptive PK-PD-Modelle (soft links),
- mechanistische PK-PD-Modelle (hard links).

Deskriptive PK-PD-Modelle (soft links)

Bei deskriptiven PK-PD-Modellen geht man pragmatisch so vor, dass die pharmakokinetische und pharmakodynamische Information mittels eines geeigneten PK-PD-Modells aneinandergeknüpft wird, um die gemessenen Konzentrationen und Wirkungsintensitäten adäquat zu beschreiben. Häufig wird zu diesem Zweck ein Effektkompartiment eingesetzt, das als „black box" zwischen PK und PD hypothetisch modelliert wird. Abstrakt gesehen, kommt bei diesem Ansatz die Information von links (PK) und rechts (PD), und die Umsetzung von PK in PD (Transduktion) wird rein mathematisch durch Korrelationsoptimierung von berechneten und gemessenen Werten modelliert (Abb. 9.18). Die gemessenen Daten können mit einem solchen Ansatz oft gut beschrieben werden. Solche Modelle nennt man deskriptive PK-PD-Modelle, die entsprechende Verknüpfung einen Soft Link. Die Extrapolierbarkeit auf andere Situationen, z. B. bei Dosierungsveränderungen oder veränderten Applikationsformen, ist aber limitiert oder zumindest riskant. Eine Vorhersage für andere, verwandte Substanzen ist in der Regel nicht möglich.

Verwendung einer „black box" zur Erstellung von PK-PD-Modellen

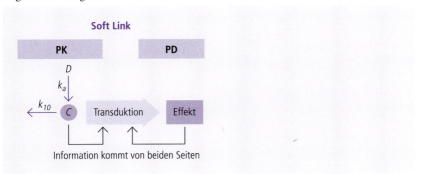

Abb. 9.18 Bei einem deskriptiven Soft-link-Modell werden Arzneistoffkonzentrationen (PK) und Effektgrößen (PD) benutzt, um die Biophase zu charakterisieren und die Transduktion zu quantifizieren. Eine detaillierte Kenntnis des Mechanismus ist nicht unbedingt nötig.

9.3.2 Mechanistische PK-PD-Modelle (hard links)

Berücksichtigung des Wirkungsmechanismus zur Erstellung von PK-PD-Modellen

Ein wissenschaftlich anspruchsvollerer und aussagekräftigerer Ansatz ist die Entwicklung eines mechanistischen PK-PD-Modells unter Kenntnis und Berücksichtigung des jeweiligen Wirkungsmechanismus (O Abb. 9.19). Bei diesen Modellen ist es möglich, aufgrund von zusätzlicher Information über die untersuchte Substanz, die vorwiegend aus präklinischen Studien kommt, wahre Voraussagen zur Pharmakodynamik zu machen, so dass hier die Information von der Pharmakokinetik in eine Richtung zur Pharmakodynamik fließt.

Beispiele für geeignete In-vitro-Parameter, die erfolgreich in solche Hard-link-PK-PD-Modelle eingesetzt wurden, sind Rezeptorbindungsaffinitäten, Transporter- und Enzymhemmungen, minimale antibiotische Konzentrationen *(MHK)* und andere mikrobiologische Parameter. Das Konzept sei am Beispiel der Glucocorticoide veranschaulicht. Von dieser Substanzgruppe, die therapeutisch über einen sehr großen Dosierungsbereich eingesetzt wird, ist der Wirkungsmechanismus gut bekannt. Fast alle gewünschten als auch unerwünschten Wirkungen werden durch einen cytosolischen Glucocorticoidrezeptor vermittelt, der für alle bisher bekannten Corticosteroide identisch ist. Allerdings unterscheiden sich die verschiedenen Steroide in ihrer Affinität zum Rezeptor, so dass zur Erzielung der gleichen Wirkung unterschiedliche Konzentrationen nötig sind. Diese Rezeptoraffinität kann in vitro mit Hilfe eines kompetitiven Verdrängungsassays gemessen werden. Nach systemischer Gabe eines Corticosteroids gibt es eine Reihe von Biomarkern, die erlauben, die pharmakodynamische Wirkung dieser Substanzen zu verfolgen. So ist zum Beispiel die Lymphozytenzahl im Blut herabgesetzt, während die Zahl der Granulozyten ansteigt. O Abb. 9.20 zeigt den Effekt von sieben unterschiedlichen Dosierungen von Methylprednisolon (16–1000 mg) sowie Placebo auf Lymphozyten und Granulozyten. Die eingezeichneten Punkte stellen die gemessenen Werte da, die Kurven entsprechen den mit Hilfe des PK-PD berechneten Profilen. Man sieht an den Ergebnissen, dass die kumulativen Wirkungen nicht

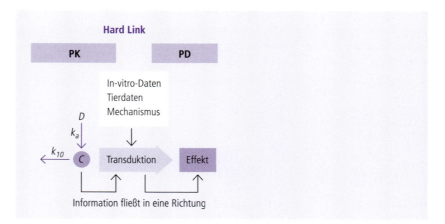

O **Abb. 9.19** Bei einem mechanistischen Hard-link-Modell werden Arzneistoffkonzentrationen (PK) und präklinische pharmakodynamische Messgrößen verwendet (z. B. Rezeptorbindungsaffinitäten, *MHK*-Werte), um die Effektgrößen vorherzusagen. Eine detaillierte Kenntnis des Mechanismus ist von großem Nutzen und angestrebt.

9.3.2 Mechanistische PK-PD-Modelle (hard links)

proportional zur Dosis sind und dass bei den hohen Dosierungen nur noch geringe Wirkungssteigerungen nachzuweisen sind.

Bei der Lymphozytenkinetik in ○ Abb. 9.20 wurde ein Indirect-response-Modell eingesetzt (Gl. 9.22). Hierbei steht N für die Zahl der Lymphozyten und C_f für die ungebundene Plasmakonzentration von Methylprednisolon.

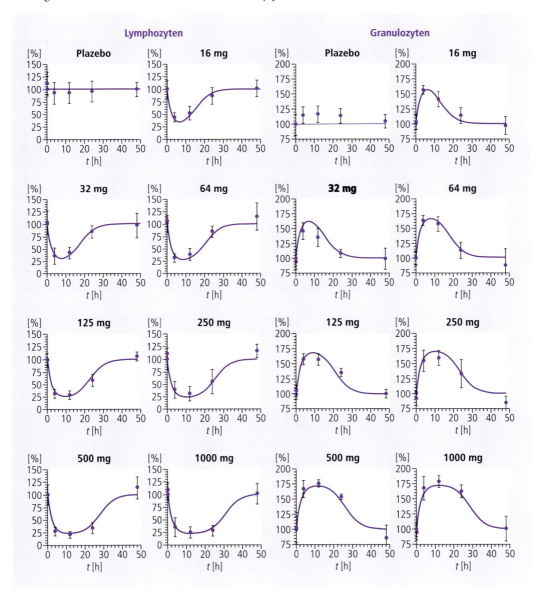

○ **Abb. 9.20** Effekt von sieben unterschiedlichen Dosierungen (16–1000 mg) von Methylprednisolon sowie Placebo auf die prozentuale Veränderung der Zahl der Lymphozyten (links) und Granulozyten (rechts) im Vergleich zum Dosierungszeitpunkt. Bei ansteigender Dosis nimmt das Ausmaß der kumulativen Wirkung (Fläche unter der Zeit-Wirkungs-Kurve) disproportional gering zu. Die zeitlichen Verläufe der pharmakodynamischen Effekte sind mit Hilfe eines geeigneten PK-PD-Modells mit pharmakodynamischem E_{max}-Modell konsistent gut vorhersehbar. Nach Derendorf et al.

$$\frac{dN}{dt} = k_{in} \cdot \left(1 - \frac{E_{max} \cdot C_f}{EC_{50} + C_f}\right) - k_{out} \cdot N \qquad \text{Gl. 9.22}$$

Im zweiten Teil der Studie wurden nun auch zwei andere Glucocorticoide untersucht: Dexamethason und Triamcinolonacetonid. Die relative Rezeptoraffinität der drei Steroide beträgt 42 (Methylprednisolon), 100 (Dexamethason) und 233 (Triamcinolonacetonid). Bei reiner Betrachtung der pharmakodynamischen Potenz würde man also annehmen, dass Triamcinolonacetonid die wirkungsstärkste der drei Substanzen ist. Dexamethason hat aber eine längere Halbwertszeit und geringere Clearance (4,6 h und 16 l/h) als Methylprednisolon (2,6 h und 21 l/h), Triamcinolonacetonid hat die kürzeste Halbwertszeit und höchste Clearance (1,4 h und 37 l/h). ○ Abb. 9.21 erlaubt nun einen direkten Vergleich der Gesamtwirkung der drei Substanzen nach Gabe dreier Dosierungen (20, 50 und 80 mg). Die Abbildung zeigt deutlich, dass Dexamethason die stärkste Gesamtwirkung hat und die längere Halbwertszeit die im Vergleich zum Triamcinolonacetonid geringere Rezeptoraffinität mehr als kompensiert.

Die Steroidkonzentrationen müssen mit Hilfe der Plasmaproteinbindung auf die jeweiligen ungebundenen Konzentrationen umgerechnet werden. Die Plasmaproteinbindung ist rasch experimentell zugänglich. Diese Umrechnung ist nötig, da nur die jeweils ungebundenen Konzentrationen für die pharmakodynamische Wirkung verantwortlich sind. Schließlich ist bei oraler Gabe auch noch die orale Bioverfügbarkeit zu beachten. Gl. 9.23 erlaubt einen Vergleich der Gesamtwirkungsstärke unter Berücksichtigung von Pharmakokinetik und Pharmakodynamik, indem die sogenannte DR_{50} bestimmt wird, einer Erhaltungsdosis, die im Steady State 50 % der Maximalwirkung erzeugt und beibehält. Diese Dosis kann als Äquivalenzdosis zum Vergleich unterschiedlicher Substanzen mit gleichem Wirkungsmechanismus verwendet werden.

$$DR_{50} = \frac{EC_{50} \cdot CL}{f_u \cdot F} \qquad \text{Gl. 9.23}$$

In Gl. 9.23 bedeutet f_u die nicht an Protein gebundene Fraktion, F das Ausmaß der Bioverfügbarkeit (resorbierte Fraktion), CL die Gesamtkörperclearance und EC_{50} die ungebundene Konzentration zur Erzielung der halbmaximalen Wirkung. DR_{50} ist eine Dosierungsrate [Dosis/Zeit]. Werden zwei Substanzen mit gleicher Maximalwirkung mit ihrer jeweiligen DR_{50} appliziert, können vergleichbare Wirkungen erwartet werden.

Es steht außer Frage, dass eine Weiterentwicklung dieser mechanistischen Ansätze zu einer Verbesserung der Arzneimittelentwicklung und Dosisfindung führen wird. Man kann hoffen, dass dann Änderungen der Dosisempfehlungen nach Markteinführung im Gegensatz zu heute relativ selten sein werden, und dass diese besseren Dosierungsempfehlungen dazu führen werden, dass die verfügbaren Arzneistoffe optimal eingesetzt werden.

9.3.2 Mechanistische PK-PD-Modelle (hard links)

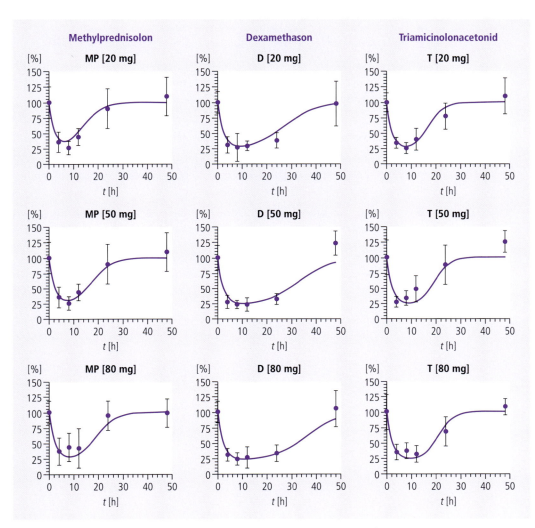

Abb. 9.21 Effekt von drei unterschiedlichen Dosierungen (20, 50 und 80 mg) von Methylprednisolon (MP, links), Dexamethason (D, Mitte) und Triamcinolonacetonid (T, rechts) auf die Lymphozyten (in % der Lymphozytenzahl zum Dosierungszeitpunkt). Die zeitlichen Verläufe der pharmakodynamischen Effekte sind mit Hilfe eines Indirect-response-PK-PD-Modells gut vorhersehbar. Die bestimmten EC_{50}-Werte korrelieren sehr gut mit den entsprechenden Rezeptorbindungsaffinitäten der drei Corticosteroide. Obwohl Dexamethason eine weniger als halb so hohe Rezeptoraffinität als Triamcinolonacetonid aufweist, ist doch der Gesamteffekt auf Grund der längeren Verfügbarkeit von Dexamethason größer als der von Triamcinolonacetonid. Nach Derendorf et al.

Zusammenfassung

- Pharmakodynamische Modelle beschreiben den Zusammenhang zwischen der Arzneistoffkonzentration am Wirkort und der gemessenen Wirkung oder Nebenwirkung.

- Zur Verknüpfung von Konzentration und Wirkintensität haben sich die folgenden mathematischen Modelle in der Praxis bewährt: Fixed-effect-Modelle, lineare Modelle, log-lineare Modelle, E_{max}-Modelle, sigmoidale E_{max}-Modelle.

- Bei den Direct-link-Modellen wird die gemessene Plasmakonzentration direkt in das entsprechende pharmakodynamische Modell eingespeist.

- Bei Indirect-link-Modellen laufen Plasmakonzentration und Wirkintensität nicht mehr zeitlich kongruent. Werden diese Messgrößen gegeneinander aufgetragen, kommt es dann zu den typischen Hysteresekurven.

- Ein anderer, flexiblerer Ansatz ist, die Konzentration mit der Änderungsgeschwindigkeit des jeweiligen Biomarkers zu korrelieren. Solche Modelle bezeichnet man als Indirect-response-Modelle.

10 Populationspharmakokinetik

Populationspharmakokinetische Auswertungen sind wichtig, um die Pharmakokinetik einer Substanz in einer Population zu verstehen und gegebenenfalls Dosis- und/oder Dosierungsschema-Anpassungen für diese Population und/oder einzelne Subgruppen (z. B. Patienten mit eingeschränkter Nierenfunktion) vorzunehmen. Dieses Kapitel führt in die wichtigsten Methoden für die populationspharmakokinetische Analyse ein und fokussiert dann auf die nichtlinearen Regressionsmethoden unter Berücksichtigung gemischter Effekte. Voraussetzung für die Anwendung dieser Methoden ist die Formulierung eines pharmakostochastischen Modells. Die einzelnen Elemente dieses Modells (Strukturmodell, Covariablenmodell, stochastisches Modell) und die Möglichkeiten, diese zu definieren, werden ausführlich erläutert. Im Anschluss wird das prinzipielle Vorgehen bei einer Modellentwicklung beschrieben und an einem Beispiel veranschaulicht. Das Kapitel schließt mit einer Darstellung der Anwendungsmöglichkeiten populationspharmakokinetischer Auswertungen im Rahmen der Arzneimittelentwicklung und einem Ausblick in die Zukunft.

Inhaltsvorschau

10.1 Einführung

Zwei Plasmakonzentrationen, die nach Gabe der gleichen Dosis eines Arzneimittels zum gleichen Zeitpunkt nach Applikation bei zwei verschiedenen Patienten gemessen werden, werden sich in den meisten Fällen unterscheiden. Mögliche Gründe hierfür sind unterschiedliche Patientencharakteristika (z. B. Gewicht, Nierenfunktion) und eine zufällige – nicht auf bekannten oder gemessenen Faktoren beruhende – Variabilität.

Veranschaulichung
Bestimmte demographische Charakteristika (z. B. Alter, Gewicht, Geschlecht), (patho)physiologische Charakteristika (z. B. Laborwerte für Leber- oder Nierenfunktion) und/oder weitere charakteristische Lebensumstände (z. B. Begleitmedikation mit Enzym-Hemmstoffen, Raucherstatus) können dazu führen, dass gleiche Dosen eines Arzneistoffs zu unterschiedlichen Plasmakonzentrationen führen. Zum Beispiel werden nach Verabreichung gleicher Dosen eines Arzneistoffs, der vornehmlich über die Niere ausgeschieden wird, die Plasmakonzentrationen bei Patienten mit einer Niereninsuffizienz in der Regel höher sein als bei Patienten mit normaler Nierenfunktion.

Die Populationspharmakokinetik beschreibt die typische Pharmakokinetik in einer Population in Abhängigkeit von diesen Patientencharakteristika und bestimmt die verbleibende Variabilität. Prinzipiell geht man dabei so vor, dass man zuerst die Pharmakokinetik in der Population und die verbleibende Variabilität beschreibt und im Anschluss versucht, diese Variabilität durch Patientencharakteristika zu erklären und zu reduzieren.

Definition

Die Populationspharmakokinetik beschreibt die Pharmakokinetik in einer Population durch Untersuchung der Ursachen und Zusammenhänge der pharmakokinetischen Variabilität in dieser Population.

Ziele der Populationspharmakokinetik

Meist handelt es sich bei der zu untersuchenden Population um Patienten, die einen bestimmten Arzneistoff unter Routinebedingungen erhalten.

Die Ziele der Populationspharmakokinetik können somit wie folgt beschrieben werden:
- Schätzung der relevanten pharmakokinetischen Parameter (z. B. Clearance, Verteilungsvolumen) in einer repräsentativen Population.
- Zerlegung der Gesamtvariabilität der gemessenen Arzneistoffkonzentrationen in inter- und intraindividuelle Variabilität sowie Restvariabilität.
- Untersuchung und gegebenenfalls Quantifizierung des Einflusses bestimmter Covariablen (z. B. demographische Charakteristika, Laborwerte, Begleitmedikation) auf die Pharmakokinetik eines Arzneistoffs. Falls Änderungen in der Pharmakokinetik aufgrund eines Covariablen-Einflusses zu klinisch unerwünschten Effekten führen (z. B. Nebenwirkungen, geringere Wirksamkeit), ermöglicht dies, eine Dosis- und/oder Dosierungsschema-Anpassung vorzunehmen.

Zwei-Stufen-Methode und nichtlineare Regressionsmethoden unter Berücksichtigung gemischter Effekte

Die am weitesten verbreiteten Methoden zur Ermittlung von mittleren pharmakokinetischen Parametern und ihrer Variabilität sind die Zwei-Stufen-Methode (two-stage approach) und die nichtlinearen Regressionsmethoden unter Berücksichtigung gemischter Effekte (nonlinear mixed-effects modelling approach).

Der Begriff „gemischte Effekte" wird verwendet, weil versucht wird, sowohl den Einfluss gemessener bzw. feststehender Komponenten (z. B. Dosis, Zeit, Gewicht, renale Funktion) als auch zufälliger Komponenten (inter-, intraindividuelle Variabilität und Restvariabilität) auf die Plasmakonzentration zu beschreiben.

Unabdingbare Voraussetzung für die Zwei-Stufen-Methode ist das Vorliegen von kompletten Plasmakonzentrations-Zeit-Profilen (data-rich situation) mit sorgfältig ausgewählten Messzeitpunkten. Dies ist in Phase-II/III-Studien aus logistischen Gründen (ambulante Patienten verbringen nur eine kurze Zeit in der Klinik und gehen sonst ihrer ganz normalen Tätigkeit nach) und ethischen Gründen (z. B. geschwächte Patienten) sowie Kostengründen oft nicht durchführbar. Häufig können jedoch im Rahmen dieser Studien einige Plasmaproben pro Patient entweder in vorgegebenen Zeitintervallen oder im Rahmen der Routineuntersuchungen entnommen werden. Die nichtlinearen Regressionsmethoden unter Berücksichtigung gemischter Effekte wurden entwickelt, um in Situationen mit begrenzten Daten (data-sparse situation) angewendet zu werden. Im Extremfall bedeutet „begrenzt", dass nur eine Plasmakonzentration pro Patient vorliegt.

Die Zwei-Stufen-Methode 10.2

Die Zwei-Stufen-Methode ist die traditionelle Methode zur Auswertung pharmakokinetischer Studien. In einem ersten Schritt werden die pharmakokinetischen Parameter für jedes Individuum unter Nutzung der zahlreich vorliegenden Plasmakonzentrationen separat ermittelt (z. B. durch nichtkompartimentelle oder kompartimentelle Analyse). Im zweiten Schritt wird die Verteilung dieser berechneten Parameter beschrieben. Typischerweise charakterisiert man die Verteilung mit Mittelwert und Varianz oder Median und geeigneten Perzentilen (z. B. 5./95. Perzentil). Die Zwei-Stufen-Methode ist in ○ Abb. 10.1 schematisch dargestellt. Abhängigkeiten zwischen den Parametern (z. B. *AUC*, Clearance) und Covariablen (z. B. Alter oder renale Funktion) können anhand klassischer statistischer Methoden untersucht werden (z. B. schrittweise lineare Regression oder Covarianz-Analyse).

Prinzip der Zwei-Stufen-Methode

Durch Simulationsexperimente konnte gezeigt werden, dass die Zwei-Stufen-Methode zu Populationsmittelwerten ohne systematische Abweichungen führt, wenn die Plasmakonzentrations-Zeit-Profile durch eine ausreichende Anzahl an Proben beschrieben wurden. Jedoch weisen die Varianzen der Verteilungen, die als Schätzwerte für die interindividuellen Variabilitäten dienen, häufig systematisch zu hohe Werte auf. Dieser Sachverhalt ist auch theoretisch leicht zu erklären, denn die ermittelte Varianz repräsentiert sowohl interindividuelle Variabilität als auch die Restvariabilität (und gegebenenfalls intraindividuelle Variabilität).

Einschränkungen der Zwei-Stufen-Methode

Um bessere Schätzwerte zu erhalten, sind einige Verbesserungen für die Zwei-Stufen-Methode vorgeschlagen worden (z. B. die globale Zwei-Stufen-Methode oder die Bayes'sche-Zwei-Stufen-Methode). Bisher liegen jedoch nur sehr beschränkte Erfahrungen mit diesen modifizierten Zwei-Stufen-Methoden vor.

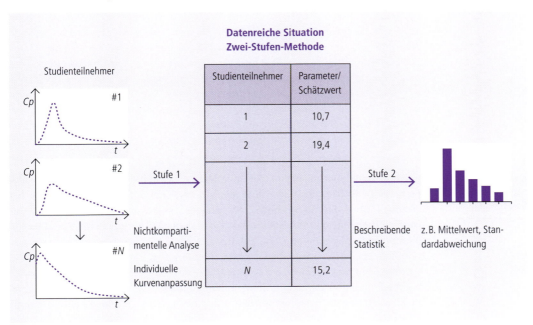

○ **Abb. 10.1** Zwei-Stufen-Methode

Es soll hier noch einmal betont werden, dass die Zwei-Stufen-Methode nur sinnvoll in datenreichen Situationen angewendet werden kann. In Patientenstudien können jedoch häufig nur zwei bis drei Blutproben eines Patienten gewonnen werden, d. h. es stehen häufig weniger Messwerte pro Individuum zur Verfügung als Parameter, die zu schätzen sind. Dies schließt die Anwendung der Zwei-Stufen-Methode von vornherein aus und legt die Anwendung von Ein-Stufen-Methoden (z. B. nichtlinearen Regressionsmethoden unter Berücksichtigung gemischter Effekte) nahe.

10.3 Nichtlineare Regressionsmethoden unter Berücksichtigung gemischter Effekte

Probengewinnung in Patientenstudien

Wie bereits erwähnt, kann die Gewinnung von Blutproben in Patientenstudien aus praktischen, ethischen und Kostengründen viel weniger reglementiert werden als in Pharmakokinetikstudien mit gesunden Probanden. Jedoch ist es oft möglich, ein sinnvoll reduziertes Probengewinnungsprotokoll in diese Studien zu integrieren (z. B. Sammlung in bestimmten Zeitintervallen). Als Ergebnis erhält man Plasmakonzentrationen zu unterschiedlichen Zeitpunkten. Die Zahl der Plasmaproben pro Patient kann ebenfalls beträchtlich differieren, und sie ist im Allgemeinen relativ klein.

Praxisbeispiel

Wie kann ein Probengewinnungsprotokoll in den Ablauf der Patientenvisiten so integriert werden, dass bei gegebener geringer Probenzahl (z. B. 4–5) doch noch aussagekräftige pharmakokinetische Parameter bestimmt werden können?

Die wichtigsten Bereiche des Plasmakonzentrations-Zeit-Profils (Absorptionsphase, Bereich um Cp_{max}, Dispositionsphase und Bereich um den Trough-Wert) sollten mit Proben abgedeckt sein. Häufig ist es möglich, dass ein Patient vor Einnahme der Morgendosis zur Visite erscheint. Bestimmt wird somit ein Trough-Wert. Die Studienmedikation kann dann in der Klinik eingenommen werden. Während der anschließenden Untersuchungen ist es meist möglich, noch mindestens einen Wert in der Absorptionsphase (z. B. 30 min ± 15 min) und einen um den Zeitpunkt der Maximalkonzentration zu erhalten (z. B. 2 ± 1 h nach Applikation). Ein weiterer Klinikbesuch kann dann für den Nachmittag angesetzt werden (bei Einnahme der Studienmedikation am Morgen), so dass mit dieser Probe/diesen Proben der mittlere Teil der Plasmakonzentrations-Zeit-Kurve (Dispositionsphase) beschrieben wird.

Nichtlineare Regressionsmethoden unter Berücksichtigung gemischter Effekte

Folglich muss man sich von der Idee lösen, zuerst individuelle Parameter berechnen zu wollen, um dann in einem zweiten Schritt deren Verteilung zu bestimmen (Zwei-Stufen-Methode). Nichtlineare Regressionsmethoden unter Berücksichtigung gemischter Effekte ermöglichen es, die Verteilung der Populationsparameter (typische Werte und Schätzwerte für die inter-, intraindividuelle Variabilität und Restvariabilität) ohne vorherige Kenntnis der individuellen Parameter in einem Schritt zu schätzen (○ Abb. 10.2). Mit Hilfe der Schätzwerte für die Populationsparameter können dann jedoch, wenn erforderlich, die individuellen Parameter berechnet werden. Auch bei begrenzten Daten bleibt die Individualität des Studienteilnehmers in der Berechnung erhalten, und es werden somit Unausgewogenheiten (z. B. ein Patient trägt fünf Plasmakonzentrationen

10.3.1 Das pharmakostochastische Modell

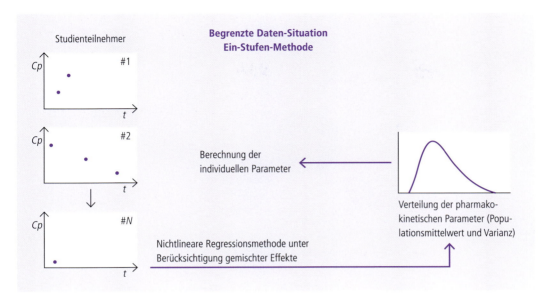

Abb. 10.2 Ein-Stufen-Methode

bei, ein anderer nur eine) adäquat berücksichtigt. Diese Methoden können natürlich auch in datenreichen Situationen bzw. bei einer Zusammenführung von Daten aus datenreichen Studien und aus Studien mit begrenzter Datenmenge angewendet werden.

Das pharmakostochastische Modell

10.3.1

Voraussetzung für nichtlineare Regressionsmethoden unter Berücksichtigung gemischter Effekte ist die Spezifizierung eines pharmakostochastischen Modells. Ein solches Modell besteht aus drei Untermodellen:

- Strukturmodell (pharmakokinetisches Modell),
- Covariablenmodell (optional),
- stochastisches Modell.

Untermodelle des pharmakostochastischen Modells

Das Strukturmodell beschreibt die Plasmakonzentrationen als Funktion pharmakokinetischer Parameter. Das Covariablenmodell beschreibt den Einfluss bestimmter Faktoren (z. B. Alter, renale Funktion) auf die pharmakokinetischen Parameter. Das stochastische Modell beinhaltet sowohl die Beschreibung der inter- und intraindividuellen Variabilität in den pharmakokinetischen Parametern als auch die Beschreibung der Restvariabilität (Abb. 10.3).

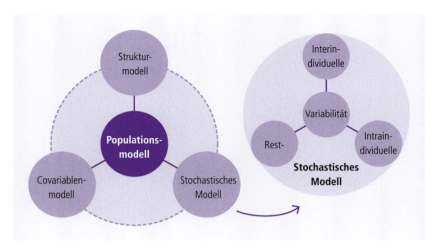

○ **Abb. 10.3** Das pharmakostochastische Modell

Strukturmodell (pharmakokinetisches Modell)

Strukturmodelle (z. B. ein Ein-Kompartiment-Modell) sollen Plasmakonzentrationen zu gewünschten Zeiten als Funktion ihrer pharmakokinetischen Parameter und der gegebenen Dosen beschreiben. Das Strukturmodell kann durch die folgende Gleichung beschrieben werden.

$$Y_{ij} = f(\theta_i, x_{ij}) \qquad \text{Gl. 10.1}$$

Die Funktion $f()$ beschreibt die mathematische Struktur des Modells (z. B. ein Ein-Kompartiment-Modell), das die feststehenden/gemessenen Komponenten x_{ij} (z. B. die Dosis und die Zeit, die seit Einnahme der Dosis bis zum Auftreten der Plasmakonzentration j eines Patienten i vergangen ist) und die individuellen pharmakokinetischen Parameter (θ_i) mathematisch verbindet, so dass die gemessene Plasmakonzentration Y_{ij} eines Patienten i möglichst genau beschrieben wird.

Auswahl eines geeigneten Strukturmodells

Zur Auswahl eines geeigneten Strukturmodells sollte man zuerst explorative Graphiken (z. B. eine Plasmakonzentrations-Zeit-Kurve in dezimaler und semilogarithmischer Darstellung) anfertigen. Häufig kann man auch auf bereits vorhandenes Wissen (z. B. aus datenreichen Studien) zurückgreifen. Hierbei ist jedoch zu beachten, dass aufgrund der begrenzten Datenlage in populationspharmakokinetischen Untersuchungen oft ein einfacheres Modell ausreicht, um die gemessenen Plasmakonzentrationen zu beschreiben, als in einer datenreichen Situation (z. B. Ein-Kompartiment-Modell in der Populationskinetik *vs.* Zwei-Kompartiment-Modell bei gesunden Probanden). Hier ist zu prüfen, ob das vereinfachte Modell ausreichend ist, die interessierende Fragestellung zu beantworten. Am besten ist es natürlich, wenn sowohl datenreiche Studien als auch Studien mit begrenzten Daten in einer Population vorliegen. Beide können problemlos für die Auswertung kombiniert werden. Weitere Anmerkungen zur Modellentwicklung sind in Abschnitt 10.3.3 zu finden.

Covariablenmodell

Man unterscheidet verschiedene Arten von Covariablen, die wichtigsten sind: kontinuierliche (z. B. Körpergewicht, Creatinin-Clearance), nominale (z. B. Geschlecht) und klassierte Covariablen (Patienten jünger als 50 Jahre oder 50 Jahre alt, Patienten älter als 50 Jahre). Das Covariablenmodell beschreibt den Einfluss der Covariablen auf die pharmakokinetischen Parameter. Die Einführung des Covariablenmodells hat zum Ziel, die interindividuelle Variabilität in den pharmakokinetischen Parametern zu erklären und zu reduzieren. Eine Graphik, die die Beziehung zwischen den individuellen Covariablenwerten und den individuellen pharmakokinetischen Parametern zeigt, ist wiederum sehr hilfreich bei der Auswahl eines geeigneten Covariablenmodells.

Arten von Covariablen

Für kontinuierliche Covariablen werden häufig lineare und exponentielle Funktionen oder Kombinationen dieser Funktionen genutzt, um die Beziehungen zwischen Covariablen und pharmakokinetischen Parametern zu beschreiben. Die folgende Gleichung (Gl. 10.2) beschreibt die lineare Abhängigkeit eines pharmakokinetischen Parameters von einer Covariablen.

Covariablenmodelle für kontinuierliche Covariablen

$$TP = \theta_1 + \theta_2 \cdot \mathrm{cov}_i \qquad \text{Gl. 10.2}$$

TP ist der typische Parameterwert für ein Individuum mit Covariablenwert cov_i. Der y-Abschnitt der Geraden, θ_1, beschreibt den typischen pharmakokinetischen Parameter, wenn der Covariablenwert 0 ist, und θ_2, die Steigung der Geraden, beschreibt den linearen Einfluss der Covariablen auf den typischen pharmakokinetischen Parameter.

Veranschaulichung

Die folgende Gleichung (Gl. 10.3, ○ Abb. 10.4) beschreibt den linearen Einfluss der Creatinin-Clearance auf die Arzneistoff-Clearance.

$$\overline{CL} = \theta_1 + \theta_2 \cdot CL_{Cr} \qquad \text{Gl. 10.3}$$

CL_{CR} ist die Creatinin-Clearance, die mit Hilfe der Cockcroft-Gault-Formel (s. Kap. 6.1.2) aus dem Serumcreatininwert berechnet wurde. Der y-Abschnitt der Geraden, θ_1, ist die Arzneistoff-Clearance, die für einen Patienten ohne renale Funktion vorhergesagt wird, und θ_2 definiert die lineare Zunahme der typischen Arzneistoff-Clearance $\overline{CL}$ in Abhängigkeit von der Creatinin-Clearance.

Aufgrund der einfacheren Interpretierbarkeit und höheren numerischen Stabilität ist es üblich, kontinuierliche Covariablen um ihren Mittelwert oder Median zu zentrieren (Gl. 10.4).

$$TP = \theta_1 + \theta_2 \cdot (\mathrm{cov}_i - \mathrm{cov}_{median}) \qquad \text{Gl. 10.4}$$

θ_1 beschreibt hier den typischen pharmakokinetischen Parameter für einen Patienten mit einem individuellen Covariablenwert (cov_i), der gleich dem Median der Covariablenverteilung (cov_{median}) ist. θ_2 beschreibt die Änderung dieses Wertes für

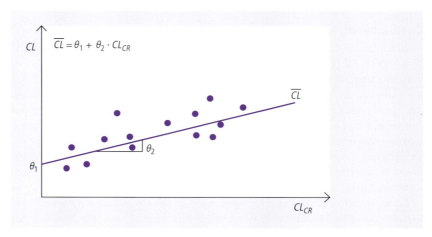

○ **Abb. 10.4** Lineare Abhängigkeit der Arzneistoff-Clearance von der Creatinin-Clearance (CL_{CR}). Die Punkte symbolisieren die individuellen Clearancewerte und die Gerade beschreibt die typischen Clearancewerte für ein Individuum oder eine Gruppe von Individuen bei gegebener CL_{CR}.

eine Einheit Abweichung des individuellen Covariablenwertes vom Median der Covariablenverteilung.

Natürlich kann ein pharmakokinetischer Parameter auch von mehreren Covariablen abhängen. Die folgende Gleichung (Gl. 10.5) beschreibt z. B. die Abhängigkeit der Arzneistoff-Clearance $(\overline{CL})$ von der Creatinin-Clearance (CL_{CR}), dem Alter (AGE) und dem Körpergewicht (WGT):

$$\overline{CL} = \theta_1 + \theta_2 \cdot CL_{Cr} + \theta_3 \cdot AGE + \theta_4 \cdot WGT \qquad \text{Gl. 10.5}$$

Covariablenmodelle für nominale und klassierte Covariablen

Um den Einfluss von nominalen und klassierten Covariablen auf pharmakokinetische Parameter zu beschreiben, gibt es verschiedene Möglichkeiten. Häufig wird für jede Kategorie/Klasse der Covariablen ein eigener Parameter geschätzt (Gl. 10.6).

$$TP = \begin{cases} \theta_1 & \text{für Kategorie 1 (z.B. Mann)} \\ \theta_2 & \text{für Kategorie 2 (z.B. Frau)} \end{cases} \qquad \text{Gl. 10.6}$$

TP ist der typische Parameterwert für ein Individuum in einer bestimmten Kategorie. θ_1 und θ_2 sind die Schätzwerte für die typischen pharmakokinetischen Parameter der jeweiligen Kategorie.

Eine andere Parametrisierung des Modells erlaubt es, den prozentualen Unterschied zwischen zwei Kategorien/Klassen direkt zu schätzen.

$$TP = \theta_1 + \theta_1 \cdot \theta_2 \cdot cov_i \qquad \text{Gl. 10.7}$$

TP ist wieder der typische Parameter für ein Individuum in einer bestimmten Kategorie. θ_1 repräsentiert den typischen pharmakokinetischen Parameter-Schätzwert für Kategorie 1. θ_2 beschreibt die prozentuale Änderung für die zweite Kategorie, wobei cov_i gleich 1 gesetzt wird, falls ein Patient zu Kategorie 2 gehört und 0 gesetzt wird, wenn der Patient zu Kategorie 1 gehört.

Stochastisches Modell

Die beiden bisher beschriebenen Teilmodelle (Struktur- und Covariablenmodell) beschreiben den Einfluss der feststehenden und der gemessenen Komponenten (z. B. Dosis, Zeit, Creatinin-Clearance) auf die Plasmakonzentrationen. Die verbleibende beobachtete Variabilität in den Plasmakonzentrationen kann zurückgeführt werden auf Unterschiede zwischen den Patienten, die durch das Covariablenmodell nicht erklärt werden können (interindividuelle Variabilität), auf Schwankungen innerhalb eines Patienten von einer Messperiode (z. B. Tag 1) zur anderen (z. B. Tag 7; intraindividuelle Variabilität) und eine Restvariabilität, die nicht auf bekannte Ursachen zurückgeführt werden kann (z. B. Ungenauigkeiten in der Medikationseinnahme, Variabilität im bioanalytischen Assay etc.). Das stochastische Modell beschreibt diese Variabilitäten und besteht aus Untermodellen für die inter-, intraindividuelle und die Restvariabilität (○ Abb. 10.3).

Einführung inter-, intraindividuelle und Restvariabilität

Interindividuelle Variabilität: Die interindividuelle Variabilität beschreibt die nicht erklärbare Variabilität in den pharmakokinetischen Parametern zwischen Individuen. Gl. 10.2 mit den Schätzwerten für den y-Abschnitt (θ_1) und die Steigung (θ_2) erlaubt es, für einen Patienten (oder eine Gruppe von Patienten mit gleichem Covariablenwert) den typischen pharmakokinetischen Parameter-Schätzwert bei gegebenem Covariablenwert zu ermitteln. Dieser mittels Modellgleichung Gl. 10.2 ermittelte pharmakokinetische Parameter wird nicht exakt mit dem individuellen pharmakokinetischen Parameter des jeweiligen Patienten übereinstimmen. Diese Diskrepanz kann man mathematisch wie folgt darstellen (Gl. 10.8).

Definition und Erklärung interindividuelle Variabilität

$$P_i = TP + \eta_i \qquad \text{Gl. 10.8}$$

Additives Modell für interindividuelle Variabilität

P_i steht für den individuellen Parameter von Individuum i, TP ist der typische Parameter bei gegebenem Covariablenwert, ermittelt anhand von z. B. Gl. 10.2, und η_i stellt die Differenz zwischen diesen Werten für den einzelnen Patienten dar. Es wird angenommen, dass die individuellen η_i unabhängig und normalverteilt sind mit einem Mittelwert von 0 und einer Varianz ω^2 (○ Abb. 10.5). Die Varianz spiegelt das Ausmaß der interindividuellen Variabilität wider und ist ein Modellparameter, der geschätzt werden soll. Ein additives Modell (Gl. 10.8) legt eine Normalverteilung der individuellen Parameter zugrunde.

Natürlich können auch andere Modelle, die zu einer anderen Verteilung der individuellen Parameter führen, zur Beschreibung der interindividuellen Variabilität herangezogen werden. Am häufigsten wird das exponentielle Modell verwendet (Gl. 10.9), da es zu logarithmisch normalverteilten individuellen Parametern (linkssteile Verteilung) führt und diese logarithmische Normalverteilung als Standardverteilung für pharmakokinetische Parameter angesehen wird. Das Modell hat den weiteren entscheidenden Vorteil, dass es mathematisch nur zu positiven Parameterschätzwerten führen kann, d. h. unphysiologische negative Werte werden vermieden.

Exponentielles Modell für interindividuelle Variabilität

$$P_i = TP \cdot e^{\eta_i} \qquad \text{Gl. 10.9}$$

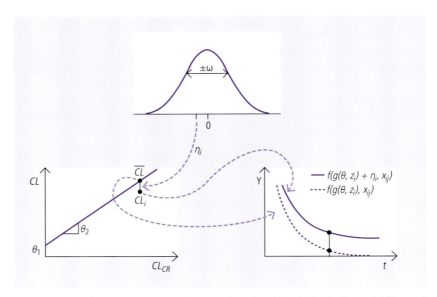

○ **Abb. 10.5** Einfluss von Creatinin-Clearance (CL_{CR}) und interindividueller Variabilität auf die berechnete Arzneistoffkonzentration

P_i steht wieder für den individuellen Parameter von Individuum i, TP ist der typische Parameter bei gegebenem Covariablenwert und η_i ist die Differenz zwischen den natürlichen Logarithmen von P_i und TP ($\eta_i = \ln P_i - \ln TP$).

Intraindividuelle Variabilität: Die intraindividuelle Variabilität beschreibt die Variabilität eines pharmakokinetischen Parameters innerhalb eines Individuums. Wenn z. B. alle 2 Wochen innerhalb einer 8-Wochen-Studie Visiten stattfinden, an denen Plasmakonzentrationen bestimmt werden, wird die ermittelte Clearance eines Individuums zu den einzelnen Visiten unterschiedlich sein. Diese Schwankungen beschreibt die intraindividuelle Variabilität. Welches Zeitintervall zur Bestimmung eines einzelnen Parameterwerts sinnvollerweise herangezogen wird, muss im Einzelfall festgelegt werden. Man wählt im Regelfall logische Zeitintervalle, z. B. bei Mehrfachdosierungsstudien jedes Dosierungsintervall mit Plasmakonzentrationsmessungen oder bei Cross-over-Studien die einzelnen Perioden. Um die intraindividuelle Variabilität von der Restvariabilität unterscheiden zu können, muss pro Zeitintervall mehr als eine Plasmakonzentrationsmessung vorliegen. Hinsichtlich der möglichen Modelle gilt das für die interindividuelle Variabilität Gesagte. Das meist verwendete Modell ist das exponentielle (Gl. 10.10).

$$P_{iq} = TP \cdot e^{\eta_i + \kappa_{iq}} \qquad \text{Gl. 10.10}$$

P_{iq} steht für den individuellen pharmakokinetischen Parameter des Individuums i für das Zeitintervall q, TP ist der typische Parameter. Während η_i die Abweichung des typischen individuellen Wertes vom typischen Populationswert beschreibt, definiert κ die Abweichung des zeitintervallspezifischen Wertes vom typischen individuellen Wert. Es wird wiederum angenommen, dass die individuellen κ_{iq} unabhängig und normalverteilt sind mit einem Mittelwert von 0 und einer Varianz π^2.

10.3.1 Das pharmakostochastische Modell

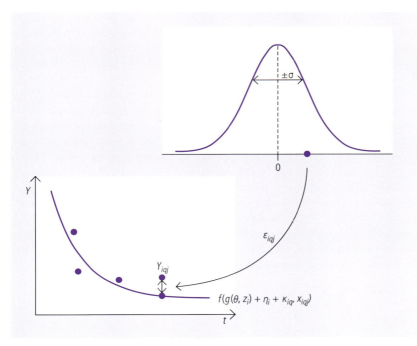

○ **Abb. 10.6** Restvariabilität: Diskrepanz zwischen berechneten (unter Berücksichtigung der individuellen Parameter) und gemessenen Arzneistoffkonzentrationen

Restvariabilität: Die Restvariabilität beschreibt die Abweichungen zwischen den beobachteten und den mit Hilfe des Modells (Strukturmodell, Covariablenmodell und Modellen für inter- und intraindividuelle Variabilität) vorhergesagten Plasmakonzentrationen. ○ Abb. 10.6 zeigt die aufgrund der individuellen Parameter kalkulierte Plasmakonzentrations-Zeit-Kurve für einen Patienten für ein bestimmtes Zeitintervall und die tatsächlich gemessenen Plasmakonzentrationen, die um die berechnete Kurve streuen.

Die bestehenden Abweichungen zwischen der berechneten Kurve und den tatsächlich gemessenen Plasmakonzentrationen werden als zufällig betrachtet. Sie werden dem Einfluss von nicht erklärbaren, nicht kontrollierbaren Faktoren zugeschrieben. Mögliche nicht erklärbare, nicht kontrollierbare Faktoren sind: die Variabilität der Messmethode für die Plasmakonzentrationen, Fehler beim Aufzeichnen der Zeiten für Dosierung und Blutabnahme etc. All diese Faktoren tragen zur Variabilität in den gemessenen Plasmakonzentrationen bei und führen zu den beobachteten Unterschieden zwischen gemessenen und kalkulierten Plasmakonzentrationen. Diese Unterschiede können mathematisch wie folgt dargestellt werden (Gl. 10.11):

Definition und Erklärung Restvariabilität

Additives Modell für die Restvariabilität

$$Y_{iqj} = \hat{Y}_{iqj} + \varepsilon_{iqj} \qquad \text{Gl. 10.11}$$

Y_{iqj} ist die gemessene Plasmakonzentration j des Individuums i im Zeitintervall q, $\hat{Y}_{iqj}$ ist die entsprechende mit Hilfe des Modells (Strukturmodell, Covariablenmodell und der Modelle für inter- und intraindividuelle Variabilität) berechnete Plasmakonzentration, und ε_{iqj} stellt den Unterschied zwischen diesen Werten dar. Bei der Festlegung des Modells für die Restvariabilität geht man davon aus, dass die ε_{iqj} einer Normalverteilung mit Mittelwert 0 und Varianz σ^2 unterliegen. Diese Varianz spiegelt das Ausmaß der Restvariabilität wider. Aus der Verteilung ergibt sich ein Wert ε_{iqj} für jede Plasmakonzentration eines jeden Probanden der Population.

Proportionales und kombiniertes Modell für die Restvariabilität

Das einfachste Modell zur Beschreibung der Restvariabilität ist das additive Modell wie in Gl. 10.11 dargestellt. Dieses Modell wird verwendet, wenn man davon ausgehen kann, dass die Varianz über den gesamten erwarteten Konzentrationsbereich konstant bleibt. In der Praxis wird dies nur sehr selten beobachtet (z. B. bei einem sehr engen Konzentrationsbereich). Viel häufiger kommen proportionale Modelle zur Anwendung (Gl. 10.12), bei denen die absoluten Abweichungen zwischen den vorhergesagten Konzentrationen und den beobachteten Plasmakonzentrationen proportional mit ansteigender Konzentration zunehmen (d. h. die relativen Abweichungen bleiben konstant). Oder man kombiniert beide Modelle (so genannte kombinierte Fehlermodelle, Gl. 10.13), diese Modelle verhalten sich im niedrigen Konzentrationsbereich wie additive Modelle und im höheren Konzentrationsbereich überwiegt die proportionale Komponente des Modells.

$$Y_{iqj} = \hat{Y}_{iqj} + \hat{Y}_{iqj} \cdot \varepsilon_{iqj} \qquad \text{Gl. 10.12}$$

$$Y_{iqj} = \hat{Y}_{iqj} + \hat{Y}_{iqj} \cdot \varepsilon_{1iqj} + \varepsilon_{2iqj} \qquad \text{Gl. 10.13}$$

● ● Veranschaulichung

Was bedeutet ein Varianzschätzwert von 0,1 bei Verwendung des additiven oder proportionalen Modells für die Restvariabilität?
Additives Modell: Eine beobachtete Konzentration zu einem bestimmten Zeitpunkt sollte in 95 % der Fälle im Intervall der vorhergesagten Konzentration ± 1,96 · 0,32 [Konzentrationseinheit] liegen (0,32 ist die gerundete Wurzel von 0,1 und entspricht der Standardabweichung).
Proportionales Modell: Eine beobachtete Konzentration sollte in 95 % der Fälle im Intervall der vorhergesagten Konzentration ± 1,96 · 0,32 · vorhergesagte Konzentration liegen. Man spricht auch vom Konstanten-Variationskoeffizienten-Modell, der Variationskoeffizient ist 32 %.

Pharmakostochastische Gleichung

Die Kombination aller erwähnten Untermodelle resultiert im vollständigen pharmakostatistischen Modell, das man mathematisch wie folgt darstellen kann (Gl. 10.14, für inter-, intraindividuelle und Restvariabilität wurden additive Modelle gewählt).

$$Y_{iqj} = f\left(g(\theta, z_i) + \eta_i + \kappa_{iq}, x_{iqj}\right) + \varepsilon_{iqj} \qquad \text{Gl. 10.14}$$

Diese Gleichung besagt, dass jede Plasmakonzentration j eines jeden Individuums i in einem bestimmten Zeitintervall q durch eine Funktion $f()$ und die Restvariabilität ε_{iqj} beschrieben werden kann. Die Funktion $f()$ beinhaltet die feststehenden und/oder gemessenen Komponenten x_{iqj} (z. B. Dosis, Zeit), z_i (Covariable z. B. Geschlecht), die Parameter für die feststehenden und gemessenen Komponenten θ (pharmakokinetische Parameter und Covariableneffekte), die Beziehung $g()$ zwischen θ und z_i (Covariablenmodell) und die zufälligen individuellen (η_i) und intraindividuellen (κ_{iq}) Abweichungen und beschreibt die Beziehung dieser Komponenten zueinander.

Schätzmethoden

10.3.2 Maximum-Likelihood-Methoden

Nach Definition aller notwendigen Modelle können die entsprechenden Modellparameter geschätzt werden (θ, ω^2, π^2, σ^2). Die meisten Softwareprogramme nutzen parametrische Maximum-Likelihood-Methoden. Diese Methoden bestimmen diejenigen Werte als Schätzwerte für die unbekannten Parameter, die den gemessenen Plasmakonzentrationen die größte Wahrscheinlichkeit des Auftretens verleihen. Alle Parameter (θ, ω^2, π^2, σ^2) werden gleichzeitig geschätzt. Voraussetzung für die Anwendung der parametrischen Maximum-Likelihood-Methoden ist die Annahme einer bestimmten Verteilung der zufälligen Effekte (inter-, intraindividuelle und Restvariabilität). Da die Likelihood-Funktion (d. h. die Wahrscheinlichkeitsfunktion für das Auftreten der gemessenen Konzentrationen in Abhängigkeit von den jeweiligen Parameterschätzwerten) aufgrund der nichtlinearen Abhängigkeit der Konzentrationen von den zufälligen Effekten schwer zu berechnen ist, wurden zahlreiche Näherungsverfahren etabliert. Für die Anwendung parametrischer Maximum-Likelihood-Methoden zur Schätzung von Parametern nichtlinearer Modelle mit gemischten Effekten liegt eine Vielzahl von Erfahrungen vor, und zahlreiche Simulationen konnten zeigen, dass diese Methoden zu zuverlässigen Ergebnissen führen. Diese Methoden sind in einigen Softwareprogrammen etabliert, z. B. NONMEM, NLME in S-Plus, NLMIX in SAS, MONOLIX basierend auf MATLAB etc. NONMEM wurde bereits in den frühen achtziger Jahren des letzten Jahrhunderts entwickelt und angewendet, ist aber aufgrund seiner Flexibilität, der permanenten Verbesserungen und der vielen Erfahrungen, die mit dieser Software vorliegen, immer noch das am häufigsten genutzte Programm zur Auswertung populationspharmakokinetischer Studien.

Veranschaulichung: Maximum-Likelihood-Methode

In einer Stadt mit 100 000 Einwohnern soll untersucht werden, wie viel Prozent der Bevölkerung Raucher sind. Da man nicht jeden Bürger befragen kann, wird eine Stichprobe von zehn Einwohnern untersucht. In dieser Stichprobe seien ein Raucher und neun Nichtraucher. Ausgehend von dieser einen Stichprobe soll nun der Prozentsatz an Rauchern in der Population geschätzt werden.
Die Maximum-Likelihood-Methode versucht diese Schätzung so zu erstellen, dass das Ergebnis der Stichprobe am wahrscheinlichsten wird. Dazu könnte man herumprobieren, bei welchem Schätzer die Wahrscheinlichkeit für das Stichprobenergebnis maximal wird. Probiert man beispielsweise 20 % als Schätzer für den Prozentsatz an Rauchern in der Population, so kann man mit Hilfe der Binomialverteilung die Wahrscheinlichkeit des beobachteten Ergebnisses (ein Raucher) berechnen – das Ergebnis ist 0,2684.
Probiert man es mit 10 % als Schätzer, ist das Ergebnis 0,3874. Die Wahrscheinlichkeit, dass das beobachtete Ergebnis (1 Raucher, 9 Nichtraucher) in der Stichprobe durch eine Populationswahrscheinlichkeit für Raucher von 10 % verursacht wurde, ist also größer als bei 20 % als geschätzte Wahrscheinlichkeit. Damit wäre nach der Maximum-Likelihood-Methode 10 % ein besserer Schätzer für den Prozentsatz der Raucher in der Bevölkerung der Stadt.

Alternative Schätzmethoden

Weiterhin werden nichtparametrische Methoden angewendet (z. B. nichtparametrische Maximum-Likelihood-Methoden). Diese Methoden erfordern nicht die Annahme einer bestimmten Verteilung in Bezug auf die interindividuelle Variabilität, wohl aber hinsichtlich der Restvariabilität. Diese höhere Flexibilität der nichtparametrischen Methoden wird damit erkauft, dass zwar Punktschätzer für die Parameter erhalten werden, aber Ergebnisse in Bezug auf die Präzision der Schätzwerte (Standardabweichungen) fehlen, was zu Schwierigkeiten hinsichtlich statistischer Schlussfolgerungen führen kann. Die Erfahrungen mit diesen Methoden sind bislang begrenzt.

Als letztes seien noch die Bayes'schen Methoden erwähnt. Hierbei fließt bereits vorhandenes Wissen (Verteilung der Parameter) aus anderen Studien in die Bestimmung der Populationsparameter ein.

10.3.3 Modellentwicklung

Es gibt nicht ein Standardvorgehen, um ein populationspharmakokinetisches Modell zu entwickeln. Jedoch haben sich gewissen Grundzüge etabliert, die immer wieder angewendet werden und im Folgenden kurz erläutert werden sollen.

Basismodellentwicklung: Das Basismodell besteht aus dem Strukturmodell und dem stochastischen Modell. Um ein geeignetes Strukturmodell zu finden, helfen explorative Graphiken (z. B. Plasmakonzentrationen *vs.* Zeit nach Arzneimitteleinnahme) und Wissen aus bereits durchgeführten Studien (z. B. bei gesunden Probanden kann man die Plasmakonzentrationen mit einem Zwei-Kompartiment-Modell beschreiben). Die Parametrisierung der Modelle mit pharmakokinetischen Parametern anstelle von Geschwindigkeitskonstanten ist zu bevorzugen, da der Einfluss der Covariablen auf Parameter sinnvoller zu interpretieren ist als auf Geschwindigkeitskonstanten. Aus den zuvor erwähnten Gründen startet man meist mit einem exponentiellen Modell für die interindividuelle Variabilität und einem kombinierten Modell für die Restvariabilität. Ausgehend von einem ersten Modell untersucht man dann Fragen wie z. B.: Beschreibt ein Drei-Kompartiment-Modell die Daten besser? Kann die interindividuelle Variabilität für die Absorptionskonstante geschätzt werden? Wird eine additive Komponente im Modell für die Restvariabilität benötigt? Prinzipiell möchte man das einfachste Strukturmodell und das einfachste stochastische Modell finden, welches die Daten gut beschreibt. Um zu sehen, ob ein Modell die Daten gut beschreibt, und zu entscheiden, ob ein Modell einem anderen überlegen ist, werden verschiedene Kriterien herangezogen (siehe Bewertungskriterien für Modelle).

Vorwärtseinschluss-Verfahren und Rückwärtsausschluss-Verfahren

Covariablenmodellentwicklung: Da es meist nicht möglich ist, alle möglichen Covariablenmodelle mit der Analysensoftware zu testen (z. B. bei 20 Covariablen und 4 Parametern ergeben sich schon 80 Modelle, wenn man nur jede Covariable separat auf jedem Parameter testet, ohne mögliche Kombinationen für einen Parameter oder zwischen Parametern zu berücksichtigen), sollten geeignete explorative Screening-Methoden angewendet werden. Die Screening-Methoden beruhen meist auf den individuellen pharmakokinetischen Parametern, die mit dem Basismodell mittels Bayes'scher Methoden erhalten werden, und den individuellen Covariablenwerten. Im Rahmen des explorativen Screenings wird die Beziehung zwischen den individuellen pharmakokinetischen Parametern und den individuellen Covariablen durch einfache graphische Analyse und/oder lineare Regressionsanalyse und/oder generalisierte additive Modelle (sog. GAM-Analyse, generalised

10.3.3 Modellentwicklung

additive modelling) untersucht. Die GAM-Analyse hat den Vorteil, dass sowohl unterschiedliche funktionelle Zusammenhänge als auch die beste Kombination von Covariablen auf einem Parameter untersucht werden können. Weiterhin sollte vor Beginn der Analyse bereits festlegt werden, welche Covariablen aus physiologischen Gründen auf jeden Fall getestet werden sollen, z. B. Creatinin-Clearance wenn die Substanz zu 80 % renal ausgeschieden wird. Im nächsten Schritt werden die zuvor ausgewählten Covariablen jeweils separat in das Basismodell eingebaut, und man testet, ob sich die Güte der Anpassung nach zuvor festgelegten Kriterien verbessert. Häufig wird der Likelihood-Quotienten-Test auf einem bestimmten Signifikanzniveau durchgeführt, um festzustellen, ob ein Modell dem anderen überlegen ist. Die Covariablen, die zu einer Verbesserung der Anpassung führen, werden nach dem Ausmaß der Verbesserung sortiert und die signifikanteste Covariable wird als erste ins Basismodell eingebaut, dann folgt die zweitsignifikanteste usw. Auf jeder Stufe wird getestet, ob die zusätzlich eingefügte Covariable immer noch zu einer signifikanten Verbesserung der Anpassung führt. Sollte dies nicht der Fall sein, wird sie nicht in das Modell eingebaut. Dieses Vorgehen wird als Vorwärtseinschluss-Verfahren bezeichnet. Dem Vorwärtseinschluss-Verfahren folgt das Rückwärtsausschluss-Verfahren meist mit strengeren Kriterien (meist geringeres Signifikanzniveau). Die Covariablen werden einzeln aus dem Modell entfernt. Eine Rangfolge beginnend mit der am wenigsten signifikanten Covariable wird festgelegt. Ist diese Covariable weniger signifikant als gefordert, wird sie entfernt und mit dem reduzierten Modell wird das Rückwärtsausschluss-Verfahren wiederholt.

Dies geschieht so lange, bis alle Covariablen signifikant bleiben. Häufig angewendete Signifikanzniveaus für das Vorwärtseinschluss-Verfahren und Rückwärtsausschluss-Verfahren sind 5 % bzw. 1 %. Das höhere Signifikanzniveau für das Vorwärtseinschluss-Verfahren wählt man meist, um keine Covariable auszulassen, das niedrigere Signifikanzniveau beim Rückwärtsausschluss-Verfahren trägt der Tatsache Rechnung, dass das Signifikanzniveau beim multiplen Testen ansteigt.

Die letztendliche Entscheidung, ob eine Covariable in das Modell eingebaut wird, sollte aber nicht nur aufgrund der statistischen Signifikanz erfolgen. Wenn sich der pharmakokinetische Parameter unter Berücksichtigung des gesamten Bereichs der Covariablenwerte des Datensatzes oder des Bereichs, der durch das 5. und 95. Perzentil beschrieben wird, nur geringfügig verändert (z. B. ± 20 %), ist die Covariable zwar statistisch signifikant, nicht aber unbedingt klinisch relevant. Weiterhin sollte eine Covariable die interindividuelle Variabilität reduzieren, und sie sollte physiologisch plausibel sein.

Entscheidungskriterien für Covariablen

Entwicklung des finalen Modells: Zum Ende der Modellentwicklung empfiehlt es sich immer, das stochastische Modell noch einmal zu untersuchen. Weiterhin sollten noch Faktoren untersucht werden, die im Rahmen der Zielsetzung der Analyse von Bedeutung sind, aber bisher nicht untersucht wurden. Wenn z. B. der Fokus auf der Covariablenanalyse lag, sollte untersucht werden, ob fehlende Covariablen (die nach bestimmten Regeln ersetzt wurden) einen Einfluss auf die Parameterschätzwerte haben.

Bewertungskriterien für Modelle: Leider gibt es auch nicht nur ein Kriterium, um die Güte der Anpassung eines Modells an die Daten zu bewerten bzw. um Modelle zu vergleichen. Im Folgenden sind die wichtigsten Kriterien gelistet.

Kennzahlen für die Güte der Anpassung

Zielfunktionsminimum

Die Kennzahlen sind meist programmabhängig. In NONMEM beispielsweise entspricht das Zielfunktions-Minimum (minimum of the objective function) dem minus zweifachen des Log-Likelihood-Wertes (-2 log-likelihood). Dieser Wert für sich alleine genommen besagt wenig (er ist auch datensatzabhängig), jedoch ist er sehr wichtig, wenn man zwei verschachtelte Modelle mit dem Log-Likelihood-Quotienten-Test vergleichen möchte. Der Log-Likelihood-Quotienten-Test besagt:

Log-Likelihood-Quotienten Test

$$\Delta ZFM = l_r - l_v \qquad \text{Gl. 10.15}$$

wobei l_v und l_r für die -2 Log-Likelihood-Werte des vollen und des reduzierten Modells stehen, ZFM steht für Zielfunktionsminimum und Δ symbolisiert eine Differenz. ΔZFM folgt ungefähr der Chi-Quadrat-Verteilung mit q Freiheitsgraden, wobei q die Differenz in der Anzahl der geschätzten Parameter zwischen vollem und reduziertem Modell ist. Vergleicht man nun zwei verschachtelte Modelle, die sich in einem Parameter unterscheiden und deren ΔZFM größer ist als 3,841, würde das bedeuten, dass auf dem 5 %-Signifikanzniveau das volle Modell dem reduzierten Modell überlegen ist. Sollte ΔZFM kleiner als 3,841 sein, dann ist das volle Modell dem reduzierten nicht überlegen, und das reduzierte Modell sollte beibehalten werden.

Zum Vergleich zweier nicht verschachtelter Modelle kann man sich z. B. des Akaike-Informations-Kriteriums bedienen.

Veranschaulichung: Verschachtelte Modelle

Von verschachtelten Modellen spricht man, wenn das reduzierte Modell durch Nullsetzen eines Parameters des vollen Modells erzeugt werden kann, d. h. das reduzierte Modell ist immer ein spezielles Modell des vollen Modells.

$$CL = \theta_1 \qquad \text{Gl. 10.16}$$

$$CL = \theta_1 + \theta_2 \cdot CL_{CR} \qquad \text{Gl. 10.17}$$

Gl. 10.16 ist ein reduziertes Modell von Gl. 10.17, da man Gl. 10.16 durch Nullsetzen von θ_2 in Gl. 10.17 erhält.

Graphiken für die Güte der Anpassung:

Wie die Graphiken im Idealfall aussehen sollten, ist im Folgenden beschrieben. Abweichungen deuten auf Defizite im Strukturmodell und/oder Covariablenmodell und/oder stochastischen Modell hin. Dies ist im Einzelfall zu beurteilen.
- Gemessene Plasmakonzentrationen *vs.* Populations-Vorhersagen (d. h. ohne Berücksichtigung von η, κ, ε) und *vs.* individuelle Vorhersagen (d. h. ohne Berücksichtigung von ε) der Plasmakonzentrationen im linearen und logarithmischen Maßstab (○ Abb. 10.9). Im Idealfall sollte sich eine zufällige Verteilung der Punkte um die Winkelhalbierende finden, und es sollten keine auffälligen Trends zu bemerken sein.
- Ist die Darstellung individueller Profile aufgrund der Anzahl der Plasmakonzentrationen möglich, lassen sich auch die gemessenen Plasmakonzentrationen zusammen mit den Populations- und individuellen Vorhersagen

10.3.3 Modellentwicklung

gegen die Zeit in einer Graphik pro Patient darstellen. Wiederum sollten keine systematischen Abweichungen erkennbar sein.
- Gewichtete Residuen *vs.* Populations-Vorhersagen und *vs.* Zeit (sowohl Zeit nach Administration als auch die kontinuierliche Zeit seit Beginn einer Studie). Im Idealfall sollte sich wieder eine zufällige Verteilung der Punkte um die x-Achse, ohne erkennbare Trends, ergeben.
- Absolute gewichtete individuelle Residuen *vs.* individuelle Vorhersagen. Die Punkte sollten wiederum ohne erkennbares Muster über der x-Achse verteilt sein.
- Die individuellen ηs sollten normalverteilt sein mit Mittelwert 0 (z. B. Histogramm).

- **Beurteilung der Parameterschätzwerte:**
Die Parameterschätzwerte sollten plausibel und präzise sein (z. B. sollte das 95 %-Konfidenzintervall der Parameterschätzwerte nicht die 0 einschließen, da dies darauf hindeuten würde, dass der Parameter nicht unbedingt nötig ist).

Bei der Bewertung eines Modells gilt es immer zu bedenken, dass es eine Reihe von Kriterien gibt, die erfüllt sein sollten, damit man von einem validen finalen Modell sprechen kann.

Evaluierung (Validierung) von Modellen: In der populationspharmakokinetischen Literatur werden die Begriffe Evaluierung und Validierung meist als Synonyme verwendet. Es gibt eine Vielzahl von Evaluierungsmöglichkeiten. Die Auswahl einer geeigneten Methode sollte sich nach dem Anwendungszweck des Modells richten. D. h., wenn das Modell die Daten nur beschreiben soll, genügt ein visueller Vorhersagecheck, wenn das Modell jedoch z. B. zur Dosisauswahl in einem Dosisbereich, der nicht getestet wurde, eingesetzt wird, wäre eine Evaluierung mit einem externen Datensatz wünschenswert.

Prinzipiell unterscheidet man zwischen externen und internen Methoden. Bei der externen Evaluierung wird das Modell mit Hilfe eines unabhängigen, d. h. nicht für die Entwicklung des Modells benutzten Datensatzes, evaluiert. Hierbei wendet man entweder das Modell auf den neuen Datensatz an und schätzt die Modellparameter, die man dann mit den ursprünglichen vergleicht, oder man fixiert die Modellparameter und sagt die Plasmakonzentrationen *(Cp)* des neuen Datensatzes vorher, vergleicht visuell und berechnet einen Vorhersagefehler für jede Konzentration (($Cp_{vorhergesagt} - Cp_{gemessen}$)/$Cp_{gemessen}$ · 100) sowie die dazugehörige deskriptive Statistik (z. B. Median und 5./95. Perzentil). Es gibt keine einheitlichen Kriterien, wann zwei Parameter ähnlich sind bzw. wann ein Vorhersagefehler akzeptabel ist, dies ist im Einzelfall zu diskutieren.

Externe Methoden zur Evaluierung

Bei den internen Methoden wird entweder das finale Modell für Simulationen benutzt und man vergleicht die simulierten Ergebnisse mit den gemessenen Daten, oder man arbeitet mit dem Ursprungsdatensatz, um eine Evaluierung des Modells zu ermöglichen.

Interne Methoden zur Evaluierung

Am häufigsten werden die Evaluierungen mit Simulationen durchgeführt. Beim visuellen Vorhersagecheck (visual predictive check) geht man prinzipiell so vor, dass man eine große Anzahl, z. B. 1000 Patienten, mit dem Dosierungs- und Abnahmeschema der Studie simuliert. D. h., für jeden simulierten Patienten werden die Parameterschätzwerte für die feststehenden Effekte verwendet. Es werden dann für jeden Patienten ein Wert aus der ω^2-Verteilung gezogen, ein Wert aus der π^2-Verteilung für jedes Zeitintervall sowie ein Wert aus der σ^2-Verteilung für jede

Konzentration, so dass sich ein simuliertes Profil ergibt. Im nächsten Schritt werden deskriptive Statistiken, z. B. der Median und das 5. und 95. Perzentil, über die simulierten Konzentrationen zu jedem Zeitpunkt berechnet und das ganze Profil aus Median und 5./95. Perzentil zusammen mit den tatsächlich gemessenen Konzentrationen graphisch dargestellt und bewertet. Wenn Covariableneffekte berücksichtigt werden müssen, sollte man den tatsächlichen Datensatz zur Simulation verwenden und alle Konzentrationen in einem bestimmten Zeitfenster sowohl für den Ursprungsdatensatz als auch für die Simulationen sinnvoll zusammenfassen und graphisch vergleichend darstellen (z. B. unter Verwendung von Box-Whisker-Plots).

Anstatt Plasmakonzentrationen direkt zu vergleichen, kann man für einen Vorhersagecheck auch eine bestimmte Kenngröße auswählen, die direkt aus dem Datensatz ohne Anwendung eines Modells entnommen werden kann und die möglichst für den Effekt von Bedeutung ist (z. B. *AUC* oder Trough-Wert im Steady State). Man führt dann wieder Simulationen aus und vergleicht die für die Kenngröße erhaltene Verteilung mit der des Ursprungsdatensatzes (z. B. anhand von Histogrammen). Man kann auch den Median der Kenngröße für jeden simulierten Datensatz berechnen, die Verteilung darstellen und mit dem Median des Ursprungsdatensatzes vergleichen; dieser sollte zwischen dem 5. und 95. Perzentil der Mediane der simulierten Datensätze liegen. Wird für die Simulation zusätzlich noch die Unsicherheit in den Parameterschätzwerten berücksichtigt, spricht man von einem „posterior predictive check".

Zu den internen Validierungsmethoden, die mit dem Datensatz arbeiten, gehören die Teilung des Datensatzes, Bootstrapping und Kreuzvalidierung. Bei der Teilung des Datensatzes geht man so vor, dass ein großer Teil des Datensatzes (z. B. 80 %) zur Modellentwicklung genommen wird und der kleinere Teil (z. B. 20 %) zur Evaluierung. Der klare Nachteil dieser Methode ist, dass eine geringere Datenmenge zur Modellentwicklung zur Verfügung steht. Beim Bootstrapping erzeugt man durch „Ziehen mit Zurücklegen" aus dem Ursprungsdatensatz Datensätze gleicher Größe, aber unterschiedlicher Zusammensetzung. Auf diese wird dann wieder das Modell angewendet. Diese rechenintensive Methode eignet sich zwar, um Konfidenzintervalle für die Modellparameter zu berechnen, sie hilft jedoch wenig, um Defizite in Modellen zu finden. Bei der Kreuzvalidierung erzeugt man eine gewisse Anzahl unterschiedlicher Kreuzvalidierungs-Datensätze (z. B. 10), die den Großteil der Daten enthalten (z. B. 90 %). Der Rest der Daten stellt dann jeweils den Vorhersagedatensatz dar. Man wendet das Modell auf den Kreuzvalidierungs-Datensatz an und sagt mit den erhaltenen Parametern den entsprechenden Vorhersagedatensatz voraus. Man kann nun wieder den Vorhersagefehler berechnen und die Parameter der unterschiedlichen Kreuzvalidierungs-Datensätze vergleichen.

Beispiel einer populationspharmakokinetischen Auswertung

Eine populationspharmakokinetische Auswertung wird im Folgenden anhand des Arzneistoffs NS 2330 (Tesofensine) erläutert.

Hintergrund

NS 2330 hemmt die präsynaptische Wiederaufnahme von Noradrenalin, Dopamin und Serotonin und stimuliert indirekt das cholinerge System. Der Arzneistoff befindet sich in der Entwicklung zur Behandlung der Alzheimer-Krankheit und des Parkinson-Syndroms. NS 2330 hat ein hohes Verteilungsvolumen von 600 l und eine niedrige Clearance von 30–40 ml/min bei gesunden Probanden nach intravenöser Applikation. Dies resultiert in einer langen Halbwertszeit von ca. 200 h. Die absolute Bioverfügbarkeit wurde mit > 90 % bestimmt. M1, der einzige Metabolit, der im Plasma nachgewiesen werden konnte, hat eine noch längere Halbwertszeit von 300–400 h. Der Metabolit wies das gleiche pharmakologische Profil wie die Muttersubstanz auf, zeigte in In-vivo-Versuchen bei Mäusen jedoch eine fünffach schwächere Wirkstärke. Bisher lagen keine Informationen zur Pharmakokinetik von NS 2330 und M1 in der Zielpopulation vor.

Die Daten einer 14-Wochen-Studie bei Alzheimer-Patienten sollten genutzt werden, um die Pharmakokinetik von NS 2330 und M1 bei Alzheimer-Patienten mit einem populationspharmakokinetischen Modell zu charakterisieren und den Einfluss von Covariablen auf die Pharmakokinetik von NS 2330 und M1 zu untersuchen.

Studiendesign und verfügbare Daten

Die 14-Wochen-Phase-II-Studie bei Alzheimer-Patienten war eine doppelblinde, randomisierte, placebo-kontrollierte Parallelgruppen-Studie. Dosierungen von 0,25, 0,5 und 1 mg wurden einmal täglich oral (als Tablette) eingenommen. Blutproben zur Bestimmung von NS 2330 und M1 sollten zu den folgenden Zeitpunkten genommen werden: vor der ersten Medikationseinnahme und 3–6 h nach dieser Einnahme, zu Beginn der Klinikvisiten nach 4, 9 und 14 Wochen sowie 3–6 h nach Medikamenteneinnahme an diesen Visiten und zu einem beliebigen Zeitpunkt an der Visite, die 6 Wochen nach der letzten Einnahme erfolgte (Woche 20). Die Plasmakonzentrationen wurden mit einer validierten HPLC-MS/MS-Methode bestimmt. Am Ende der Studie lagen Daten von 320 Patienten vor. 1969 Plasmaproben zeigten eine NS 2330-Konzentration oberhalb der Bestimmungsgrenze und 1714 Plasmaproben zeigten eine M1-Konzentration über der Bestimmungsgrenze. Die Patientencharakteristika, die zur Covariablenanalyse benutzt wurden, sind in den Tabellen 10.1 und 10.2 dargestellt.

10.4.3 Populationspharmakokinetische Auswertung

Basismodellentwicklung

Zur populationspharmakokinetischen Auswertung wurde das Softwareprogramm NONMEM verwendet. Zuerst wurden eigenständige Modelle für NS 2330 und M1 entwickelt (für die M1-Modellentwicklung wurden die Dosierungsinformationen von NS 2330 zugrunde gelegt). Die Parametrisierung der Modelle erfolgte mit Clearances, Verteilungsvolumina und Absorptionskonstanten. Es wurden Ein-, Zwei- und Drei-Kompartiment-Modelle getestet. Es war sowohl für NS 2330 als auch M1 ausreichend, die Pharmakokinetik mit einem Ein-Kompartiment-Modell mit einem Absorptions- und Eliminationsprozess erster Ordnung zu beschreiben. Im nächsten Schritt wurden die beiden Modelle gekoppelt. Ein Problem, das bei der Kopplung von Muttersubstanz- und Metabolitendaten oft auftritt, ist das Problem der Identifizierbarkeit. Wenn nur Metaboliten-Plasmakonzentrationen vorliegen und das Verteilungsvolumen des Metaboliten sowie der Anteil der Dosis der Muttersubstanz, der zum Metaboliten umgesetzt wird, nicht bekannt sind, dann gibt es verschiedene Kombinationen von Parametern, die zu einer gleich guten Beschreibung der Daten führen. Um dieses Problem zu umgehen, wurde hier das Verteilungsvolumen des Metaboliten festgesetzt, und zwar auf das 0,768fache des Verteilungsvolumens von NS 2330 (dieser Wert wurde aus Tierversuchen abgeleitet). Im nächsten Schritt wurde nun untersucht, wie man die Bildung von M1 aus NS 2330 am besten mathematisch beschreiben kann. Hierzu wurden verschiedene Bildungsmechanismen untersucht (z. B. Bildung von M1 aus NS 2330 mit einer Geschwindigkeitskonstanten nullter oder erster Ordnung oder mittels einer Michaelis-Menten-Kinetik). Die Kopplung der beiden Modelle mittels einer konzentrationsunabhängigen Clearance (entspricht der Bildung des Metaboliten mit einer Geschwindigkeitskonstanten erster Ordnung) beschrieb die Daten am besten.

Verschiedene stochastische Modelle für die interindividuelle Variabilität und die Restvariabilität wurden untersucht. Aufgrund der begrenzten Daten pro Patient wurde keine intraindividuelle Variabilität in das Modell eingeführt. Zur Modellierung der interindividuellen Variabilität waren exponentielle Modelle adäquat, und die Restvariabilität wurde für NS 2330 mit einem kombinierten Modell (additive und proportionale Komponenten) und für M1 mit einem proportionalen Modell beschrieben. Interindividuelle Variabilität wurde für folgende Parameter etabliert: $CL_{nicht\,M1}$ (Clearance, die alle Eliminationsprozesse von NS 2330 beschreibt, die nicht über M1 gehen), $CL_{Bildung\,M1}$ (Clearance, die die Bildung von M1 aus NS 2330 beschreibt), $V2$ (Verteilungsvolumen von NS 2330), $V3$ (Verteilungsvolumen von M1) und K_A (Absorptionskonstante für NS 2330). Weiterhin wurde eine Covarianz zwischen $CL_{nicht\,M1}$ und $V2$ festgestellt und in das Modell eingebaut. Das Modell ist schematisch in ○ Abb. 10.7 dargestellt.

Covariablenmodellentwicklung

Das Covariablenmodell wurde entwickelt wie unter Abschnitt 10.3.3 beschrieben. Zuerst wurde ein exploratives Vorscreening der Covariablen aus ☐ Tab. 10.1 und ☐ Tab. 10.2 vorgenommen (GAM, individuelle Parameter *vs.* Covariablen Graphiken), dann wurde das Vorwärtseinschluss- und Rückwärtsausschluss-Verfahren angewandt. Das Signifikanzniveau für das Vorwärtseinschluss-Verfahren war 5 % und für das Rückwärtsausschluss-Verfahren 0,1 %. Geschlecht (*SEX*), Creatinin-Clearance (CL_{CR}), Alter (*AGE*), Gewicht (*WGT*) und *BMI* wurden als Covariablen identifiziert, die einen statistisch signifikanten Einfluss auf die pharmakokinetischen Parameter von NS 2330/M1 haben. Im Einzelnen lauten die Covariablenmodelle wie folgt (Gl. 10.18 – Gl. 10.22):

10.4.3 Populationspharmakokinetische Auswertung

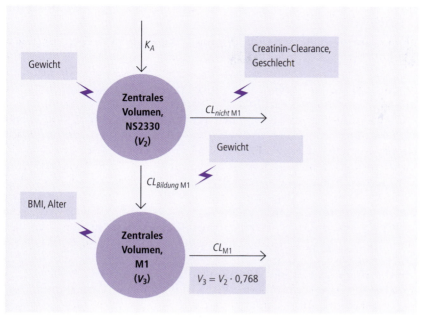

Abb. 10.7 Pharmakokinetisches Modell für NS 2330 und M1

$$TPV2 = V2 \cdot [1 + V2_{WGT} \cdot (WGT - 68{,}04)] \qquad \text{Gl. 10.18}$$

$$TPCL_{nicht\,M1} = CL_{nicht\,M1,SEX}\left[1 + CL_{nicht\,M1,CL_{CR}} \cdot (CL_{CR} - 62{,}5)\right] \qquad \text{Gl. 10.19}$$
für $CL_{CR} < 62{,}5$ ml/min

$$TPCL_{nicht\,M1} = CL_{nicht\,M1,SEX} \text{ für } CL_{CR} \geq 62{,}5 \text{ ml/min} \qquad \text{Gl. 10.20}$$

$$TPCL_{Bildung\,M1} = CL_{Bildung\,M1} \cdot [1 - CL_{Bildung\,M1,WGT} \cdot (WGT - 68{,}04)] \qquad \text{Gl. 10.21}$$

$$TPV3 = V3[1 + V3_{BMI} \cdot (BMI - 25{,}5)] \cdot [1 + V3_{AGE} \cdot (AGE - 76)] \qquad \text{Gl. 10.22}$$

Die Parameterschätzwerte des finalen Modells sind in ☐ Tab. 10.3 aufgeführt. Bei der verwendeten Codierung geben die Parameterschätzwerte für den Covariableneffekt der kontinuierlichen Covariablen direkt die prozentuale Änderung vom Populationsmittelwert pro Änderung des Covariablenwerts um eine Einheit vom Median an (z. B. ändert sich $V2$ um ca. 1 %, pro kg Abweichung des Patientengewichts vom Median). Nimmt man nun das 5. und 95. Perzentil der Covariablenwerte im Datensatz, ergeben sich folgende Effekte. Die $CL_{nicht\,M1}$ für Männer sinkt von 1,52 auf 1,04 l/h und für Frauen von 1,16 auf 0,795 l/h, wenn der Creatinin-Clearance-Wert von $\geq 62{,}5$ auf 35,6 ml/min sinkt. Die $CL_{Bildung\,M1}$ sinkt von 0,42 auf 0,352 l/h, und das $V2$ steigt von 509 auf 890 l, wenn das Gewicht von 47,7 auf 103 kg ansteigt. Für einen Patienten mit 76 Jahren (Median) wird das $V3$ von 440 auf 598 l ansteigen, wenn der BMI sich von 19,8 auf 35,3 kg/m² ändert. Für einen Patienten mit einem BMI von 25,5 kg/m² (Median) wird sich $V3$ von 386 zu 568 l

☐ **Tab. 10.1** Deskriptive Statistik der kontinuierlichen Covariablen der untersuchten Alzheimer-Population

Covariable	Abkürzung	Median	Range	5.–95. Perzentile
Alter (Jahre)	AGE	76	45–91	59–86
Gewicht (kg)	WGT	68,7	37,2–136,1	47,6–102,5
Größe (cm)	HT	163	132–201	147–183
Body-Mass-Index (kg/m^2)	BMI	25,6	14,5–51,3	19,8–36,3
Serumcreatinin (mg/dl)*	SCR	0,9	0,2–1,8	0,6–1,3
Creatinin-Clearance (ml/min)	CL_{CR}	63,1	24,5–358,1	35,6–117,2
Alanin-Transferase (U/l)	ALT	16	4–106	9–32
Aspartat-Transaminase (U/l)	AST	20	10–135	13–30
Alkalische Phosphatase (U/l)	AP	79	24–219	49–124
Bilirubin (mg/dl)	BIL	0,4	0,1–1,8	0,2–0,8

* berechnet nach der Cockcroft-Gault-Formel

☐ **Tab. 10.2** Deskriptive Statistik der nominalen und klassierten Covariablen der untersuchten Alzheimer-Population

Covariable	Abkürzung	Kategorien	N	%
Geschlecht	SEX	Mann	119	37,2
		Frau	201	62,8
Ethnische Herkunft	RACE	Kaukasier	299	93,4
		Afrikaner	17	5,3
		Asiaten	4	1,3
Raucherstatus	SMOK	Nichtraucher	170	53,1
		Ehemaliger Raucher	118	36,9
		Raucher	32	10,0
Trinkgewohnheiten (Alkohol)	ALC	Kein Alkoholkonsum	181	56,6
		Durchschnittlicher Alkoholkonsum	139	43,4
		Stark überdurchschnittlicher Konsum	0	0

10.4.3 Populationspharmakokinetische Auswertung

Tab. 10.3 Parameterschätzwerte des finalen Modells der untersuchten Alzheimer-Population

Parameter	Schätzwert	RSF (%)
Pharmakokinetische Parameter		
K_A (/h)	0,385	8,8
$V2$ (l)	649	2,2
$CL_{nicht\,M1,\,Mann}$ (l/h)	1,52	5,0
$CL_{nicht\,M1,\,Frau}$ (l/h)	1,16	5,8
$CL_{Bildung\,M1}$ (l/h)	0,395	3,6
$V3$ (l)	498,6	–
CL_{M1} (l/h)	0,925	3,6
Covariableneffekte		
$V2_{WGT}$ (%)	1,06	14,9
$CL_{nicht\,M1,\,CL_{CR}}$ (%)	1,17	20,9
$CL_{Bildung\,M1,\,WGT}$ (%)	0,31	30,6
$V3_{BMI}$ (%)	2,05	33,2
$V3_{AGE}$ (%)	1,41	18,7
Variabilitäten		
IIV $CL_{nicht\,M1}$ (%)	70,2	16,1*
IIV $CL_{Bildung\,M1}$ (%)	23,6	13,2*
IIV $V2$ (%)	30,5	13,8*
IIV $V3$ (%)	33,2	12,7*
IIV K_A %	95,6	18,0*
Korrelation $CL_{nicht\,M1}$–$V2$	0,585	20,6$
Proportionale Residualvariabilität NS 2330 (%)	19,4	11,6*
Additive Residualvariabilität NS 2330 (SD, ng/ml)	±0,146	45,9*
Proportionale Residualvariabilität M1 (%)	19,9	11,6*

* der RSF bezieht sich auf den Varianzschätzwert
$ der RSF bezieht sich auf den Covarianz-Schätzwert
– (RSF relativer Standardfehler, IIV interindividuelle Variabilität, SD Standardabweichung, alle weiteren Symbole sind im Text erläutert)

ändern, wenn sich das Alter von 60 auf 86 Jahre verändert. Um den Einfluss der Covariablen zu verdeutlichen, wurden einfache Simulationen durchgeführt (ohne Berücksichtigung von Variabilitäten). Diese zeigten, dass Gewicht, *BMI* und Alter nur einen sehr geringen Einfluss auf die Plasmakonzentrations-Zeit-Profile im

Steady State (exemplarisch ○ Abb. 10.8) haben. Die AUC im Steady State von Frauen war aufgrund des geringeren Clearancewerts um 23,2 % höher als die der Männer. Die M1-Konzentrationen zeigten ein ähnliches Muster, jedoch waren sie im Steady State um circa den Faktor 3 niedriger. Weiterhin zeigt die Creatinin-Clearance einen ausgeprägten Einfluss auf die Steady-State-Pharmakokinetik. Zusammengenommen ist die AUC von NS 2330 im Steady State bei einer Frau mit eingeschränkter Nierenfunktion (CL_{CR}= 35,6 ml/min) um 62 % erhöht im Vergleich zu Männern mit normaler Nierenfunktion (○ Abb. 10.8).

Finales Modell

Zwar wird die interindividuelle Variabilität für die pharmakokinetischen Parameter im Vergleich zum Basismodell reduziert, ist aber immer noch mäßig bis hoch. Alle Parameter konnten mit guter Präzision bestimmt werden (alle relativen Standardfehler unter 45,9 %). Die Graphiken zur Güte der Anpassung (zufällige Verteilung der Punkte um die Winkelhalbierende, keine auffälligen Trends) zei-

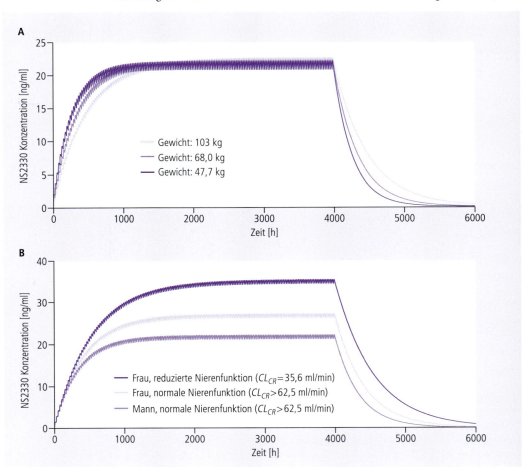

○ **Abb. 10.8** Einfluss ausgewählter Covariablen auf die Pharmakokinetik von NS 2330 nach einmal täglicher Gabe von 1 mg über 166 Tage (4000 h). A: Typische Plasmakonzentrations-Zeit-Profile für einen männlichen Alzheimer-Patienten mit einem Gewicht, das dem Median oder dem 5. oder 95. Perzentil entspricht. B: Typische Plasmakonzentrations-Zeit-Profile für einen männlichen Alzheimer-Patienten mit normaler Nierenfunktion, eine weibliche Alzheimer-Patientin mit normaler Nierenfunktion und eine weibliche Alzheimer-Patientin mit beeinträchtigter Nierenfunktion.

gen, dass das Modell die Daten gut beschreibt (○ Abb. 10.9). Weitere Untersuchungen zeigten, dass die Modelle für interindividuelle, intraindividuelle und Restvariabilität nach Einschluss der Covariableneffekte weiterhin adäquat sind.

Zusätzlich wurde eine externe Evaluierung durchgeführt. Die Plasmakonzentrationsdaten einer 14-Wochen-Studie bei Parkinsonpatienten (Dosierungen: 0,125, 0,25, 0,5 und 1 mg) wurden mit Hilfe des finalen Modells und den entsprechenden Covariablenwerten der Parkinsonpatienten vorhergesagt. Sowohl der optische Vergleich zwischen gemessenen und vorhergesagten Konzentrationen als auch der berechnete Vorhersagefehler belegten, dass das Modell die Daten sehr gut vorhersagen konnte.

Modellevaluierung

Diskussion der Ergebnisse

10.4.4

Plausibilität der Covariablen

Die Simulationen zeigten (○ Abb. 10.8), dass nur Geschlecht und Creatinin-Clearance einen deutlichen Einfluss auf die Steady-State-Kinetik von NS 2330 und M1 hatten. Da NS 2330 zu 15–20 % renal ausgeschieden wird, ist die Creatinin-Clearance in dem ermittelten Ausmaß eine plausible Covariable. Der Geschlechtsunterschied in der Clearance könnte auf eine geschlechtsabhängige biliäre Exkretion zurückgeführt werden. In der Literatur sind geschlechtsabhängige Expressionsmuster von Membrantransportern beschrieben (z. B. P-gp), die auch bei der biliären Exkretion eine Rolle spielen. Eine Gewichts- und/oder *BMI*-Abhängigkeit der Verteilungsvolumina ist häufig beschrieben und war zu erwarten, ihr Einfluss ist jedoch gering. Die verbleibenden Covariablen (Gewicht auf $CL_{Bildung\ M1}$ und Alter auf *V3*) haben einen vernachlässigbaren Effekt auf die Steady-State-Kinetik von NS 2330/M1. Nach Einschluss der Covariablen verbleibt jedoch noch immer eine z. T. hohe interindividuelle Variabilität. Dies deutet auf bisher unentdeckte Covariablen hin. Um zu beurteilen, ob ein Anstieg in der Steady-State-*AUC* um 62 % bei Frauen mit eingeschränkter Nierenfunktion im Vergleich zu gesunden Männern kritisch zu sehen ist und gegebenenfalls eine Dosisanpassung durchgeführt werden sollte, muss man die pharmakokinetischen Daten mit den Sicherheitsdaten zusammenführen. Auch sollte bei dieser Beurteilung bedacht werden, dass die verbleibende interindividuelle Variabilität in der Clearance, die nicht zur Bildung von M1 führt, immer noch 70,2 % beträgt.

Zusammenfassend kann man sagen, dass ein robustes, deskriptives und prediktives Modell für die Pharmakokinetik von NS 2330 und M1 bei Alzheimer-Patienten entwickelt wurde. Geschlecht und Creatinin-Clearance haben einen deutlichen Einfluss auf die Steady-State-*AUC* von NS 2330/M1, jedoch ist die verbleibende interindividuelle Variabilität immer noch sehr hoch. Diese Ergebnisse sind überaus hilfreich für die weitere Entwicklung und klinische Anwendung der Substanz.

Schlussfolgerung

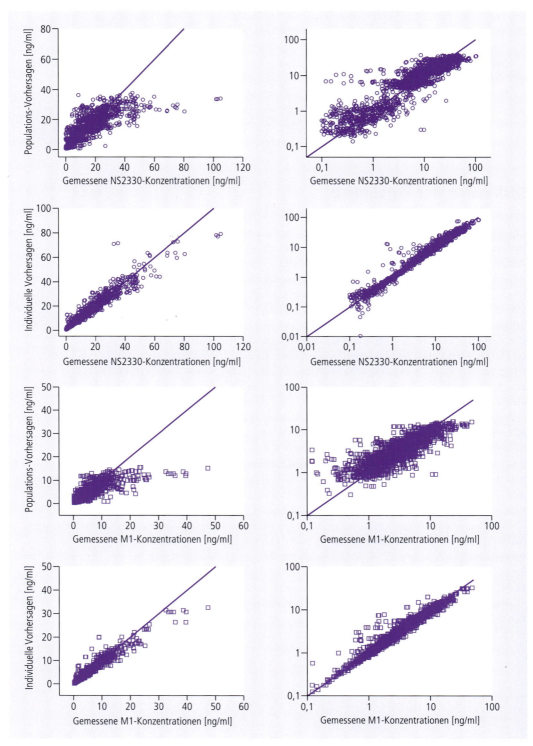

Abb. 10.9 Graphiken für die Güte der Anpassung für das finale Modell. Populations-Vorhersagen (1. und 3. Reihe) und individuelle Vorhersagen (2. und 4. Reihe) *vs.* gemessene Plasmakonzentrationen von NS 2330 (1. und 2. Reihe) und M1 (3. und 4. Reihe).

Populationspharmakokinetik im Rahmen der Arzneimittelentwicklung

10.5

Populationspharmakokinetische Auswertungen im Rahmen der Arzneimittelentwicklung werden häufig durchgeführt, um Ergebnisse und Erkenntnisse zu den folgenden Themen zu erlangen.

Typische Pharmakokinetik bei Patienten

10.5.1

Die Charakterisierung der typischen Pharmakokinetik bei Patienten eröffnet die Möglichkeit, die Pharmakokinetik zwischen Patienten und gesunden Probanden zu vergleichen. Dieser Vergleich ist wichtig, denn letztendlich möchte man alle Erkenntnisse, die man bei gesunden Probanden erhält, auf die Patientenpopulation anwenden (z. B. Ergebnisse von Food-effect-Studien, von Arzneistoffinteraktionsstudien etc.). Man vergleicht entweder die entsprechenden pharmakokinetischen Parameter direkt und/oder graphisch simulierte Patientenprofile mit den entsprechenden Plasmakonzentrations-Zeit-Profilen der gesunden Probanden. Hierbei gilt es zu beachten, dass man nur Vergleichbares vergleicht. D. h. beispielsweise falls Creatinin-Clearance eine Covariable für Clearance im populationspharmakokinetischen Modell ist, sollten die Clearance-Schätzwerte für nierengesunde Patienten mit denen der gesunden Probanden verglichen werden. Wenn die Krankheit der Patienten nicht mit einer Schädigung der Absorptions- oder Eliminationsorgane (z. B. bei bestimmten Krebsarten) verbunden ist, treten nur selten relevante Veränderungen in der Pharmakokinetik zwischen Patienten und gesunden Probanden auf.

Vergleich der Pharmakokinetik zwischen Patienten und gesunden Probanden

Das entwickelte Modell kann natürlich auch dazu genutzt werden, die Plasmakonzentrations-Zeit-Profile für andere Dosen oder andere Dosierungsschemata vorherzusagen oder andere Szenarien von Interesse zu simulieren (z. B. Simulation des Plasmakonzentrations-Zeit-Profils unter der Annahme, dass die Clearance durch eine Arzneimittelinteraktion um 2/3 reduziert ist).

Beschreibung der verschiedenen Variabilitäten

10.5.2

Das Wissen um die Höhe und die Quelle der Variabilität ist wichtig zur Beurteilung, ob und wie man eine Substanz am besten entwickeln kann. Sollte die intraindividuelle Variabilität in der Pharmakokinetik eines Arzneistoffs hoch sein, ist es schwer, reproduzierbare Plasmakonzentrations-Zeit-Profile bei einem Patienten zu erreichen. Wenn der Arzneistoff nur eine geringe therapeutische Breite hat, wird es folglich vermehrt zu Nebenwirkungen oder Nichtwirksamkeit kommen. Ein solcher Arzneistoff wird schwer zu entwickeln sein. Das gleiche trifft für einen Arzneistoff mit geringer therapeutischer Breite und hoher interindividueller Variabilität zu, der nur bei Bedarf (nicht chronisch) angewendet wird. Auch hier können bei der Anwendung leicht zu hohe oder zu niedrige Plasmakonzentrationen auftreten. Bei einem Arzneistoff mit hoher interindividueller Variabilität, jedoch geringer intraindividueller Variabilität, kann sich bei chronischer Applikation ein Drug-Level-Monitoring als sinnvoll erweisen, um den optimalen Wirkstoffspiegel einzustellen.

Bedeutung der Variabilitäten für die Arzneimittelentwicklung

Weiterhin kann der Schätzwert der interindividuellen Variabilität dazu dienen, einzuschätzen, ob eine Dosisanpassung aufgrund einer Covariablen sinnvoll ist. Sollte nach Einführung der Covariablen in das Modell die verbleibende interindividuelle Variabilität immer noch hoch sein, wird durch eine Covariablen-adjustierte Dosierung nur eine unzureichende Kontrolle über die Plasmakonzentrations-Zeit-Verläufe möglich sein.

10.5.3 Einfluss von Covariablen

Klinisch-pharmakologisches Programm und Populationspharmakokinetik zur Covariablenuntersuchung

Der Einfluss vieler Covariablen auf die Pharmakokinetik eines Arzneistoffs wird während der Entwicklung in einem umfassenden klinisch-pharmakologischen Programm mit meist gesunden Probanden und kompletten Plasmakonzentrations-Zeit-Profilen untersucht. Jedoch werden für einige Covariablen häufig keine eigenen Studien durchgeführt, für andere Covariablen ist es wichtig, den im klinisch-pharmakologischen Programm gesehenen oder nicht gesehenen Effekt der Covariablen in der Patientenpopulation zu bestätigen. Zu den Covariablen, für die häufig keine eigenen Studien durchgeführt werden, zählen die ethnische Herkunft, der Raucherstatus (Nichtraucher, Raucher, ehemaliger Raucher), das Gewicht und das Geschlecht. Weiterhin kann es wichtig sein, für bestimmte Co-Medikationen zu zeigen, dass sie keinen Effekt auf die Pharmakokinetik der Substanz haben.

Praxisbeispiel

ACE-Hemmer werden in der Zielpopulation der Substanz X häufig verordnet. Physiologisch gesehen gibt es keinen Anhaltspunkt für eine Interaktion zwischen ACE-Hemmern und Substanz X. Um dies zu bestätigen, können alle Plasmakonzentrationen der Substanz X im Datensatz gekennzeichnet werden, die während einer gleichzeitigen Therapie mit ACE-Hemmern gewonnen wurden. Nun wird mit dem Log-Likelihood-Quotienten-Test geprüft, ob für diese Konzentrationen andere pharmakokinetische Parameter geschätzt werden müssen als für die Konzentrationen, die nicht während einer ACE-Hemmer-Therapie gegeben wurden. Ist dies nicht der Fall und wurde eine ausreichende Anzahl der Konzentrationen von Substanz X unter Gabe von ACE-Hemmern genommen, gilt das als erste Bestätigung, dass keine Interaktion vorliegt. Da es immer schwierig ist, die Abwesenheit eines Effektes zu zeigen, sollte auf jeden Fall noch untersucht werden, ob die Power des Tests ausreichend war. Mit Hilfe von Datensatz und Modell wird z. B. 100-mal ein gewisser Effekt simuliert (z. B. 25 % Änderung der Clearance von Substanz X durch ACE-Hemmer) und anschließend mit dem Log-Likelihood-Quotienten-Test untersucht, wie oft man diesen Effekt wiederfindet. Das Ergebnis entspricht der Power des Tests.

Zu den Covariablen, die zwar meist in klinisch-pharmakologischen Studien untersucht werden, deren Einfluss oder Nichteinfluss auf die Pharmakokinetik in der Zielpopulation aber bestätigt werden sollte, zählen vor allem renaler Status (z. B. durch Creatinin-Clearance beschrieben), hepatischer Status (z. B. durch Child-Pugh-Klassifizierung, Aspartat-Transaminase- und Alanin-Transferase-Konzentrationen beschrieben) und das Alter.

Pharmakokinetik bei neuen Populationen

10.5.4

Pharmakokinetik bei Säuglingen/Kindern

Besonders bei Säuglingen und Kindern kann oft nur eine begrenzte Anzahl an Proben genommen werden, deshalb werden hier wiederum die nichtlinearen Regressionsmethoden unter Berücksichtigung gemischter Effekte angewendet, um die Pharmakokinetik bei Säuglingen/Kindern zu beschreiben und mit den anderen Populationen zu vergleichen (z. B. Patienten, gesunde Probanden). Normalerweise wird in einer ersten Studie angestrebt, das Plasmakonzentrations-Zeit-Profil bei Säuglingen/Kindern dem der Erwachsenen anzugleichen, in der Annahme, dass das gleiche Profil zu gleicher Wirksamkeit und gleichen Nebenwirkungen führt. Diese Hypothese gilt es dann in weiteren Studien zu untersuchen.

Dosis-Konzentration-Effekt-Beziehung

10.5.5

Die Prinzipien der Populationspharmakokinetik können natürlich auch auf pharmakodynamische Modelle übertragen werden, so dass komplette Dosis-Konzentration-Effekt-Modelle entwickelt werden können, die eine wertvolle Hilfe zur Findung der optimalen Dosis bzw. des optimalen Dosierungsschemas sind. Im Idealfall wird sowohl ein Dosis-Konzentration-Effekt-Modell für den erwünschten Effekt als auch für die unerwünschten Effekte (Nebenwirkungen) entwickelt. Mit Hilfe dieser Modelle kann dann eine optimale Dosisauswahl erfolgen.

Praxisbeispiel

Eine Substanz X hemmt ein Enzym, dessen Ausprägung durch die Krankheit nicht verändert wird. Man vermutet, dass eine 90 %ige Hemmung über 24 h für einen therapeutischen Effekt notwendig ist. Daraus lässt sich folgende konkrete Frage ableiten: Welche Dosis und welches Dosierungsschema muss im Steady State angewendet werden, um zu gewährleisten, dass die Enzymhemmung bei 80 % der Patienten mindestens 90 % über 24 h beträgt? Da die Enzymhemmung schon in der ersten Humanstudie gemessen werden kann, eignen sich diese Daten zur Erstellung eines populationspharmakokinetischen-pharmakodynamischen Modells, das man nun zu Simulationen nutzen kann, um die optimale Dosis und/oder das optimale Dosierungsschema zu finden.

Fragestellungen, für die Modelle notwendig sind

10.5.6

Natürlich sind populationspharmakokinetische Auswertungen nicht auf die Population der Patienten limitiert (siehe obiges Praxisbeispiel). Aufgrund der Flexibilität in der Modellbildung und der Möglichkeit, die Variabilitäten zu unterteilen, werden sie oft auch bei anderen Fragestellungen eingesetzt, bei denen Modelle helfen können (z. B. werden oft Populationsmodelle für gesunde Probanden entwickelt). Typische Fragestellungen sind z. B. die Vorhersage von Steady-State-Profilen inklusive Variabilität basierend auf Profilen nach Einfachgabe, Plasmakonzentrations-Profile für bestimmte alternative Dosierungsschemata, Charakterisierung nichtlinearer Kinetik etc.

Die klassischen populationspharmakokinetischen Untersuchungen (s. Kap. 10.5.1–10.5.3) beginnen meist mit der ersten Studie bei Patienten und werden mit den Daten weiterer Phase-II-Studien fortgesetzt. Falls die Phase-II-Daten nicht

Zeitpunkt für populationspharmakokinetische Auswertungen

ausreichen, werden zumindest in einem Teil der Phase-III-Studien noch Proben genommen, um eine umfassende populationspharmakokinetische Analyse zu ermöglichen. Wie in Kap. 10.5.4, 10.5.5 und hier beschrieben, werden jedoch populationspharmakokinetische(-pharmakodynamische) Auswertungen oder – allgemeiner – Modellierungsaktivitäten mittlerweile in allen Phasen der klinischen Entwicklung durchgeführt und sind aus dem klinischen Entwicklungsprozess eines Arzneimittels nicht mehr wegzudenken.

Behördenakzeptanz populationspharmakokinetischer Auswertungen

Die Zulassungsbehörden messen populationspharmakokinetischen (-pharmakodynamischen) Auswertungen eine hohe Bedeutung bei, was man verschiedenen Tatsachen entnehmen kann:

- Schon 1999 veröffentlichte die amerikanische Zulassungsbehörde (Food and Drug Administration, FDA) eine Richtlinie „Population Pharmacokinetics". Die europäische Zulassungsbehörde (European Medicines Agency, EMEA) hat 2008 in einer Richtlinie dargelegt, wie Ergebnisse einer populationspharmakokinetischen Auswertung zu dokumentieren und zu berichten sind.
- In ihrem „Critical Path"-Dokument, das Vorschläge unterbreitet, wie die Arzneimittelentwicklung effizienter und intelligenter gestaltet werden kann, nennt die FDA ausdrücklich die Entwicklung von pharmakostochastischen Modellen und deren Anwendung, um das Wissensmanagement und die Entscheidungsfindung zu verbessern.
- In regelmäßigen Abständen veröffentlicht die FDA Beispiele aus der Zulassungspraxis, die zeigen, wie Modellierungsaktivitäten im Rahmen der Zulassung eines Arzneimittels geholfen haben.

10.6 Populationspharmakokinetik: Wie sieht die Zukunft aus?

(Semi-)mechanistische Modelle

Generell wird versucht, von rein empirischen Modellen zu mechanistischen Modellen zu gelangen, um die Vorhersagekraft weiter zu verbessern. Da dies aufgrund der Datenlage oft nur begrenzt möglich ist, werden entweder die Parameter für ein komplett mechanistisches Modell aus verschiedenen Versuchen zusammengetragen (z. B. In-vitro-, In-vivo-Tierversuche), oder das Modell wird auf die wichtigsten mechanistischen Komponenten reduziert, die dann meist aus den Humandaten geschätzt werden. In Bezug auf pharmakokinetisch-pharmakodynamische Modelle bedeutet das im Idealfall, dass erst das interessierende biologische System und dann die Interaktion des Arzneistoffs mit dem System (semi-)mechanistisch beschrieben werden.

Praxisbeispiel

In ○ Abb. 10.10 ist das Neutropeniemodell als Beispiel für ein semi-mechanistisches Modell dargestellt. Unter Neutropenie versteht man eine Verringerung der neutrophilen Granulozyten im Blut. Neutropenie ist eine der häufigsten Nebenwirkungen onkologischer Therapien. Das semi-mechanistische Modell stellt zwar nicht die gesamten physiologischen Prozesse der neutrophilen Granulozyten (das biologische System) in allen Details dar, aber die wichtigsten Prozesse werden vereinfacht beschrieben. Die Proliferation, die physiologischerweise über mehrere Stufen verläuft, wird mit einem Stammzellenkompartiment und der Proliferationskonstanten (k_{prol}) beschrieben, die Reifung wird mit drei Reifungs-

10.6 Populationspharmakokinetik: Wie sieht die Zukunft aus?

kompartimenten und der Transitgeschwindigkeitskonstanten (k_{TR}) beschreiben. Die mittlere Verweilzeit (MVZ) beschreibt die Zeit, die zur Reifung notwendig ist (MVZ = Anzahl der Kompartimente + $1/k_{TR}$). Der Abbau der zirkulierenden neutrophilen Granulozyten wird durch k_e erfasst, und ein homöostatischer Feed-back-Mechanismus, physiologisch ausgelöst durch erhöhte Konzentrationen des Granulozytenkolonie-stimulierenden-Faktors, wird durch den Quotienten aus der Konzentration der neutrophilen Granulozyten vor der Therapie ($NG_{vor\,Therapie}$) und der aktuellen neutrophilen Granulozyten Konzentration ($NG_{aktuell}$) mit dem Exponenten γ beschrieben. Das ganze System kann mit nur drei Parametern charakterisiert werden: $NG_{vor\,Therapie}$, MVZ und γ. Da im Steady State k_{prol} gleich k_{TR} ist und sich k_e unsensitiv gegenüber Änderungen erwies, ist $k_{prol} = k_{TR} = k_e$. Durch Schätzung von MVZ sind diese Geschwindigkeitskonstanten festgelegt. Ein Vergleich dieser Systemparameter über verschiedene onkologische Substanzen zeigte eine bemerkenswerte Konsistenz. Ein zytotoxischer Arzneistoff (AS) wird aufgrund seines Wirkmechanismus k_{prol} reduzieren (k_{prol}(1–AS-Effekt)) und dieser AS-Effekt wird von der Konzentration des AS abhängen. D. h., die Auswahl, auf welchen Parameter die Wirkung erfolgt, ist mechanistisch, jedoch erlauben es die Daten oft nicht, mehr als ein einfaches deskriptives Modell (hier ein lineares) für die Wirkung anzunehmen. Das beschriebene Modell ermöglicht es nun, für die verschiedensten Administrationsszenarien das komplette Neutrophile-Granulozyten-Profil vorherzusagen (wann wird die niedrigste Konzentration erreicht, wie lange bleibt die Konzentration in einem gefährlichen Bereich etc.) und so ein optimales Dosierungsschema vorzuschlagen, dass es erlaubt, bei vertretbarer Toxizität möglichst viel Arzneistoff zu verabreichen. Weiterhin kann das Modell auch genutzt werden, um z. B. die zu erwartende Neutropenie bei Kombinationstherapien vorherzusagen (z. B. unter Annahme eines additiven Effekts der beiden Kombinationspartner).

Modellbasierte Arzneimittelentwicklung

Häufig ist bei der Entwicklung eines neuen Arzneimittels zu beobachten, dass bereits gewonnene Informationen bei der Bewertung und Interpretation von Ergebnissen der aktuellsten Studie zum Teil oder ganz ignoriert werden. Modelle stellen die ideale Plattform dar, dieses Wissen zu konservieren und für die Anwendung bereitzustellen. Es sollte versucht werden, das Wissen über den Arzneistoff (z. B. pharmakokinetische und pharmakodynamische Eigenschaften beim Menschen, ergänzende Daten aus präklinischen und In-vitro-Untersuchungen), das Wissen über den Krankheitsverlauf, das Wissen über die Patientenpopulation

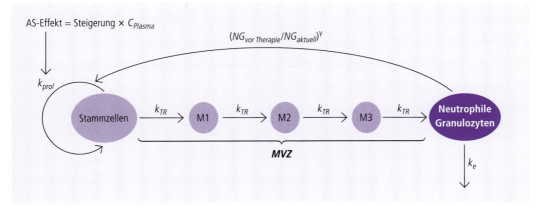

○ **Abb. 10.10** Neutropeniemodell. Nach Friberg et al.

(z. B. Zusammensetzung, Charakteristika), das Wissen über die Studiendurchführung (z. B. Compliance und Drop-out-Raten), das Wissen über Mitbewerbersubstanzen (z. B. aus der Literatur oder den veröffentlichten Zulassungsunterlagen) am besten in Form von Modellen zusammenzuführen und – z. B. durch Simulationen – dafür zu nutzen, Entscheidungshilfen für wichtige Entwicklungsfragen zur Verfügung zu stellen. Man spricht hierbei vom Konzept der modellbasierten Arzneimittelentwicklung (model based drug development). Teilaspekte wie z. B. die populationspharmakokinetische Analyse sind bereits anerkannt und in den Entwicklungsprozess integriert, andere (z. B. Nutzung der Informationen über Mitbewerber) befinden sich erst am Anfang ihrer Integration, und viele Widerstände und Probleme müssen noch gelöst werden auf dem Weg zur routinemäßigen modellbasierten Arzneimittelentwicklung.

Fragen

1. Aus welchen drei Untermodellen setzt sich das pharmakostochastische Modell zusammen?
2. Welche Nachteile hat die Zwei-Stufen-Methode?
3. Eine gewichtete Residuen-*vs.*-Populations-Vorhersagen-Graphik zeigt einen klaren Trend: Mit höheren Populations-Vorhersagen werden auch die gewichtete Residuen systematisch höher. Was könnte die Ursache sein und wie könnte man sie beheben?
4. Wie hoch ist die $CL_{nicht\,M1}$ in 10.4 für eine Frau mit einer Creatinin-Clearance von 50 ml/min?
5. Um wie viel Prozent ist die Gesamtclearance für NS 2330 der Frau aus Frage 4 niedriger als die Gesamtclearance eines gesunden Mannes für NS 2330?
6. Welche internen Evaluierungsmethoden für ein finales Modell kennen Sie?
7. Was sind verschachtelte Modelle?

Zusammenfassung

- Die Populationspharmakokinetik hat zum Ziel, die typischen pharmakokinetischen Parameter in einer Population zu schätzen, die Gesamtvariabilität in inter- und intraindividuelle Variabilität sowie Restvariabilität aufzuteilen und den Einfluss von Covariablen auf die Pharmakokinetik zu untersuchen.

- Die wichtigsten Methoden für die populationspharmakokinetische Auswertung sind die Zwei-Stufen-Methode, die nur in einer datenreichen Situation angewendet werden kann, und die nichtlinearen Regressionsmethoden unter Berücksichtigung gemischter Effekte.

- Voraussetzung für die Anwendung nichtlinearer Regressionsmethoden unter Berücksichtigung gemischter Effekte ist die Definition eines pharmakostochastischen Modells, das aus einem Strukturmodell, einem Covariablenmodell und einem stochastischen Modell besteht. Das stochastische Modell untergliedert sich weiter in Modelle zur Beschreibung der inter- und intraindividuellen Variabilität und der Restvariabilität.

Zusammenfassung

- Die Modellentwicklung kann man in die Schritte Basismodellentwicklung, Covariablenmodellentwicklung, Entwicklung des finalen Modells und Modellevaluierung untergliedern.

- Zur Covariablenidentifikation hat sich das Vorwärtseinschluss-Verfahren, gefolgt vom Rückwärtsausschluss-Verfahren unter Anwendung des Log-Likelihood-Quotienten-Tests bewährt.

- Die Güte der Anpassung eines Modells an die Daten wird vor allem anhand von Kennzahlen und Graphiken vorgenommen.

- In der Arzneimittelentwicklung werden Ergebnisse populationspharmakokinetischer Untersuchungen vor allem eingesetzt, um die Kinetik von Patienten und gesunden Probanden zu vergleichen, zur Beurteilung, ob bestimmte Variabilitäten ein Problem für die Entwicklung darstellen, und zur Beurteilung, ob Covariablen vorliegen, die zu einer Dosisanpassung führen können.

- Aufgrund ihrer höheren Vorhersagekraft werden immer mehr (semi-)mechanistische Modelle entwickelt.

11 Strategie bei der Untersuchung pharmakokinetischer Eigenschaften von Arzneimitteln

Inhaltsvorschau

Das letzte Kapitel beinhaltet praktische Hinweise für die experimentelle Vorgehensweise bei pharmakokinetischen Studien. Es werden wichtige Punkte wie beispielsweise die Probennahme oder das Dosierungsschema besprochen, um Fehler in der Praxis zu vermeiden. Auch wichtige Fragen, die häufig bei der Auswertung von Studien auftreten, werden näher erläutert und diskutiert, da jedes Arzneimittel individuell analysiert und ausgewertet werden muss.

11.1 Experimentelle Voraussetzungen

11.1.1 Analytische Methode

> **Merke**
> Es ist wichtig, dass die angewendeten analytischen Methoden für Arzneistoff und Metaboliten in den verschiedenen biologischen Flüssigkeiten spezifisch und validiert sind.

Die gleichzeitige Anwendung von kaltem (nichtradioaktivem) und radioaktiv markiertem Arzneistoff, kombiniert mit der chromatographischen oder extraktiven Auftrennung der verschiedenen radioaktiv markierten Metaboliten, sichert die Validität der kalten Bestimmungsmethode und erlaubt, auch kleine Mengen von Metaboliten zu erfassen, die unter der Empfindlichkeitsgrenze der kalten Methode liegen. Die Stabilität von Arzneistoff und Metaboliten in allen untersuchten biologischen Flüssigkeiten und Extraktionslösungen muss bekannt sein, um auszuschließen, dass während der Probenaufarbeitung Zersetzungsprodukte gebildet werden, die die Ergebnisse verfälschen.

Analyse von Arzneistoff- und Metabolitengehalt

In der ersten Phase der pharmakokinetischen Untersuchungen einer neuen Substanz sollten unterschiedliche Dosierungen intravenös an vier bis sechs Tiere der jeweiligen Spezies appliziert werden und alle verfügbaren biologischen Flüssigkeiten (Plasma, Urin, Fäzes, evtl. Cerebrospinalflüssigkeit, Speichel etc.) auf den Arzneistoff- und Metabolitengehalt hin analysiert werden. Die Empfindlichkeit der analytischen Bestimmungsmethode sollte ausreichen, um dem Plasmaspiegel für mindestens vier bis sechs Halbwertszeiten folgen zu können. Allgemein gilt, dass es besser ist, viele Proben bei einer kleinen Anzahl von Versuchstieren zu nehmen als eine kleine Probenzahl bei einer großen Anzahl von Tieren. Vor allem in der Verteilungsphase ist es nötig, ausreichend häufig Proben zu nehmen, um diese Phase gut genug charakterisieren zu können. Die höchste Dosis wird durch die Toxizität der jeweiligen Substanz bestimmt, die niedrigste Dosis durch die Bestimmungsgrenze der analytischen Methode.

Anschließend an die Studien mit intravenöser Applikation erfolgt die Untersuchung anderer Applikationswege bei der gleichen Versuchstierspezies.

Auswahl der Versuchstiere bzw. der Probanden 11.1.2

Vor jedem pharmakokinetischen Tierexperiment sollte den Versuchstieren ausreichend Zeit gegeben werden, um sich an ihre Umgebung während des Versuchs zu gewöhnen. Ihr physiologischer Zustand (Gewicht, Alter etc.) muss bekannt und dokumentiert sein. Hämatokrit, Leukozyten und Blutsenkungsgeschwindigkeit sollten im normalen Bereich liegen.

Besondere Sorgfalt gilt der Auswahl von Probanden für Humanstudien. Sie sollten vor Durchführung der Studie gründlich ärztlich untersucht werden und nur dann in die Studie einbezogen werden, wenn sichergestellt ist, dass Nieren- und Leberfunktion normal sind, keine Rauschgift- oder Alkoholabhängigkeit vorliegt und kein klinisch pathologischer Befund zu erheben ist. Es ist sinnvoll, die ersten klinisch-pharmakokinetischen Studien bei gesunden jungen Männern im Alter von 21–30 Jahren durchzuführen. Pharmakokinetische Humanstudien müssen von den jeweiligen Ethikkommissionen begutachtet und zugelassen werden. Alle möglichen Risiken müssen den Probanden mündlich und schriftlich mitgeteilt werden, bevor deren schriftliche Einverständniserklärung eingeholt wird. Dieses sollte nach Möglichkeit im Beisein eines Zeugen geschehen.

Humanstudien

Protokoll für die Probennahme 11.1.3

Ein vernünftiges Schema für die Gewinnung von Blutproben nach intravenöser Applikation ist z. B. eine Entnahme nach 0,5, 1, 2, 4, 6, 8, 10, 15, 30, 45, 60, 75, 90, 105, 120 Minuten und dann im Halbstunden- oder Stundentakt bis zu 12 Stunden nach Applikation. Die weitere Probennahme hängt von den pharmakokinetischen Eigenschaften der jeweiligen Substanz sowie der analytischen Nachweisgrenze ab. Die frühen Proben sollten weniger als 5 ml betragen. Es ist möglich, die abzentrifugierten Erythrozyten wieder an das Versuchstier zurückzuapplizieren. Es sollte während der Probennahme kein Heparin in die Zirkulation appliziert werden, da dies die Eiweißbindungseigenschaften verändern kann. Bei den Probensammelbehältern und deren Verschlussstopfen muss sichergestellt sein, dass diese keinen Arzneistoff oder Metabolit binden können. Bei Probanden sollte nicht mehr als 400 ml Blut über einen Zeitraum von 6 Wochen entnommen werden. Die Blutproben sollten stichprobenmäßig auf ihren pH und Blutgasgehalt unmittelbar nach der Probennahme untersucht werden. Urinproben sollten vom katheterisierten Versuchstier halbstündlich oder stündlich bis zu 12 Stunden nach Applikation entnommen werden. Danach sollten Urin- und Fäzesproben zu geeigneten Zeitpunkten im metabolischen Käfig gesammelt werden. Probanden sollten in der Regel nicht katheterisiert werden. Volumen und pH der Urinproben sollten unmittelbar nach der Entnahme bestimmt und dokumentiert werden. Ein Teil des Urins sollte unmittelbar nach der Entnahme, vor dem Einfrieren auf eine zu erwartende Konzentration verdünnt werden, die im Bereich der analytischen Methode liegt. Fäzes sollte unmittelbar nach der Entnahme tiefgefroren werden. Falls Plasma oder Urin über längere Zeit gefroren gelagert wird, muss die Stabilität während dieses Zeitraums abgesichert werden.

Umgang mit Blutproben

Begleitende Maßnahmen

Während der Studie sollte ausreichend Flüssigkeit oral oder mittels intravenöser Infusion zugeführt werden, um einen gleichmäßigen Urinfluss sicherzustellen. In besonderen Situationen wie bei der Gefahr des Auftretens einer Kristallurie (Methotrexat, Sulfonamide) sollte hypotonische Kochsalzlösung verabreicht werden. Während der Studie sollten Creatinin- und in bestimmten Fällen Inulin- und PAH-Clearance gemessen werden. Falls andere Arzneimittel gleichzeitig zu den zu untersuchenden gegeben werden müssen (z. B. Sedativa), muss sichergestellt sein, dass diese nicht die Pharmakokinetik der untersuchten Substanz (z. B. durch Enzyminduktion) beeinflussen können.

Wenn möglich, sollten einige Versuchstiere auch gallekatheterisiert werden, um biliäre Ausscheidung von Arzneistoff und Metabolit zu verfolgen. Hierbei sollte die gesamte Gallenflüssigkeit gesammelt werden, wobei eine Substitution von Gallensalzen erfolgen sollte.

Schließlich sollten auch die isolierten Metaboliten separat an die Versuchstiere zur Betrachtung ihrer Pharmakokinetik appliziert werden.

11.1.4 Dosierungsschema

> **Merke**
>
> Ein minimales Versuchsdesign für eine pharmakokinetische Studie enthält mindestens vier gesunde Individuen der untersuchten Spezies, die in einer Cross-over-Anordnung in unterschiedlichen Dosierungen untersucht werden.

Die höchste untersuchte Dosis wird anhand der Toxizität festgelegt, die niedrigste hängt von der analytischen Empfindlichkeit in Plasma und Urin ab. Ein optimales Design wäre die einfache, doppelte und achtfache Dosis. Je größer der untersuchte Dosierungsbereich ist, umso besser kann eine eventuelle Nichtlinearität in der Pharmakokinetik aufgedeckt werden. In Humanstudien kann der Dosierungsbereich manchmal auf zwei unterschiedliche Dosierungen limitiert sein. Die Reproduzierbarkeit der pharmakokinetischen Parameter beim selben Individuum bei gleicher Dosierung und gleichem Applikationsweg sollte bei einer kleinen Anzahl Individuen bestimmt werden, da vor allem nach oraler, pulmonaler, rektaler und intramuskulärer Gabe eine große intraindividuelle Variabilität in Geschwindigkeit und Ausmaß der Resorption beobachtet werden kann. Diese Studien würden auch Information über potentielle Enzyminduktion oder pharmakologische bzw. physiologische Einflussgrößen ergeben, die die Ergebnisse einer pharmakokinetischen Studie mit Mehrfachdosierung variieren könnten. Zwischen zwei Studien sollte grundsätzlich eine ausreichend lange Auswasch- und Erholungsphase liegen. Orale pharmakokinetische Studien sollten am besten mit Arzneistofflösungen durchgeführt werden, bevor man sich der Kinetik nach Gabe von festen Arzneiformen zuwendet. Die Studien sollten möglichst intravenös und oral (oder nach jedem anderen relevanten Applikationsweg) beim gleichen Individuum durchgeführt werden.

Ein typisches Untersuchungsdesign bei 4 Probanden für einen Arzneistoff, der in hoher (H) und niedriger (L) Dosis i. v. und oral (p. o.) gegeben werden soll, ist in Tab. 11.1 gezeigt. Falls nicht genügend Information über die Nebenwirkungen dieser neuen Substanz bekannt ist, kann dieses Schema auch zu Gunsten eines

11.1.4 Dosierungsschema

Tab. 11.1 Versuchsdesign zur Untersuchung eines Arzneistoffes, der in hoher (H = high) und niedriger (L = low) Dosis intravenös (i. v.) und oral (p. o.) gegeben werden soll

A. Optimales Design								
Proband	Studie							
	1		2		3		4	
1	H	i. v.	L	i. v.	L	p. o.	H	p. o.
2	L	p. o.	H	p. o.	H	i. v.	L	i. v.
3	H	p. o.	H	i. v.	L	i. v.	L	p. o.
4	L	i. v.	L	p. o.	H	p. o.	H	i. v.
B. Design, bei dem die Probanden aus Sicherheitsgründen zunächst die niedrige Dosis erhalten								
Proband	Studie							
	1		2		3		4	
1	L	i. v.	H	i. v.	H	p. o.	L	p. o.
2	L	i. v.	H	i. v.	H	p. o.	L	p. o.
3	L	i. v.	H	i. v.	L	p. o.	H	p. o.
4	L	i. v.	H	i. v.	L	p. o.	H	p. o.

anderen aufgegeben werden, bei dem zunächst sichergestellt ist, dass die Probanden die niedrige Dosis auch vertragen.

In allen Fällen sollten die Probanden über Nacht fasten. Probanden, die aus irgendwelchen Gründen aus der Studie ausscheiden, sollten durch neue ersetzt werden. So früh wie möglich, nachdem die Wirksamkeit nachgewiesen wurde, sollten kinetische Untersuchungen bei Patienten angeschlossen werden, um abzuschätzen, inwieweit der Krankheitszustand die Pharmakokinetik beeinflusst. Dabei sollte es sich um eine Gruppe von Patienten mit normaler renaler Clearance und z. B. ohne Malabsorptionssyndrom handeln. Der Einfluss dieser speziellen physiologischen Bedingungen kann zu einem späteren Zeitpunkt während der Phase III untersucht werden.

Probanden sollten über Nacht fasten.

11.2 Fragen bei der Auswertung pharmakokinetischer Studien

Nachfolgend sollen einige typische Fragen aufgezählt werden, die bei der Auswertung kinetischer Studien auftreten.

11.2.1 Bestimmung von linearer oder nichtlinearer Pharmakokinetik

Sind alle Arzneistofftransfers, Metabolismusschritte und Eliminationsvorgänge Prozesse erster Ordnung?

Die Antwort lautet ja, wenn alle Plots von Plasma- und Urindaten sowie Daten aus anderen Körperflüssigkeiten für Arzneistoff und Metabolit nach Division durch die Dosis superimponierbar sind (s. Kap. 1.2.5). In diesem Falle kann davon ausgegangen werden, dass alle kinetische Vorgänge Prozesse erster Ordnung darstellen, und dass Geschwindigkeitskonstanten, Clearance und Verteilungsvolumen von der Dosis unabhängig sind. Die gleichen Schlüsse gelten analog für die Metaboliten. Es ist möglich, dass nach intravenöser Gabe keine Dosisabhängigkeit beobachtet wird, wohl aber nach oraler Gabe der gleichen Dosis. Der Grund hierfür kann in einem sättigbaren First-Pass-Effekt liegen.

Die Antwort lautet nein, wenn die entsprechenden Kurven nicht superimponierbar sind. Gründe hierfür können in sättigbaren Eliminationswegen (Metabolismus, tubuläre Sekretion, tubuläre Rückresorption) oder Verteilungsphänomenen (Proteinbindung) liegen.

Nichtlineare Plasmaproteinbindung

Ist die nichtlineare Pharmakokinetik auf nichtlineare Plasmaproteinbindung zurückzuführen?

Die Antwort ist ja, wenn die entsprechenden Plots der freien Arzneistoffkonzentration dividiert durch die Dosis für alle untersuchten Dosierungen superimponierbar sind, nicht aber die Gesamtkonzentrationen. Ein solcher Fall konnte z. B. für Disopyramid gezeigt werden.

Kann die nichtlineare Pharmakokinetik auf eine dosisabhängige renale Clearance zurückzuführen sein?

Die Antwort ist nein, wenn die Clearance-Plots (s. Kap. 1.2.1) linear sind und kein signifikantes Interzept aufweisen. Nichtlinearität in Clearance-Plots kann auf sättigbare tubuläre Sekretion bzw. Rückresorption zurückzuführen sein, aber auch auf dosisunabhängige Veränderungen in Urin-pH oder Urinflussgeschwindigkeit.

Wie kann entschieden werden, ob sich Urinfluss oder pH auf die renale Clearance auswirken?

Die Urinausscheidungsgeschwindigkeiten können mit den Urinflussgeschwindigkeiten und gemessenen pH-Werten verglichen werden und auf das Vorliegen einer Korrelation untersucht werden. Vor allem Arzneistoffe mit pK_a-Werten zwischen 6 und 8 sind anfällig, da ihre tubuläre Rückresorption pH-abhängig ist (s. Kap. 6.1.1). Wenn nötig, kann der pH des Urins mit Hilfe von Ammoniumchlorid oder Natriumbicarbonat verändert und konstant gehalten werden, um den Einfluss von pH-Änderungen zu eliminieren.

Wie können sättigbare tubuläre Sekretion und sättigbare tubuläre Rückresorption voneinander unterschieden werden?

Aus der Form der jeweiligen Clearance-Plots (dU/dt vs. Cp_{mid}, s. Abb. 1.10).

Wann kann auf sättigbare biliäre Elimination geschlossen werden?

Diese Frage kann nur eindeutig beantwortet werden, wenn Galle experimentell gesammelt und analysiert wurde. Nur dann können biliäre Clearance-Plots (dB/dt vs. Cp_{mid}) erstellt werden. Sind diese linear und zeigen kein signifikantes Interzept, kann nichtlineare biliäre Elimination ausgeschlossen werden. Zu beachten ist, dass die Entleerung der Galle häufig nicht kontinuierlich verläuft, sondern pulsartig durch Nahrungsaufnahme hervorgerufen wird.

Sättigbare biliäre Elimination

Wann kann auf sättigbaren Metabolismus geschlossen werden?

Sättigbarer Metabolismus ist einer der häufigsten Gründe für nichtlineare Pharmakokinetik. Ein eindeutiger Nachweis kann erfolgen, wenn die jeweiligen Metabolitenspiegel mitverfolgt werden, die in diesem Falle nicht mehr proportional zur gegebenen Dosis wären und in ihrer Form Plasmaspiegeln nach Resorption nullter Ordnung mit einem konstanten Steady-State-Plateau ähneln würden. Liegen gleichzeitig sättigbarer Metabolismus und lineare renale Elimination vor, wird die in den Urin ausgeschiedene Arzneistofffraktion mit ansteigender Dosis zunehmen.

Experimentell kann ein sättigbarer Metabolismus durch die Gabe von Enzyminduktoren nachgewiesen werden, die die Metabolisierungsrate erhöhen würden und in den Bereich linearer Kinetik zurückbringen können.

Sind die ermittelten Verteilungsvolumen dosisabhängig?

Die berechneten Verteilungsvolumen können bei nichtlinearer Protein- oder Gewebebindung dosisabhängig variieren. Andere Gründe können in den pharmakologischen Wirkungen des Arzneistoffs begründet liegen (z. B. Vasodilatation).

Existenz von tiefen Kompartimenten   11.2.2

Existieren tiefe Kompartimente mit hoher Kapazität?

Auf das Vorliegen eines tiefen Kompartiments kann aus einer langsamen terminalen Eliminationsphase geschlossen werden (s. Kap. 1.2.4). Liegen die Plasmaspiegel in dieser terminalen Phase unter der Nachweisgrenze der jeweiligen analytischen Methode, so kann aus dem lange anhaltenden Auftreten von Arzneistoff oder Metaboliten im Urin auf ein tiefes Kompartiment geschlossen werden. Als Resultat des Vorliegens eines tiefen Kompartiments folgt eine langsame Kumulation des Arzneistoffs im Körper. Die Elimination des Arzneistoffs erfolgt sehr langsam und über einen langen Zeitraum.

Langsame terminale Eliminationsphase

Die Antwort ist nein, wenn die Plasmaspiegel mit Hilfe eines Zwei-Kompartiment-Modells hinreichend genau beschrieben werden können und keine langsame terminale Eliminationsphase zu beobachten ist. Zur Absicherung kann überprüft werden, ob die aus der Einmaldosierung vorherberechneten Plasmaspiegel nach Mehrfachdosierung mit den experimentell ermittelten Werten übereinstimmen. Bei Vorliegen eines tiefen Kompartiments kommt es zu einem langsamen Anstieg der Steady-State-Plasmaspiegel nach Mehrfachgabe und auch nach Dauerinfusion. Da in manchen Fällen die Toxizität mit der Konzentration und Aufenthaltsdauer

11.2.3 Enterohepatischer Kreislauf

Wie kann ein Anstieg der Plasmakonzentration in der Postdistributionsphase erklärt werden?

Doppelpeaks bei oraler Resorption

Wird der Arzneistoff mit der Gallenflüssigkeit in den Darm ausgeschieden und von dort erneut resorbiert (enterohepatischer Kreislauf, s. Kap. 4.6.2), kann es zu einem Anstieg der Plasmaspiegel oder bei oraler Resorption zu Doppelpeaks kommen. Auch die Rückresorption von Arzneistoff, der biliär als Konjugat ausgeschieden wurde, ist nach Hydrolyse im Darm möglich. Dieses Phänomen ist bei gallekatheterisierten Versuchstieren leicht abzuklären, im Humanversuch aber schwieriger zu erfassen. Der enterohepatische Kreislauf kompliziert die Ermittlung der Resorptionsquote in Bioverfügbarkeitsstudien, da in diesen Fällen die Fläche unter der Plasmaspiegelkurve nicht mehr proportional zu der aus der Arzneiform freigesetzten Arzneistofffraktion ist.

11.2.4 Bioverfügbarkeit

Bioverfügbarkeitsvergleiche mit Hilfe des Vergleichs der Gesamtfläche unter der Plasmaspiegelkurve sind nur dann angebracht, wenn sichergestellt ist, dass die Elimination nach einer Kinetik erster Ordnung erfolgt und dosisunabhängig ist. Liegen Sättigungsphänomene vor, ist die Bestimmung der Resorptionsquote eine kompliziertere Funktion als der schlichte Quotient zweier Flächen.

Kann orale Bioverfügbarkeit aus Urindaten ermittelt werden?

Die Antwort ist ja, wenn lineare Pharmakokinetik vorliegt und die in den Urin ausgeschiedene Arzneistofffraktion konstant ist.

Wie kann auf das Vorliegen eines gesättigten First-Pass-Effekts geschlossen werden?

Auf gesättigten First-Pass-Effekt kann geschlossen werden, wenn die Verhältnisse der *AUCs* (p. o./i. v.) für Arzneistoff und Metabolit unterschiedlich sind und sich als Funktion der Dosis verändern. Weiterhin ist sättigbarer First-Pass-Effekt wahrscheinlich, wenn nach Gabe der gleichen Dosis mit unterschiedlichen Resorptionsgeschwindigkeiten unterschiedliche Flächen unter der Plasmaspiegelkurve erhalten werden.

Die genannten Fragen stellen nur eine kleine Auswahl der Vielfalt von Problemen dar, die sich bei der Auswertung pharmakokinetischer Studien ergeben können.

> **Merke**
>
> Jedes Arzneimittel hat spezifische physikalisch-chemische Eigenschaften und eine individuelle biologische Disposition, so dass bei der Auswertung und Interpretation pharmakokinetischer Forschungsresultate nie nach einem festen Schema, sondern anhand der vorliegenden experimentellen Daten und unter Berücksichtigung der jeweiligen Arzneistoffeigenschaften vorgegangen werden sollte.

11.3 Anwendung von Computerprogrammen bei der Auswertung pharmakokinetischer Studien

Anwendung von Kinetik-Programmen

Die rasche Entwicklung der modernen Computertechnologie hat Ausmaß und Effektivität der pharmakokinetischen Datenauswertung in den letzten Jahren erheblich erhöht. Zur Auswertung pharmakokinetischer Studien ist eine Reihe von Computerprogrammen verfügbar. Die Anwendung von Computerprogrammen setzt grundsätzlich voraus, dass der Anwender versteht, nach welcher Logik das entsprechende Programm arbeitet, um dessen Ergebnisse sinnvoll interpretieren zu können. Vor der Anwendung von „Black-Box-Programmen", die kinetische Studien auswerten, ohne dass der Benutzer die entsprechenden Grundkenntnisse der Pharmakokinetik und des Programmablaufs besitzt, sei ausdrücklich gewarnt. Die Anwendung von Kinetik-Programmen wird in Zukunft mehr und mehr Routine und jedermann zugänglich werden, da die entsprechenden Programme nun auch auf Kleincomputern (PCs) laufen und somit die Kosten erheblich niedriger sind als noch vor wenigen Jahren. Auf eine ausführliche Besprechung der Programme muss hier verzichtet werden, weitere Informationen können aber über die jeweiligen Websites erhalten werden. Die wohl derzeit am häufigsten verwendeten Pharmakokinetik-Programme sind WinNONLIN (www.pharsight.com) und KINETICA (www.thermo.com). Diese Programme passen Parameter einer beliebigen Gleichung zur Beschreibung experimentell erhaltener Daten so an, dass die Summe der Abweichungsquadrate zwischen berechneten und gefundenen Werten auf ein Minimum reduziert wird (nichtlineare Regression). Dem Benutzer steht eine Auswahl der gängigen kinetischen Modelle zur Verfügung, er kann aber darüber hinaus noch jedes andere Modell selbst entwerfen und dem Programm eingeben. Das Programm SCIENTIST ist sehr flexibel und erlaubt das Aufstellen von Differentialgleichungen in einfacher Form. Es ist daher vor allem für die Auswertung substanzspezifischer PK/PD-Modelle geeignet.

> **Merke**
>
> Es sind einige Computerprogramme entwickelt worden, die die Auswertung pharmakokinetischer Studien erleichtern. Voraussetzung ist, dass der Anwender das Prinzip des jeweiligen Programms versteht.

Datenanalyse mit nichtlinearer Regression

Die Durchführung einer Datenanalyse mit nichtlinearer Regression hat zwei kritische Stellen. Es ist nötig, dem Programm hinreichend gute Abschätzungen der Ergebnisse einzugeben. Diese können oft mit Hilfe von Tabellenkalkulationsprogrammen (EXCEL) ebenfalls auf einem PC berechnet werden oder auch mit Bleistift und Lineal manuell ermittelt werden. Die zweite Einflussgröße des Benutzers ist die Möglichkeit, die verschiedenen experimentell ermittelten Datenpaare unterschiedlich zu wichten. Hierbei spielt eine Rolle, welcher analytische Fehler in den unterschiedlichen Konzentrationsbereichen zu erwarten ist.

Für eine populationspharmakokinetische Auswertung (s. Kap. 10) ist das Programm NONMEM (www.icondevsolutions.com) entwickelt worden. Populationspharmakokinetische Auswertungen sind auch mit KINETICA 2000 sowie mit WinNONMIX (www.pharsight.com) möglich. Schließlich gibt es auch noch Programme, die ganze klinische Prüfungen simulieren (clinical trial simulators). Zu weiterer Information über Pharmakokinetik und Pharmakodynamik führt die Webpage www.boomer.org/pkin/. Man kann erwarten, dass die Softwareindustrie in den nächsten Jahren weitere innovative Anwendungen pharmakokinetischer und pharmakodynamischer Aspekte entwickeln wird.

Zusammenfassung

- Es ist wichtig, dass die angewendeten analytischen Methoden für Arzneistoff und Metaboliten in den verschiedenen biologischen Flüssigkeiten spezifisch und validiert sind.

- Ein minimales Versuchsdesign für eine pharmakokinetische Studie enthält mindestens vier normale Individuen der untersuchten Spezies, die in einer Cross-over-Anordnung in unterschiedlichen Dosierungen untersucht werden.

- Jedes Arzneimittel hat spezifische physikalisch-chemische Eigenschaften und eine individuelle biologische Disposition, so dass bei der Auswertung und Interpretation pharmakokinetischer Forschungsresultate nie nach einem festen Schema, sondern anhand der vorliegenden experimentellen Daten und unter Berücksichtigung der jeweiligen Arzneistoffeigenschaften vorgegangen werden sollte.

Lösungen zu den Übungsaufgaben

Antworten zu Kap. 2

1. Die physikochemischen Eigenschaften des Arzneistoffs und die physiologischen Bedingungen am Ort der Applikation bestimmen Ausmaß und Geschwindigkeit der Resorption.

2. Die Diffusionsgeschwindigkeit ist abhängig vom Konzentrationsgefälle, von der Größe und Dicke der Membran sowie von einem stoffspezifischen Diffusionskoeffizienten.

3. Eine aktive intestinale Sekretion kann Ausmaß und Geschwindigkeit der Arzneistoffresorption vermindern (Resorptionsbremse).

Antworten zu Kap. 3

1. Absolute Bioverfügbarkeit: Als Vergleich zur Gabe des Testprodukts dient die intravenöse Applikation.
   Relative Bioverfügbarkeit: Die Gabe von Referenz- und Testprodukt erfolgen über die gleiche Applikationsroute.

2. Die Aussage bezieht sich auf die relative Bioverfügbarkeit, denn die absolute Bioverfügbarkeit kann maximal 100 % betragen.

3. Bioäquivalent.

4. Randomisiertes, ausgewogenes Cross-over-Design, Arzneistoffgabe erfolgt nüchtern, ausreichende Wash-out-Phase.

5. AUC, Cp_{max}, t_{max}.

6. Berechnung der 90 % Vertrauensbereiche für die Punktschätzer der Ratios für die relevanten pharmakokinetischen Parameter. Diese müssen für die Entscheidung „bioäquivalent" zwischen 80 und 125 % liegen.

7. Biopharmazeutisches Klassifizierungssystem (biopharmaceutical classification system).

8. Eine mathematische Beziehung, die die In-vitro-Freisetzungsdaten und die In-vivo-Absorptionsprofile korreliert und somit eine Berechnung der In-vivo-Absorption (und damit der Plasmakonzentrations-Zeit-Verläufe) anhand von In-vitro-Daten ermöglicht.

9. SUPAC: Scale-Up and Post-Approval Changes. Hier wird beurteilt, welche zusätzlichen Untersuchungen durch Änderungen am zugelassenen Herstellungsprozess beim Scale-up oder nach der Zulassung notwendig sind.

10. Eine Ausnahme von der Durchführung einer Bioäquivalenzstudie.

11. Biopharmazeutika, die wegen ihrer biologischen Ähnlichkeit mit einem biologischen Referenzarzneimittel zugelassen wurden.

Antworten zu Kap. 5

1. Unter Enzyminduktion versteht man das Phänomen einer Aktivitätszunahme von Enzymen unter der Gabe von Substanzen. Dadurch kann sich der Organismus an eine Arzneistoffexposition anpassen.

2. Die Enzyme der Familien CYP1, CYP2 und CYP3 sind für nahezu 100 % aller Funktionalisierungsreaktionen beim Menschen verantwortlich.

3. Hydrophile Primärmetabolite entstehen durch Funktionalisierungsreaktionen wie Oxidationen, Reduktionen und Hydrolysen.

4. Für Poor Metabolizer ist die Demethylierung von Ecstasy vermindert, was zu einer erhöhten akuten Toxizität der unveränderten Muttersubstanz führt.

Antworten zu Kap. 10

1. Antwort: Strukturmodell, Covariablenmodell und stochastisches Modell.

2. Es muss eine datenreiche Situation vorliegen, und die interindividuelle Variabilität wird überschätzt.

3. Falsches Modell für die Restvariabilität. Für die Restvariabilität wurde ein additives Modell anstelle eines proportionalen verwendet.

4. 0,99 l/h.

5. Gesamtclearance Mann: 1,52 l/h + 0,395 l/h = 1,915 l/h,
   Gesamtclearance Frau: 0,99 l/h + 0,395 l/h = 1,385 l/h. Die Gesamtclearance ist um 27,7 % niedriger.

6. Visueller Vorhersagecheck, Vorhersagecheck, Posterior Predictive Check, Teilung des Datensatzes, Bootstrapping, Kreuzvalidierung.

7. Von verschachtelten Modellen spricht man, wenn das reduzierte Modell durch Nullsetzen eines Parameters des vollen Modells erzeugt werden kann, d. h. das reduzierte Modell ist immer ein spezielles Modell des vollen Modells.

Literatur

Aarons L (1999) Software for population pharmacokinetics and pharmacodynamics. *Clin Pharmacokinet* **36**:255–264

Abernethy DR, Greenblatt DJ (1982) Pharmacokinetics of drugs in obesity. *Clin Pharmacokinet* **7**:108–124

Abernethy DR, Greenblatt DJ, Divoll M, Harmatz JS, Shader RI (1981) Alterations in drug distribution and clearance due to obesity. *J Pharmacol Exp Ther* **217**:681–685

Ablad B, Borg KO, Johnsson G, Regardh CG, Solvell L (1974) Combined pharmacokinetic and pharmacodynamic studies on alprenolol and 4-hydroxy-alprenolol in man. *Life Sci* **14**:693–704

Amar PJ, Schiff ER (2007) Acetaminophen safety and hepatotoxicity – where do we go from here? *Expert Opin Drug Saf* **6**:341–55

Amidon GL, Lennernäs H, Shah VP, Crison JR (1995) A theoretical basis for a biopharmaceutics drug classification: the correlation of an in vitro drug product dissolution and in vivo bioavailability. *Pharm. Res* **12**:413–420

Aps C, Bell JA, Jenkins BS, Poole-Wilson PA, Reynolds F (1976) Logical approach to lignocaine therapy. *Br Med J* **1**:13–15

Aranda JV, Collinge JM, Zinman R, Watters G (1979) Maturation of caffeine elimination in infancy. *Arch Dis Child* **54**:946–949

Barth J, Mollmann HW, Wagner T, Hochhaus G, Derendorf H (1994) Problems of equivalency points during therapy with glucocorticoids. A comparison of the clinical pharmacokinetics and pharmacodynamics of prednisolone and methylprednisolone. *Dtsch Med Wochenschr* **119**:1671–1676.

Beckett AH, Rowland M (1965) Urinary excretion of methylamphetamine in man. *Nature* **206**:1260–1261

Blanchard J, Fink WT, Duffy JP (1977) Effect of sorbitol on interaction of phenolic preservatives with polysorbate 80. *J Pharm Sci* **66**:1470–1473

Bhattaram VA, Booth BP, Ramchandani RP, Beasley BN, Wang Y, Tandon V, Duan JZ, Baweja RK, Marroum PJ, Uppoor RS, Rahman NA, Sahajwalla CG, Powell JR, Mehta MU, Gobburu JVS (2005) Impact of pharmacometrics on drug approval and labeling decisions: a survey of 42 new drug applications. *AAPS J* **7**: E503-E512

Bhattaram VA, Bonapace C, Chilukuri DM, Duan JZ, Garnett C, Gobburu JVS, Jang SH, Kenna L, Lesko LJ, Madabushi R, Men Y, Powell JR, Qiu W, Ramchandani RP, Tornoe CW, Wang Y, Zheng JJ (2007) Impact of pharmacometric reviews on new drug approval and labeling decisions – a survey of 31 new drug applications submitted between 2005 and 2006. *Clin Pharmacol Ther* **81**:213–221

Bodor N, Brewster ME (1982) Problems of delivery of drugs to the brain. *Pharmacol Ther* **19**:337–386

Bois F, Tozer, TN, Hauck WW, Chen ML, Patnaik R, Williams RL (1994 a) Bioequivalence: performance of several measures of extent of absorption. *Pharm. Res* **11**:715–722

Bois F, Tozer, TN, Hauck WW, Chen ML, Patnaik R, Williams RL (1994 b) Performance of several measures of rate of absorption. *Pharm. Res* **11**:966–974

Bonate PL, Howard DR (eds.) (2004) *Pharmacokinetics in drug development: clinical study design and analysis.* Vol. 1. American Association of Pharmaceutical Scientists, Arlington, USA

Bonate PL (ed.) (2006) *Pharmacokinetic-pharmacodynamic modeling and simulation.* Springer Science+Business Media, New York, USA

Brosen K, Gram LF (1988) First-pass metabolism of imipramine and desipramine: impact of the sparteine oxidation phenotype. *Clin Pharmacol Ther* **43**:400–406

Brown HS, Galetin A, Hallifax D, Houston JB (2006) Prediction of in vivo drug-drug interactions from in vitro data : factors affecting prototypic drug-drug interactions involving CYP2C 9, CYP2D 6 and CYP3A4. *Clin Pharmacokinet* **45**:1035–50

Chien JY, Friedrich S, Heathman MA, de Alwis DP, Sinha V (2005) Pharmacokinetics/pharmacodynamics and the stages of drug development: role of modeling and simulation. *AAPS Journal* **7**: E544-E559

Chow S-C, Liu J-P (2000) Design and analysis of bioavailability and bioequivalence studies. *New York: Marcel Dekker*

Derendorf H (1989) Pharmacokinetic evaluation of beta-lactam antibiotics. *J Antimicrob Chemother* **24**:407–413

Derendorf H, Garrett ER (1983) High-performance liquid chromatographic assay of methadone, phencyclidine, and metabolites by postcolumn ion-pair extraction and on-line fluorescent detection of the counterion with applications. *J Pharm Sci* **72**:630–635

Derendorf H, Hochhaus G, Mollmann H, Barth J, Krieg M, Tunn S, Mollmann C (1993) Receptor-based pharmacokinetic-pharmacodynamic analysis of corticosteroids. *J Clin Pharmacol* **33**:115–123

Derendorf H, Mollmann H, Gruner A, Haack D, Gyselby G (1986) Pharmacokinetics and pharmacodynamics of glucocorticoid suspensions after intra-articular administration. *Clin Pharmacol Ther* **39**:313–317

Derendorf H, Mollmann H, Krieg M, Tunn S, Mollmann C, Barth J, Rothig HJ (1991) Pharmacodynamics of methylprednisolone phosphate after single intravenous administration to healthy volunteers. *Pharm Res* **8**:263–268

Dobbs NA, Twelves CJ, Gillies H, James CA, Harper PG, and Rubens RD (1995) Gender affects doxorubicin pharmacokinetics in patients with normal liver biochemistry. *Cancer Chemother Pharmacol* **36**:473–476

Dünnebier D (1997) Zum Einfluss der gastrointestinalen Motilität auf die orale Pharmakokinetik von Talinolol bei gesunden Probanden., *Medizinische Fakultät*, Technische Universität, Dresden

Ette EI, Williams PJ (eds.) (2007) *Pharmacometrics: the science of quantitative pharmacology.* John Wiley & Sons, Hoboken, USA

European Medicines Agency (EMEA): Committee for medicinal products for human use (CHMP)

Scientific guidelines for human medicinal products: http://www.emea.europa.eu/htms/human/humanguidelines/efficacy.htm

Clinical investigation of the pharmacokinetics of therapeutic proteins (2007) http://www.emea.europa.eu/pdfs/human/ewp/892 4904enfin.pdf

Comparability of biotechnology- derived medicinal products after a change in the manufacturing process – non- clinical and clinical issues http://www.emea.europa.eu/pdfs/human/biosimilar/101 69 506enfin.pdf

Guideline on reporting the results of population pharmacokinetic analyses (2008)

ICH E3 Structure and content of clinical study reports http://www.emea.europa.eu/pdfs/human/ich/013 795en.pdf

Investigation of bioequivalence (Draft 2009) http://www.emea.europa.eu/pdfs/human/qwp/140 -198enrev1.pdf

Modified release oral and transdermal dosage forms: section II (2000) http://www.emea.europa.eu/pdfs/human/ewp/028 096en.pdf

Points to consider on the clinical requirements of modified release products Released released as a line extension of an existing marketing authorisation (2003) http://www.emea.europa.eu/pdfs/human/ewp/187 503en.pdf

Similar biologic medical product http://www.emea.europa.eu/pdfs/human/biosimilar/043 704en.pdf

Similar biological medicinal products containing biotechnology-derived proteins as active substance: non-clinical and clinical issues http://www.emea.europa.eu/pdfs/human/biosimilar/428 3205en.pdf

Evans DAP, Manley KA, McKusick VA (1960) Genetic control of isoniazid metabolism in man. *Br. Med. J.* **2**:485–490

Evans WE, Schentag JJ, Jusko WJ (1992) *Applied Pharmacokinetics*. Applied Therapeutics Inc, Spokane WA

Finlay WH, Martin AR (2008) Recent advances in predictive understanding of respiratory tract deposition. *J Aerosol Med Pulm Drug Deliv* **21**: 189–206

Friberg LE, Henningsson A, Maas H, Nguyen L, Karlsson MO (2002) Model of chemotherapy-induced myelosuppression with parameter consistency across drugs. *J Clin Onc* **20**:4713–4721

Garrett ER, Altmayer P (1985) Disposition of etofibrate, clofibric and nicotinic acid esters, and their products in dogs. *J Pharm Sci* **74**:295–299

Garrett ER, Derendorf H, Mattha AG (1985) Pharmacokinetics of morphine and its surrogates. VII: High-performance liquid chromatographic analyses and pharmacokinetics of methadone and its derived metabolites in dogs. *J Pharm Sci* **74**:1203–1214

Garrett ER, Roth W (1983) Nonlinear pharmacokinetics of the new positive inotropic agent sulmazole in the dog. *J Pharm Sci* **72**:105–116

Glaeser H, Bailey DG, Dresser GK, Gregor JC, Schwarz UI, McGrath JS, Jolicoeur E, Lee W, Leake BF, Tirona RG, Kim RB (2007) Intestinal drug transporter expression and the impact of grapefruit juice in humans. *Clin Pharmacol Ther* **81**: 362–70

Glavinas H, Krajcsi1 P, Cserepes J, Sarkadi B (2004) The role of ABC transporters in drug resistance, metabolism and toxicity. *Curr Drug Deliv* **1**: 27–42

Gibaldi M, Levy G (1976) Pharmacokinetics in clinical practice. 2. Applications. *Jama* **235**:1987–1992

Gramatté T (1996) Die Lokalisationsabhängigkeit der Arzneistoffresorption im Dünndarm des Menschen. Shaker Verlag, Aachen

Gramatté T, el Desoky E, Klotz U (1994) Site-dependent small intestinal absorption of ranitidine. *Eur J Clin Pharmacol* **46**:253–259

Gramatté T, Terhaag B, le Petit G, Richter K, Feller K (1989) In- vivo-Bioverfügbarkeit und In-vitro-Liberation von Glibenclamid aus drei Manilil-Zubereitungen. *Z. Klin. Med.* **44**:183–186

Grasela TH, Sheiner LB (1991) Pharmacostatistical modeling for observational data. *J. Pharmacokinet Biopharm* **19**:25–36

Gravenstein D, Suri A, Derendorf HC, Koska AJ (1998) Influence of plasma expansion on plasma protein binding of ketorolac. *J Clin Anesth* **10**:464–468

Greenblatt DJ, Abernethy DR, Shader RI (1986) Pharmacokinetic aspects of drug therapy in the elderly. *Ther Drug Monit* **8**:249–255

Hauschke D, Steinijans V, Pigeot I (2007) *Bioequivalence studies in drug development. methods and applications.* John Wiley & Sons, Chichester

Hinderling PH, Garrett ER, Wester RD (1977) Pharmacokinetics of beta-methyldigoxin in healthy humans I: intravenous studies. *J Pharm Sci* **66**:242–253

Hulst LK, Fleishaker JC, Peters GR, Harry JD, Wright DM, Ward P (1994) Effect of age and gender on tirilazad pharmacokinetics in humans. *Clin Pharmacol Ther* **55**:378–384

Kanfer I (2002) Report on the international workshop on the biopharmaceutics classification system (BCS): scientific and regulatory aspects in practice. *J Pharm Pharmaceut Sci.* **5**:1–4

Karalis V, Symillides M, Macheras P (2004) Novel scaled average bioequivalence. *Pharm. Res* **21**:1933–1942

Karlsson MO, Sheiner LB (1993) The importance of modeling interoccasion variability in population pharmacokinetic analyses. *J. Pharmacokinet Biopharm* **21**:735–750

Klotz U, Avant GR, Hoyumpa A, Schenker S, Wilkinson GR (1975) The effects of age and liver disease on the disposition and elimination of diazepam in adult man. *J Clin Invest* **55**:347–359

Koch KM, Liu M, Davis IM, Shaw S, Yin Y (1997) Pharmacokinetics and pharmacodynamics of ranitidine in renal impairment. *Eur J Clin Pharmacol* **52**:229–234

Kopcha RG, Fant WK, Warden GD (1991) Increased dosing requirements for amikacin in burned children. *J Antimicrob Chemother* **28**:747–752

Kovar A, Dalla Costa T, Derendorf H (1997) Comparison of plasma and free tissue levels of ceftriaxone in rats by microdialysis. *J Pharm Sci* **86**:52–56

Kovar A, Peters T, Beier N, Derendorf H (2001) Pharmacokinetic/pharmacodynamic evaluation of the NHE inhibitor eniporide. *J Clin Pharmacol* **41**:139–148

Kunicki PK, Sitkiewicz D, Pawlik A, Bielicka-Sulzyc V, Borowiecka E, Gawronska-Szklarz B, Sterna R, Matsumoto H, Radziwon-Zaleska M (1995) Debrisoquine hydroxylation in a Polish population. *Eur J Clin Pharmacol* **47**:503–505

Kunin CM, Craig WA, Kornguth M, Monson R (1973) Influence of binding on the pharmacologic activity of antibiotics. *Ann N Y Acad Sci* **226**:214–224

Lalonde RL, Kowalski KG, Hutmacher MM, Ewy W, Nichols DJ, Milligan PA, Corrigan BW, Lockwood PA, Marshall SA, Beninsosa LJ, Tensfeldt TG, Parivar K, Amantea M, Glue P, Koide H, Miller R (2007) Model-based drug development. *Clinical Pharmacology & Therapeutics* **82**:21–32

Langguth P, Fricker G, Wunderli-Allenspach H (2004) *Biopharmazie.* Wiley-VCH, Weinheim

Lehr T, Staab A, Tillmann C, Trommeshauser D, Raschig A, Schaefer HG, Kloft C (2007) Population pharmacokinetic modelling of NS 2330 (tesofensine) and its major metabolite in patients with Alzheimer's disease. *Br J Clin Pharmacol* **64**:36–48

Lennard MS, Tucker GT, Silas JH, Woods HF (1986) Debrisoquine polymorphism and the metabolism and action of metoprolol, timolol, propranolol and atenolol. *Xenobiotica* **16**:435–447

Lennernäs H (2007) Modeling gastrointestinal drug absorption requires more in vivo biopharmaceutical data: experience from in vivo dissolution and permeability studies in humans. *Curr Drug Metab* **8**:645–57

Lindenberg M, Kopp S, Dressman JB (2004) Classification of orally administered drugs on the World Health Organization Model list of Essential Medicines according to the biopharmaceutical classification system. *Eur J Pharm Biopharm* **58**:265–278

Lobmeyer MT, Schmidt S, Derendorf H (2007) Pharmakogenetik und Personalized Medicine. *Deutsche Apotheker Zeitung* **49**:3000–3004

Lown KS, Bailey DG, Fontana RJ, Janardan SK, Adair CH, Fortlage LA, Brown MB, Guo W, Watkins PB (1997) Grapefruit juice increases felodipine oral availability in humans by decreasing intestinal CYP3A protein expression. *J Clin Invest* **99**:2545–2553

Mandema JW, Tukker E, Danhof M (1991) Pharmacokinetic-pharmacodynamic modelling of the EEG effects of midazolam in individual rats: influence of rate and route of administration. *Br J Pharmacol* **102**:663–668

Mandema JW, Danhof M (1992) Electroencephalogram effect measures and relationships between pharmacokinetics and pharmacodynamics of centrally acting drugs. *Clin Pharmakokinet* **23**:191–215

Mandema JW, Verotta D, Sheiner LB (1992) Building population pharmacokinetic-pharmacodynamic models. I. Models for covariate effects. *J Pharmacokinet Biopharm* **20**:511–528

Marcus FI (1975) Digitalis pharmacokinetics and metabolism. *Am J Med* **58**:452–459

Matzke GR, McGory RW, Halstenson CE, Keane WF (1984) Pharmacokinetics of vancomycin in patients with various degrees of renal function. *Antimicrob Agents Chemother* **25**:433–437

Mayer U, Wagenaar E, Beijnen JH, Smit JW, Meijer DK, van Asperen J, Borst P, Schinkel AH (1996) Substantial excretion of digoxin via the intestinal mucosa and prevention of long-term digoxin accumulation in the brain by the mdr 1 a P-glycoprotein. *Br J Pharmacol* **119**:1038–1044

McDevitt DG, Shand DG (1975) Plasma concentrations and the time-course of beta blockade due to propranolol. *Clin Pharmacol Ther* **18**:708–713

McNamara PJ, Slaughter RL, Pieper JA, Wyman MG, Lalka D (1981) Factors influencing serum protein binding of lidocaine in humans. *Anesth Analg* **60**:395–400

Melander A, Danielson K, Schersten B, Wahlin E (1977) Enhancement of the bioavailability of propranolol and metoprolol by food. *Clin Pharmacol Ther* **22**:108–112

Mickisch GH, Schroeder FH (1994) From laboratory expertise to clinical practice: multidrug-resistance- based gene therapy becomes available for urologists. *World J Urol* **12**:104–111

Midha KK, Rawson MJ, Hubbard JW (2004) The role of metabolites in bioequivalence. *Pharm Res* **21**:1331–1344

Midha KK, Rawson MJ, Hubbard JW (2005) The bioequivalence of highly variable drugs and drug products. *Int J Clin Pharmacol Ther* **43**:485–498

Mitenko PA, Ogilvie RI (1972) Rapidly achieved plasma concentration plateaus, with observations on theophylline kinetics. *Clin Pharmacol Ther* **13**:329–335

Möllmann H, Hochhaus G, Tromm A, Froehlich P, Möllmann A, Krieg M, Weisser H, Derendorf H, Barth J (1996) Pharmakokinetik und Pharmakodynamik von Budesonid-pH-modifizierten Release-Kapseln. In: *Glukokortikoidtherapie chronisch entzündlicher Darmerkrankungen*. Falk Foundation, Freiburg

Möllmann H, Rohdewald P, Barth J, Mollmann C, Verho M, Derendorf H (1988) Comparative pharmacokinetics of methylprednisolone phosphate and hemisuccinate in high doses. *Pharm Res* **5**:509–513

Moore RD, Smith CR, Lietman PS (1984) Association of aminoglycoside plasma levels with therapeutic outcome in gram-negative pneumonia. *Am J Med* **77**:657–662

Müller M, Mascher H, Kikuta C, Schafer S, Brunner M, Dorner G, Eichler HG (1997) Diclofenac concentrations in defined tissue layers after topical administration. *Clin Pharmacol Ther* **62**:293–299

Müller P, Imhof PR, Burkart F, Chu LC, Gerardin A (1982) Human pharmacological studies of a new transdermal system containing nitroglycerin. *Eur J Clin Pharmacol* **22**:473–480

Mullersman G, Gotz VP, Russell WL, Derendorf H (1986) Lack of clinically significant in vitro and in vivo interactions between ranitidine and sucralfate. *J Pharm Sci* **75**:995–998

Murakami T, Takano M (2008) Intestinal efflux transporters and drug absorption. *Expert Opin Drug Metab Toxicol* **4**:923–39

Nimmo J, Heading RC, Tothill P, Prescott LF (1973) Pharmacological modification of gastric emptying: effects of propantheline and metoclopromide on paracetamol absorption. *Br Med J* **1**:587–589

Nolting A, Costa TD, Vistelle R, Rand KH, Derendorf H (1996) Determination of free extracellular concentrations of piperacillin by microdialysis. *J Pharm Sci* **85**:369–372

Odani A, Hashimoto Y, Otsuki Y, Uwai Y, Hattori H, Furusho K, Inui K (1997) Genetic polymorphism of the CYP2C subfamily and its effect on the pharmacokinetics of phenytoin in Japanese patients with epilepsy. *Clin Pharmacol Ther* **62**:287–292

Orme BM, Cutler RE (1969) The relationship between kanamycin pharmacokinetics: distribution and renal function. *Clin Pharmacol Ther* **10**:543–550

Perucca E, Grimaldi R, Gatti G, Pirracchio S, Crema F, Frigo GM (1984) Pharmacokinetics of valproic acid in the elderly. *Br J Clin Pharmacol* **17**:665–669

Pinsky WW, Jacobsen JR, Gillette PC, Adams J, Monroe L, McNamara DG (1979) Dosage of digoxin in premature infants. *J Pediatr* **94**:639–642

Pitlick WH, Levy RH (1977) Time-dependent kinetics I: Exponential autoinduction of carbamazepine in monkeys. *J Pharm Sci* **66**:647–649

Platten HP, Schweizer E, Dilger K, Mikus G, Klotz U (1998) Pharmacokinetics and the pharmacodynamic action of midazolam in young and elderly patients undergoing tooth extraction. *Clin Pharmacol Ther* **63**:552–560

Queckenberg C, Fuhr U (2009) Influence of posture on pharmacokinetics. *Eur J Clin Pharmacol* **65**:109–19

Rohatagi S, Hochhaus G, Mollmann H, Barth J, Galia E, Erdmann M, Sourgens H, Derendorf H (1995) Pharmacokinetic and pharmacodynamic evaluation of triamcinolone acetonide after intravenous, oral, and inhaled administration. *J Clin Pharmacol* **35**:1187–1193

Rowe JW, Andres R, Tobin JD, Norris AH, Shock NW (1976) The effect of age on creatinine clearance in men: a cross-sectional and longitudinal study. *J Gerontol* **31**:155–163

Rowland M (1995) *Clinical Pharmacokinetics*. Williams & Wilkins, Media, PA

Rowland M, Tozer T (1995) *Clinical pharmacokinetics: concepts and applications*. Vol 3. Lippincott Williams&Wilkins, Philadelphia, USA

Sanchez MP, Gomez C, Carrasco JL, von Plessing C, Godoy CG, Reinbach R, Godoy R (2008) Evaluating average bioequivalence using methods for high variable drugs: A case study. *Int J Clin Pharmacol Ther* **10**:527–537

Scheindlin S (2004) Transdermal drug delivery: past. present. future. *Molecular Interventions* **4**:08–12

Schnelle K., Garret ER (1973) Pharmacokinetics of the β-adrenergic blocker sotalol in dogs. *J Pharm Sci* **62**:362–375

Schuirmann DJ (1987) A comparision of the two one-sided test procedures and the power approach for assessing the equivalence of average bioavailability. *J Pharmacokinet Biopharm* **15**:657–680

Schwarick U (1993) Zur intra- und interindividuellen Variabilität der Magenentleerung bei der Bestimmung mit Paracetamol. In: *Medizinische Fakultät*, Technische Universität Dresden, Dresden.

Scott JC, Ponganis KV, Stanski DR (1985) EEG quantitation of narcotic effect: the comparative pharmacodynamics of fentanyl and alfentanil. *Anesthesiology* **62**:234–241

Seithel A, Glaeser H, Fromm MF, König J (2008) The functional consequences of genetic variations in transporter genes encoding human organic anion-transporting polypeptide family members. *Expert Opin Drug Metab Toxicol* **4**:51–64

Sereni F, Perletti L, Marubini E, Mars G (1968) Pharmacokinetic studies with a long-acting sulfonamide in subjects of different ages. A modern approach to drug dosage problems in developmental pharmacology. *Pediatr Res* **2**:29–37

Shand DG, Nuckolls EM, Oates JA (1970) Plasma propranolol levels in adults with observations in four children. *Clin Pharmacol Ther* **11**:112–120

Sheiner LB, Grasela TH (1991) An introduction to mixed effect modeling: concepts, definitions, and justification. *J Pharmacokinet Biopharm* **19**:11–24

Sheiner LB, Ludden TM (1992) Population pharmacokinetics/dynamics. *Annual Review of Pharmacology and Toxicology* **32**:185–209

Sousa T, Paterson R, Moore V, Carlsson A, Abrahamsson B, Basit AW (2008) The gastrointestinal microbiota as a site for the biotransformation of drugs. *Int J Pharm* **363**: 1–25

Sjoquist F, Borga O, Orme MLE (1976) Fundamentals of clinical pharmacology. In: *Drug Treatment*. Churchill Livingstone, Edinburgh

Slaughter RL, Hassett JM (1985) Hepatic drug clearance following traumatic injury. *Drug Intell Clin Pharm* **19**:799–806

Steffens KJ (1995) Persorption – Criticism and agreement as based upon in vitro and in vivo studies in mammals. In: *Absorption of orally administered enzymes*. Springer, Berlin.

Taburet AM, Naveau S, Zorza G, Colin JN, Delfraissy JF, Chaput JC, Singlas E (1990) Pharmacokinetics of zidovudine in patients with liver cirrhosis. *Clin Pharmacol Ther* **47**:731–739

Terhaag B, Gramatté T, Richter K, Voss J, Feller K (1989) The biliary elimination of the selective beta-receptor blocking drug talinolol in man. *Int J Clin Pharmacol Ther Toxicol* **27**:170–172

Thomson PD, Melmon KL, Richardson JA, Cohn K, Steinbrunn W, Cudihee R, Rowland M (1973) Lidocaine pharmacokinetics in advanced heart failure, liver disease, and renal failure in humans. *Ann Intern Med* **78**:499–508

Tjandramaga TB, Mullie A, Verbesselt R, De Schepper PJ, Verbist L (1978) Piperacillin: human pharmacokinetics after intravenous and intramuscular administration. *Antimicrob Agents Chemother* **14**:829–837

Tozer T, Rowland M (2006) Introduction to pharmacokinetics and pharmacodynamics: the quantitative basis of drug therapy. Lippincott Williams&Wilkins, Philadelphia, USA

US Department of Health and Human Services: Food and Drug Administration (FDA)

FDA Guidance Documents: http://www.fda.gov/cder/guidance/index.htm

Guidance for industry on population pharmacokinetics (1999) FDA's critical path initiative: http://www.fda.gov/oc/initiatives/criticalpath/

Challenge and opportunity on the critical path to new medical products (2004)

Critical path opportunities report (2006)

Bioavailability and bioequivalence studies for orally administered drug products – general considerations (2003) http://www.fda.gov/cder/guidance/5356fnl.pdf

Extended release oral dosage forms: development, evaluation, and application of in vitro/in vivo correlations (1997) http://www.fda.gov/cder/guidance/1306fnl.pdf

Food-effect bioavailability and fed bioequivalence studies (2002) http://www.fda.gov/cder/guidance/5194fnl.pdf

Statistical approaches to establishing bioequivalence http://www.fda.gov/cder/guidance/3616fnl.pdf

SUPAC-IR: Immediate-release solid oral dosage forms: scale-up and post-approval changes: chemistry, manufacturing and controls, in vitro dissolution testing, and in vivo bioequivalence documentation http://www.fda.gov/cder/guidance/cmc5.pdf

SUPAC-MR: Modified release solid oral dosage forms scale-up and postapproval changes: chemistry, manufacturing, and controls; in vitro dissolution testing and in vivo bioequivalence documentation http://www.fda.gov/cder/guidance/1214fnl.pdf

SUPAC-SS: Nonsterile semisolid dosage forms; scale-up and post-approval changes: chemistry, manufacturing and controls; in vitro release testing and in vivo bioequivalence documentation http://www.fda.gov/cder/guidance/1447fnl.pdf

Waiver of in vivo bioavailability and bioequivalence studies for immediate-release solid oral dosage forms based on a biopharmaceutics classification system (2000) http://www.fda.gov/cder/guidance/3618fnl.pdf

Van Dyke C, Ungerer J, Jatlow P, Barash P, Byck R (1982) Intranasal cocaine: dose relationships of psychological effects and plasma levels. *Int J Psychiatry Med* **12**:1–13

van Rossum JM, van Koppen AT (1968) Kinetics of psycho-motor stimulant drug action. *Eur J Pharmacol* **2**:405–408

Vesell ES (1973) Advances in pharmacogenetics. *Prog Med Genet* **9**:291–367

Vestal RE, McGuire EA, Tobin JD, Andres R, Norris AH, Mezey E (1977) Aging and ethanol metabolism. *Clin Pharmacol Ther* **21**:343–354

Vestal RE, Norris AH, Tobin JD, Cohen BH, Shock NW, Andres R (1975) Antipyrine metabolism in man: influence of age, alcohol, caffeine, and smoking. *Clin Pharmacol Ther* **18**:425–432

Volans GN (1975) The effect of metoclopramide on the absorption of effervescent aspirin in migraine. *Br J Clin Pharmacol* **2**:57–63

Wade JR, Beal SL, Sambol NC (1994) Interaction between structural, statistical, and covariate models in population pharmacokinetic analysis. *J Pharmacokinet Biopharm* **22**:165–177

Walsky RL, Boldt SE (2008) In vitro cytochrome P450 inhibition and induction. *Curr Drug Metab* **9**:928–39

Williams RL, Chen ML, Hauck WW. Equivalence approaches. *Clin Pharmacol Ther* **72**:229–237

Wright WE, Line VD (1980) Biliary excretion of cephalosporins in rats: influence of molecular weight. *Antimicrob Agents Chemother* **17**:842–846

Wu CY, Benet LZ (2005) Predicting drug disposition via application of BCS: transport/absorption/elimination interplay and development of a biopharmaceutics drug disposition classification system. *Pharm Res* **22**:11–23

Yost RL, Derendorf H (1986) Disposition of cefotaxime and its desacetyl metabolite in morbidly obese male and female subjects. *Ther Drug Monit* **8**:189–194

Zhang D, Zhang D, Cui D, Gambardella J, Ma L, Barros A, Wang L, Donegan M, Fu Y, Rahematpura S, Nielsen J, Zhang H, Humphreys WG (2007). Characterization of the UGT activity of human liver microsomes genotyped for the UGT1A1*28 polymorphism. *Drug Metab Dispos* **35**:2270–80

Zhou SF (2008) Drugs behave as substrates, inhibitors and inducers of human cytochrome P450 3A4. *Curr Drug Metab* **9**:310–22

Sachregister

A

Absorption 92, 111, 136, 143
Abweichungsquadrate 153
ACE-Hemmer 98
Acetylcystein 111
Acetylierung 196
Acetylsalicylsäure 105, 112 f., 137
N-Acetylprocainamid 280
N-Acetyltransferase 247, 252
achirale-bioanalytische Methoden 138
adaptive Resistenz 271
Adrenalin 116
Adsorption 110 f.
Aerosole 116
Aflatoxin B_1 196
aktiver Transport 98
Aktivkohle 111
Albumin 170 f.
Albuminkonzentration 288
Alfentanil 246, 302 f.
Allopurinol 191
Alprazolam 238, 241
Alprenolol 22
Alter 214, 228, 235, 315
Aluminiumacetylsalicylat 105
Alveolarraum 116
Amikacin 223, 260, 268
Amilorid 190
Aminoglykosid-Antibiotika 95
Aminoglykoside 183, 190, 223, 231, 239, 256, 268
–, Drug-Level-Monitoring 270
–, Pharmakokinetik 269
–, Praxisbeispiele 273
–, Toxizität 269
p-Aminohippursäure 212 f.
Aminophyllin 278
Aminosäure-Carrier 98
Aminosäuren 98
Amiodaron 251
Amitriptylin 108, 191, 248
Ammoniumchlorid 210
Amoxicillin 98, 107, 191
Ampicillin 107, 112, 178, 180, 219, 231, 246
analysis of variance 141
analytische Methoden 348

Angina pectoris 117
Angina-pectoris-Anfall 115
Angst 113
Anionenaustauscher 111
ANOVA 141
Antazida 93 f., 111
Antibiotika 175
Antidepressiva 242, 248, 256
Antiepileptika 256
Antihistaminika 94
Antipyrin 183, 223 f., 237 f., 258
aplastische Anämie 232
Applikation 92
Applikationsform 92, 95
Applikationsort 92
Applikationszeit 39
Äquivalenzdosis 312
area under
–, the curve 3, 16, 125, 129, 148
–, the effect curve 299
–, the first moment-curve 81
Arzneiformentwicklung 83
Arzneimittelentwicklung 122, 341
Arzneimittelinteraktionen 240
Arzneistoffbindung 165
Arzneistoffe, säureempfindliche 106
Arzneistoffkonzentration
–, freie 89
–, im Gewebe 51
Arzneistoffmenge am Resorptionsort 24, 32
Arzneistoffresorption
–, Ausmaß 105
–, Geschwindigkeit 105
Assoziationsgleichgewichtskonstante 161
Asthmaspray 94
Aszites 269
Atenolol 113, 251
Atropin 109
AUC s. area under the curve
Auflösungsdauer, mittlere 83
Augentropfen 94
Ausscheidung
–, biliäre 19
–, im Alter 239
–, in den Speichel 217
–, über die Lunge 217

Ausscheidungsgeschwindigkeit 4, 90
Ausscheidungsmechanismen, renale 209
Ausscheidungswege 209
–, biliäre 209
–, intestinale 209
–, lineare 79
–, nichtlineare 79
–, parallele 79
–, pulmonale 209
–, renale 209
Auswaschphase 134
Azathioprin 253
Azithromycin 184

B

Baclofen 206
Barbiturate 202
Bateman-Funktion 24, 42
Bayes'sche Methoden 328
Begleitmedikation 316
3,4-Benzpyren 191
Benserazid 204
Benzodiazepine 241, 244
Bewusstlosigkeit 95
biliäre Ausscheidung 209
Bilirubin 170 f., 198
Bindegewebe 158
Bindung
–, an Eiweiße 158
–, an Erythrozyten 171
–, im Fettgewebe 158
Bioäquivalenz 120
–, Definition 123
–, Nachweis 124
Bioäquivalenzgrenzen 140 f.
Bioäquivalenzkriterium 153
Bioäquivalenzstudien
–, Beispiel zur Auswertung 147
–, statistische Auswertung 139
Bioäquivalenzuntersuchungen, Ausnahmen 146
biologische Halbwertszeit 299
Biomarker 293, 306
biopharmaceutical classification system 142
Biopharmazeutika, Definition 154

Sachregister

Biopharmazeutisches Klassifizierungssystem 142 f.
Biophase 66, 304
Biosimilars 153 f.
Biotransformation 189
Bioverfügbarkeit 120, 354
–, absolute 121, 126
–, Ausmaß 129
–, Definition 120
–, im Steady State 128
–, relative 122 f., 126
Bioverfügbarkeitsstudien
–, Design 133
–, Durchführung 133
Biowaiver 120
–, Definition 146
Blaseninstillation 94
Blasenspülung 94
Blei 158
β-Blocker 243, 249
Blut, Volumen 89
Blutdruck 293
Blutfluss 5, 136
–, hepatischer 86
Blutflussgeschwindigkeit 85
Blut-Hirn-Schranke 184
Bluthochdruck 259
Blutplasma 9
Blutsenkungsgeschwindigkeit 349
Blutserum 9
Blutspiegel 8
Bluttransformationsreaktionen 192
Blutungsrisiko 252
Bolusgabe 8
Bolusinjektion 9, 11, 94
–, intravenöse 264
Bootstrapping 332
Bromazepam 244
Bromsulphthalein 215
Budesonid 28
bukkale Applikation 94
Buprenorphin 115, 198
Bürstensaum 101
Buserelin 106, 116
N-Butylscopolamin 99, 185

C

Ca-Kanal-Blocker 107
Calcitonin 116
Calcium 111, 158
Cantharidin 178

Carbamazepin 111, 191, 194, 202, 230, 236, 239
–, Pharmakokinetik 287
–, Praxisbeispiel 287
Carbenicillin 257
Carbidopa 204 f.
Carrier 70, 97, 136, 190, 212
Carry-over-Effekt 141
Cefotaxim 49, 51, 56, 173, 244 f.
Ceftriaxon 177, 182
Cephalexin 111
Cephalosporine 98, 110 f., 256
Cephazolin 215
Cerebrospinalflüssigkeit 6
Chemical Delivery System 185
Chinidin 171
–, Pharmakokinetik 282
–, Praxisbeispiel 282
Chiou-Gleichung 34 ff., 90, 266, 278
Chiralität 204
Chloramphenicol 191, 198, 232, 256
Chloramphenicolpalmitat 123, 191
Chlordiazepoxid 244, 258
Chlorophenotan 158
Chlorpromazin 192, 194
Chlorthalidon 219
Ciclosporin 101, 108, 194 f.
–, Pharmakokinetik 285
–, Praxisbeispiel 285
Cimetidin 194, 239, 251, 256
Ciprofloxacin 101
Circadianrhythmik 308
Cisaprid 110 f.
Clarithromycin 204
Clearance 4, 7, 90, 165, 266
–, biliäre 20, 23, 216
–, Definition 212
–, hepatische 4, 23, 86, 91, 258
–, intrinsische 86, 258
–, kapazitätslimitierte 86, 91
–, metabolische 21, 23
–, nichtrenale 214
–, perfusionslimitierte 87, 91
–, renale 4, 14 f., 19, 56, 90, 210, 212, 214, 239
–, –, Metaboliten 22
Clearance-Plots 20
Clobazam 296
Clofibrat 168, 171, 198, 215
Clonazepam 198

Clopidogrel 252
Cloxacillin 178, 180
Cockcroft-Gault-Formel 269, 321
Codein 108 f., 115, 191, 194, 248
Coffein 230
Colestyramin 111
Colestipol 111
Computerprogramme 355
Corium 183
Corticoide 94
Cortisolsuppression 307
Covariable 321, 336, 342
Covariableneffekte 339
Covariablenmodell 319, 321, 330
Creatinin 212
Creatinin-Ausscheidungsgeschwindigkeit 240
Creatinin-Clearance 212 ff., 255, 257, 264, 321
Creatinin-Plasmaspiegel 213
Creatinin-Serumspiegel 240
Cromoglicinsäure 190
Crossover-Design 134
–, randomisiertes 134
Cumarinderivate 87
Cyclodextrine 110
Cyclooxygenase 206
CYP1A 203
CYP3A4 204, 248, 252
CYP3A5 252
CYP2C9 247 f., 251
CYP2C19 247 f., 252
CYP2D6 200, 247 f.
–, Induktoren 251
–, Inhibitoren 251
CYP2E1 203
Cytochrom-P450-3A4 108
Cytochrom-P450-Enzym 192, 247

D

Dapson 198
Darmmotilität 106, 109
Darmwandmetabolismus 88
Darmwandzellen 88
data-rich situation 316
data-sparse situation 316
Dauerinfusionen 94, 265
Dauertropfinfusion 31 ff., 59, 77
–, wiederholte 44
Debrisoquin 200, 247, 251
Debrisoquin-Phänotyp 250

Decarboxylierungen 194
Decksalbe 94
deep peripheral compartment 64
Dekonvolutionsverfahren 130
Depression 112
Desacetylcefotaxim 244 f.
Deskriptive PK-PD-Modelle 309
Desmethyldiazepam 226
Desmopressin 106, 116
Dettli-Beziehung 269
Dexamethason 312 f.
Dexamphetamin 301
Dextromethorphan 194
Diabetes mellitus 112
diabetische Gastroparese 112
Dialysat 179
Diazepam 115, 171, 183, 191, 194, 225 f., 229, 231, 236, 244, 258
Dickdarm 114
Diclofenac 183, 251
Differentialgleichungen 9, 17, 47
Diffusion, passive 95
Diffusionskoeffizienten 96
Digitoxin 111, 256
Digoxin 35, 101, 105, 111, 123, 171, 184, 186, 195, 223, 226, 231, 234, 239 f., 246, 256, 293
–, Pharmakokinetik 276
–, Praxisbeispiel 277
Dihydromorphin 212
Dihydropyridin 184
Diltiazem 195
Direct-link-Modelle 298
Disposition 4
Dispositionsphase 318
Dissolution 121
Distaler Tubulus 209
Diuretika 256
Domperidon 109
DOPA 204
Dopamin 204, 212
Dose Dumping 129
dose weight 269
Dosierungsempfehlung 39
Dosierungsgewicht 269
Dosierungsintervall 36, 39 f., 63, 90, 265 f.
Dosierungsrate 312
Dosierungsschema 350
Dosierungsveränderungen, Niereninsuffizienz 257

Dosis 11, 39, 265 f.
Dosisanpassung 229
Dosisfindung 39
Dosis-Konzentration-Effekt-Modell 343
Dosislinearität 11
Dosisminimierung 95
Doxorubicin 99, 246
Drei-Kompartiment-Modell 64
Drug-Level-Monitoring 268
–, Definition 263
Ductus arteriosus 230
Dünndarm 114
Dünndarmbereiche 104
Durchblutung 93, 101
Durchblutungsgeschwindigkeit 4
durchschnittlicher Spiegel 265
Dystomer 205

E

Ecstasy 201
EEG 293, 302
Effekte, lokale 92
Effektkompartiment 304
Einfachgabe 129
Ein-Kompartiment-Modell 8, 23, 90, 131
Einmaldosierung 41
–, ohne Resorption 47, 64
Ein-Stufen-Methode 319
Einzeldosis
–, maximale 39
–, minimale 39
Eisen 111
Elimination
–, nichtlineare 77
–, renale 246
Eliminationsgeschwindigkeit 33, 229
Eliminationsgeschwindigkeitskonstante 11 f., 14, 30
–, renale 90
Eliminationshalbwertszeit 138, 229
Eliminationskonstante 10, 39, 264
–, renale 18
Eliminationsorgan 5
Eliminationsphase 46, 49
Eliminationswege, parallele 17
E_{max}-Modelle 293 f.
Emulgierung 107
Enantiomer 204
Enantioselektivität 205

Eniporide 21
Enoxacin 105
enterale Applikation 94
enterogastrischer Kreislauf 186
enterohepatischer Kreislauf 186, 215, 354
Enzymaktivität 86
–, Hochregulator 190
Enzyme 189
Enzyminduktion 103, 190
–, Autoinduktion 202
–, Fremdinduktion 202
Enzyminduktor 87
Enzyminhibition 103, 203
epidurale Applikation 94
epikutane Applikation 94
Equilibrium-Dialyse 159
Erbrechen 95
Ergot-Alkaloide 110
Erhaltungsdosis 42, 45
erleichterte Diffusion 97
Erwachsene 231
Erythromycin 137, 194, 204, 244, 285
Erythrozytenbindung 172
Erythrozytensuspension 172
Erythrozytenverteilung 172
Erythrozytenverteilungskoeffizient 172 f.
Erythrozytenverteilungsmethode 161, 173
Estradiol 117, 185
Estrogene 198
Etacrynsäure 198, 212
Ethanol 227
Ethinylestradiol 194
Ethnizität 252
Eutomer 205
Evaluierung 331
EXCEL 355
extended release form 93
Extended-release-Produkte 114
extensive metabolizer 200, 247
extracelluar fluid 158
Extraktionskoeffizient 5, 85
–, hepatischer 88
Extraktionskoeffizienten 91
Extrapolation 137
Extravaskulärraum 174
Extrazellulärraum 174 f.

Sachregister

F

Fäzes-Ausscheidung 215
Feathering 25, 31, 49, 50, 65, 130
Felodipin 107 f.
Fentanyl 117
Fettgewebe 223
Fick'sches Gesetz 96, 100
First-Pass-Effekt 87, 103, 354
–, hepatischer 102, 115
–, intestinaler 102
First-Pass-Elimination
–, Darmlumen 88
–, Darmwand 88
–, Leber 88
First-Pass-Metabolismus, enantioselektiver 206
Fixed-effect-Modelle 293
Fläche
–, unter der Kurve 3, 15, 23, 29, 125
–, –, Steady State 44
–, unter der Plasmakonzentrations-Zeit-Kurve 126, 129
–, unter der Plasmaspiegelkurve 41
–, –, Steady State 41
Flächenanteil, extrapolierter 81
Flavonoide 196
Flip-flop-Kinetik 90
Flip-flop-Situation 26 f., 31, 57, 59
Fluconazol 251
Fluktuation 38 f., 43, 90
Flunitrazepam 296
Fluorochinolon-Derivate 111
Fluoxetin 201, 248
food effect study 129
Formulierung 153
Fraktion des Steady-State-Spiegels 84
freier Gewebespiegel 176
Freiheitsgrade 153
Fremdinduktion 203
Funktionalisierungsreaktionen 192 f.
Furosemid 113, 171

G

Galle 17, 19, 158
Gallefluss 216
Gallensäuren 98, 110
Gallensekretion 136
Gallenwege, Katheterisierung der 19
GAM-Analyse 328
Gastroenteritis 112

gastrointestinale Motilität 136
Gegenregulationsmechanismen 308
gemischte Effekte 316
Genchips 254
generalised additive modelling 328 f.
Generika 123
genetische Einflüsse 247
genetischer Polymorphismus 201
Genotyp 200
Genotypisierung 200
Gentamicin 223, 227, 235, 268, 272
Gesamteliminationsgeschwindigkeitskonstante 17 f.
Gesamteliminationskonstante 23, 54
Gesamtfläche
–, unter der ersten Moment-Kurve 81
–, unter der Plasmaspiegelkurve 76, 81
–, unter der ungebundenen Plasmaspiegelkurve 168
Gesamtgewebespiegel 175
Gesamtgewicht 269
Gesamtkinderdosis 231
Gesamtkörperclearance 4, 11, 23, 33 f., 53 f., 67, 75, 82, 90, 215
Gesamtkörperwasser 89, 157, 222
Gesamtresorptionsquote 131
Geschlecht 244, 315, 342
Geschlechtsabhängigkeit 244
Geschwindigkeitskonstante 7
–, erster Ordnung 2
–, nullter Ordnung 1
Gewebeproteine 171
Gewebespiegel 8, 51
–, experimentelle Messung 178
Geweberteilung 174, 178
–, durch aktiven Transport 178
–, durch Diffusion 176
–, Mechanismus 176
Gewebsproteine 170
Gewicht s. Körpergewicht
Giftung 196
Glibenclamid 105
glomeruläre
–, Filtration 210
–, Filtrationsrate 210, 214
Glomerulum 209
Glucocorticoide 94, 116, 175
Glucoronyltransferasen 202
Glucuronidierung 196
Glutathion 196
Glutathiontransferasen 202

P-Glykoprotein 101, 186, 217
Good clinical practice 133
Good laboratory practice 133
Granulozyten 311
Grapefruitsaft 107 f., 136, 195, 285
Gray-Syndrom 232
Grenzkonzentration 39
Grippe 260
Griseofulvin 105, 107, 202
Gute Klinische Praxis 133
Gute Laborpraxis 133

H

Halbwertszeit 7, 11, 39 f., 75 f., 82, 90, 165, 264
–, bei Kindern 231
–, Metabolit 22
half value duration 128 f.
Haloperidol 248
Halsschmerztabletten 94
Hämatokrit 172, 210, 349
Hämorrhoidenzäpfchen 94
hard links 310
Häufigkeitsverteilung, links-steile 148
Hautblasenflüssigkeit 178 f.
Henle'sche Schleife 209
Heparine 95
Herzinsuffizienz 214, 259
Herzminutenvolumen 259
High-extraction Drugs 87, 91, 166, 258
HIV-Protease-Inhibitoren 101
HMG-CoA-Reduktase-Hemmer 107
Hormon-Depots 94
Humanstudien 349
Hybridkonstante 48, 50, 53, 58, 67
Hydralazin 198, 201, 253
Hydrochlorothiazid 111 f., 124, 190
Hydrocortison 258
Hydrolasen 196
Hydrolysen 194
9-Hydroxyrisperidon 240
Hyperthyreose 260
Hypothyreose 260
Hysteresekurve 302

I

Ibuprofen 115, 183, 194, 198, 206
ideal body weight 222, 269
Idealgewicht 269
Imipramin 87, 165, 194, 198, 248 f., 258
Impfungen 94

Indirect-link-Modelle 302
Indirect-response-Modelle 306
Indometacin 194, 212, 230 f.
Induktion 87
Infusion 44
Infusionsdauer 33, 44
Infusionsende 33
Infusionspumpe, elektronisch programmierbare 62
Infusionsrate 62
Inhalationsnarkose 116
Inhalationsnarkotikum 94
inhalativ 93
Initialkonzentration 264
Injektion, intravenöse 93
Insulin 93, 106
Insulininjektionen 94
Interstitialflüssigkeit 6, 158
intestinale Ausscheidung 209
intraarterielle Applikation 94
intraartikuläre Applikation 94
intrakutane Applikation 94
intramuskuläre Applikation 93 f.
intraurethrale Applikation 94
intravagine Applikation 94
intravasale Applikation 92
Intravaskulärraum 174
intravenöse Applikation 94
intravesikale Applikation 94
Intrazellulärraum 174 f.
Intrinsic Factor 97
Inulin 212
In-vitro-Auflösungstestsystem 83
In-vitro-Dissolutionsprofile 131
In-vitro-Freisetzung 138
In-vitro-/In-vivo-Korrelationen 131
In-vitro-Korrelation 83
In-vivo-Korrelation 83
In-vivo-Resorptionsprofile 131
Ionenfalle 184
Ionenpaar-Transport 99
Irinotecan 253
Isoenzyme 195
Isoniazid 191, 198, 201, 251 f.
Isoprenalin 198
Isopropamid 99
Itraconazol 105, 204

J

junctions 96

K

Kanamycin 110, 255
Kapseln 94
Kerckring'sche Falten 100
Ketamin 206
Ketoconazol 105, 195, 204, 285
Ketoprofen 198
Ketorolac 170
Ketotifen 198
Kinder 227, 231
KINETICA 355
Kinetik
–, erster Ordnung 2 f., 7
–, nullter Ordnung 1, 3, 7, 90
klinische Studien 129
–, Phase I–III 122
Klistier 115
Knochen 158
Knorpel 158
Kokain 116, 308
Komedikation 252, 342
Kompartiment 8
–, flaches 90
–, –, peripheres 64, 66, 69
–, peripheres 46, 51, 64, 90
–, tiefes 67, 90
–, –, peripheres 64, 66, 69
–, zentrales 46, 90
Kompartiment-Modell 90
Komplexbildung 110, 112, 136
Konfidenzintervalle 140, 151
Konjugationsreaktionen 196
konjunktivale Applikation 94
Konstanten-Variationskoeffizienten-Modell 326
kontrolliert freisetzende Darreichungsformen 125, 128 f.
Konzentration
–, am Wirkort 174
–, effektive 63
–, freie 6
–, minimale effektive 38
–, minimale toxische 38
–, toxische 63
Konzentrationsgefälle 96
Körperflüssigkeitsvolumina 158
Körpergewicht 222, 233, 315, 342
–, ideales 222, 224 f., 264
–, wahres 224 f.
Körpergröße 222

Körperlage 113
Körperoberfläche 226, 231, 233, 252, 264
Körperwasser 223
Krankheiten 112
Krankheitszustände 89
Kreislauferkrankungen 255, 259
Kreuzvalidierung 332
Kristallsuspensionen 93
Kristallurie 350
Kumulation 40, 158
Kumulationsfaktoren 42
Kumulationsquotient 41
Kurvenanpassung 26
Kurzinfusionen 94, 266

L

Laborwerte 316
Lag Time 27 f.
Lamotrigin 198
Langsam-Acetylierer 201
Lärm 113
Latin-Square-Design 134
L-Dopa 236
Leberblutfluss 5, 259
Lebererkrankungen 171, 255, 257
Lebermetabolismus 88
Leucovorin 283
Leukozyten 349
Lidocain 61, 87, 164, 171, 231, 258 ff.
–, Pharmakokinetik 279
–, Praxisbeispiel 280
Likelihood-Quotienten-Test 329
lineare
–, Modelle 293 f.
–, Pharmakokinetik 352
Lineweaver-Burk-Methode 74
Lipophilie 225
Liquor cerebrospinalis 158
Lithium 239, 243, 246, 256
loading dose 34, 41, 45, 90
Log-Likelihood-Quotienten-Test 330, 342
Log-Likelihood-Wert 330
log-lineare Modelle 293 f.
lokale Applikation 93
Lokalanästhetika 94
Loo-Riegelman-Methode 133
Loperamid 109
Lorazepam 215, 244, 258
Losartan 251

Sachregister

Löslichkeit 121
Löslichkeitsuntersuchungen 143
Lösungsgeschwindigkeit 105
Lovastatin 108
Low-extraction Drugs 86, 91, 166, 258
Lupus erythematodes 253
Lymphe 158
Lymphozyten 311
Lymphozytenzahl 310
Lysosomen 184

M

Magen-Darm-Kanal 104 f.
Magenentleerung 106, 109, 136 f.
Magenentleerungszeit im Alter 236
Magenpassage 27
Magensäure 106
Magnesium 111
maintenance dose 42
Makrolidantibiotika 184
Malabsorptions-Syndrome 112
maximale Arzneistoffkonzentration 125, 127, 129
Maximalkonzentration 63
Maximum 36, 42, 63
Maximum-Likelihood-Methode 327
mean absorption time 83
mean dissolution time 83
Mean Residence Time 53, 81
Mechanische PK-PD-Modelle 310
Median 141
Mehrfachdosierung 36, 62, 68, 77, 84, 90
–, im Zwei-Kompartiment-Modell 62
–, orale 42
Mehrfachgabe 129
Mehrkompartiment-Modell 11, 46
Menopause 246
Meprobamat 259
Mercaptopurin 253 f.
metabolic ratio 248
metabolische Clearance 237
Metabolismus 20
–, Definition 189
–, im Alter 237
Metaboliten 17
Metabolitenkinetik, formations-limitierte 22
Metabolitenkonzentration 21, 57
Metabolitenmenge 21
Metabolitenspiegel im Plasma 85

Methadon 20, 173
Methotrexat 350
–, Pharmakokinetik 283
–, Praxisbeispiel 284
β-Methyldigoxin 65
Methyldopa 98, 198
Methylparaben 163
Methylprednisolon 58, 217, 310 f., 313
Methylprednisolonhemisuccinat 191
Metoclopramid 109, 113, 115
Metoprolol 248 f., 258 f.
Michaelis-Menten-Gleichung 91, 288
Michaelis-Menten-Kinetik 70 f.
Michaelis-Menten-Konstante 70
Midazolam 108, 194, 241 f., 244, 296, 302
Migräneattacke 112
Mikrodialyse 160, 179, 181
Mikrokonstante 17, 19, 23, 47, 50, 58, 67
Mikronisierung 105
Mikrovilli 101
Milch 111
minimale
–, effektive Konzentration 130
–, Hemmkonzentration 167
Minimalkonzentration 63
Minimum 36, 42, 63
Minoxidil 191, 198
mischfunktionelle Monooxigenasen 195
Mittelwertsprofile 148
Modellentwicklung
–, Basismodell 328
–, Bewertungskriterien 329
–, Covariablenmodell 328
–, Entwicklung des finalen Modells 329
Molekulargewicht 216
MONOLIX 327
Morphin 109, 194, 198, 215
Morphinglucoronid 215
Mucin 110
Mullen-Plot 78
Mundschleimhaut 115
Muskelgewebe 223
Muskelmasse 236
Muskelrelaxantien 95
Muttermilch 187
Muttersubstanz 190

N

Nahrung 106, 110
Nahrungsaufnahme 107, 136
Nahrungsmittel-Interaktionsstudie 129, 137
Naloxon 173
Naproxen 105, 198, 206
nasale Applikation 94
Nasenschleimhaut 116
Nasenspray 115
–, Desmopressin 94
–, Oxytocin 94
–, Triptane 94
Nasentropfen 94, 115
Natriumhydrogencarbonat 210
Natriumvalproat 237
Nebenwirkungen, systemische 116
Neomycin 110
Neostigmin 212
Nephron 209
Nervosität 113
Neugeborene 227, 229, 231
Neuroleptika 256
Nicardipin 195
nichtkompartimentelles Modell 81
nichtlineare
–, Kinetik 72
–, Pharmakokinetik 70, 352
–, Regression 59, 355
–, Regressionsmethoden 318
Nicotin 93, 115, 117
Nicotinsäure 72 f.
Nierenerkrankungen 214, 255
Nierenfunktion 214, 315
Nierenfunktionsdiagnostik 213
Niereninsuffizienz 215, 255
Nifedipin 101
Nitrate 115
Nitrazepam 244
Nitrofurantoin 109
Nitroglycerin 117 f.
Nitroglycerin-Zerbeißkapseln 94
NLME 327
NLMIX 327
Nomogramm 78, 233, 275
–, Gentamicin 272
–, Tobramycin 272
nonlinear mixed-effects modelling approach 316
NONMEM 327, 330, 334, 355

Non-Responder 254
Nordiazepam 225
Nortriptylin 219 f., 239, 258

O

Oberfläche, resorbierende 100
Oberflächenvergrößerung 100
Ödeme 269
Ofloxacin 206
Omeprazol 105, 112
Opioide 94
orale
–, Antikoagulanzien 111
–, Applikation 93 f., 265
Orange Book 124
Organclearance 4
orodispersible Tabletten 94
Oxazepam 198, 239, 244, 296
Oxcarbazepin 239
Oxidationen 193
Oxybutynin 109
Oxytetracyclin 123
Oxytocin 106

P

Paclitaxel 101
PAH-Clearance 213
Pancuronium 259
Pankreassaft 158
Paracetamol 109 f., 112 f., 115, 198, 225, 239
parameterfreie Verfahren 141
Parameterschätzwerte 331, 335
Parathion 198
parent compound 190
parenterale Applikation 95
Pars convoluta 209
Pars recta 209
Partikelgröße 105
Peak 36
Peak-Trough-Fluktuation 38, 128 f.
Peak-Trough-Ratio 39
Pektine 111
Penicillamin 98
Penicillin 110, 167, 212, 231, 256
–, G 27, 107, 111
Pentazocin 259
Pentobarbital 259
Peptidasen 196
Peptidpharmaka 106
Perfusat 179

Periode 153
perkutane Applikation 94
Permeabilität 121, 143
Permeation 92
Persorption 99
Pethidin 87, 165, 230
Pflaster 93, 117
–, Analgetikum 94
–, Fentanyl 94
–, Hormone 94
–, Nikotin 94
–, Nitroglycerin 94
–, Reisekrankheit 94
–, Scopolamin 94
P-gp-knock-out Mäuse 186
Phagozytose 99
Phänotyp 200
Pharmakodynamik 292
–, im Alter 241
pharmakodynamische Endpunkte 139
Pharmakodynamische Modelle 293
Pharmakogenetik 247
Pharmakogenomik 247
Pharmakokinetik
–, im Alter 236
–, lineare 4, 8
–, nichtlineare 4, 77, 91
pharmakostochastisches Modell 319
pharmazeutisch äquivalente Präparate 123
α-Phase 49
β-Phase 49
Phase-I-Reaktionen 192
Phase-II-Reaktionen 192
Phenazon 112
Phencyclidin 186
Phenobarbital 87, 111, 194, 285
–, Pharmakokinetik 286
–, Praxisbeispiel 286
Phenprocoumon 169, 202
Phenylbutazon 111, 169, 171, 202, 258
Phenytoin 78, 86, 107, 112, 123, 165, 168, 171, 194, 202, 213, 219 f., 230 f., 236, 239, 251, 258, 263
–, Pharmakokinetik 288
–, Praxisbeispiel 290
pH-Verteilungs-Hypothese 104
pH-Wert 104, 136
–, des Urins 210
physiologische Modelle 85

Pindolol 110, 198
Pinozytose 99
Piperacillin 60, 63, 177, 182, 216
PK-PD-Modelle 298
–, deskriptive 309
pK-Werte 104
Placebo 293
Planimeter 15
Plasmakonzentration 76
–, durchschnittliche 45
–, initiale 48
Plasmaproteinbindung 160, 212, 229
–, nichtlineare 352
–, Säugling 231
Plasmaproteinkonzentration 246
Plasmaspiegel 33, 264 f.
–, am Ende der Infusion 33
–, durchschnittlicher 39
–, maximaler 43
–, nach Beendigung der Infusion 60
Plasmaspiegelmaxima 29
–, Ausmaß 27
–, Zeitpunkt 27
Plasmavolumen 89
Plasmawasser 158
Plazentarschranke 187
Polymorphie 105
Polymorphismus 200
–, genetischer 247
Polyphenole 196
poor metabolizer 200, 247
Population 315
– Pharmacokinetics 344
Populationspharmakokinetik 315 f., 341
–, Zukunft 344
populationspharmakokinetische Auswertung, Beispiel 333
Portalblut 88
post approval changes 142
postantibiotischer Effekt 271
posterior predictive check 332
Prasugrel 252
Prazosin 108, 259
Prednisolon 173, 217, 246
Prednison 123
Primärharn 210 f.
Primidon 191
Prinzip der korrespondierenden Flächen 126

Sachregister

Proband 153, 349
Probenahme 349
Probenecid 212, 215
Probengewinnungsprotokoll 318
Procain 196
Procainamid 198
–, Pharmakokinetik 280
–, Praxisbeispiel 281
Procain-Penicillin 26 f.
Prodrugs 121, 138, 191
Prokinetika 110
Propafenon 202
Propanolol 116, 251
Propanthelin 109 f.
Propofol 198
Propranolol 87, 108, 165, 171, 191, 194, 198, 219, 221, 239, 258 f., 294
Propylthiouracil 112
Protease 196
Protease-Hemmer 204
Proteinbindung 86, 158 f., 165, 167, 236
–, im Krankheitszustand 170
–, kompetitive 169
–, quantitative Beschreibung 161
–, sättigbare 164
–, Signifikanz 165, 167
Proteinbindungsinteraktion 169
Protokoll 349
Protonenpumpen-Hemmer 105
Prototyp-Arzneiformen 122
proximaler Tubulus 209
Pseudo-Steady-State 52, 54, 66, 90
pulmonale Applikation 93 f.
pulmonale Ausscheidung 209
Pulsdosierung 271
Punktschätzer 141, 148

Q

Qualitätskontrolle 83
Quinidin 251

R

Racemate 206
Ramipril 113
Ranitidin 25, 31, 101, 105, 113 f., 212 f., 239, 306
Rauchen 239, 252
Raucherstatus 315, 342
Reduktionen 194
Referenzprodukt 123, 135, 140

Regression, nichtlineare 26
Reisekrankheit 93
rektale Applikation 93 f.
renale Ausscheidung 209
renale
–, Clearance 80
–, tubuläre Sekretion 70
renaler
–, Blutfluss 210
–, Plasmafluss 210
Residualmethode 25, 49, 58
Resorption 92, 103
–, aus dem Magen-Darm-Kanal 100
–, Ausmaß und Geschwindigkeit 110
–, bukkale 115
–, durch Poren 96
–, im Alter 236
–, nasale 115
–, pulmonale 116
–, rektale 114 f.
–, sublinguale 115
–, transdermale 117
Resorption
–, erster Ordnung 23, 57, 67, 76
–, nullter Ordnung 31, 44, 59, 68, 77
Resorptionsfenster 113
Resorptionsgeschwindigkeitskonstante 24 f., 30, 90
Resorptionsmechanismen 95
Resorptionsort 24
Resorptionsprofil 130 f.
Resorptionsquote 121
Resorptionsverzögerungszeit 27
Resorptionszeit, mittlere 83
Restfehler 141, 150, 153
Restvariabilität 316, 318, 325
Retardarzneimittel 128 f.
Retarddarreichungsformen 93, 125
Retardierung 128
Rezeptoraffinität 310
Rezeptordesensibilisierung 308
β-Rezeptorenblocker 107
Rezeptpflicht 199
Rezirkulation, enterohepatische 20
Rifampicin 103, 202, 216, 251, 259
Röntgenkontrastmittel 94
Rosenthal-Plot 163
Rotwein 196
Rückwärtsausschluss-Verfahren 329

S

Säfte 94
Salbutamol 198, 206
Salicylazosulfasalazin 111
Sammelintervall 13
Sammelrohr 209
SAS 327
sättigbare
–, biliäre Elimination 353
–, tubuläre Rückresorption 353
–, tubuläre Sekretion 353
sättigbarer
–, Eliminationsweg 70, 91
–, Metabolismus 353
–, Transportmechanismus 271
Säuglinge 229 ff.
α_1-saures Glykoprotein 170 f., 260
Scale-Up and Post-Approval Changes 142, 144
Scatchard-Plot 162
Schätzmethoden 327
Schilddrüsenpräparate 111
Schlussleisten-Systeme 96
schnellfreisetzende
–, Darreichungsformen 125
–, orale Darreichungsform 145
–, Definition 143
Schock 259 f.
Schwangerschaft 246
SCIENTIST 355
Scopolamin 117
Sekretion 101
–, sättigbare tubuläre 80
Sekretionsprozesse 101
Sepsis 260
Sequenz 141
shallow peripheral compartment 64
Sigma-Minus-Methode 56
Sigma-Minus-Plot 12, 18 f., 31
sigmoidale E_{max}-Modelle 293, 297
Soft Links 309
Somatropin 153
Sotalol 14
Spannweite 141
Speichel 6, 217
–, pH 218
Speichelspiegel 217
Spironolacton 105
Spitzenspiegel 260, 264, 266
–, Zeitpunkt 265

S-Plus 327
Stabilität 137, 348
Startdosis 35, 41, 43, 45, 61, 63, 264
Startinfusion 45, 62
statistische Momente 80, 85
Steady State 37, 264 ff.
Steady-State-Konzentration 33
–, Zeit bis zum Erreichen 33
Steady-State-Level 32, 60, 90
Steady-State-Plasmaspiegel 32, 36
Steady-State-Zustand 42
Stereoselektivität 205
Steroide 198
stochastisches Modell 319, 323, 330
Stratum corneum 117
Streptomycin 110
Stress 113
Strontium 158
Strukturmodell 319 f., 330
subkutane Applikation 93 f.
sublinguale Applikation 94
Sublingual-Tabletten 115
Sulfamethoxypyridazin 228 f.
Sulfasalazin 111
Sulfatierung 196
Sulfonamide 171, 198, 350
Sumatriptan 115
SUPAC-Regularien 142, 144
–, SUPAC-IR 144
–, SUPAC-MR 144
–, SUPAC-SS 144
Superposition 73
Suppositorium 115
Surrogatmarker 293
sustained release form 93
β-Sympathomimetika 116
systemisch 93

T

Tabletten 94
Tacrolimus 103
Talinolol 110 f., 113
Talspiegel 264, 266
Tamoxifen 194
Telmisartan 124
Temazepam 244
Terbutalin 198
Terfenadin 195 f.
Testosteron 117
Testprodukt 135, 140
t-Test 139

Tetracycline 110 f., 158
Thalidomid 187
Theophyllin 32, 35, 37 f., 40, 44, 61, 124, 194, 226, 231 f., 234, 256, 258, 260, 277
–, Pharmakokinteik 278
–, Praxisbeispiel 278 f.
Thiopurin-S-methyltransferase 247, 253
third space fluids 269, 283
Thromboplastinzeit 252
Thyreostatika 187
Thyroxin 111
Tiagabin 236
Timolol 205, 248, 250
Tirilazad 244 f.
Tobramycin 223, 268, 272
Tolbutamid 86, 123, 165, 171, 194, 202, 230, 258 f.
Toleranz 308
topisch 93
total body
–, water 157
–, weight 225, 269
Toxizität 68, 91
transdermale Applikation 94, 182
Transdermales Therapeutisches System 117
Transportproteine 136, 190
Transzellulärflüssigkeit 158
Trapezregel 15, 81
–, lineare Methode 126
–, log-lineare Methode 126
Traumapatienten 260
Triamcinolonacetonid 307 f., 312 f.
Triamcinolonhexacetonid 132
Triazolam 242, 244
Tropfen 94
Trospium 99
Trough 36
Trough-Wert 318
Tubuläre Rückresorption 210 f.
Tubuläre Sekretion 212
Two-one-sided-t-test-Verfahren 140
two-stage approach 316

U

Übergewicht 222
UGT1A1 253
Ulkuskrankheit 112

Ultrafiltration 161
Ultrazentrifugation 161
ungebundene Konzentrationen im Gewebe 177
Untergewicht 226
Uridindiphosphat-5'-Glukuronosyl-transferase 247
Urin
–, parallele Eliminationswege 17
Urinausscheidung 8, 11, 18, 29, 56
Urinausscheidungsgeschwindigkeit 12, 14, 18
Urinausscheidungsgeschwindigkeits-methode 56
Urinausscheidungskurve, kumulative 12, 30
Urinausscheidungsplot 31
Urindaten, tabellarische Vorbereitung 13
Urinfluss 350, 352
Urinflussgeschwindigkeit 211
Urin-pH-Wert 211, 352
Urinproben 31

V

Validierung 331
Valproat 198
Valproinsäure 171, 236
–, Pharmakokinetik 286
–, Praxisbeispiel 286
Vancomycin 225, 256
–, Pharmakokinetik 274
–, Praxisbeispiel 275
Variabilität 140, 315
–, interindividuelle 219, 316, 318, 323, 342
–, intraindividuelle 219, 316, 318
–, pharmakodynamische 219
–, pharmakokinetische 219
Varianzanalyse 150
Varianzschätzwert 326
Variationskoeffizient 326
–, intraindividueller 150
Verapamil 101, 136, 195, 206 f., 244, 258
Verbrennungen 260
Verschachtelte Modelle 330
Verschlussikterus 259
Versuchsdesign 351
Versuchstiere 349
Verteilung 236

Verteilungskoeffizient, geometrischer 148
Verteilungsphase 46, 49
Verteilungsräume 157
Verteilungsvolumen 5, 7, 9 ff., 14, 23, 33, 52, 84, 88, 90, 165, 184, 222, 224, 236, 246, 266, 353
–, als Funktion der Zeit 55
–, des zentralen Kompartiments 48, 52 f., 58
–, extrapoliertes 55
–, fiktives 6
–, im Steady-State-Zustand 52 f., 67, 84
–, in der Eliminationsphase 52, 54, 67
–, Metaboliten 22
Verträglichkeit 92
Verweildauer 81
–, mittlere 81
Vigabatrin 206
Villi 101

viral load 293
Vitamin B_{12} 97
Vitamin K 251
Vitamine 98
Vitamin-K-Epoxid-Reduktase -Komplex-1-Gen 252
Volumenshift 160
Vorwärtseinschluss-Verfahren 329

W

Wagner-Nelson-Methode 131
Warfarin 86, 111, 165, 202, 251, 258
Wechselwirkungen, pharmakokinetische 240
Wilkinson-Shand-Gleichung 86
WinNONLIN 355
WinNONMIX 355
Wirkintensität 293
Wirkort 93
Wirksamkeit, systemische 93

Wirkungsdauer 93, 92
Wirkungseintritt, Geschwindigkeit 92

Z

Zähne 158
Zäpfchen gegen
–, Erbrechen 94
–, Fieber 94
–, Migräne 94
–, Schmerzen 94
zeitabhängige PK-PD-Modelle 308
Zerbeißkapseln 115
Zidovudin 257
Zirkulation, systemische 92
Zirrhose 257
Zotten 101
Zucker 98
Zwei-Kompartiment-Modell 11, 45, 47, 90
Zwei-Stufen-Methode 316 ff.

Die Autoren

Prof. Dr. Hartmut Derendorf
Distinguished Professor and Chairman
University of Florida
100 494, Dept. of Pharmaceutics
1600 SW Archer Road
USA-Gainesville, FL 32 610

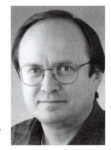

Kurzvita
Hartmut Derendorf ist Distinguished Professor und Chairman des Departments of Pharmaceutics an der University of Florida in Gainesville, wo er seit 1983 Pharmakokinetik, Pharmakodynamik und Klinische Pharmakokinetik lehrt. Er publizierte bisher über 350 wissenschaftliche Arbeiten und ist Co-Editor von vier internationalen Fachjournalen. Seine Forschungsschwerpunkte sind Pharmakokinetik und Pharmakodynamik von Corticosteroiden und Antibiotika.
   Prof. Derendorf war Präsident des American College of Clinical Pharmacology und der International Society for Anti-infective Pharmacology.

Prof. Dr. med. Thomas Gramatté
Drug Development Consulting
Schönstraße 73
D-81 543 München

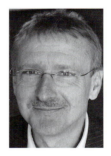

Kurzvita
Nach dem Studium der Humanmedizin an der Humboldt-Universität zu Berlin ging Thomas Gramatté an die Medizinische Fakultät der Technischen Universität Dresden. Dort erwarb er die Anerkennung als Facharzt für Pharmakologie und Toxikologie sowie die als Klinischer Pharmakologe. Er habilitierte sich mit systematischen Studien zur intestinalen Arzneistoffabsorption am Menschen. Basierend auf einer mehr als 10-jährigen Erfahrung in F&E der pharmazeutischen sowie der Biotech-Industrie arbeitet er heute als selbstständiger Berater im Bereich der späten präklinischen und frühen klinischen Arzneimittelentwicklung.

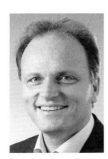

Dr. Hans Günter Schäfer
Boehringer Ingelheim Pharma GmbH & Co. KG
Birkendorfer Straße 65
D-88 397 Biberach an der Riss

Kurzvita

Nach Pharmaziestudium und Promotion an der Westfälischen-Wilhelms-Universität, Münster, folgte ein post-doc Aufenthalt an der University of Florida, USA. Hans Günter Schäfer begann seine Industrielaufbahn in der Klinischen Pharmakologie der Bayer AG, Wuppertal. Anschließend arbeitete er als Leiter der Klinischen Pharmakokinetik bei Eli Lilly, Windlesham, UK, und seit 2000 bei Boehringer Ingelheim, Biberach. Besonderes Interesse gilt der PK/PD-Modellierung, Biomarkern sowie der personalisierten Medizin. Er ist Mitbegründer des PK/PD-Expertentreffens und des Graduiertenprogramms „Pharmacometrics & Computational Disease Modelling".

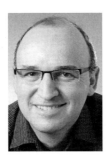

Dr. Alexander Staab
Boehringer Ingelheim Pharma GmbH & Co. KG
Birkendorfer Straße 65
D-88 397 Biberach an der Riss

Kurzvita

Nach dem Pharmaziestudium an der Johannes Gutenberg-Universität in Mainz und Promotion an der Johann Wolfgang Goethe-Universität in Frankfurt/Main begann Alexander Staab seine Industrielaufbahn in der Klinischen Pharmakokinetik bei Eli Lilly in Windelsham, UK. Seit 2001 arbeitet er bei Boehringer Ingelheim in Biberach, zunächst als Projektpharmakokinetiker, seit 2003 als Teamleiter Pharmakometrie. Sein besonderes Interesse gilt der Unterstützung der Arzneimittelentwicklung im präklinischen und klinischen Bereich mittels pharmakometrischer Ansätze („model based drug development"). Er ist Mitbegründer des Graduiertenprogramms „Pharmacometrics & Computational Disease Modelling".